Praxiswissen Logopädie

Reihenherausgeber
Monika Maria Thiel, Creative Dialogue e. K., München,
Deutschland
Mascha Wanke, Neuried, Deutschland
Susanne Weber, Florstadt, Deutschland

Das bietet Ihnen Praxiswissen Logopädie
- Interdisziplinäre Ausrichtung: geschrieben für Studierende und Praktiker aller therapeutischen Berufsgruppen aus Logopädie und Sprachtherapie
- Geeignet zur umfassenden Prüfungsvorbereitung und als Nachschlagewerk für neue Impulse in Diagnostik und Therapie
- Fundierter Überblick über Theorie und Praxis aller Sprach-, Sprech-, Stimm- und Schluckstörungen
- Aktuelles, professionelles Fach- und Praxiswissen auf hohem Niveau
- Komplexe und spezifische Fachinhalte verständlich erklärt
- Leichte Orientierung durch eine klare didaktische Struktur
- Einheitlicher Aufbau aller Themenbände:
  - Theorie: Anatomie, Physiologie, Klinik, Ätiologie, Pathologie
  - Anamnese
  - Diagnostik
  - Kritische Würdigung aller relevanten Therapieansätze
  - Therapeutische Grundhaltung
  - Bausteine für Therapie und Beratung
  - Qualitätssicherung und Evidenzbasierung
- Methodenübergreifende Therapiebausteine: Integration von bewährten und neuen Ansätzen für eine flexible und individuelle Kombination in der Praxis

Ansprache der Leserinnen und Leser

In Absprache mit dem Verlag werden folgende Genderregelungen zur Bezeichnung von Personen verwendet: Wenn möglich werden geschlechtsneutrale Begriffe genutzt. Zur Bezeichnung von Logopädinnen wird – aufgrund der Überzahl an Therapeutinnen – ausschließlich die weibliche Form verwendet und zur Bezeichnung weiterer Personen die männliche Form. In den Fällen, in denen nur ein Geschlecht explizit aufgeführt ist, sind stets auch Personen des nicht genannten Geschlechts gemeint.

Hinweis der Autorinnen „Kindliche Hörstörungen": Dieses Buch wurde in geteilter Erstautorenschaft (shared first authorship) verfasst.

Um alle anzusprechen, die einer sprachtherapeutischen Berufsgruppe angehören und sich mit kindlichen Hörstörungen befassen, wird in diesem Buch von „Sprachtherapeutinnen" gesprochen. Aufgrund der Überzahl an Sprachtherapeutinnen wird sowohl im Singular als auch im Plural die weibliche Form verwendet.

Hinweis zum Online Material

Das in den Kapiteln 6 und 7 erwähnte Online Material können Sie unter den angegebenen Links herunterladen.

Weitere Bände in der Reihe ▶ http://www.springer.com/series/4445

Vanessa Hoffmann · Karolin Schäfer

Kindliche Hörstörungen

Diagnostik – Versorgung – Therapie

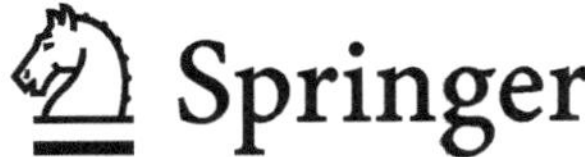

Vanessa Hoffmann
Department Pflege und Management
Hochschule für Angewandte Wissenschaften
Hamburg
Hamburg, Hamburg, Deutschland

Karolin Schäfer
Pädagogik und Rehabilitation
lautsprachlich kommunizierender
Menschen mit Hörschädigung
Audiopädagogik
Universität zu Köln
Köln, Nordrhein-Westfalen, Deutschland

ISBN 978-3-662-61125-8   ISBN 978-3-662-61126-5   (eBook)
https://doi.org/10.1007/978-3-662-61126-5

Die Deutsche Nationalbibliothek verzeichnet diese Publikation in der Deutschen Nationalbibliografie;
detaillierte bibliografische Daten sind im Internet über ► http://dnb.d-nb.de abrufbar.

© Springer-Verlag GmbH Deutschland, ein Teil von Springer Nature 2020
Das Werk einschließlich aller seiner Teile ist urheberrechtlich geschützt. Jede Verwertung, die nicht
ausdrücklich vom Urheberrechtsgesetz zugelassen ist, bedarf der vorherigen Zustimmung des Verlags.
Das gilt insbesondere für Vervielfältigungen, Bearbeitungen, Übersetzungen, Mikroverfilmungen und die
Einspeicherung und Verarbeitung in elektronischen Systemen.
Die Wiedergabe von allgemein beschreibenden Bezeichnungen, Marken, Unternehmensnamen etc. in
diesem Werk bedeutet nicht, dass diese frei durch jedermann benutzt werden dürfen. Die Berechtigung zur
Benutzung unterliegt, auch ohne gesonderten Hinweis hierzu, den Regeln des Markenrechts. Die Rechte
des jeweiligen Zeicheninhabers sind zu beachten.
Der Verlag, die Autoren und die Herausgeber gehen davon aus, dass die Angaben und Informationen in
diesem Werk zum Zeitpunkt der Veröffentlichung vollständig und korrekt sind. Weder der Verlag, noch
die Autoren oder die Herausgeber übernehmen, ausdrücklich oder implizit, Gewähr für den Inhalt des
Werkes, etwaige Fehler oder Äußerungen. Der Verlag bleibt im Hinblick auf geografische Zuordnungen
und Gebietsbezeichnungen in veröffentlichten Karten und Institutionsadressen neutral.

Planung/Lektorat: Ulrike Hartmann
Springer ist ein Imprint der eingetragenen Gesellschaft Springer-Verlag GmbH, DE und ist ein Teil von
Springer Nature.
Die Anschrift der Gesellschaft ist: Heidelberger Platz 3, 14197 Berlin, Germany

Geleitwort

Durch bessere Früherkennung (Neugeborenen-Hörscreening), entscheidende Verbesserungen auf dem Gebiet der Hörsysteme und der Hörsystemversorgung sowie früher professioneller Unterstützung können heute immer mehr Kinder und Jugendliche mit Hörstörungen unabhängig vom Ausmaß der Hörschädigung hören lernen. Akustische Informationen sind für sie zugänglich und Hören ist somit ein entwicklungs- und bildungsrelevantes Potenzial zur Realisierung einer möglichst umfassenden Teilhabe. Dass dies dennoch nicht „von alleine" gelingt, zeigt das vorliegende Buch von Vanessa Hoffmann und Karolin Schäfer eindrucksvoll. Theoretische Grundlagen der Audiologie, der Diagnostik und Therapie und der Pädagogik werden didaktisch sehr gut strukturiert dargestellt und ermöglichen der Leserschaft vielfältige Einblicke, was Hörschädigung bei Kindern bedeutet und welche Bereiche besonders in den Blick zu nehmen sind.

Nachdem zunächst die theoretischen Grundlagen zum Hörvorgang und zu möglichen Hörstörungen geschildert werden, werden anschließend detailliert die Besonderheiten bei kindlichen Hörstörungen ausgeführt. Ausführlich wird der aktuelle Stand der pädaudiologischen Diagnostik präsentiert. Ebenfalls breiten Raum nimmt das Thema Hörsystemversorgung bei Kindern und Jugendlichen ein. Hier ist besonders hervorzuheben, dass alle Aussagen sehr detailliert mit aktueller Literatur belegt sind und die Leserschaft einen guten Überblick über die vielfältigen Möglichkeiten auf dem Gebiet der technischen Hörhilfen einschließlich der Bedeutung einer passgenauen Anpassung und Qualitätskontrolle bekommt. Es wird sehr deutlich, wie heterogen die Gruppe der Kinder mit Hörstörungen zusammengesetzt ist, sowohl in Bezug auf den Hörstatus, als auch die hörtechnische Versorgung, aber auch bezüglich vielfältiger anderer Bedingungen, nutzbarer Ressourcen sowie erschwerender Faktoren. Es wird deshalb auch nicht von „der einen Hör- und Sprachtherapie" gesprochen, sondern es werden zunächst wesentliche Grundlagen der hörgeschädigtenspezifischen Frühförderung beschrieben und im Anschluss daran verschiedene hör- und sprachtherapeutische Förderansätze dargestellt. Es wird deutlich, dass eine multidimensionale Vorgehensweise von entscheidender Bedeutung ist. So werden konkrete Therapiebausteine sowohl für das Hörenlernen als auch für die verschiedenen sprachlichen Teilbereiche einschließlich der Funktionsbereiche der Stimme und der Elternarbeit und Beratung im Rahmen der Therapie präsentiert und sowohl Rahmenbedingungen als auch Kontextfaktoren entsprechend berücksichtigt.

Das vorgelegte Buch zeichnet sich besonders dadurch aus, dass neben den rein fachlichen Themen auch die aktuellen Leitlinien, Positionspapiere und evidenzbasierten Empfehlungen zusammenfassend dargestellt werden. Hörstörungen werden außerdem im Kontext des bio-psycho-sozialen Modells von Gesundheit der ICF thematisiert. Dieses Rahmenwerk ist dabei nicht nur in den zwei eigenen Kapiteln präsent, sondern wird an vielen Stellen im Bereich der Hör- und Sprachtherapie mitgedacht. Die Frage der Evidenzbasierung, die in der deutschsprachigen Hörgeschädigtenpädagogik bisher kaum, in der Sprachtherapie etwas mehr Berücksichtigung findet, wird in einem eigenen Kapitel zur Qualitätssicherung und zur evidenzbasierten Praxis in der Therapie kindlicher Hörstörungen selbstkritisch diskutiert.

Das Buch von Vanessa Hoffmann und Karolin Schäfer ist ein hervorragendes Logopädie-Lehrbuch, das (päd-)audiologisches Grundlagenwissen sehr gut verständlich vermittelt und mit hör- und sprachtherapeutischen Ansätzen verknüpft. Es kann Logopädinnen und Logopäden unterstützen, ihr Grundlagenwissen in einem Teilbereich ihrer Ausbildung zu aktualisieren und zu vertiefen. Zusammenfassungen der wesentlichen Aspekte zu Beginn der jeweiligen Unterkapitel tragen entscheidend dazu bei, dass einzelne Schritte von der Anamnese über die Diagnostik bis hin zur Therapie bestimmter Teilbereiche eine sehr gute Grundlage für eine theoriegeleitete Praxis bilden.

Da gerade auf dem Gebiet der Hörtechnik die Entwicklung rasant voranschreitet, ist eine kontinuierliche Fort- und Weiterbildung unabdingbar. Da Hören in immer besserer Qualität möglich ist, können Logopädinnen und Logopäden immer mehr von ihren sprachtherapeutischen Bausteinen auch bei Kindern und Jugendlichen mit Hörstörungen in der Therapie einsetzen. Wir wünschen diesem Buch daher eine weite Verbreitung und den Leserinnen und Lesern einen hohen Erkenntnisgewinn und vielfältige Einsatzmöglichkeiten.

Dr. Barbara Bogner
Akademische Oberrätin im Fach Hörgeschädigtenpädagogik
an der Pädagogischen Hochschule Heidelberg

Univ.-Prof. Dr. Annerose Keilmann
Fachärztin für Phoniatrie und Pädaudiologie und
Chefärztin am Stimmheilzentrum Bad Rappenau

Danksagung

Die Themen Hören und Kommunikation beschäftigen uns schon seit vielen Jahren.

Nach unserem jeweiligen Studium der Lehr- und Forschungslogopädie bzw. Rehabilitationspädagogik haben wir beide an unterschiedlichen Standorten mit Kindern, Jugendlichen und Erwachsenen mit Hörschädigung gearbeitet. Wir danken diesen vielen Personen ganz besonders herzlich für die Einblicke, die sie uns gegeben haben und für das, was sie uns gelehrt haben. Ohne diese Erfahrungen und Eindrücke wäre es kaum möglich gewesen, ein Buch über Sprachtherapie bei kindlichen Hörstörungen zu verfassen.

Wir bedanken uns bei unserem gemeinsamen Doktorvater Prof. Dr. Frans Coninx, dass er uns miteinander bekannt gemacht und unser Interesse für Hören und Kommunikation kontinuierlich begleitet und immerwährend gefördert hat.

Wir freuen uns, nunmehr dieses Buch vorlegen zu können und danken dem Springer-Verlag, insbesondere Frau Hartmann, herzlich für die Möglichkeit, in der Reihe Praxiswissen Logopädie publizieren zu dürfen. Frau Dr. Mascha Wanke als Herausgeberin danken wir für die wertvollen Hinweise zur Manuskriptgestaltung.

Unseren nachfolgend genannten Expertinnen und Experten gilt unser ganz besonderer Dank für die Sichtung und Korrektur einzelner Kapitel. Wir haben durch euch/Sie viel gelernt!

Birgit Appelbaum
Dr. Barbara Bogner
Holger Grötzbach
Prof. Dr. Matthias Hey
Prof. Dr. Manfred Hintermair
PD Dr. Angelika Illg
Prof. Dr. Thomas Kaul
Prof. Dr. Annerose Keilmann
Dr. Sandra Nekes
Prof. Dr. Katrin Neumann
Yvonne Seebens
Dr. Barbara Streicher
Kathrin Vogt

Den Firmen Cochlear, MED-EL, Oticon und Sonova sowie Frau Sabine Liermann-Campschroer, Frau Annette Kitzinger (METACOM® Symbole) und Frau Bettina Lüdecke (Arbeitskreis Unterstützte Kommunikation der Förderschulen GG in Düsseldorf und dem Kreis Mettmann) danken wir für das Bereitstellen von geeignetem Bildmaterial. Frau Irene Leber danken wir für die Erlaubnis, den Fragebogen zur Förderdiagnostik UK im Online-Material dieses Buches zu verwenden.

Ein besonderer Dank gilt unseren Familien und Freunden, die durch ihre Unterstützung (und vor allem Geduld über viele, viele Monate!) ganz wesentlich zum Gelingen dieses spannenden und gleichzeitig herausfordernden Buchprojekts beigetragen haben.

Karolin:
Danke an Dr. Kathrin König (1981–2016) für die besondere Freundschaft über viele Jahre. Ohne Dein Vorbild und Deine stetige Ermunterung hätte ich nicht den Mut gehabt, in der Wissenschaft beruflich tätig zu werden und auch nicht an dieses Buchprojekt gedacht. Dein fachlicher und vor allem freundschaftlicher Rat, Deine Tatkraft und Deine immerwährende gute Laune fehlen mir sehr.

Vanessa:
Danke an meine Eltern und meine Familie, die meinen beruflichen Werdegang ermöglicht und jederzeit bedingungslos unterstützt haben. Danke auch an Dr. med. Irmgard Hein (1920–2013). Ihre Stärke, Lebensfreude und spannenden Erzählungen aus der Welt der Medizin haben mich dazu ermutigt, diesen beruflichen Weg zu gehen und ein Buch zu schreiben. Ihr alle habt mir gezeigt, wie wichtig es ist, mutig für Veränderungen zu sein, Ziele nicht aus den Augen zu verlieren und dabei das Leben selbst nicht zu vergessen.

Hinweis der Autorinnen: Dieses Buch wurde in geteilter Erstautorenschaft (shared first authorship) verfasst.

Um alle anzusprechen, die einer sprachtherapeutischen Berufsgruppe angehören und sich mit kindlichen Hörstörungen befassen, wird in diesem Buch von „Sprachtherapeutinnen" gesprochen. Aufgrund der Überzahl an Sprachtherapeutinnen wird sowohl im Singular als auch im Plural die weibliche Form verwendet.

Inhaltsverzeichnis

Herausgeberinnen und Autorinnen

Über die Reihenherausgeberinnen

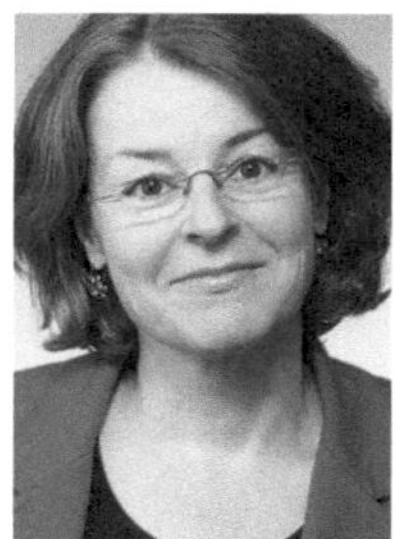

Monika Maria Thiel, M.A.

Herausgeberin seit 2000, Gesamtkonzeption der Reihe „Praxiswissen Logopädie"

- Inhaberin von Creative Dialogue e. K., München (Konfliktmanagement, HR- und Kommunikationsberatung, Coaching, Training)
- Lehrbeauftragte für Wirtschaftsmediation der LMU München
- „Train-the-Trainer"-Qualifizierung
- Ausbildung in Collaborative Practice/Law
- Weiterbildung zur Wirtschaftsmediatorin
- Studium der Psycholinguistik, Arbeits- und Organisationspsychologie und Interkulturellen Kommunikation, LMU München
- Lehrlogopädin und Leitende Lehrlogopädin, Staatliche Berufsfachschule für Logopädie an der LMU, München
- Ausbildung in Systemischer Supervision/Praxisanleitung
- Logopädin (Klinik, Forschung, Lehre), Bremerhaven, Frankfurt am Main, New York
- Ausbildung zur Logopädin, Köln
- Studium der Theologie, Tübingen und Münster

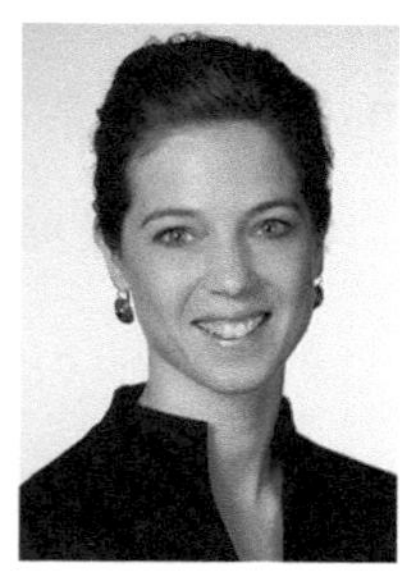

Dr. Mascha Wanke

Herausgeberin der Reihe „Praxiswissen Logopädie" seit 2015

- Leitung Mobiler Fachdienst an der Kinderklinik Hochried, Murnau am Staffelsee
- Referentin an der Fachhochschule Nordwestschweiz, im Bundesverband für Sprachtherapie e. V. und bei ProLog Wissen
- Wissenschaftliche Angestellte am Zentrum für Klinische Psychologie und Rehabilitation, Universität Bremen
- Lehrkraft für besondere Aufgaben an der Fakultät Rehabilitationswissenschaften, TU Dortmund
- Psycholinguistin bei der Nemek Stiftung
- Lehrbeauftragte am Institut für Psycholinguistik, LMU München
- Sprachtherapeutische Praxis in verschiedenen Einrichtungen
- Promotionsstudium am Institut für Psycholinguistik, LMU München
- Studium der Sonderpädagogik, TU Dortmund

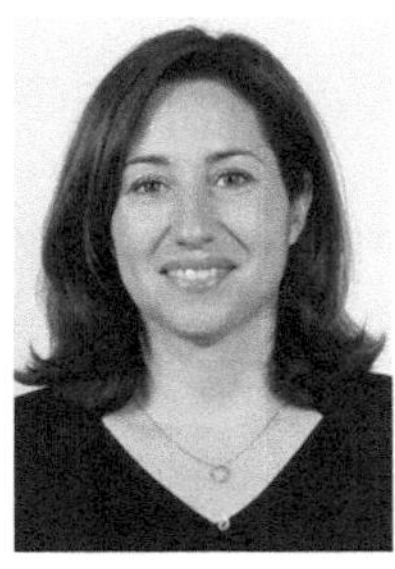

Susanne Weber

Herausgeberin der Reihe „Praxiswissen Logopädie" seit 2013

- Seit 2002 Logopädin im klinischem Bereich – Schwerpunkt Neurologie (Stroke Unit Friedberg/Hessen, Universitätsklinikum Gießen und Marburg; Standort Gießen, m&i Fachklinik Bad Heilbrunn, Neurologisches Krankenhaus München)
- Freiberufliche Dozentin und Referentin zu dem Themenkomplex „neurogene Dysphagien", insbesondere flexible endoskopische Evaluation des Schluckens (FEES)
- Ausbildung zur Logopädin an der staatlichen Berufsfachschule für Logopädie an der LMU, München

Über die Autorinnen

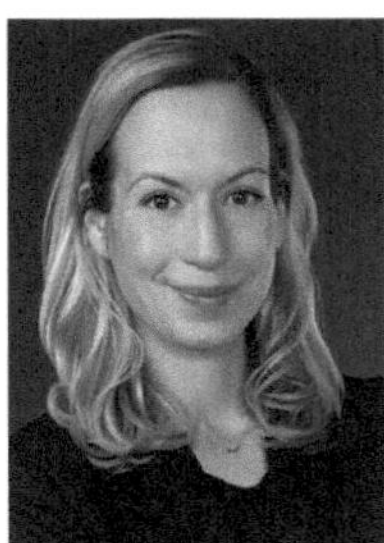

Professor Dr. phil. Vanessa Hoffmann

- Staatlich anerkannte Logopädin, M.Sc. Lehr- und Forschungslogopädie an der RWTH Aachen
- Promotion zum Dr. phil. im Fachgebiet Audiopädagogik an der Universität zu Köln
- Praktische Tätigkeit als Sprachtherapeutin mit dem Schwerpunkt kindliche Hörstörungen
- Tätigkeit als Medizinprodukteberaterin im Bereich Cochlea-Implantate
- Senior Rehabilitation Manager bei MED-EL Deutschland
- Betreuung von Studien im Bereich der Rehabilitation
- Entwicklung von Rehabilitationsprodukten zum Hörtraining
- Lehrbeauftragte an der Hochschule Fresenius für kindliche Hörstörungen
- Lehrveranstaltungen im In- und Ausland zur Versorgung und Therapie peripherer Hörstörungen bei Kindern, Jugendlichen und Erwachsenen
- Professur und Studiengangsleitung für Therapie- und Pflegewissenschaften an der HFH, Hamburg
- ab Sept. 2020 Professur für Therapiewissenschaften an der HAW – Hochschule für Angewandte Wissenschaften in Hamburg

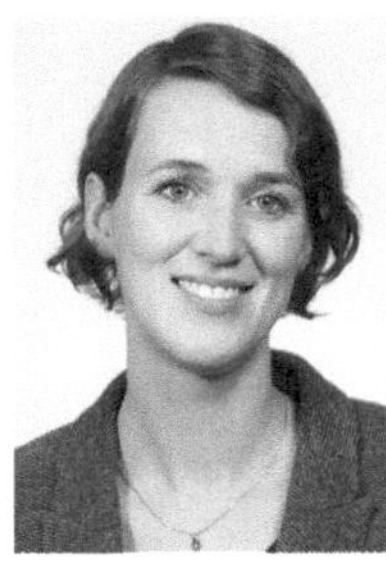

Jun.-Professor Dr. Karolin Schäfer

- Diplomierte Rehabilitationspädagogin und akademische Sprachtherapeutin, TU Dortmund
- Promotion zum Dr. phil. im Fachgebiet Audiopädagogik an der Universität zu Köln
- Praktische Tätigkeit als Sprachtherapeutin mit den Schwerpunkten kindliche Hörstörungen und Unterstützte Kommunikation
- Tätigkeit als Medizinprodukteberaterin im Bereich Unterstützte Kommunikation

- Lehrbeauftragte an der Universität zu Köln für den sonderpädagogischen Förderschwerpunkt Hören und Kommunikation
  und den Studiengang BA Sprachtherapie
- Wissenschaftliche Mitarbeiterin im Förderschwerpunkt körperliche
  und motorische Entwicklung an der Universität zu Köln sowie in
  der Beratungsstelle des Forschungs- und Beratungszentrum für
  Unterstützte Kommunikation (fbz-uk)
- seit April 2017 Juniorprofessorin an der Universität zu Köln,
  Leiterin des Arbeitsbereiches Pädagogik und Rehabilitation
  lautsprachlich kommunizierender Menschen mit Hörschädigung
  (Audiopädagogik).

Grundlagen des Hörens

Inhaltsverzeichnis

© Springer-Verlag GmbH Deutschland, ein Teil von Springer Nature 2020
V. Hoffmann und K. Schäfer, *Kindliche Hörstörungen*, Praxiswissen Logopädie,
https://doi.org/10.1007/978-3-662-61126-5_1

1

1.1 Anatomie des Ohres und Physiologie des Hörens

Damit Geräusche, Klänge und Sprache wahrgenommen und verstanden werden können, müssen regelrechte anatomische und physiologische Voraussetzungen des Hörorgans vorliegen. Das menschliche Ohr besteht aus einem peripheren und einem zentralen Teil. Zum erstgenannten gehören das äußere Ohr, das Mittelohr und das Innenohr. Zum zentralen Teil zählen die Hörbahn, der primäre Hörkortex sowie die sekundären und tertiären Hörzentren.

1.1.1 Anatomie des Hörorgans

◘ Abb. 1.1

1.1.1.1 Äußeres Ohr

Das Außenohr (Auris externa) umfasst die **Ohrmuschel** (Auricula), den **äußeren**

Gehörgang (Meatus acousticus externus) und die äußere Membran des Trommelfells (Membrana tympani). Während das Ohrläppchen nur Fett- und Bindegewebe enthält, besteht die Ohrmuschel aus einem elastischen Knorpelgerüst. Die nach vorne gerichtete Ohrmuschel unterscheidet Höreindrücke von vorne und hinten und ermöglicht das räumliche Hören. Die trichterförmige Fortsetzung des Ohrmuschelknorpels bildet den Beginn des äußeren Gehörgangs. Der Gehörgang schließt mit dem schräg eingelassenen Trommelfell (Membrana tympani, Myrinx) am Beginn der Paukenhöhle ab. Das Trommelfell hat einen Durchmesser von ca. einem Zentimeter und trennt das äußere Ohr vom Mittelohr (Lenarz und Boenninghaus 2012).

1.1.1.2 Mittelohr

Das **Trommelfell** bildet mit seiner nach innen gerichteten, trichterförmigen Einziehung in der Mitte den Nabel (Umbo) und grenzt

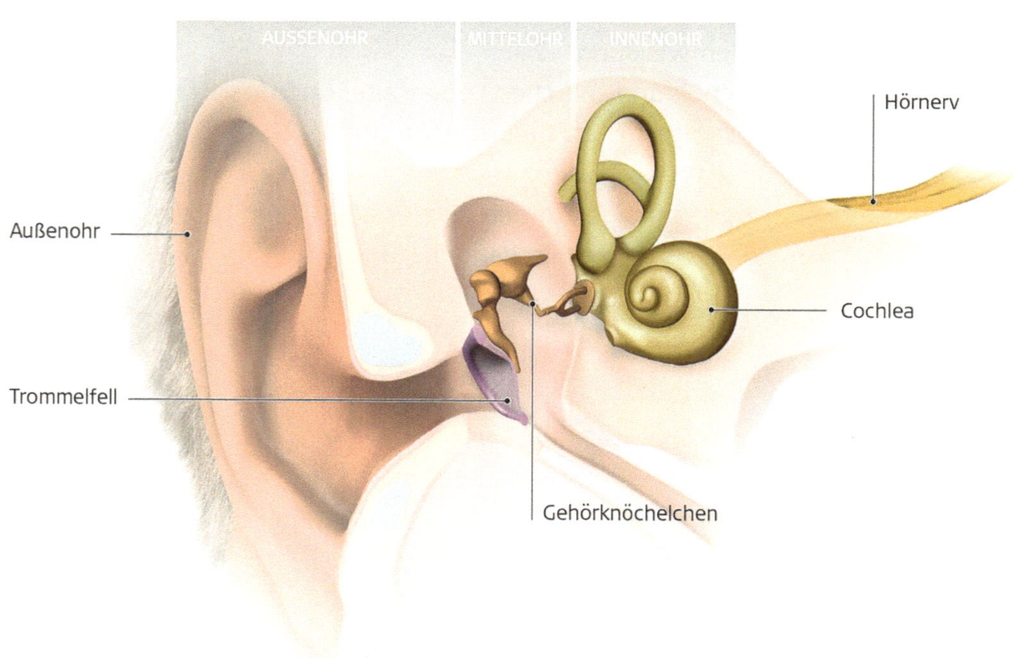

◘ **Abb. 1.1**   Darstellung des peripheren Hörorgans. (Mit freundl. Genehmigung von MED-EL)

den äußeren Gehörgang zur **Paukenhöhle** des Mittelohres ab. Das Trommelfell setzt sich aus einem schwingungsfähigen Teil – der Pars tensa – und aus einem dünneren Teil – der Pars flaccida zusammen. Die Paukenhöhle (Cavitas tympani) ist durch die Eustachi-Röhre mit dem Nasen-Rachenraum verbunden und wird dadurch belüftet (Al-Qahtani 2005). Das ovale Fenster (Fenestra vestibuli) und das runde Fenster (Fenestra cochleae) bilden die Grenzstruktur zum Innenohr. In der Paukenhöhle befinden sich die drei von Schleimhaut überzogenen **Gehörknöchelchen** Hammer (Malleus), Amboss (Incus) und Steigbügel (Stapes). Der Hammer ist mit seinem Handgriff fest mit dem Trommelfell und über den Amboss mit dem Steigbügel verbunden. Die Fußplatte des Steigbügels ist beweglich im ovalen Fenster zum Innenohr fixiert. Die beweglichen Gehörknöchelchen bilden damit eine Schallleitungskette zwischen dem Trommelfell und dem ovalen Fenster. Eine intakte Gehörknöchelchenkette ist Voraussetzung für eine reguläre Luftleitungshörschwelle (▶ Abschn. 1.2.3.1) (Lenarz und Boenninghaus 2012).

1.1.1.3 Innenohr

Das Innenohr besteht aus dem Hör- und dem Gleichgewichtsorgan (Vestibularorgan) und ist mit Flüssigkeit (Perilymphe und Endolymphe) gefüllt. Das Innenohr mit seinen Sinnesorganen wird auch als **Labyrinth** bezeichnet und liegt eingebettet im Felsenbein, dem härtesten Knochen des menschlichen Körpers. Das häutige oder membranöse Labyrinth ist in das analog geformte knöcherne Labyrinth eingebettet. Es ist mit Endolymphe gefüllt und gehört zum Gleichgewichtsorgan. Das Gleichgewichtsorgan besteht aus den **Vorhofsäckchen** Sacculus und Utriculus, deren Sinneszellen mit der Hilfe von kleinsten Kalkkristallen lineare Beschleunigungen und die Kopfhaltung im Verhältnis zur Schwerkraft registrieren, sowie die drei halbkreisförmigen **Bogengängen,** die in

den drei Raumebenen angeordnet sind und deren Sinneszellen Drehbewegungen registrieren (Schönweiler und Ptok 2010).

Das knöcherne Labyrinth besteht aus dem Vestibulum, der knöchernen Cochlea und den knöchernen **Bogengängen.** Die knöcherne Cochlea liegt in einem spiralartig gewundenen Gang im Knochen und windet sich zweieinhalbmal schneckenförmig um die eigene Achse. Stellt man sich die Hörschnecke einmal abgerollt vor, so findet man einen etwa 29–45 mm langen Schlauch (Timm et al. 2018; Hardy 1938). In der Cochlea liegen die drei mit Flüssigkeit gefüllten Hohlräume: „Scala media", „Scala vestibuli" und „Scala tympani", die am oberen Ende der Schnecke (Helicotrema) ineinander übergehen. In der Scala media liegt das eigentliche Sinnesorgan **(Corti-Organ).** Die Scala media ist mit Endolymphe gefüllt und endet an der Schneckenspitze blind (Lenarz und Boenninghaus 2012). Die Scala vestibuli wird von der Scala media durch eine doppelte Epithelschicht, die **Reissnersche Membran**, getrennt. Gegenüber der Scala tympani ist die Scala media durch die **Basilarmembran** abgegrenzt (◘ Abb. 1.2).

Auf der Basilarmembran des Ductus cochlearis liegt das **Corti-Organ** mit den mechanosensitiven **Haarzellen** und wird von der gallertartigen Tektorialmembran (Membrana tectoria) bedeckt (Pompino-Marschall 2001). 15000 Haarsinneszellen werden abhängig von ihrer Lage zum Schneckenrand in innere und äußere Haarzellen und verschiedene Stützzellen differenziert. Die inneren Haarzellen (etwa 3000) befinden sich in einer Zellreihe an der Innenseite des Corti-Organs. Die äußeren Haarzellen (etwa 12000) sind in drei Zellreihen auf der Außenseite angeordnet. Die inneren und die äußeren Haarzellen lassen sich morphologisch und funktionell unterscheiden (Wendler et al. 2005). An der Oberfläche tragen die **Sinneszellen** (Haarzellen) feine Sinneszellhärchen unterschiedlicher Länge, die „Stereozilien", die an der Oberfläche durch

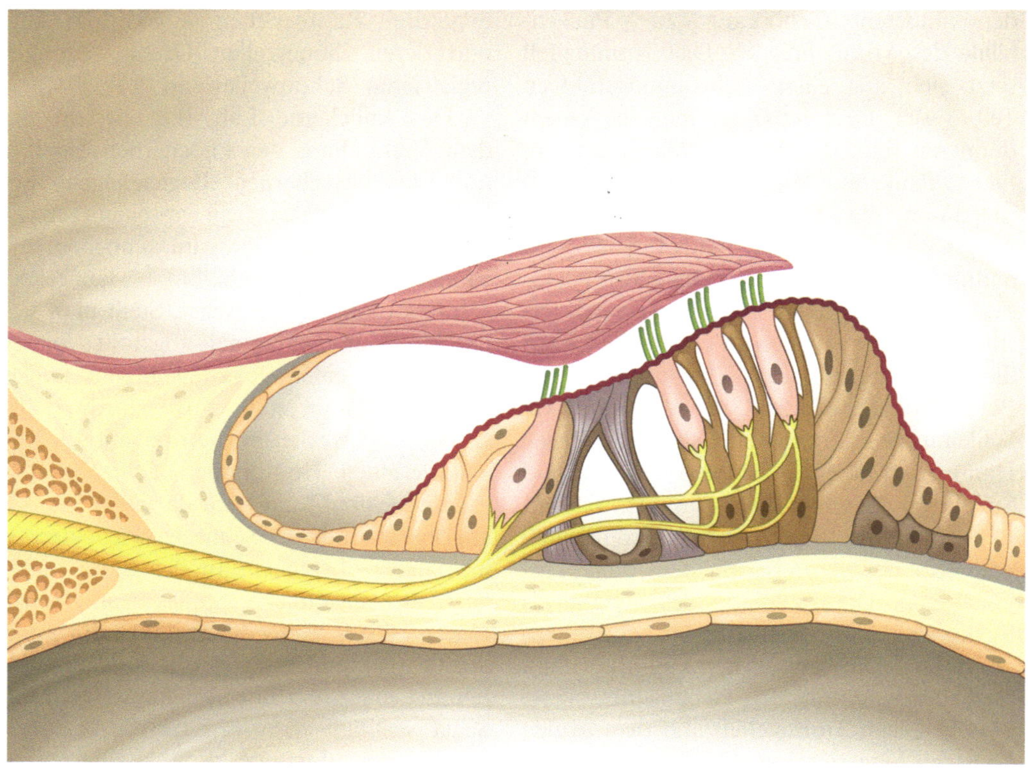

◘ Abb. 1.2   Corti-Organ. (Mit freundl. Genehmigung von MED-EL)

feine Proteinfäden, sogenannte „tip links", miteinander verbunden sind. Jede Haarzelle verfügt über etwa 100 Stereovilli. Die längsten Stereovilli der äußeren Haarzellen ragen in die gelantiöse **Tektorialmembran** hinein. Zwischen den inneren Haarzellen und der Tektorialmembran befindet sich ein mit Endolymphe gefüllter schmaler Spalt. Die afferenten Fasern des **Hörnervs** (N. cochlearis) schließen an die inneren Sinneszellen an und ziehen zur Schneckenspindel, wo sie mit ihren Zellkörpern das Spiralganglion bilden (Lenarz und Boenninghaus 2012).

1.1.1.4 **Zentrale Hörbahn**

Die bipolaren Nervenzellen des **Spiralganglions** bilden das **erste Neuron** – und damit den Beginn der zentralen Hörbahn (◘ Abb. 1.3). Die Axone, welche sich zum N. cochlearis zusammenschließen, projizieren auf den N. cochlearis in der Medulla oblongata des Hirnstamms. In diesem Hirnnervenkern erfolgt die Umschaltung auf das **zweite Neuron.** Dessen Axone ziehen gekreuzt und ungekreuzt durch den Trapezkörper auf die Hirnstammgegenseite und enden dann im **oberen Olivenkomplex.** Dadurch besteht eine Verbindung von jedem Innenohr mit der rechten und der linken Hörrinde. Auf der Ebene des Olivenkomplexes erfolgt erstmals die Verrechnung binauraler (d. h. von beiden Ohren aufgenommener) Höreindrücke (Schönweiler und Ptok 2010). Das **dritte Neuron** setzt die Afferenzen zu den Kernen der **seitlichen Schleifenbahn** fort. Der laterale Schleifenkern ist vor allem in die Analyse zeitlicher Strukturen involviert (Musiek und Oxholm 2003). Hier erfolgt eine Verknüpfung von sensorischen Eindrücken

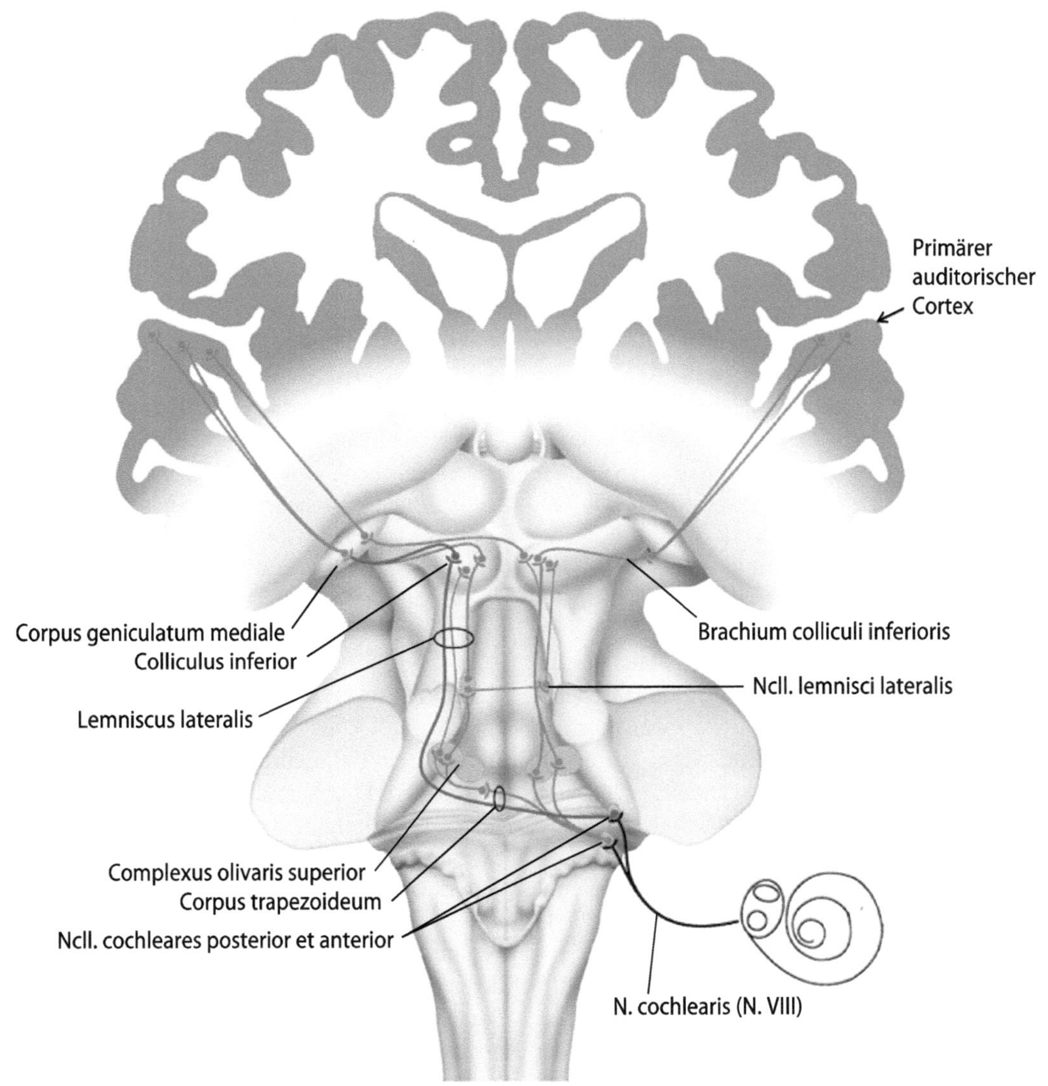

◘ Abb. 1.3 Zentrale Hörbahn. (Aus: Huggenberger et al., Neuroanatomie des Menschen, 2019, Springer Berlin Heidelberg)

des Hirnnervenkerns mit räumlichen Eindrücken der oberen Olive. An den seitlichen Schleifenkernen beginnt das **vierte Neuron** und reicht bis zu den Kernen des **Mittelhirns** (Thalamus). Die Axone des **fünften Neurons** ziehen in die Hirnrinde an die Oberseite des Schläfenlappens, zum primär **auditorischen Kortex.** Die Analyse von Klängen findet im sekundären Hörzentrum, gelegen an der Außenseite des Schläfenlappens, statt (Naumann et al. 1994).

> Die zweiten und höheren Neurone kreuzen teilweise zur jeweils kontralateralen Hirnhälfte; dadurch ist binaurales Hören möglich.

1.1.2 Physiologie des Hörens

Die trichterförmige **Ohrmuschel** fängt die Schallwellen auf und leitet sie durch den trichterförmigen äußeren Gehörgang zum **Mittelohr.** Die Schallwellen treffen auf das Trommelfell (Membrana tympani) und versetzen es in Schwingung. Diese Schwingung wird auf die **Gehörknöchelchenkette,** bestehend aus Hammer (malleus), Amboss (incus) und Steigbügel (stapes), übertragen und führt zu einer Auslenkung der Stapesfußplatte in Richtung Innenohr. Durch die Hebelwirkung der Gehörknöchelchenkette und die Krümmung der Trommelfellmembran sowie die Größendifferenz zwischen Trommelfell und ovalem Fenster entsteht eine Verstärkung des Schalls, die den **Impedanzunterschied** zwischen der Luft in Außen- und Mittelohr und dem flüssigkeitsgefüllten Innenohr ausgleicht. Gleichzeitig werden hohe Schalldruckpegel durch Anspannung des Stapediusmuskels (Musculus stapedius) und des Trommelfellspanners (Musculus tensor tympani) gedämpft, sodass dann der Schall mit einer geringeren Verstärkung an die Membran des ovalen Fensters des Innenohres weitergeleitet wird (Stapediusreflex) (► Abschn. 2.1.1) (Lenarz und Boenninghaus 2012).

Die mechanischen Schwingungen der Steigbügelplatte lösen auf der Basilarmembran eine **Wanderwelle** aus, die aufgrund der Schwingungseigenschaften der Schnecke an einem bestimmten Ort ein Maximum hat und über die Membran am ovalen Fenster zur Hörschnecke im Innenohr übertragen wird (Hermann-Röttgen 2009). Durch die schallinduzierte Wanderwelle verschiebt sich jeweils ein kleiner Abschnitt die Basilarmembran zur Tektorialmembran und führt zu einer konsekutiven Abscherung der sich auf ihr befindenden **Haarzellen** (mikromechanische Funktion). Durch das Abknicken der Haarzellen wird ein Aktionspotenzial in der Haarzelle ausgelöst. Die inneren Haarzellen transformieren die mechanischen Schall-

wellen in elektrische Impulse und leiten sie vom **Hörnerv** (N. cochlearis) an die zentrale **Hörbahn** zum Gehirn weiter.

> **Tonotopie**
> Sehr hohe Töne, d. h. Schallanteile mit kurzer Wellenlänge, führen zu Schwingungsmaxima an der basalen Endung der Schnecke nahe dem ovalen Fenster und damit zur Erregung der Haarzellen in diesem Bereich. Durch tiefe Töne erzeugte Wanderwellen wandern bis zur Schneckenspitze (Apex). Somit wird die anatomische Sortierung von unterschiedlichen Frequenzen (Tonhöhen) in einer räumlichen Ordnung gewährleistet (◙ Abb. 1.4). Diese Abbildung der Schallfrequenzen bezeichnet man als Tonotopie.

1.1.3 Akustische Grundbegriffe

Akustik ist die Lehre vom Schall und von den Tönen. Das menschliche Gehör ist in der Lage, akustische Informationen, die durch Schallwellen bestimmter Schwingungszahlen gebildet werden, aufzunehmen, zu verarbeiten und als Sinneseindrücke zu verwerten. Dabei beginnt der physiologische Hörvorgang mit der peripheren Aufnahme von akustischen Signalen, der anschließenden Umsetzung in neuronale Erregungsmuster und ihre Weiterleitung an das Gehirn.

- **Schall**

> Das Ohr kann Schallwellen, winzige Druckschwankungen der Luft, wahrnehmen. Wichtige Größen zur Charakterisierung von Schall sind die Frequenz und der Schalldruck.

Töne sind Sinusschwingungen, die nur aus einem einzelnen Schallereignis mit einer einzigen bestimmbaren Grundfrequenz und veränderlicher Lautstärke bestehen. Es besteht ein subjektiver

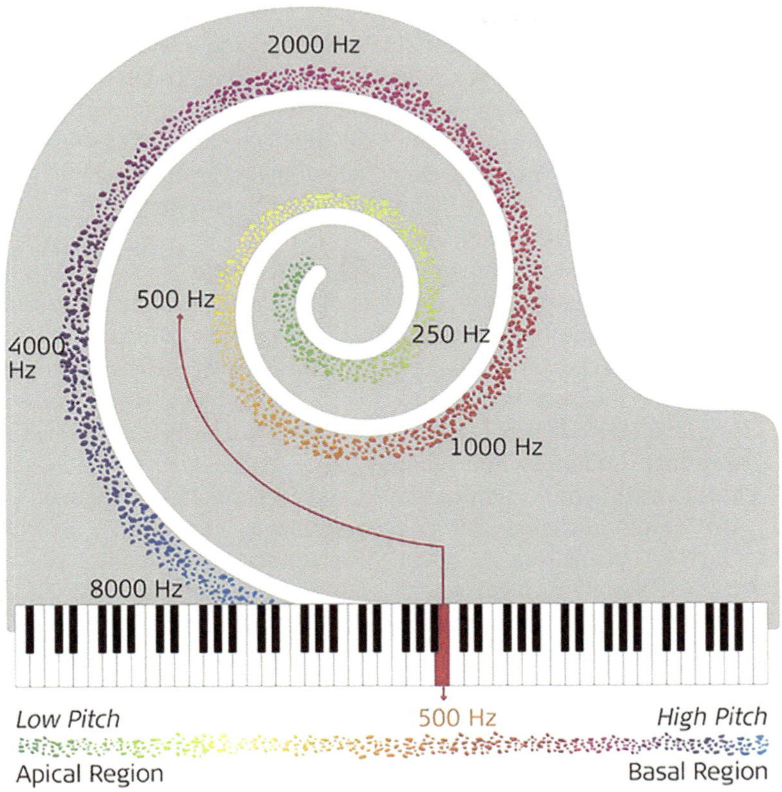

◘ Abb. 1.4 Tonotope Verteilung der Tonhöhen in der Cochlea. (Mit freundl. Genehmigung von MED-EL)

Zusammenhang zwischen der Frequenz und der empfundenen Tonhöhe. Ferner werden höhere Schallfrequenzen als höhere Töne wahrgenommen. Reine Sinustöne sind im täglichen Leben allerdings selten. Sie werden jedoch in der klinischen Praxis verwendet, um das Hörvermögen von Patienten zu untersuchen.

Musik besteht in der Regel nicht aus reinen Tönen, sondern setzt sich aus **Klängen** zusammen. Dabei handelt es sich zumeist um ein Frequenzspektrum, das durch den Grundton mit seinen harmonischen Obertönen (Formanten) gebildet wird, deren Frequenz ein ganzzahliges Vielfaches der Grundfrequenz beträgt.

Als **Geräusche** bezeichnet man Schallereignisse des täglichen Lebens, die viele verschiedene und unabhängige Frequenzanteile des Hörbereichs mit unterschiedlicher Stärke umfassen können. Dominierende Frequenzen bestimmen dabei den Charakter eines Geräusches.

Die menschliche **Sprache** setzt sich aus einer komplexen Mischung von Klängen und Geräuschen zusammen, bei denen sich ganzzahlige Vielfache der Grundfrequenz **(Formanten)** zeigen (Kompis 2016) und welche grundsätzlich in Form verschiedener und veränderlicher Frequenzspektren in Erscheinung treten können (Pompino-Marschall 2001). Insbesondere die ersten beiden Formanten sind für die Identifikation von Vokalen bedeutend (Kompis 2016).

■ **Tonhöhe und Frequenz**

Die Tonhöhe eines Schallereignisses wird durch die Frequenz (Anzahl der Schwingungen pro Sekunde) der

Schallwellen bestimmt und in der Maßeinheit Hertz (Hz) angegeben. Langsame Schallwellen erzeugen tiefe, schnelle Schallwellen hohe Töne (Hoffmann 2018). Je höher die Frequenz der Schwingungen, desto höher ist der Ton. Während wir Töne von 50–100 Hz als tiefe Töne wahrnehmen, empfinden wir Töne mit Frequenzen von 2000–5000 Hz hingegen als hohe Töne. Für das menschliche Gehör sind diejenigen Schallwellen wahrnehmbar, deren Schwingungszahlen zwischen 16 und 16000–20000 Schwingungen pro Sekunde (16–20000 Hz) liegen, wobei sich die Obergrenze mit zunehmendem Alter in Richtung niedrigerer Frequenzen verschiebt. Am empfindlichsten ist das menschliche Ohr für Frequenzen zwischen 500 und 5000 Hz – dieser Bereich entspricht dem Frequenzspektrum der menschlichen Sprache.

Frequenzbereich der menschlichen Sprache
Die Sprachlaute werden unterschiedlichen Frequenzbereichen zugeordnet. Dabei werden die Vokale vorrangig niedrigen Frequenzbereichen zugeordnet, Konsonanten hingegen liegen in den höheren Frequenzbereichen (Lazarus et al. 2007). Auch Sibilanten und Frikative werden in hohen Frequenzbereichen abgebildet (Ling 2002). Weiter weisen stimmlose Konsonanten höhere Frequenzen auf als stimmhafte Konsonanten (Lazarus et al. 2007).

■ **Lautstärke und Schalldruck**
Die Lautstärke wird in Dezibel (dB) angegeben. Dabei handelt es sich um ein objektives Maß für den Schalldruckpegel, der durch die Amplitude der Schallschwingungen gebildet wird. Mit steigender **Amplitude** der Schwingungen, steigt auch die Lautstärke des Tons. Das menschliche Gehör ist in der Lage, schon minimale Lautstärken wahrzunehmen nur extreme Lautstärken verursachen Schmerzen und können das Gehör schädigen. Der Schalldruckpegel wird wegen der extremen Bandbreite in einer logarithmischen Skala, in dB angegeben, eine Verhältniszahl, wobei 0 dB der Hörschwelle und 120 dB der

Schmerzschwelle entspricht. Zur Wahrnehmung von Geräuschen werden höhere **Schalldruckpegel** benötigt als für reine Sinustöne. Für Töne mittlerer Frequenzen ist ein weitaus geringerer physikalischer Schalldruck erforderlich als für sehr tiefe und sehr hohe Töne.

> **Hörschwelle**
> Die Grenze der geringsten gerade noch wahrnehmbaren Schallintensität wird als Hörschwelle bezeichnet und liegt bei guthörenden Menschen im Frequenzbereich 2000 Hz und 5000 Hz am niedrigsten.

Lautheit (in sone) bezeichnet die **subjektive Empfindung** der Stärke eines akustischen Ereignisses, also eine psychoakustische Größe. Demgegenüber versteht man unter der Lautstärke die physikalisch messbare Intensität des Schalldruckpegels. Die empfundene Lautstärke und Schalldruckamplitude ist keine lineare Funktion, sondern logarithmisch. Außerdem wirkt sich die Tatsache, dass der Mensch mit beiden Ohren hört, auf die Empfindung von Lautstärke aus. Das sogenannte binaurale Hören vermittelt einen höheren Lautheitseindruck als monaurales Hören. Man spricht in diesem Zusammenhang auch von der **binauralen Lautheitssummation,** wobei bisher nicht abschließend geklärt werden konnte, um welchen Faktor sich die Lautheit bei einer binauralen Signalpräsentation erhöht.

■ **Zeitstruktur**
Schallereignisse lassen sich zudem durch ihre Zeitstruktur charakterisieren. Einige Laute werden kürzer gesprochen als andere (Kompis 2016).

■ **Hörbereich**
◨ Abb. 1.5 zeigt den menschlichen **Hörbereich** nach Schalldruck- (dB) und Frequenzbereich (Hz). Der menschliche Hörbereich umfasst Frequenzen von 16 und 16000–20000 Hz und Lautstärkepegel

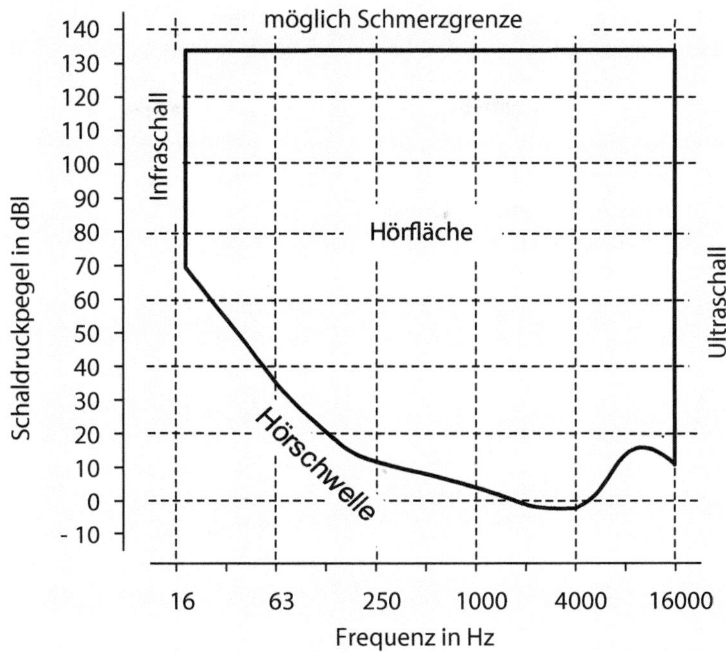

◘ Abb. 1.5 Hörbereich. (Aus: G. R. Sinambari, S. Sentpali, Ingenieurakustik, 6. Aufl. 2020 Springer Vieweg Wiesbaden)

zwischen 4 und 130 Phon. Von zentraler Bedeutung für die Hördiagnostik ist der rechteckig umrandete Bereich. Die reguläre Hörschwellenkurve wird durch die geschwungene Linie dargestellt. Die Hörfläche wird unten von der **Hörschwelle,** also dem gerade noch hörbaren Schalldruckpegel begrenzt. Als obere Grenze ist die **Schmerzschwelle** eingetragen, d. h. jene Lautstärken, die ab bestimmten Pegeln nicht mehr als lauter, sondern als schmerzhaft empfunden werden. Die **Unbehaglichkeitsschwelle** ist auf der Hörfläche etwas unterhalb der Schmerzschwelle verortet und ebenfalls frequenzabhängig.

Der in ◘ Abb. 1.5 dargestellte menschliche Hörbereich wird als **Hörfläche** bezeichnet. Auf der linken Seite wird die Hörfläche von der tiefsten vom Menschen hörbaren Frequenz begrenzt; auf der rechten Seite von der höchsten hörbaren Frequenz

(Kalivoda und Steiner 2013). Zwischen 2000 Hz und 5000 Hz liegt die Hörschwelle am niedrigsten. In diesem Bereich hört der Mensch also am besten. Der **Hauptsprachbereich** umfasst die Frequenzen und Lautstärken der menschlichen Sprache. Betrifft eine Hörstörung den Hauptsprachbereich, so hat dies schwerwiegende Einschränkung des Sprachverständnisses zur Folge.

> Den Lautstärke- und Frequenzbereich, in dem gesprochene Sprache am häufigsten vorkommt, bezeichnet man als Sprachbanane, da die Form an eine Banane erinnert (◘ Abb. 1.10).

Die vier Grenzbereiche der Hörfläche werden durch die Hörschwelle, Schmerzschwelle, tiefste und höchste Frequenz gebildet und in ihrer Gesamtheit auch als **Hörgrenze** bezeichnet. Die Hörgrenzen

1

sind individuell sehr unterschiedlich, insbesondere mit dem Alter steigt die Hörschwelle, während die obere Frequenzgrenze sinkt. Dies führt dazu, dass im Alter z. B. laute akustische Ereignisse schneller als unangenehm bzw. zu laut empfunden werden, wobei gleichzeitig die Hörfähigkeit für leise Ereignisse abnimmt. Dieser Effekt wird als **Recruitment** bezeichnet und kann häufig auch bei Kindern mit Schallempfindungsschwerhörigkeit (▶ Abschn. 1.2.3.1) beobachtet werden.

> **Recruitment**
> Unter einem Recruitment versteht man den schnelleren Lautheitsanstieg im verbliebenen Hörbereich zwischen der Hörschwelle und der Unbehaglichkeitsschwelle.

1.1.4 Leistungen des menschlichen Gehörs

Hören dient der **Aufnahme von akustischen Informationen,** die durch Schallwellen bestimmter Schwingungszahlen gebildet werden. Die **subjektive Empfindung** eines akustischen Ereignisses hängt jedoch nicht nur mit der Lautstärke und Frequenzzusammensetzung des Signals zusammen, sondern auch mit der Entfernung und Richtung, aus der das Signal kommt, der Dauer, den Umgebungsgeräuschen und der Bedeutung des Ereignisses für das Individuum (Lauer 2001).

Für den Menschen erfüllt das Gehör neben der **Aufnahme und Verarbeitung sprachlicher Informationen** (Kommunikationsfunktion) einige weitere wichtige Funktionen: So kommt dem Gehör eine Aufmerksamkeits- und Warnfunktion zu, indem es auf **potenzielle Gefahren** (z. B. im Straßenverkehr) **aufmerksam** macht und gleichzeitig durch die **schnelle Lokalisation von Schallquellen** für eine Orientierung in der unmittelbaren Umgebung sorgt (Aus welcher Richtung kommt das Auto? Wie weit ist es

noch entfernt?) (Lüdtke 1989). Durch die Hörverarbeitung werden Schallwellen zu **ästhetisch unterschiedlichen Hörempfindungen** wie Sprache und Musik, aber auch Krach oder Lärm (emotional-ästhetische Funktion) (Tesch-Römer 2001). Um Sprachinformationen zu entschlüsseln, muss das menschliche Gehör komplexe Leistungen vollbringen.

> **Wichtig**
> Das Gehör bedeutet für den Menschen mehr als nur „Hören können" (Lüdtke 1989). Man unterscheidet die folgenden Funktionen des menschlichen Gehörs:
> - Kommunikations- und Lautsprachfunktion
> - Aufmerksamkeits- und Warnfunktion
> - Lokalisationsfunktion
> - Emotional-ästhetische Funktion

Neben den oben genannten Funktionen stellt das Gehör insbesondere für Kinder eine wichtige **Basis für den Erwerb der Lautsprache** dar, der bei einem Hörverlust erheblich erschwert wird (Diller et al. 2000). Bei ertaubten Erwachsenen kann ein Verlust der Hörfähigkeit langfristig zu einer **Entstellung der Artikulation** sowie zu gravierenden **Veränderungen der psychosozialen und emotionalen Befindlichkeit** führen (Leonhardt 1999).

1.1.5 Auditive Teilfunktionen

Grundlage für die auditiven Leistungen ist die Trennung der auditiven Wahrnehmung und Verarbeitung in ihre Teilbereiche. Obgleich es sich um parallel ablaufende Teilprozesse handelt, werden die aufgeführten Teilleistungen im Folgenden gesondert betrachtet um ein besseres Verständnis zu gewährleisten.

In der Literatur wird die Unterscheidung zwischen auditiver Wahrnehmung und auditiver Verarbeitung nicht konsequent vorgenommen. In einem Konsensuspapier entschied sich die Deutsche Gesellschaft für Phoniatrie und Pädaudiologie (DGPP) für eine Spezifizierung des auditiven Verarbeitungs- und Wahrnehmungsbegriffs, um die Aspekte zentraler Hörprozesse in der deutschsprachigen Literatur mit möglichst eng umrissenen Termini zu vereinheitlichen.

- **Auditive Wahrnehmung (Perzeption):** Sie wird als Teil der Kognition im Sinne einer bewussten Analyse auditiver Informationen verstanden. Es ist die Aufarbeitung und Auswertung der Nervenimpulse im Kortex, welche im Anschluss an die Verarbeitung stattfindet (Ptok et al. 2000).
- **Auditive Verarbeitung:** Die neuronale Weiterleitung, sowie die Vorverarbeitung und Filterung von auditiven Signalen bzw. Informationen auf verschiedenen zentralen Ebenen (Hörner, Hirnstamm, Kortex).

Bottom-up und Top-down

Grundsätzlich werden im Rahmen auditiver Verarbeitungsprozesse auditive Stimuli von der Cochlea an die zentrale Hörbahn weitergeleitet, auf deren Ebene die Vorverarbeitung und Filterung stattfindet, bevor sie im Rahmen zentraler Analyseprozesse im primär auditorischen Kortex weiterverarbeitet werden. Der auditiven Wahrnehmung wird sodann die Be- und Verwertung der auditiven Informationen in Kooperation mit anderen mentalen Bereichen zugerechnet. Bei diesen sensorischen Prozessen werden einfache Reizmerkmale mithilfe von **datengesteuerten Bottom-up-Prozessen** (Empfindung, Wahrnehmung, Klassifikation) analysiert und in höhere, mentale Kognitionsprozesse (Erwartung, Wissen, Motivation) eingebunden. Gleichzeitig ist die auditive Wahrnehmung abhängig von **konzeptgesteuerten Top-down-Prozessen,** insbesondere Funktionen und Zuständen wie Aufmerksamkeit, Vigilanz, Wissen, Gedächtnis oder Emotionen, die von einer höheren Ebene auf tiefe Abschnitte der Hörbahn einwirken (Nickisch et al. 2007) (▶ Abschn. 12.2).

In Anlehnung an eine Einteilung der DGPP (DGPP 2013) werden die Teilfunktionen auditiver Wahrnehmungsleistungen für verbale und nonverbale auditive Signale im Folgenden differenziert dargestellt und erläutert.

- **Lokalisation**

Unter **auditiver Lokalisation** wird die Fähigkeit verstanden, die Richtung und Entfernung auditiver Stimuli zu bestimmen. Die Wahrnehmung geringer interauraler Zeit- und Intensitätsdifferenzen ermöglicht die exakte **Ortung von Schallquellen** im Raum in horizontaler und vertikaler Richtung. Dabei erleichtern Veränderungen der Klangfarbe des Schallereignisses die Lokalisationsleistung (Rosenkötter 2003). Diese Fähigkeit wird durch die Fähigkeit des **binauralen Hörens** wesentlich erleichtert (Lenarz und Boenninghaus 2012). Auditive Leistungen wie Lokalisation oder Richtungshören ermöglichen es dem Hörer zudem, sich in Situationen, in denen das akustische Verstehen erschwert ist, dem für das Verständnis relevanten Signal (Sprecher) zuzuwenden (Cocktailparty-Effekt).

> **Cocktailparty-Effekt**
>
> Der Cocktailparty-Effekt beschreibt die Fähigkeit, unter mehreren Schallquellen die Schallanteile einer bestimmten Schallquelle aus dem Störschallgemisch zu extrahieren. Je nach Schwere eines Hörverlusts gelingt dies nur schwer oder gar nicht mehr.

- **Selektion**

Auditive Selektion ist die Fähigkeit zur Unterscheidung bedeutungsvoller akustischer Informationen von Neben- und Hintergrundgeräuschen, auch Figur-Grundwahrnehmung genannt. Die Teilleistung der auditiven Selektion trägt dafür Sorge, dass wesentliche akustische Signale von irrelevanten getrennt werden können und eine Voraussetzung dafür geschaffen wird, Sprache im **Störlärm** zu verstehen. Ferner steigt der Anspruch an diese Teilfunktion mit Lautstärke und Komplexität des Umgebungslärms. Für die erfolgreiche Selektion eines Signals aus dem Störgeräusch ist jedoch nicht nur der Pegelunterschied der unterschiedlichen Reize ausschlaggebend, sondern auch der **Frequenzabstand** und die **zeitliche Abfolge** (Rosenkötter 2003; Shamma 2001).

Sowohl Lokalisation und Selektion als auch die Teilleistung der Summation (Zusammensetzen eines Hörsignals aus verschiedenen Frequenzspektren) sind Leistungen der binauralen Interaktion, welche durch Verrechnung beidseitiger Höreindrücke möglich ist.

■ Diskrimination

Diskrimination ist die Fähigkeit, Ähnlichkeiten und Unterschiede zwischen nacheinander präsentierten auditiven Stimuli auf Geräusch-, Klang- und Phonemebene zu erkennen. Die **dichotische Diskrimination** bezeichnet die Fähigkeit, relevante Stimuli voneinander zu unterscheiden, die beiden Ohren gleichzeitig präsentiert werden. Auditive Stimuli können auf drei unterschiedlichen Wahrnehmungsebenen diskriminiert werden, welche je nach Nähe des distinktiven Merkmals den Schwierigkeitsgrad der Unterscheidungsleistung bedingen (Lauer 2014):

- **Parasprachliche Ebene**, bezieht sich vor allem auf die Unterscheidung auditiver Reize nach Dauer, Lautstärke und Tonhöhe
- **Suprasegmentale Ebene**, diskriminiert die auditiven Stimuli nach Dauer, Akzent und Intonation.
- **Segmentale Ebene** mit der Unterscheidung der Stimuli nach phonetischen Merkmalen der Konsonanten und Vokale.

Alle drei Ebenen bauen aufeinander auf und haben Einfluss auf das Sprachverständnis.

■ Speicherung und Sequenz

Auditive **Speicherung (Merkspanne)** beschreibt die Fähigkeit, auditive Stimuli kurzfristig im Gedächtnis zu speichern. Im ersten Schritt werden die auditiven Reize für ein bis zwei Sekunden im sensorischen Speicher festgehalten, bevor sie in das Kurzzeitgedächtnis, einen temporären Arbeitsspeicher, überführt werden. Hier werden sie bis zu 20 s lang gespeichert. Ein Reiz kann sich durch sogenannte erhaltende Wiederholungen länger im Kurzspeicher halten.

Sequenz bezeichnet die Fähigkeit, die richtige Reihenfolge von dargebotenen Stimuli zu erfassen. Die Reihenfolge von einzelnen Lauten bzw. Silben ist gerade im sprachlichen Bereich bedeutungstragend und -unterscheidend.

■ Analyse

Auditive Analyse bezeichnet die Fähigkeit, einzelne Elemente aus einer komplexen akustischen Gestalt herauszulösen. Die Analyse umfasst sowohl die Fähigkeit zur **Identifikation** von Lauten, Silben und Wörtern aus den stets größeren Einheiten als auch die Fähigkeit, ihre **Position zu analysieren.** Damit bildet diese Fertigkeit einen wesentlichen Meilenstein für einen erfolgreichen Lese- und Schreiblernprozess (Zimmer 2005).

■ Synthese

Auditive **Synthese** meint die Fähigkeit, einzelne Elemente zu einer komplexen akustischen Gestalt zusammenzusetzen, z. B. die Fähigkeit, aus Einzellauten oder Morphemen ein Wort zu bilden. Ergänzend zu analytischen Fertigkeiten beschreibt die auditive Synthese die Bildung von größeren Einheiten durch **Zusammenfügen** kleinerer Einheiten (z. B. Phoneme zu Silben, Silben zu Wörtern etc.).

■ Ergänzung

Auditive **Ergänzung** meint die Fähigkeit, fragmentarische akustische Gebilde zu sinnvollen Informationen zu vervollständigen. Die Fähigkeit zur Ergänzung und Vervollständigung ermöglicht es uns, lückenhafte und veränderte akustische Signale trotz ihrer fragmentarischen Darbietung korrekt wahrzunehmen und zu interpretieren. Im sprachlichen Bereich können es **Wort- oder Satzfragmente** sein, die zu semantisch-lexikalisch und syntaktisch-morphologisch korrekten Wörtern bzw. Sätzen vervollständigt werden sollen. Ferner ist der Anspruch an diese Teilfunktion von Menge und Art der aufgenommenen Informationen sowie dem zu erschließenden Kontext abhängig und wird zusätzlich durch die Selektionsfähigkeit bestimmt. Nur durch Selektion der relevanten Informationen aus der Menge an Umweltgeräuschen können fragmentarisch wahrgenommene Wörter und Sätze sinnvoll komplementiert werden.

- **Aufmerksamkeit**

Die Aufmerksamkeit schreibt die Fähigkeit, sich Stimuli zuzuwenden und diese bewusst wahrzunehmen. Es werden unterschiedliche Ebenen der Aufmerksamkeit unterschieden. Insbesondere drei Arten der Aufmerksamkeit sind bedeutend für die auditive Verarbeitung (Lauer 2014):

Generelle Wachheit oder Aktivierung: Fähigkeit, kurzfristig eine allgemeine Reaktionsbereitschaft herzustellen.

Selektive Aufmerksamkeit: ermöglicht es, bestimmte Merkmale einer Aufgabe oder einer Situation auszuwählen, sowie schnell und zuverlässig auf die ausgewählten Reize zu reagieren und sich nicht durch irrelevante Reize ablenken zu lassen (Niemann und Gauggel 2010).

Vigilanz: Fähigkeit zur Aufrechterhaltung des Aufmerksamkeitsniveaus unter monotonen Bedingungen.

> In der Praxis lassen sich die einzelnen Teilfunktionen nur modellhaft separieren. Die einzelnen Teilbereiche sind durch intramodale Verbindungen eng miteinander verknüpft. Zudem bedingen intermodale Integrationsprozesse die Verknüpfung mit anderen Sinnesmodalitäten.

Evidenzbasierte Betrachtung der auditiven Verarbeitung

Es bestehen unterschiedliche Annahmen darüber, welche Teilfunktionen der auditiven Verarbeitung zuzuordnen sind. Entsprechend dem aktuellen Forschungsstand passte Lauer bestehende Modelle (Kuhl et al. 2006) zur auditiven Verarbeitung an und legte ein aktuelles Modell der auditiven Verarbeitung, ihrer Einflussfaktoren und Klassifikationsprozesse vor (Lauer 2014). Das aktualisierte Modell wird somit denen von der American Academy of Audiology (AAA) (AAA 2010), der British Society of Audiology (BSA) (BSA 2011) im deutschen Sprachraum formulierten Anforderungen (Brunner und Hornberger 2007) gerecht.

Im früheren Modell wurden die Teilfunktionen der Aufmerksamkeit, Speicherung/Sequenz, Analyse, Synthese und Ergänzung der auditiven Verarbeitung zugeteilt. Im aktuellen Modell hingegen werden diese Funktionen nun getrennt von der auditiven Verarbeitung aufgeführt, obgleich sie in Zusammenhang mit der auditiven Verarbeitung stehen. Weiter werden die Aufmerksamkeit und Speicherung/Sequenz als Einflussfaktoren der auditiven Verarbeitung betrachtet (Lauer 2014). In ihrem neuen Modell betrachtet Lauer (2014) die Funktionen der Analyse, Synthese und Ergänzung als Aspekte der phonologischen Bewusstheit. Damit beschränkt sich die auditive Verarbeitung auf die im früheren Modell als Wahrnehmungsfunktionen eingeordneten Leistungen der Lokalisation, Diskrimination und Selektion (Lauer 2014). Ergänzend hinzugekommen ist die Funktion der dichotischen Diskrimination als Kombination aus Selektion und diskriminativer Leistung. Die Anordnung der Teilleistungen im Modell bildet einen hierarchischen Aufbau ab. Auf der Ebene der auditiven Verarbeitung stellt folglich die Lokalisation eine einfachere Leistung dar als die Diskrimination und auf der Ebene höherer kognitiver Funktionen wird die Analyse als Voraussetzung für Synthese und Ergänzung eingestuft. Weiterhin finden Bottom-up und Top-down-Prozesse Berücksichtigung.

1.1.6 Physiologische Hörentwicklung

1.1.6.1 Pränatale Phase

Mit der Ausbildung der sogenannten **Ohrplakode** wird bereits in einem Gestationsalter von 3 Wochen der Grundstein für die Entwicklung des Gehörs gelegt. Die **Otozyste** entsteht zwischen der vierten und fünften Schwangerschaftswoche (SSW) durch Einstülpen dieser Ohrplakode. Ab der sechsten Entwicklungswoche entwickeln sich das Gleichgewichtsorgan (Labyrinth) und die Hörschnecke (Cochlea) aus der Otozyste (Probst et al. 2008). Ausgereift und funktionstüchtig ist das Hörorgan dann in der 20. SSW. Damit ist das Ohr das erste Sinnesorgan, das beim menschlichen Embryo ausgebildet wird.

Die embryonale Entwicklung des Gehörs zeigt, dass die Ausreifung des Hörorgans schon weit vor der Geburt abgeschlossen ist. Damit sind erste auditive Wahrnehmungen bereits pränatal möglich. Das Ungeborene ist intrauterin bereits in die Lage, akustische Reize auch im **Lautsprachbereich** von etwa 500–4000 Hz wahrzunehmen. Schallreize werden dabei durch die Bauchdecke, die Gebärmutter und das Fruchtwasser über die Knochenleitung wahrgenommen. Dabei hört das Kind tiefe Schallreize deutlich besser, da hohe Frequenzen intrauterin mit einer Schalldämpfung um etwa 20–40 dB an die Cochlea übertragen werden. Die Stimme der Mutter wird dabei am klarsten übertragen. Das Kind hört hierbei hauptsächlich die **Sprechmelodie,** die durch den Klang der Vokale gebildet wird. Die Konsonanten hingegen werden mit ihren hohen Frequenzen gefiltert und nur verzerrt wahrgenommen.

Erste Reaktionen des Fötus auf akustische Reize lassen sich ab der 22. SSW mit dem Ultraschall nachweisen. Ab der 28. SSW können neuronale Verbindungen vom Innenohr zur primären Hirnrinde anatomisch nachgewiesen und das Hörvermögen beim gesunden Kind als sicher vorausgesetzt werden. Der Embryo zeigt **Bewegungen** oder eine **veränderte Herzfrequenz** als Reaktion auf unterschiedliche Schallreize in Abhängigkeit der Frequenz und Lautstärke (Klinke 2008; Kral 2009). Kisilevsky et al. (2004) konnten nachweisen, dass fötale Reaktionen nicht nur auf akustische Stimuli oder reine Töne beobachtbar sind, sondern zudem auf **musikalische Stimuli.**

> Pränatale Hörerfahrungen bilden die Grundlage für auditorische Präferenzen (z. B. die mütterliche Stimme) und spielen eine zentrale Rolle für das auditive Lernen.

Die durch das Hören ausgelösten **otoakustischen Emissionen** (▶ Abschn. 2.1.2) können ab der 30.–33. SSW bei Frühgeborenen nachgewiesen werden (Bonfils et al. 1992). Ab der 35. SSW ist der Fötus in der Lage, zwischen jeweils zwei reinen Tönen zu unterscheiden (Shahidullah und Hepper 1994). In Studien zur Hörwahrnehmung bei Föten konnten zudem ab der 36.–39. SSW kindliche Reaktionen durch eine veränderte **Herzschlagrate** bei zwei unterschiedlich leisen oder komplexen Tönen nachgewiesen werden (Lecanuet et al. 2000). Auch die für die Sprachwahrnehmung relevante Wahrnehmung und Unterscheidung schneller Frequenzabfolgen sind für Föten ab diesem Zeitraum möglich (Draganova et al. 2007). Nicht nur die Unterscheidung zwischen Tönen, sondern auch zwischen zwei **Sprachlauten** (z. B. /ga/ und /gi/) kann vom Fötus bereits pränatal, ab einem Gestationsalter von 36–39 Wochen, realisiert werden und weist auf eine mögliche pränatale sprachliche Prägung hin (Shahidullah und Hepper 1994).

Ein weiterer Hinweis auf eine pränatal stattfindende **sprachliche Prägung** ist durch den Frequenzbereich der menschlichen Stimmen gegeben, der mit 100–250 Hz (Storch 2002) im tieffrequenten Bereich liegt und dementsprechend intrauterin besonders gut wahrnehmbar ist. Vor allem für die Stimme der Mutter wurde festgestellt, dass diese, verglichen zu Stimmen fremder Personen, vom Fötus verstärkt wahrgenommen und **präferiert** wird (Smith et al. 2007). Beim Vorlesen eines Texts durch eine fremde Person reagierten Föten mit einer Erhöhung der Herzfrequenz, während die Herzschlagrate beim Vorlesen desselben Texts durch die Mutter unverändert blieb (Krueger et al. 2004). Der Fötus ist demnach bereits in der 38. SSW in der Lage, fremde Stimmen von jener der Mutter zu unterscheiden.

1.1.6.2 Postnatale Entwicklung

Zum Zeitpunkt der Geburt verfügt das Neugeborene bereits über **pränatale Hörerfahrungen.** Die Auswirkungen auf die spätere Hör-, Sprech- und Sprachentwicklung unterliegen der weiteren Entwicklung und Reifung des Hörsystems.

Während Schallreize intrauterin ausschließlich über die Knochenleitung übertragen werden, kann das guthörende Kind akustische Reize nach der Geburt sowohl über die Knochen-, als auch über die Luftleitung wahrnehmen (► Abschn. 3.1). Es kann daraus geschlossen werden, dass sich der fötale Hörbereich von dem eines neugeborenen Säuglings unterscheidet.

Bereits wenige Tage nach der Geburt ist der Säugling in der Lage, bestimmte **Sprachlaute** seiner Muttersprache von anderen zu unterscheiden (Byers-Heinlein et al. 2010). Zudem sind Neugeborene dazu in der Lage, zwei ihnen unbekannte Sprachen zu unterscheiden (Ramus et al. 2000).

Ab dem 3. Lebensmonat sucht das Baby mit den **Augen** nach einer Schallquelle, wie z. B. der Stimme seiner Mutter oder dem Klang einer Rassel. Die Fähigkeit ihre **Richtung zu lokalisieren** wird erst ab dem 4. Lebensmonat erworben. Dann dreht das Kind seinen Kopf der Schallquelle direkt zu.

Etwa im Alter von 6 Monaten zeigen Kinder eine **Präferenz** für Wörter, die den prosodischen und phonetischen Merkmalen ihrer **Muttersprache** entsprechen (Byers-Heinlein et al. 2010). Bis zu einem Alter von 8 Monaten können sie zusätzlich zu den Lauten der Muttersprache auch solche aus anderen Sprachen unterscheiden. Um den 8.–12. Lebensmonat treten die **distinktiven Merkmale** der eigenen Muttersprache

in den Vordergrund, nicht verwendete Lautkontraste anderer Sprachen werden zunehmend ausgeblendet (Kuhl et al. 2006). Während die Fähigkeit, zwischen Sprachlauten anderer Sprachen zu unterscheiden, verloren geht, richtet sich das Gehör des Kindes auf die prosodischen und phonotaktischen Merkmale der Muttersprache aus (Yoshida et al. 2010). Die besondere Bedeutung **prosodischer Merkmale** für die Sprachwahrnehmung ist weiterhin auf die Stadien der Gehirnentwicklung zurückzuführen. Die rechte Hemisphäre, die für die Wahrnehmung prosodischer Merkmale relevant ist, entwickelt sich pränatal zu einem früheren Zeitpunkt als die linke Hirnhälfte (Friederici und Hahne 2000). Postnatale Veränderungen der linken Hemisphäre ermöglichen den Erwerb segmentaler, linguistischer Informationen (Sacks 2007).

> **Distinktive Merkmale**
> Als distinktives Merkmal bezeichnet man die akustische oder artikulatorische bedeutungsunterscheidende Eigenschaft eines Lautes (Phons) oder eines davon abstrahierten Phonems innerhalb des lautlichen Systems einer Sprache.

Im 7., 8. und 9. Monat differenziert sich die Hörfähigkeit immer weiter aus. Das Kind kann **leise Geräusche,** wie das Tropfen eines Wasserhahns, wahrnehmen, reagiert deutlich auf Zurufe und entwickelt ein auditives Verständnis für bekannte Wörter.

Mit etwa einem Jahr durchlaufen die Kinder eine phonetisch sensitive Phase, bei der sie erstmalig Geräusche zu Phonemen kategorisieren. Zudem besitzen sie die Fähigkeit, nicht betonte Wörter, sogenannte Funktionswörter, wie Artikel, Konjunktionen und Präpositionen als Einheiten im Lautstrom zu erfassen und den Sprachfluss in einzelne Strukturen zu segmentieren (Höhle 2004). Zu diesem Zeitpunkt ist die Reifung der zentralen Hörbahn zwischen Innenohr und Gehirn in

1

der Regel abgeschlossen. Sprache und Geräusche können in all ihren **Frequenzen und Laustärken** wahrgenommen, gespeichert und wiedergegeben werden.

Die Fähigkeit, Geräusche aus einer gewissen Distanz zu lokalisieren, nimmt in den ersten 18 Monaten des Lebens zu. Die Fähigkeit, Sprache aus einem **Störgeräusch** zu diskriminieren, verbessert sich in den ersten fünf Jahren (Kral 2007).

> Deutliche zeitliche Abweichungen von der beschriebenen Entwicklung, die mehrere Monate betragen und nicht durch bekannte zusätzliche Beeinträchtigungen des Kindes erklärbar sind, können Zeichen einer Hörbeeinträchtigung sein und sollten durch einen Facharzt für Sprach-, Stimm- und kindliche Hörstörungen (Phoniatrie und Pädaudiologie) abgeklärt werden. Auch bei älteren Kindern kann es zu Auffälligkeiten im Hörverhalten kommen, wie z. B. nach einer schweren Mittelohrentzündung.

1.1.6.3 Hörbahnreifung

Der physiologische Reifungsprozess der zentralen Hörbahn kann sich nur vollziehen, wenn die anatomischen Voraussetzungen dafür gegeben sind (► Abschn. 1.1) und das Hörorgan durch akustische Reize stimuliert wird. Die Begriffe der Reifung und Bahnung werden im Folgenden näher erläutert und ihre Verwendung dargestellt.

■ Reifung

Unter **Reifung** im engeren Sinne wird die acht bis zwölf Monate andauernde Myelinisierung der Nervenfasern verstanden. Der Reifungsprozess beinhaltet sowohl das zielgerichtete Wachstum der Axone, als auch die Bildung der **Myelinscheiden** und **Synapsen.** Die Reifung der zentralen Hörbahn erfolgt nach einem allgemein gültigen Prinzip, das sich von den Nervenzellen des zentralen Nervensystems (ZNS) ableiten lässt. Zum Zeitpunkt der Geburt ist der Hörnerv noch nicht von

einer Myelinscheide umgeben. Während der Embryonalzeit und nach der Geburt bilden sich lamellenartige Ummantelungen, die man als Myelinscheiden oder Markscheiden bezeichnet. Diese wickeln sich spiralförmig um die Axone und bestehen aus Proteinen und Lipiden. An solchen Stellen des Axons, an denen sich noch keine Myelinscheide gebildet hat, findet eine qualitativ andere **Nervenleitung** statt als an Stellen mit Markscheide.

Bis zur 18. SSW weist der **N. cochlearis** viele unreife Axone und noch unmyelinisierte Nervenfasern auf (Ramus et al. 2000). Entlang dieser unreifen Axone werden noch keine Aktionspotenziale weitergeleitet. Ab der 29. SSW werden die Neuronen mit Markscheiden umhüllt, aus welcher eine erhebliche Erhöhung der Nervenleitgeschwindigkeit resultiert. Die Markscheidenreifung ist erst mit Beginn des vierten Lebensjahres vollendet (Matschke 1993).

■ Bahnung

Als **Bahnung** bezeichnet man die **Synaptogenese,** bei der unter dem Einfluss ständiger akustischer Reize eine Verschaltung sinnvoller neuronaler Verbindungen im zentralen Hörsystem stattfindet. Diese **synaptischen Verknüpfungen** sind bis zum 8. Lebensjahr entwickelt und ausreichend stabilisiert (Klinke 2008).

Neuronale Übertragung und Störung der Hörbahnreifung

Anatomisch betrachtet besitzt das Axon ein präsynaptisches Endknöpfchen, in dem die Überträgerstoffe (Neurotransmitter) für die Reizübertragung gespeichert sind und synaptische Verbindungen zu anderen Dendriten aufgebaut werden können. Jede Haarzelle im Innenohr bildet Synapsen mit 5–30 peripheren Axonen der Spiralganglienneurone (Storch 2002).

Ist die Weiterleitung gestört, können nicht genügend synaptische Verknüpfungen aufgebaut werden, die eine Reizübertragung gewährleisten. Infolgedessen schließt die neurale Verschaltung auf einem zu niedrigen Niveau ab.

Um die Synchronität der Synapsen zu festigen, bedarf es regelmäßiger Impulse in Form von akustischen Reizen. Findet keine Erregung statt, bilden sich bereits ausgebildete Verschaltungen wieder zurück. Als Folge treten Funktionsstörungen, zum Beispiel im Innenohr, auf (Klinke et al. 2001).

Da der Kortex des Neugeborenen über mehr **exzitatorische** (erregende) Synapsen verfügt als später verwendet werden, werden viele kortikale nicht aktivierte Synapsen abgeschaltet und gehen zugrunde. **Inhibitorische** Synapsen hingegen sprießen im Bereich des Hirnstamms neu aus und bleiben dadurch, dass sie durch regelmäßige Reizübertragung stimuliert werden, erhalten.

In tierexperimentellen Studien zur **akustischen Deprivation** (► Abschn. 1.2.8) konnte nachgewiesen werden, dass die Synaptogenese bevorzugt in den sogenannten zeitlich begrenzten „sensiblen Phasen" stattfindet (Keilmann 1994). Nach Kral et al. (2001, 2002) ist die sensible Phase auf eine Empfindlichkeitsphase der kortikalen Plastizität zurückzuführen, deren synaptische Effizienz sich während der postnatalen Entwicklung verändert.

> **Sensible Phase**
> Die Zeitspanne während der Entwicklung, in der die Bereitschaft des Organismus zum Erlernen eines bestimmten Verhaltens am größten ist, wird auch als „sensible Phase" oder „kritische Periode" bezeichnet. In dieser Phase werden die besonders für die Hörentwicklung zuständigen Gehirnregionen und neuronalen Verknüpfungen ausgebildet (► Abschn. 1.2).

1.2 Kindliche Hörstörungen

Kindliche Hörstörungen sind meist komplexer Natur. Sie lassen sich gemäß ihrer Ursache, ihres Lokalisationsortes und Schweregrads einteilen. In diesem Kapitel werden zunächst aktuelle Daten zur Prävalenz kindlicher Hörstörungen angeführt und mögliche Ursachen sowie Risikogruppen erläutert. Danach werden verschiedene Formen und Schweregrade dargestellt und ihre Folgen für die kindliche Entwicklung betrachtet. Neben der Qualität und dem Entstehungsort (Topik) erfolgt eine Unterteilung nach dem Zeitpunkt des Auftretens des Hörverlusts.

1.2.1 Ursachen der Schwerhörigkeit

Kindliche Hörstörungen können angeboren oder erworben sein. Während bei den angeborenen Hörstörungen zwischen genetisch bedingten und perinatal erworbenen Ursachen unterschieden wird, teilt man die erworbenen Hörstörungen gemäß ihrem Erwerbszeitpunkt in prä-, peri- und postnatale Formen ein. In vielen Fällen bleibt die genaue Ursache der Hörstörung auch nach eingehender Anamnese und gründlicher ärztlicher Diagnostik unbekannt.

1.2.1.1 Angeborene Hörstörungen

Angeborene, d. h. von Geburt an bestehende oder kongenitale Hörstörungen sind meist **genetisch bedingt (hereditär)**. Die Erkenntnisse über genetisch bedingte Hörstörungen haben sich in den letzten Jahren zunehmend verbessert. Mithilfe molekulargenetischer Verfahren ist es möglich, pathophysiologische Zusammenhänge von Hörstörungen differenziert zu untersuchen. Klinisch werden nicht-syndromale, also hereditär monosymptomatische Hörstörungen von syndromalen Hörstörungen als Teil genetischer Syndrome unterschieden.

> Ein eindeutiger Zusammenhang zwischen dem Zeitpunkt des Auftretens und den pathogenetischen Ursachen liegt nicht immer vor. Ferner müssen genetisch bedingte Hörstörungen nicht zwangsläufig bei der Geburt manifest sein.

In der Mehrzahl der hereditären Hörstörungen ist nur das Gehör betroffen. Sie werden als monosymptomatisch oder nicht-syndromal bezeichnet und gemäß unterschiedlichen Vererbungsmustern differenziert. Unter den genetisch bedingten Formen ist die Zahl **autosomal rezessiv** vererbter, familiärer Schwerhörigkeiten überproportional hoch, sodass die Familienanamnese in der Regel nicht zielführend ist. Rezessiv vererbte Schwerhörigkeiten sind in der Regel hochgradig und treten häufig nur vereinzelt auf. Sie sind deshalb schwer zu diagnostizieren (Ptok 2000). Sie zeigen anfangs häufig noch ein Resthörvermögen, welches aber im Kindes- oder Jungendalter verfällt. Im Einzelfall sollten prognostische Aussagen aber eher zurückhaltend getroffen werden, wenn die genaue Familienanamnese und Erbfolge unbekannt sind. Derzeit sind über 100 Gene bekannt, deren Defekte mit nicht-syndromalen, vorwiegend **Schallempfindungsschwerhörigkeiten** (sensorineuralen Hörstörungen) (▶ Abschn. 1.2.3), in Zusammenhang stehen (Ploier 2012). Eine der häufigsten Formen der nicht-syndromalen Hörstörung wird durch eine Mutation im Connexin 26-Gen verursacht (Murgia et al. 1999) und resultiert in einer hochgradig bis an Taubheit grenzenden sensorineuralen Hörstörung.

Hörstörungen treten als Symptom bei mehr als 400 kongenitalen Syndromen auf. Die meisten dieser Syndrome sind sehr selten. Sowohl syndromale, als auch nicht-syndromale Hörstörungen sind phänotypisch sowie genotypisch heterogen.

> Etwa 69 % aller permanenten Hörstörungen im Kindesalter sind genetisch bedingt. Unter den genetisch bedingten Hörstörungen sind ca. 70 % nicht-syndromal und 30 % syndromal gebunden (Probst et al. 2008). Bei 30–49 % aller kindlichen Hörstörungen bleibt die Ursache für den Hörverlust unbekannt (Morton und Nance 2006).

Hörstörungsassoziierte Syndrome können mit Schallleitungs-, Schallempfindungsschwerhörigkeit oder kombinierten Formen einhergehen. Im Rahmen von numerischen **Chromosomenanomalien** können ebenfalls Hörstörungen auftreten. Die häufigste numerische Chromosomenanomalie ist die Trisomie 21. In 60–70 % liegen Hörbeeinträchtigungen, meist als Schallleitungsschwerhörigkeit infolge anatomischer Anomalien des Hörorgans, vor. Beim Turner-Syndrom treten in 50 % der Fälle Hörstörungen auf. Es kann sich hier um Schallempfindungs- oder Schallleitungsstörungen handeln (Wendler et al. 2005).

Syndromale Hörstörungen können in Zusammenhang mit **Fehlbildungen** oder **Funktionsstörungen** verschiedener Organe und Organsysteme des Körpers auftreten; z. B. im Zusammenhang mit Skelettdysplasien, Bindegewebserkrankungen, Nierenfunktionsstörungen, Hauterkrankungen, Augenanomalien oder Stoffwechselstörungen. Die häufigsten Syndrome, die mit Hörstörungen einhergehen können, sind (Zahnert 2011):

- Trisomie 21 (Down-Syndrom)
- Pendred-Syndrom
- Usher-Syndrom
- Waardenburg-Syndrom
- Alport-Syndrom
- Ramano-Ward-Syndrom
- Jervell-und Lange-Nielsen-Syndrom
- Treacher-Collins-Syndrom
- Goldenhar-Syndrom
- Pierre-Robin-Syndrom
- CHARGE-Syndrom
- Turner-Syndrom
- Branchiootorenales-Syndrom (BOR)
- Gusher-Syndrom
- Cogan-Syndrom
- Alström-Syndrom
- Refsum-Syndrom

Abgesehen von Syndromen mit einer Fehlbildung im Bereich des äußeren Hörorgans gibt es bei diesen Kindern im Säuglingsalter keine klinischen Hinweise auf eine Hörstörung. Die Erkennung dieser Schwerhörigkeiten gelingt nur durch ein systematisches Neugeborenen-Hörscreening (▸ Abschn. 2.2).

1.2.1.2 Frühkindlich erworbene Funktionsstörungen des Ohres

Kongenital, peri- oder postnatal erworbene Hörstörungen haben häufig infektiöse, toxische oder traumatische Ursachen. Auch in späteren Phasen der kindlichen Entwicklung sind jene Entstehungsuraschen für progrediente und neu auftretende Hörstörungen relevant. Die Differenzierung von Hörstörungen in prä-, peri- und postnatal erworben ist pathogenetisch sinnvoll und für die Entwicklung einiger Krankheitsentitäten besonders markant.

❯ Genetische Ursachen, Zytomegalievirusinfektionen, Meningitiden und die Schädigung des Gehörs infolge ototoxischer Medikamente zählen zu den häufigsten Ursachen einer Innenohrschwerhörigkeit.

1.2.1.2.1 Pränatal erworbene Hörstörungen

Eine Hörstörung gilt als angeboren und bei der Geburt erworben, wenn sie durch eine prä- oder perinatale Schädigung entsteht. Folglich liegt die Ursache hier nicht beim Kind oder seiner Genetik, sondern in Komplikationen oder Erkrankungen während der Schwangerschaft oder Geburt.

Zahlreiche **Infektionskrankheiten,** die während der kritischen Phasen der Schwangerschaft oder in der frühkindlichen Entwicklungsphase auftreten, können zu einer Hörstörung des Kindes führen. Hierzu zählen Zytomegalie (CMV), Röteln, Toxoplasmose, Mumps, Masern, Poliomyelitis, Herpes, Influenza oder bakterielle Infekte wie Lues, Meningitis oder Listeriose (Lenarz und Boenninghaus 2012). Gegenwärtig ist der Anteil an Rötelnembryopathien im Vergleich

zu früher jedoch stark zurückgegangen. Die Zytomegalievirusinfektionen hingegen treten mit ca. 40 % aller sensorineuralen Hörverluste auf (Cohen et al. 2014). Bei CMV-Infektionen ist eine fortschreitende Degeneration des Innenohres bis hin zur Ertaubung zu erwarten. Aus der Gruppe der teratogenen Noxen können **toxische Schäden** durch potentiell ototoxische (d. h. gehörschädigende) Medikamente wie bestimmte Antibiotika (insbesondere Aminoglykoside), Schleifendiuretika, Salicylate, Zytostatika, Thalidomid oder Chinin verursacht werden. Dies gilt auch für gesundheitsschädliche Gewohnheiten der Mutter, wie Alkohol- und auch Drogenmissbrauch.

Extreme **Frühgeburtlichkeit** zählt als erhöhtes Risiko, eine Hörstörung zu entwickeln. Aufgrund von **metabolischen Schäden** durch Sauerstoffmangel kann es pränatal zu einer Embryopathie und bleibenden Innenohrschäden kommen. Diabetes mellitus der Mutter, Mangelernährung oder Röntgenstrahlung können in seltenen Fällen eine pränatale Hörstörung hervorrufen. **Geburtstraumata** mit der Folge von Hirn- und Cochleaeinblutungen erweitern die Liste der möglichen Ursachen einer pränatalen Hörstörung (Lenarz und Boenninghaus 2012).

1.2.1.2.2 Perinatal erworbene Hörstörungen

Während prinzipiell die gleichen Ursachen wie bei Erwachsenen zu einer Hörstörung führen können, werden bei Säuglingen und Kleinkindern bestimmte perinatale Ursachen unterschieden. Unter perinatalen Ursachen fasst man solche zusammen, deren Entstehung im Zeitraum um die Entbindung liegen, nämlich zwischen der abgeschlossenen 22. Schwangerschaftswoche und dem 7. Tag nach der Geburt. Sie werden in erster Linie durch **Komplikationen bei Geburten** verursacht. Ursächlich sind hier die Nabelschnurumschlingung, die Plazentainsuffizienz, die Asphyxie oder die Hypoxie, die Frühgeburtlichkeit mit sehr geringem Geburtsgewicht, zu nennen. Ein erhöhter

Serumbilirubinspiegel **(Hyperbilirubinämie)** durch unzureichende Leberfunktion kann insbesondere einen Kernikterus und damit eine retrocochleäre Hörstörung verursachen (▶ Abschn. 1.2) (Eckel et al. 1998). Auch intrakranielle Blutungen und Meningitis zählen zu den weiteren Ursachen einer perinatalen Hörstörung.

1.2.1.2.3 Postnatal erworbene Hörstörungen

Mit ca. 70 % stellen bakterielle und virale Meningitiden die Gruppe der häufigsten Ursachen für eine postnatale kindliche Schwerhörigkeit dar (Finck-Krämer et al. 2000). Infolge einer bakteriellen Meningitis kann die Cochlea verknöchern (Ossifikation) und in etwa 20 % der Fälle eine ein- oder beidseitige Innenohrschwerhörigkeit bis zur Gehörlosigkeit hervorrufen. 10–30 % der Kinder leiden nach einer Meningitis zudem an dauerhaften neurologischen Folgeproblemen (Schmitt 2004). Andere **infektiöse Krankheiten** wie Masern, Mumps, Enzephalitis und Herpes zoster oticus können ebenfalls das Innenohr schädigen. Häufige Mittelohrentzündungen **(Otitis media)** können sich chronifizieren und moderate Hörminderungen zur Folge haben. Im Gegensatz zu anderen frühkindlichen Infektionskrankheiten manifestiert sich diese Form der Hörminderung häufig erst nach dem Neugeborenen-Hörscreening (▶ Abschn. 2.2). Postnatal verabreichte Medikamente mit **ototoxischen** Substanzen wie Antibiotika der Aminoglycosidgruppe, Diuretika und Salicylate, können Hörstörungen auslösen. Auch der Einsatz von Zytostatika in der onkologischen Chemotherapie stellt eine Ursache dar. Während oder nach der Geburt können **Traumata oder Verletzungen** auftreten. Traumatische Ereignisse wie Felsenbeinfrakturen oder Schädelhirntraumen können Schäden herbeiführen. Ebenso bekannt sind **akustische Traumata,** die durch Explosions- oder Knalltraumata hervorgerufen werden. Auch durch Tumore im Innenohr oder am Hör-Gleichgewichtsnerv (Akustikusneurinom) kann eine Hörstörung auftreten. Akute oder langdauernde Lärmeinwirkungen von 85 dB und mehr führen zu Schäden des Gehörs (Aust 2014).

Lärmschwerhörigkeit
Starker oder lang andauernder Lärm kann zu Schädigungen der Cochlea führen und eine Schallempfindungsschwerhörigkeit bedingen. Durch Lärm werden insbesondere die äußeren Haarzellen geschädigt und die aktive Verstärkung der Wanderwellenbewegungen gestört. Infolgedessen steigt die Hörschwelle an, die Frequenzselektivität nimmt ab.

1.2.1.3 Besonderheiten spät erworbener Hörstörungen (late-onset)

Sofern eine Hörstörung nicht zum Zeitpunkt der Geburt vorhanden ist und erst im Verlauf der nächsten Monate festgestellt wird, kann der genaue **Zeitpunkt des Erwerbs** rückblickend häufig nicht mehr nachvollzogen werden. Ein später Erwerbszeitpunkt wird als „**Late Onset**" bezeichnet. Late-onset Hörstörungen können plötzlich auftreten oder einen progredienten, d. h. sich verschlechternden Verlauf nehmen.

Zu den Erkrankungen, die sehr häufig mit dem Auftreten einer late-onset Hörstörung assoziiert sind, gehört unter anderem die Viruserkrankung **Zytomegalie** (CMV).

Bei der Geburt zeigen viele Kinder mit Zytomegalie häufig noch keine spezifischen Symptome. Erst im weiteren Verlauf der Entwicklung entwickeln ca. 15 % aller Kinder mit Zytomegalie eine Hörstörung, die häufig auch progredient ist. Das Zytomegalie-Virus kann auch zu weiteren Entwicklungsverzögerungen und körperlichen Einschränkungen führen (Rivera et al. 2002).

> Late-onset Hörstörungen sind kein seltenes Phänomen und bilden ein großes Risiko, nicht frühzeitig erkannt zu werden. Durch

das Neugeborenen-Hörscreening können late-onset Hörstörungen nicht identifiziert werden. Ein Großteil der betroffenen Kinder hat keine spezifischen Risikofaktoren, die auf den späten Erwerb einer late-onset Hörstörung hinweisen könnten.

1.2.2 Risikogruppen

Es gibt eine Reihe von Risikofaktoren, die stark mit dem Vorhandensein oder dem Erwerb einer kindlichen Hörstörung assoziiert werden. Das Joint Committee on Infant Hearing (JCIH) benannte bereits 1972 fünf Faktoren, die bei Kindern die Auftretenswahrscheinlichkeit einer Hörstörung erhöhen können. 1982 waren es bereits sieben Faktoren und 1990 und 1994 zehn. Einen zusammenfassenden Überblick über Risikogruppen bietet folgende Übersicht.

> **Risikogruppen**
> Als Risikogruppen für den Erwerb einer kindlichen Hörstörung gelten vor allem (JCIH 2007):
> - Kinder, deren Eltern Besorgnis über auffällige oder ausbleibende Hör- und Sprachentwicklung äußern
> - Kinder aus Familien mit bekannter Schwerhörigkeit, die bereits im Kindesalter aufgetreten ist
> - Kinder mit Fehlbildungen im craniofacialen Bereich
> - Kinder mit Syndromen oder Erkrankungen, die mit einer Hörstörung assoziiert sind (z. B. Down-Syndrom, Neurofibromatose, Osteopetrose, Usher-Syndrom)
> - Kinder mit Infektionserkrankungen, die häufig mit dem Erwerb einer Schwerhörigkeit assoziiert sind (z. B. Meningitis)
> - Kinder mit intrauterin erworbenen Infektionserkrankungen (z. B. Zytomegalie, Röteln, Herpes)
> - Kinder mit neonataler Gelbsucht (Hyperbilirubinanämie)
> - Frühgeborene Kinder mit Zustand nach längerer Beatmung
> - Kinder mit neurodegenerativen Stoffwechselerkrankungen (z. B. Morbus Hunter, Friedreich-Ataxie, neurale Muskelatrophie)
> - Kinder mit Zustand nach Schädel-Hirn-Trauma
> - Kinder mit rezidivierenden oder chronischen Mittelohrentzündungen seit mindestens 3 Monaten
> - Kinder mit Zustand nach Chemo-Therapie

Bestimmte Faktoren sind mit einem **größeren Risiko** für den Erwerb einer Hörstörung behaftet als andere, z. B. bestimmte Syndrome und Erkrankungen, Erbfaktoren (familiär bekannte Schwerhörigkeit im Kindesalter), Meningitis, Sepsis und cranio-faciale Fehlbildungen.

Andere Faktoren wie ototoxische Medikamente stellen heute ein **geringeres Risiko** dar (Meyer et al. 1998), ebenso wie Frühgeburtlichkeit (Cone-Wesson et al. 2000), geringes Geburtsgewicht oder postnatale Asphyxie (Kehrl et al. 2003).

Durch Präventionsmaßnahmen und das verbesserte Management von Erkrankungen wie der neonatalen Hyperbilirubinanämie (Gelbsucht) und die Verhinderung von Rötelinfektionen durch Impfungen der Mutter ist die Auftretenswahrscheinlichkeit von Hörstörungen in den industrialisierten Ländern insgesamt gesunken (Vohr und Maxon 1996; JCIH 2007).

> Für Länder, in denen medizinische Maßnahmen zur Prävention und Früherkennung von Hörstörungen noch nicht in ausreichendem Maße vorhanden sind, gelten die oben genannten Risikofaktoren weiterhin. Dies muss insbesondere für Kinder mit Fluchthintergrund beachtet werden.

1

1.2.3 Formen von Hörstörungen

Die möglichen Lokalisationsorte einer Hörstörung sind vielfältig. Ursachen sind Funktionsstörungen bei der Schallleitung zum Innenohr, der Schallempfindung durch die empfindlichen Sinneszellen und Hörnervenfasern in der Hörschnecke oder der Schallverarbeitung entlang des Hörnervs, der Hörbahn oder der Hörzentren. Gemäß ihrer anatomischen Manifestation und den funktionellen Aufgaben ist die Unterteilung in Schallleitungsschwerhörigkeiten, Schallempfindungsschwerhörigkeiten, retrocochleäre und zentrale Hörstörungen im klinischen Alltag üblich. Auch kombinierte Formen sind möglich.

1.2.3.1 Schallleitungsschwerhörigkeit

Bei der **Schallleitungsschwerhörigkeit (konduktive** Schwerhörigkeit) handelt es sich um eine Hörstörung, die auf Funktionsstörungen im Bereich des **Schallleitungsapparates** zurückzuführen ist (◙ Abb. 1.6). Mögliche Lokalisationsorte sind der Gehörgang des äußeren Ohres oder das Trommelfell oder die Gehörknöchelchen (Hammer, Amboss, Steigbügel) des **Mittelohres.**

Der Höreindruck erscheint den Betroffenen leiser und gedämpft, der gesamte Frequenzbereich ist jedoch nicht eingeschränkt. Die **Qualität,** also die Verständlichkeit des Gesprochenen, bleibt weitgehend erhalten, unabhängig davon, ob es sich um hohe oder tiefe Töne handelt. Die Luftleitung ist bei erhaltener Knochenleitung herabgesetzt.

Die Ätiologie der Schallleitungsstörung ist vielfältig. Akute oder chronische Entzündungen des Außen- oder Mittelohres, angeborene oder erworbene Gehörgangsverlegungen, Ohrschmalzpfröpfe (Cerumen), Fremdkörper, Exostosen, Störungen der Mittelohrbelüftung oder Fehlbildungen sowie traumatische Verletzungen oder Narben des Trommelfells bedingen eine Störung der Schallübertragung zum Innenohr (Wendler et al. 2005).

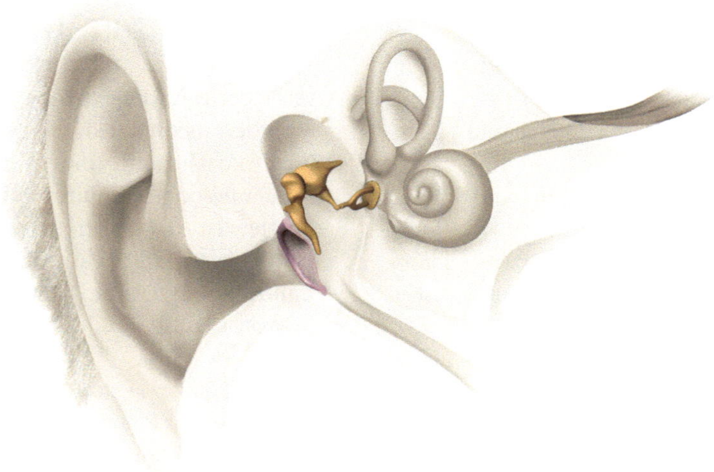

◙ **Abb. 1.6**   Schallleitungsschwerhörigkeit. (Mit freundl. Genehmigung von MED-EL)

> Die temporäre Schallleitungsschwerhörigkeit (z. B. in Form eines Paukenergusses) ist die am häufigsten auftretende Hörstörungsform im Kindesalter. Ein chronischer Paukenerguss infolge einer Mittelohrentzündung kann sich über Monate bis Jahre ohne begleitende Symptome manifestieren.

Meist lassen sich die Ursachen einer Schallleitungsschwerhörigkeit durch ärztliche Untersuchungen wie Inspektion des äußeren Ohres und Untersuchung des Gehörgangs und des Trommelfells mit einem trichterförmigen Ohrenmikroskop (Otoskopie) erfassen. In den meisten Fällen sind Schallleitungsstörungen nur von vorübergehender Dauer und können durch eine medikamentöse Behandlung oder einen operativen Eingriff verbessert oder behoben werden. Sind z. B. die Gehörknöchelchen krankhaft verändert oder geschädigt, können sie im Rahmen einer rekonstruierenden Mittelohroperation (Tympanoplastik) durch Prothesen ersetzt werden (Lenarz und Boenninghaus 2012).

1.2.3.2 Schallempfindungsschwerhörigkeit

Die Schallempfindungsschwerhörigkeit (**sensorineurale** Schwerhörigkeit) beruht auf einer Schädigung oder Funktionsschwäche im **Innenohr,** des **Hörnervs** oder der **Hörbahn** (◘ Abb. 1.7).

Die Höreindrücke unterliegen sowohl **qualitativen** als auch **quantitativen** Veränderungen. Musik, Geräusche und Sprache werden verzerrt oder gar nicht wahrgenommen. Die Sprachverständlichkeit ist zum Teil stark gemindert. Auch das selektive Hören ist aufgrund einer eingeschränkten Differenzierung zwischen Stör- und Nutzschall stark eingeschränkt. Im Tonaudiogramm zeigen sowohl Luft- als auch Knochenleitung einen defizitären Verlauf (Lenarz und Boenninghaus 2012) (▶ Kap. 3).

Die Schallempfindungsstörung bei kleinen Kindern ist meist erblich bedingt oder angeboren, persistierend (bleibend) und besteht beidseits. Am häufigsten liegt

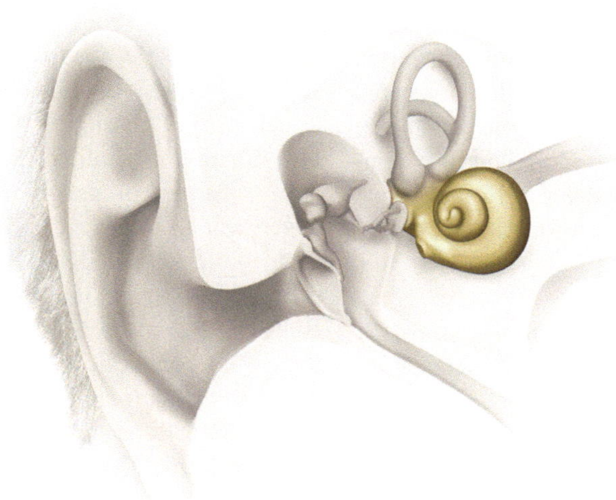

◘ **Abb. 1.7** Schallempfindungsschwerhörigkeit. (Mit freundl. Genehmigung von MED-EL)

die Ursache für Schallempfindungsschwerhörigkeit in der **Cochlea**. Eine Aplasie bzw. Hypoplasie des N. vestibulocochlearis oder des Corti-Organs sowie traumatische Ereignisse (z. B. Felsenbeinquerfrakturen, Schädel-Hirn-Traumata, Knalltraumata) führen zu einer meist irreparablen Schädigung des Innenohrs. Zusätzlich können Schallempfindungsstörungen durch hörschädigende Medikamente oder Infektionskrankheiten ausgelöst werden. Manchmal tritt die Schallempfindungsschwerhörigkeit auch nur im Hochtonbereich auf. Diese Ausprägung wird dann als **partieller Hörverlust** bezeichnet.

■ **Single Sided Deafness (SSD)**

In den meisten Fällen sind bei einer Schwerhörigkeit, wenn auch nicht immer symmetrisch, beide Seiten betroffen, aber auch einseitige Hörstörungen bzw. eine einseitige Taubheit (Single-Sided-Deafness = SSD), bei unbeeinträchtigtem Hörvermögen der Gegenseite, ist möglich (Zorowka 2010).

Bei einer **retrocochleären Schallempfindungsschwerhörigkeit** ist die neuronale Überleitung vom Innenohr zum Hirnstamm gestört. Die Ursachen der retrocochleären Hörstörung können vielfältig sein. Sie kann durch Tumore, Kompression des Hörnervs durch Gefäßschlingen oder chronisch entzündliche Erkrankungen hervorgerufen sein. Klinisch zeigt sich die retrocochleäre Schwerhörigkeit neben der langsam eintretenden, meist **einseitigen Hörminderung** (meist im Hochtonbereich) durch eine **pathologische Hörermüdung**.

❯ Ein typischer Hinweis auf eine retrocochleäre Hörstörung ist eine deutlich herabgesetzte Sprachdiskrimination.

■ **Auditorische Synaptopathie/Neuropathie (AS/AN)**

Eine Sonderform der Schallempfindungsschwerhörigkeit ist die **auditorische Synaptopathie/Neuropathie (AS/AN)**. Bei einer auditorischen Neuropathie ist die **Erregungsweiterleitung** im Nerv gestört, während bei der Synaptopathie ein Verlust oder eine Fehlfunktion der **inneren Haarzellen** und ihrer Synapsen oder der Spiralganglienneurone vorliegt. Der Schall gelangt zunächst über das Außen- und Mittelohr bis an die Haarsinneszellen des Innenohres. Danach ist jedoch die weitere Verarbeitung und Weiterleitung zum Gehirn gestört.

❯ Die AS/AN ist dadurch charakterisiert, dass zwar otoakustische Emissionen (OAE) abgeleitet werden können, trotzdem jedoch eine Hörstörung vorliegt, die sich in einer gestörten oder nicht ableitbaren BERA (brainstem-evoked response audiometry; deutsch: Hirnstammaudiometrie) (▶ Abschn. 2.1.3) zeigt.

In einer großen Studie wurde eine Prävalenz der AS/AN in Deutschland von 0,94 % bei Kindern mit einem Risiko für eine Hörstörung ermittelt. Dies deckt sich mit Ergebnissen internationaler Studien und entspricht ca. 8,4 % der Kinder mit einem hochgradigen Hörverlust (Foerst et al. 2006). Damit erklärt sich die große Relevanz des Problems, dass sich mit einer alleinigen Ableitung otoakustischer Emissionen (OAEs) nicht alle Hörstörungen aufdecken lassen. Wird zum Neugeborenen-Hörscreening hingegen eine automatisierte BERA eingesetzt, dann fallen diese Kinder auf. Stapediusreflexe sind meist nur mit stark erhöhten Reflexschwellen oder gar nicht nachweisbar. Die AS/AN kann sowohl erblich bedingt als auch erworben sein (Hoth et al. 2014). Betroffene Kinder mit auditorischer Synaptopathie/Neuropathie zeigen häufig schwankende Symptomausprägungen und wechselnde Befunde in der subjektiven audiologischen Diagnostik (Übersicht).

Leitsymptome der AS/AN

Die Leitsymptome der Auditorischen Synaptopathie/Neuropathie (AS/AN) sind:

- schwankender Hörverlust, gewöhnlich bilateral
- jeglicher Grad von Hörverlust für einzelne Töne im Tonschwellenaudiogramm
- normale Funktion der äußeren Haarzellen, belegt durch Anwesenheit von OAEs und/oder cochleären Mikrophonpotenzialen (CM)
- fehlende oder stark abnorme akustisch evozierte Potenziale (AEP)
- schlechtes Sprachverstehen, vor allem im Störschall, auch nach optimaler Hörgeräteversorgung
- Fehlen von akustischen Reflexen ipsi- (auf derselben Körperseite) und kontralateral (auf der gegenüberliegenden Körperseite) bei 110 dB
- zusätzlich: unauffällige radiologische Diagnostik (Computertomographie (CT) und Kernspintomographie (MRT))

Bei Kindern mit auffälliger Sprachentwicklung sollte auch bei pathologischen oder fehlenden Hirnstammpotenzialen die Messung der OAE nicht fehlen. Im Umkehrschluss darf bei deutlich nachweisbaren otoakustischen Emissionen und weiterhin bestehendem Verdacht auf eine Hörstörung nicht auf die Hirnstammaudiometrie verzichtet werden.

Bei dieser auditorischen Störung ist keine spezifische Form des Audiogramms bekannt. Hinsichtlich ihrer Symptomausprägung lassen sich zwei Subgruppen der AS/AN unterscheiden: Der erste Typ fällt durch ein wenig beeinträchtigtes Hörvermögen für kurze, einfach strukturierte akustische Stimuli bei gleichzeitig überproportional eingeschränktem Sprachverständnis auf. Beim zweiten Typ ist sowohl die Wahrnehmung für einfache als auch für komplexe akustische Signale betroffen (Ptok 2000).

Derzeit scheint unabhängig von der genauen Lokalisation der Störung eine vielversprechende therapeutische Option in der Cochlea-Implantation zu liegen, da eine Hörgeräteversorgung häufig unzureichende Erfolge erzielt.

1.2.3.3 Kombinierte Schwerhörigkeit

Bei dieser Mischform liegen sowohl eine Schallleitungs- als auch eine Schallempfindungskomponente vor. Aus diesem Grund trägt diese Ausprägung auch den Namen „kombinierte Schwerhörigkeit" (◘ Abb. 1.8). Ursächlich für die kombinierte Schwerhörigkeit sind Funktionsstörungen im **Mittel- und Innenohr.**

In diesem Fall muss eine ausführliche Diagnostik durchgeführt werden. Die Schallleitungskomponente lässt sich in den meisten Fällen mittels konservativer oder operativer Methoden behandeln. Die Innenohrschwerhörigkeit kann im weiteren Verlauf apparativ mit Hörsystemen versorgt werden.

1.2.3.4 Neurale und zentrale Hörstörungen

Neurale Schwerhörigkeiten ohne Beeinträchtigung des Innenohres betreffen den Hörnerv bis zu seinem Eintritt in den Hirnstamm (◘ Abb. 1.9). Raumfordernde Prozesse im inneren Gehörgang und im Kleinhirnbrückenwinkel können das Hörvermögen durch Kompression und Verdrängung des Hörnervs beeinträchtigen. In diesen Fällen sind otoakustische Emissionen (OAE; ▶ Abschn. 2.1.2) noch schwach nachweisbar oder fehlen gänzlich (Hoth und Neumann 2006).

In der audiologischen Diagnostik neuraler Schwerhörigkeiten sind insbesondere frühe akustisch evozierte Potenziale (FAEP) (▶ Abschn. 2.1) von zentraler Bedeutung. Bei Kindern ab einem Alter von 4 Jahren kann zudem eine getrenntohrige subjektive Audiometrie durchgeführt werden, um die Einseitig-

1

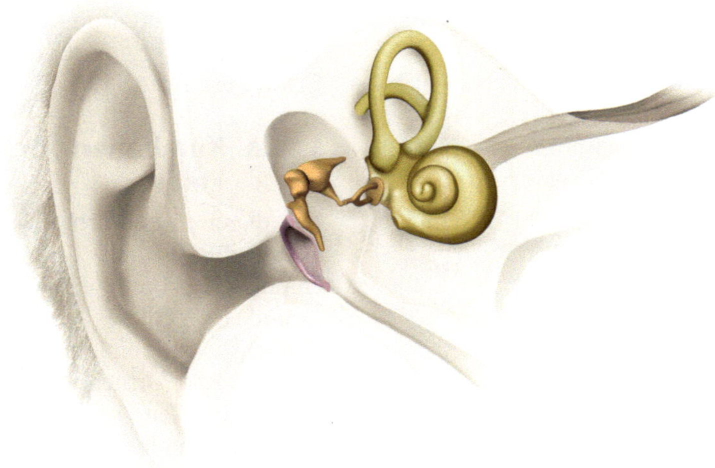

■ **Abb. 1.8**   Kombinierte Schwerhörigkeit. (Mit freundl. Genehmigung von MED-EL)

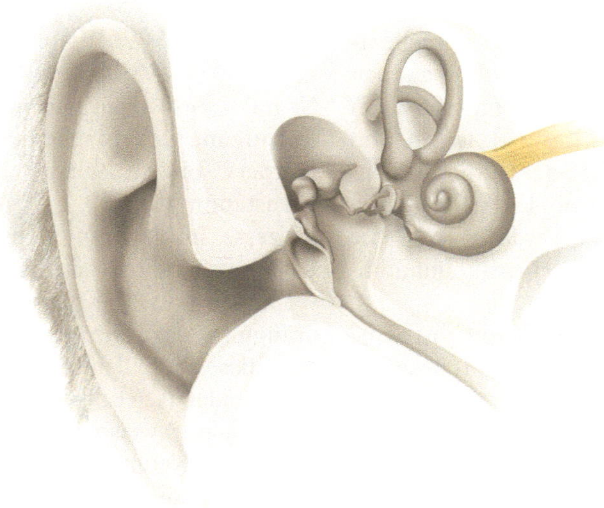

■ **Abb. 1.9**   Neurale Schwerhörigkeit. (Mit freundl. Genehmigung von MED-EL)

keit der Hörstörung zu verifizieren. Liegt der Verdacht eines ursächlichen Tumors vor, wird ein MRT der Felsenbeinregion durchgeführt.

Zentrale Schwerhörigkeit sind meist bedingt durch Reifestörungen oder Läsionen oberhalb des N. cochlearis im Bereich der **Hörbahn,** beginnend bei den **auditorischen Hirnstammgebieten.** Entzündliche Prozesse, Gefäß- oder Tumorerkrankungen, Schädel-Hirn-Traumata oder andere Hirnläsionen, neurodegenerative Erkrankungen oder Sauerstoffmangel unter der Geburt (Asphyxie) können zu zentralen kindlichen Hörstörungen führen. In der Regel sind diese Hörstörungen irreversibel. Zeigt ein Kind Symptome einer Hörstörung, die nicht zum Audiogramm passen, sind Tests zur Erfassung der zentral-auditorischen Leistungen indiziert. Erst durch eine differenzierte Diagnostik einzelner **Teilbereiche** (▶ Abschn. 1.1.5) gelingt der Nachweis einer zentralen Störung, z. B. durch Befunde einer pathologischen Hörermüdung, einer abnormen binauralen Interaktion oder gestörten zeitlichen Auflösung (Hoth et al. 2014).

> Die zentralen Hörstörungen sind an dieser Stelle von der Auditiven Verarbeitungsstörung im Sinne einer gestörten zentralen Weiterleitung und Verarbeitung auditiver Informationen in verschiedenen Hirnregionen bei unbeeinträchtigtem peripheren Gehör abzugrenzen.

Nach Erhebungen aus dem Jahr 2003 waren Hörstörungen bei Kindern in 4,3 % aller Fälle durch Schallleitungsstörungen, in 7,2 % der Fälle kombiniert und bei 1 % zentral bedingt. 89,9 % der gemeldeten Fälle beim Deutschen Zentralregister für Hörstörungen waren von einer Schallempfindungsschwerhörigkeit betroffen (Spormann-Lagodzinski et al. 2003).

1.2.4 Schweregrade von Hörstörungen

Der Schweregrad einer Hörstörung leitet sich aus den Messergebnissen beider Ohren ab, welche getrennt betrachtet werden. In Abhängigkeit der durchschnittlichen Hörschwelle im Tonaudiogramm bei den Frequenzen 500 Hz, 1 kHz, 2 kHz und 4 kHz wird zwischen unterschiedlichen Schweregraden des Hörverlustes differenziert. Entsprechend dem tonaudiometrischen Hörverlust unterteilt die World Health Organization (WHO) (2005) die Schweregrade in gering-, mittel- und hochgradige Schwerhörigkeit sowie an Taubheit grenzende Schwerhörigkeit bzw. Taubheit/Resthörigkeit. Bei einem Hörverlust von weniger als 25 dB spricht man von Normalhörigkeit.

❒ Tab. 1.1 zeigt eine Einteilung der Hörverluste nach Schweregrad und mögliche Auswirkungen.

Je nach Schweregrad einer Hörstörung können unterschiedliche Alltagsgeräusche gar nicht oder nur erschwert wahrgenommen werden (❒ Abb. 1.10).

Hörstörungen in der Bundesrepublik Deutschland

Nach Ergebnissen des Deutschen Zentralregisters für kindliche Hörstörungen (DZH) weisen in der **Bundesrepublik Deutschland** etwa 1,2 von 1000 lebendgeborenen Kindern eine bedeutende, beidseitige Schwerhörigkeit von mindestens 40 dB auf. Die Anzahl der Kinder, deren Kommunikationsfähigkeit durch eine Hörstörung eingeschränkt ist, wird mit etwa 5–6: 1000 deutlich höher geschätzt, da selbst bei einem geringgradigen Hörverlust von 25 dB im Hauptsprachbereich von 1000–4000 Hz über mehr als 3 Monate schwerwiegende Folgen für die sprachliche, kognitive, soziale oder emotionale Entwicklung entstehen können (Finck-Krämer et al. 2000). Neben dem Schweregrad sind insbesondere der Zeitpunkt sowie die Dauer einer Hörstörung von großer Bedeutung für die Prognose und das therapeutische Vorgehen.

◘ Tab. 1.1   Einteilung der Hörverluste nach Schweregrad und mögliche Auswirkungen

Schwerhörigkeitsgrad	Mittlerer Hörverlust	Auswirkungen
Keine Hörstörung	<25 dB	Geringe Beeinträchtigungen
Geringgradige Hörstörung	26–40 dB	Schwierigkeiten beim Hören und Verstehen leiser Sprache, beim Sprachverstehen aus größerer Entfernung und dem Sprachverstehen im Störgeräusch, hochrelevant für den Spracherwerb
Mittelgradige Hörstörung	41–60 dB	Schwierigkeiten beim Verstehen alltäglicher Sprache aus geringen Distanzen
Hochgradige Hörstörung	61–80 dB	Verstehen von lauter Sprache oder Geräuschen in der unmittelbaren Umgebung, Kommunikation ist stark eingeschränkt, ab 70 dB Hörverlust keinerlei Spracherwerb ohne apparative Versorgung
An Taubheit grenzende Hörstörung/ Hörrestigkeit	>81 dB	Kein Sprachverstehen, lediglich Wahrnehmen von akustischen Vibrationen

WHO-Einteilung der Hörminderungen in verschiedenen Pegelbereichen

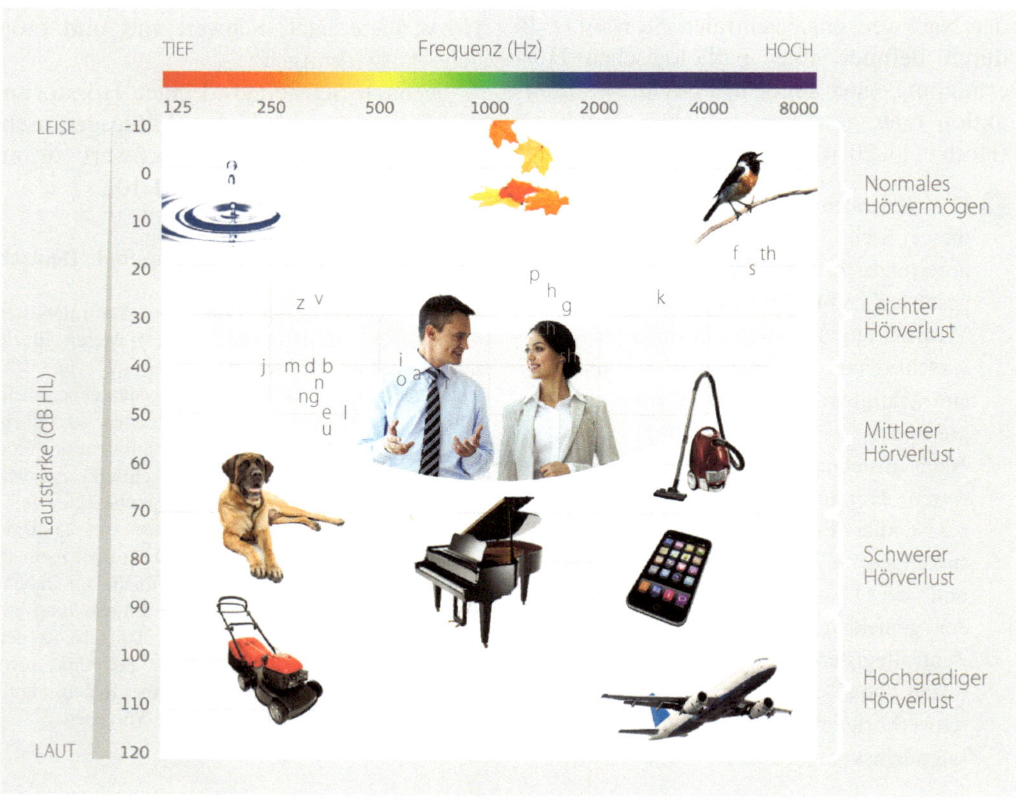

◘ Abb. 1.10   Auswirkungen der Hörstörung auf die Wahrnehmung von Alltagsgeräuschen. (Mit freundl. Genehmigung von MED-EL)

1.2.5 Prävalenz kindlicher Hörstörungen

Angeborene oder frühkindlich erworbene Hörstörungen zählen zu den häufigsten gesundheitlichen Beeinträchtigungen im frühen Kindesalter (Garganta und Seashore 2000). In der nationalen und internationalen Literatur lassen sich unterschiedliche Angaben über ihre Verbreitung finden. Dies ist auf regionale Unterschiede, Ungenauigkeiten in der Erfassung, Probleme in der Abgrenzung und Klassifikation zurückzuführen, aber auch auf die unterschiedlichen Auffassungen dazu, ob einseitige oder geringgradige Schwerhörigkeiten zu erfassen sind.

Etwa 1,86 von 1000 **Neugeborenen** ist von einer behandlungsbedürftigen beidseitigen Hörstörung betroffen oder erwerben diese innerhalb der Neonatalperiode in den ersten 28 Tagen nach der Geburt (Morton und Nance 2006). Hierbei handelt es sich überwiegend um cochleär bedingte Schallempfindungsschwerhörigkeiten (▶ Abschn. 1.2). In den folgenden Lebensjahren steigt die Zahl der dauerhaft hörgeschädigten Kinder um 50–90 % an. Im **Schulalter** sind bereits etwa 2 von 1000 Kindern betroffen. Auch hier liegen meist cochleäre Hörstörungen zugrunde. Im **Kleinkind- und Vorschulalter** kommen Hörstörungen weitaus häufiger vor. In der Regel handelt es sich hier um passagere Schallleitungsstörungen (▶ Abschn. 1.2), die durch eine Mittelohrentzündung (Otitis media acuta) oder Paukenergüsse (serös oder putride) hervorgerufen werden und in diesem Alter bei 3–4 % der Kinder vorliegen. Bis zum Alter von 6 Jahren machen über 80 % aller Kinder eine Mittelohraffektion durch.

Nach Eysholdt (2015) liegen in Deutschland keine wissenschaftlich genauen Studien zur Prävalenz kindlicher Hörstörungen vor. Schätzungen vermuten allerdings, dass etwa 80.000 Kinder mit peripherer Hörstörung in Deutschland einer besonderen Förderung durch sonderpädagogische Einrichtungen bedürfen; über die Altersstruktur und den Hörverlust liegen allerdings nur wenige Angaben vor.

> Nach den Angaben des deutschen Zentralregisters für kindliche Hörstörungen (DHZ) in Berlin sind in Deutschland 500.000 Kinder von einer permanenten Schädigung des Gehörs betroffen (Finck-Krämer et al. 2000).

In der Gruppe der Risikokinder für eine persistierende (meist Innenohr-)Hörstörung gemäß dem Risikokatalog des Joint Committee on Infant Hearing und der American Academy of Pediatrics (AAP 1994) sowie bei intensivmedizinisch überwachten Neugeborenen liegen die Angaben zur Wahrscheinlichkeit einer bilateralen, permanenten Hörstörung zwischen 1 und 5 % (Kaldestad et al. 2002). Es gibt zudem Hinweise darauf, dass Jungen häufiger von frühkindlichen Hörstörungen betroffen sind als Mädchen (Finck-Krämer et al. 2000).

1.2.6 Einfluss des Erwerbszeitpunktes der Hörstörung auf die Sprachentwicklung

Man unterscheidet Hörstörungen, die
- **kongenital** und **konnatal,** zum Zeitpunkt der Geburt
- **prälingual,** vor dem Spracherwerb
- **perilingual,** während des Spracherwerbs oder
- **postlingual,** nach dem Spracherwerb

bestehen bzw. auftreten.

Je nachdem, wann eine Hörstörung im Kindesalter auftritt, können bestimmte charakteristische Merkmale in der Sprachentwicklung beobachtet werden. Bei hochgradigen Hörstörungen, die bereits seit der Geburt, also vor abgeschlossenem

Spracherwerb **(prälingual)** bestehen, ist häufig zu beobachten, dass die Säuglinge in der ersten Lallphase verharren und der Beginn der zweiten Lallphase ausbleibt oder verspätet eintritt. Der Grund liegt in dem fehlenden Zugang zur audiophonatorischen Rückkopplung (Lautbildungskontrolle durch das eigene Gehör), sodass die notwendigen auditiven Informationen über die Sprache das Ohr zwar erreichen, aber nicht wahrgenommen und verarbeitet werden können. Die meisten Kinder nutzen vermehrt den visuellen Kanal, um so die Beeinträchtigung des Hörens zu kompensieren. Die Kommunikation mit anderen wird vorrangig über Blickkontakt, Mimik und Gestik gestaltet.

Tritt eine kindliche Hörstörung entweder **perilingual,** also während oder nach abgeschlossenem Spracherwerb **(postlingual)** auf, stagniert meist der Wortschatz oder entwickelt sich langsam zurück. Auch syntaktische Strukturen (Satzbau), die einmal vom Kind beherrscht und angewandt wurden, können wieder verschwinden. Durch die fehlende Lautbildungskontrolle verschlechtert sich zudem die Artikulation. Es kommt zudem zu Veränderungen der Prosodie (Sprachmelodie) und des Stimmklangs. Das Kind sucht zunehmend das Mundbild des Gesprächspartners als zusätzliche visuelle Hilfestellung, um Informationen über das Gesagte zu erschließen. Infolge der mit dem Hörverlust verbundenen erhöhten Anstrengung und erschwerten Kommunikation reagieren viele Kinder mit motorischer Unruhe und Nervosität (Thiel 2000). Gerade bei kleinen Kindern, die noch keine Angaben zu ihrer Hörverschlechterung geben können, tritt meist erst die Veränderung des Verhaltens in den Vordergrund, bevor die Hörstörung von den Eltern bemerkt wird (Hoffmann 2018).

Im Alter von etwa 7–8 Jahren ist die Sprache innerhalb der zerebralen Funktionsmuster eines Kindes voll gebahnt, sodass eine Hörbeeinträchtigung, die erst nach diesem Alter erworben wird, nicht mehr zu einem Verschwinden der bis dahin erworbenen Lautsprachkompetenz führen kann. Nichtsdestotrotz kann sich die Artikulation der Kinder nach Eintritt der Hörstörung verändern (Hempel und Krause 2006).

1.2.7 Unterscheidung zwischen Lebensalter und Höralter

Bei der Beurteilung einer mit Hörsystemen versorgten Hörstörung und deren Auswirkungen auf die Hör- und Sprachentwicklung eines Kindes werden Höralter und Lebensalter unterschieden.

> **Höralter**
> Während das Lebensalter das chronologische Alter des Kindes meint, bezeichnet das Höralter die Zeitspanne, in der ein Hörenlernen im Rahmen einer unbeeinträchtigten oder apparativ versorgten Hörfähigkeit erfolgt (Hoffmann 2018).

Bei Kindern, die mit Hörgeräten versorgt wurden, wird das Höralter als Zeit der Hörerfahrung ab der Versorgung mit Hörgeräten berechnet. Bei Kindern, die mit einem Cochlea-Implantat oder anderen Hörsystemen versorgt werden, zählt die Zeit der Hörerfahrung ab der Erstanpassung und Aktivierung des Audioprozessors.

1.2.8 Auswirkungen kindlicher Hörstörungen

Eine Hörstörung hat Auswirkungen auf viele Entwicklungsbereiche des Kindes, aber unter Umständen auch auf das gesamte Familiengefüge. Über **90 % aller Kinder mit Hörstörungen** werden in hörende Familien hineingeboren (▶ Kap. 13). Die hörenden

Eltern haben in den meisten Fällen keine Erfahrungen und keine Vorstellung davon, was eine kindliche Hörstörung bedeutet und welche Konsequenzen diese für die Entwicklung des Kindes haben kann.

Sofern eine Hörstörung in einem hörenden Umfeld **unversorgt und unbehandelt** bleibt (d. h. auch ohne hörgeschädigtenpädagogische Förderung), hat dies erhebliche Konsequenzen für die sprachliche, kommunikative, kognitive, emotionale und soziale Entwicklung der betroffenen Kinder (Probst et al. 2008; Yoshinaga-Itano und Apuzzo 1998; Thomson et al. 2000; Schauwers et al. 2004; Shin et al. 2007).

- **Früherkennung, Tragedauer von Hörhilfen und akustische Deprivation**

Die Früherkennung von Hörstörungen spielt eine wesentliche Rolle für den weiteren Verlauf der kindlichen Entwicklung.

Vor der Einführung des flächendeckenden Neugeborenen-Hörscreenings (► Abschn. 2.2) in Deutschland war der Zeitpunkt der Diagnosestellung einer Hörstörung abhängig von der Schwere des Hörverlusts. Hochgradige Hörverluste wurden früher erkannt, da die Sprachentwicklung der Kinder ausblieb oder stagnierte. Geringgradige Hörverluste wurden häufig erst zum Schuleintritt erkannt.

Zeitpunkte der Erkennung von Hörstörungen vor Einführung des Neugeborenen-Hörscreenings

- An Taubheit grenzende Hörstörung: 1;9 Jahre
- Hochgradige Hörstörung: 2;5 Jahre
- Mittelgradige Hörstörung: 4;4 Jahre
- Geringgradige Hörstörung: 6;2 Jahre (Finck-Krämer et al. 2000)

Einseitige Hörverluste bis hin zur Taubheit wurden in der Regel noch später diagnostiziert oder bis zum Schulalter überhaupt nicht bemerkt, da die Kinder in ihrer Sprachentwicklung nicht oder nur wenig beeinträchtigt waren.

Das Vorliegen bekannter Risikofaktoren für das Auftreten einer Hörstörung führte im Übrigen nicht dazu, dass Eltern ihre Kinder eher einer Hördiagnostik zuführten als Eltern von Kindern ohne bekannte Risikofaktoren (Henke und Huber 1998). Kinder aus Risikogruppen (► Abschn. 1.2.2) wurden in der Vergangenheit daher ebenfalls später diagnostiziert.

Eine frühe Versorgung ist mit einem **besseren Outcome** der Kinder assoziiert. Das heißt, dass früh versorgte Kinder häufig eher Lautsprache erwerben als spät versorgte Kinder.

Allerdings können auch spätversorgte Kinder sehr positive Hör- und Sprachentwicklungsverläufe zeigen und sind nicht automatisch benachteiligt. Dies sollte allerdings nicht zu der Annahme führen, dass der Versorgungszeitpunkt grundsätzlich zu vernachlässigen sei – Abwarten ist bei einer eindeutigen Diagnose niemals eine gute Entscheidung.

Durch eine frühe Versorgung werden die Chancen der Kinder allgemein gesehen erhöht, eine regelgerechte Hör- und Sprachentwicklung zu durchlaufen (Tomblin et al. 2015). Dies wurde durch viele Langzeituntersuchungen bis hin zum Jugendalter mit großer Probandenzahl bestätigt. Untersuchungen, die jeweils nur wenige Kinder über kürzere Zeiträume betrachten, besitzen nicht dieselbe Aussagekraft wie größere Studien.

Outcome
Der Outcome einer Versorgung mit Hörgeräten oder Cochlea-Implantaten bezeichnet zumeist die Hör- und Lautsprachfähigkeit des Kindes, ohne Berücksichtigung weiterer Aspekte.
Es empfiehlt sich, in Anlehnung an die ICF (► Kap. 5) neben der Hör- und Sprachkompetenz das familienzentrierte oder erweiterte Outcome zu betrachten, da hier auch Umgebungsfaktoren und andere wichtige (Hör-) Leistungen einbezogen werden, wie z. B. Orientierungsfunktion, emotional-ästhetische Funktion durch Musikhören oder Musizieren (► Abschn. 11.1) oder ganz allgemein die Lebensqualität.
Sofern der individuelle Nutzen oder „Erfolg" des Einsatzes einer Hörhilfe nur mit der Hörkompetenz und der lautsprachlichen Entwicklung assoziiert wird, werden andere ausschlaggebende Aspekte vernachlässigt. Dies gilt u. a. bei Kindern mit Zusatzbeeinträchtigungen, Kindern mit mehrsprachigem Hintergrund und spät versorgten Kindern.

Neben der Früherkennung und -versorgung hat auch die **Tragedauer** einen entscheidenden Einfluss auf die spätere Hör- und Sprachfähigkeit der Kinder. Als kritische Grenze wurde bei Kindern eine Tragedauer der Hörhilfe von **10 h pro Tag** identifiziert. Sofern Hörgeräte oder Cochlea-Implantat-Audioprozessoren weniger als 10 h getragen werden, verläuft die Hör- und Sprachentwicklung deutlich langsamer (Tomblin et al. 2015).

Eine eingeschränkte Hörbilanz über längere Zeit (z. B. durch eine vorübergehende oder permanente Hörstörung oder das seltene Tragen der Hörhilfen) kann zu einer **akustischen Deprivation,** d. h. zu einem Reizmangelzustand führen, was insbesondere in den sensiblen Phasen für das Hörenlernen (▶ Abschn. 1.1.6.3) gravierende Folgen haben kann.

Die Myelinisierung der Nervenfasern, das Wachstum der Dendriten und Zellkörper und die Bahnung neuronaler Verbindungen gelingt nur durch **kontinuierliche Stimulation und Anregung.** Wenn auditive Stimuli ausbleiben oder über einen längeren Zeitraum reduziert sind, können sich Funktionsstörungen entwickeln, wie z. B. eine reduzierte Geschwindigkeit und Kapazität der Hörverarbeitung, die wiederum Auswirkungen auf verschiedene auditive Teilfunktionen haben (▶ Abschn. 1.1.5) und Einfluss auf die Hör- und Sprachentwicklung nehmen können.

- **Sprache, Sprechen und Kommunikationsentwicklung**

Die Sprachentwicklung von Kindern mit einem sprachentwicklungsrelevanten Hörverlust verläuft im Vergleich zu guthörenden Kindern häufig **später und anders.** Art und Ausmaß der Sprachentwicklungsstörungen können sehr unterschiedlich sein und unterliegen verschiedenen Einflussfaktoren, die mit der Hörstörung an sich, aber auch mit beeinflussenden Faktoren der Umwelt zusammenhängen können.

Insbesondere **Langzeituntersuchungen** bieten einen guten Überblick über Sprachentwicklungsverläufe von Kindern mit Hörstörungen und geben Hinweise auf **positive und negative Einflussfaktoren.** Im Kontext von Cochlea-Implantat-Versorgungen existieren viele Studien zu möglichen Einflussfaktoren auf die sprachliche Entwicklung (Übersicht).

Einflussfaktoren

Zu den wichtigsten Einflussfaktoren für den Verlauf der Sprachentwicklung gehören bei Kindern mit hochgradigem Hörverlust:
- der Zeitpunkt der Versorgung mit CI,
- (kognitive) Zusatzbeeinträchtigungen,
- Qualität des Sprachangebots durch die Eltern,
- exekutive Funktionen, z. B. selektive Aufmerksamkeitssteuerung, sensorische Integration (Hintermair und Sarimski 2016).

Ab einem Lebensalter von ca. **6–8 Monaten** können in den Lautmalereien von Kindern mit einer mittel- oder hochgradigen Hörstörung die ersten qualitativen und quantitativen Unterschiede im Vergleich zu guthörenden Kindern beobachtet werden. Diese Abweichungen bleiben zum Teil über den gesamten Verlauf der Sprachentwicklung bestehen und haben Einfluss auf die spätere Artikulationsfähigkeit.

Abweichungen in der Artikulation einzelner Laute (u. a. Zischlaute, Affrikate), die zumeist im hochfrequenten Bereich liegen und schlechter wahrgenommen werden, sind vermutlich das Merkmal in der Lautsprache, das Außenstehenden bei Kindern mit einer Hörstörung zuerst auffällt.

Dennoch hat eine Hörstörung in vielen Fällen auch Einfluss auf andere Sprachebenen (z. B. Wortschatzerwerb und -abruf, frühe Grammatikentwicklung und

Verwendung kommunikativer Regeln). Hörgeschädigte Kinder haben außerdem zumeist mehr Schwierigkeiten, von Erlebtem zu berichten und einen Sachverhalt differenziert zu erläutern (Kaul und Leonhardt 2016). Dadurch kann die **Erzählfähigkeit** (auch: narrative Fähigkeiten) (▶ Abschn. 11.3) beeinträchtigt werden. Mögliche Auswirkungen zeigt die folgende Übersicht.

> **Auswirkungen einer Hörstörung**
> Kinder mit einer Hörstörung können im Verlauf ihrer Sprachentwicklung auf
> - der semantisch-lexikalischen (Wortschatzerwerb) (Kiese-Himmel und Ohlwein 2002; Kiese-Himmel und Ohlwein 2004),
> - der morphologisch-syntaktischen (Grammatikerwerb) (Draganova et al. 2007),
> - der phonetisch-phonologischen Sprachebene (Lauterwerb) (Diller und Martsch 2012) und
> - der pragmatisch-kommunikativen Ebene (Spracheinsatz) (Most et al. 2010; Yoshinaga-Itano 2015) Schwierigkeiten zeigen.
>
> Die Auffälligkeiten zeigen sich häufig in einer Verzögerung und/oder Störung des Erwerbs der einzelnen Entwicklungsstufen und Kompetenzen.

Viele Auffälligkeiten in der Lautsprache hängen damit zusammen, dass Kinder mit einer Hörstörung bestimmte Anteile der Sprache häufig weniger gut hören und wahrnehmen können. Das betrifft sowohl **hochfrequente Laute** als auch **unbetonte Morpheme in Wort- und Satzendungen (v. a. Auslaute)** (▶ Abschn. 12.1). Die Kinder müssen daher mehr Anstrengungen unternehmen, um vorhandene **Lücken in der auditiven Wahrnehmung** zu schließen. Wenn noch häufige Sprecherwechsel und störende Hintergrundgeräusche hinzukommen, kann das Verstehen zusätzlich erschwert sein (Kaul und Leonhardt 2016).

Da zusätzlich häufig auch die **Speicherkapazität für auditive Informationen** und das **Arbeitsgedächtnis für serielle Informationen** herabgesetzt sind (Knoors und Marschark 2013), benötigen hörgeschädigte Kinder oftmals mehr Wiederholungen und ggf. auch zusätzliche Hilfestellungen (z. B. durch Visualisierungen), um Gesagtes zu verstehen und die besagten Lücken zu schließen (Hintermair und Sarimski 2016).

Kinder mit sprachentwicklungsrelevanten Hörstörungen zeigen häufig einen **abweichenden Wortschatzerwerb,** haben daher im Vergleich zu guthörenden Altersgenossen einen **geringeren rezeptiven und expressiven Wortschatzumfang** und erlernen neue Wörter insgesamt **langsamer** (Lederberg und Spencer 2001). Es fällt den Kindern darüber hinaus in vielen Fällen schwerer, Wörter beiläufig in Gesprächen mitzubekommen, aus Gesprächen in Distanz oder aus dem Radio zu hören und wahrzunehmen, so wie es guthörende Kinder häufig tun. Dies hat langfristig Einfluss auf den Erwerb von Welt- und Allgemeinwissen (▶ Abschn. 12.2).

Weltwissen meint das Erfahrungswissen, das u. a. dabei hilft, neue Fragen und Erkenntnisse richtig einzuordnen und über bestimmte Dinge Bescheid zu wissen (z. B.: Wo kann ich Informationen über Nachteilsausgleiche und Berufe finden? Wer hilft bei Problemen mit städtischen Formularen? Wie wird ein Din A4-Brief frankiert?).

Abweichungen in der Grammatikentwicklung sind mit Defiziten im Wortschatzerwerb und einer weniger guten Hör- und Speicherkapazität assoziiert. So fällt es Kindern mit einer Hörstörung häufig schwerer, kleine, aber bedeutungstragende Abweichungen in Sätzen hörend zu erkennen und auch selbst einzusetzen (z. B. in Passiv-Sätzen: „**Der Junge** küsst die Frau" oder „**Den Jungen** küsst die Frau" Wer küsst wen?).

Dies betrifft nicht allein komplizierte Satzzusammenhänge, sondern auch einfache

Mehrwortkombinationen. Kinder mit einer Hörstörung verwenden bereits bei Zweiwortsätzen seltener **finale Konsonanten** (▶ Abschn. 12.1) korrekt als Kinder ohne Hörbeeinträchtigung und zeigen größere Schwierigkeiten beim Erwerb grammatikalischer Fähigkeiten.

Sofern Kinder einen bilingualen familiären Hintergrund haben, führt dies in vielen Fällen zu einer Störung der Sprachentwicklung **in beiden Sprachen** (Diller und Martsch 2012; Forli et al. 2018; Hoff et al. 2012) (▶ Abschn. 12.6). Es sollte jedoch berücksichtigt werden, dass die Mehrsprachigkeit nicht zwangsläufig Grund für die Verzögerung sein muss, sondern dass möglicherweise auch andere Faktoren an dieser Stelle wirken, wie z. B. **sozioökonomischer Status und weitere Umweltfaktoren.**

Die **pragmatisch-kommunikativen Fähigkeiten** (Übersicht) wurden bei Kindern mit Hörstörung deutlich seltener beforscht als die anderen Sprachebenen (Wortschatz, Grammatik, Artikulation), die besser diagnostisch gemessen werden können. Dennoch handelt es sich bei den pragmatischen Kompetenzen um ausgesprochen wichtige Parameter, die vor allem zwischenmenschlich wirken und Einfluss auf die **psychosoziale Entwicklung** der Kinder haben. Diese pragmatisch-kommunikativen Anteile sind in Gesprächen außerordentlich wichtig und tragen dazu bei, sich einer **sozialen Gruppe (Peer-group) zugehörig zu fühlen** und von anderen Personen **Bestätigung für das eigene Verhalten** zu erfahren.

Bei hörgeschädigten Kindern können pragmatisch-kommunikative Fähigkeiten eingeschränkt sein (Most et al. 2010; Yoshinaga-Itano 2015). Dies hängt vor allem mit einer fehlenden Erfahrung zusammen, die dadurch begründet ist, dass viele dieser Komponenten entweder nicht gehört oder verpasst werden.

Pragmatische Fähigkeiten

Zu den pragmatischen Fähigkeiten gehören unter anderem (Achhammer et al. 2016):
- Fragen stellen,
- angemessen um Hilfe bitten,
- Höflichkeitsfloskeln nutzen,
- Small-Talk-Gespräche führen,
- Entscheidungen treffen,
- Gesprächsbeginne und – abschlüsse erkennen,
- Turn-Wechsel adäquat vollziehen,
- um Informationen bitten,
- Fragen aus Neugierde stellen,
- in Gesprächen „zwischen den Zeilen" lesen.

Für den Vergleich mit guthörenden Kindern wird in Studien zur Sprachentwicklung von Kindern mit Hörstörung häufig nicht das chronologische, sondern das **Höralter** (▶ Abschn. 1.2.7), d. h. der Versorgungszeitpunkt bzw. der Zeitpunkt der Erstaktivierung des Hörsystems betrachtet, um die Ergebnisse mit guthörenden Kindern vergleichen zu können. Das Höralter ist jedoch bei Kindern mit leicht- oder mittelgradigem Hörverlust und einer Versorgung mit Hörgeräten nicht ganz einfach herzuleiten, sodass ein konkreter Vergleich der Kinder mit sehr unterschiedlichen Voraussetzungen schwerfällt.

Dies mag auch ein Grund dafür sein, dass die **Studienlage zur Entwicklung bei CI-versorgten Kindern deutlich reichhaltiger** ist als bei Kindern mit Hörgeräteversorgung.

■ Eltern-Kind-Interaktion und -Beziehung

Die Diagnose einer Hörstörung hat Auswirkungen auf das elterliche **Stresserleben, das Bindungsverhalten zum Kind und die Eltern-Kind-Interaktion.** Schon das Wissen darüber, ein hörgeschädigtes Kind zu haben, kann die frühen Dialoge zwischen Eltern und Kind negativ beeinflussen.

Es besteht die Gefahr, dass Eltern ihre intuitiv-elterliche Didaktik aufgrund ausbleibender Rückmeldungen des Kindes reduzieren oder verändern, obwohl das Kind eigentlich mehr Wiederholungen des Gesagten und Erlebten und positive Bestätigung bräuchte. Wenn Kommunikation von beiden Seiten nicht als lustvoll und bereichernd erlebt wird, hat dies Auswirkungen auf die Eltern-Kind-Interaktion und auf den Aufbau einer **frühen Bindung** zwischen Eltern und Kind.

Die Erfahrung zeigt, dass die aktive Einbindung von Eltern in diagnostische Prozesse und frühkindliche Förderung dazu beiträgt, die Kommunikation mit dem Kind zu erleichtern und eine stabile Bindung aufzubauen. Dies gilt für Mütter und Väter gleichermaßen, wobei die Rolle der Väter von Kindern mit Hörstörung noch nicht so häufig untersucht wurde wie die der Mutter.

Wenn sich Eltern als **aufgeklärt, selbstwirksam, kompetent und erfolgreich in der Kommunikation** mit ihrem Kind erleben, hat dies positive Effekte auf die Eltern-Kind-Interaktion. Eine erfolgreiche Eltern-Kind-Interaktion hat positiven Einfluss auf die **Sprachentwicklung** des Kindes (Marschark und Spencer 2010) und auf andere Entwicklungsbereiche, wie das **adaptive Verhalten** und die **sozial-emotionale Entwicklung** (Stika et al. 2015).

■ Kognitive Entwicklung

Die Sprachentwicklung hat großen Einfluss auf die kognitive Entwicklung, da diese durch das Vorhandensein eines **funktionierenden Sprachsystems** beeinflusst und letztendlich auch erschlossen wird.

Hörgeschädigte Kinder ohne Zusatzbeeinträchtigungen sind in ihrer kognitiven Leistungsfähigkeit gegenüber guthörenden Kindern nicht grundsätzlich eingeschränkt. Dies zeigen Ergebnisse von (nonverbalen) Intelligenztestungen in beiden Gruppen (Kaul und Leonhardt 2016).

Die Beeinträchtigung in der Sprach- und Kommunikationsentwicklung, aber auch psychosoziale und ungünstige Umgebungsfaktoren wie Lärm, Nachhall (▶ Abschn. 11.2), große Gruppen und Entfernung können das Lernverhalten und damit auch die kognitive Entwicklung der Kinder gefährden (Moeller 2007; Power und Hyde 2002). Kinder mit Hörstörungen müssen, um alle Informationen aufnehmen zu können, **mehr Anstrengungen** unternehmen als Kinder ohne Hörbeeinträchtigung. Dies kann zu einer **schnelleren Ermüdung** im Tagesverlauf führen.

Der Grad des Hörverlusts nicht mit dem sprachlichen Outcome und dem späteren Bildungsgrad der Kinder zusammen. Auch Kinder mit geringgradigen Hörstörungen sind mehr gefährdet als guthörende Kinder, Sprachentwicklungsstörungen und Lernschwierigkeiten zu entwickeln (Moeller 2007).

Lernschwierigkeiten sind u. a. darin begründet, dass Kinder mit Hörstörung das Gehörte und Gesehene zu einem passenden Eindruck zusammenbringen müssen (sensorische Integration). Während guthörende Kinder einen Blick in ihr Buch werfen können, während die Lehrerin einen Zusammenhang oder eine Aufgabe erklärt, fällt dies dem Kind mit Hörstörung unter Umständen nicht so leicht. Wenn das Kind mit Hörstörung die Lehrerin nicht anschaut und nicht auf das Mundbild achtet, verpasst es möglicherweise eine wichtige Information. Schaut es jedoch nicht ins Buch, während die Lehrerin erklärt, muss es sich die verbale Aufgabenstellung sehr gut merken und später in der Lage dazu sein, diese auf die Aufgabe im Buch zu übertragen. Diese Leistungen sind hochkomplex und stellen Kinder mit Hörstörung vor große Herausforderungen, die auch durch eine Versorgung mit Hörhilfen nicht komplett ausgeräumt werden.

1

■ Sozial-Emotionale Entwicklung

Eine Hörstörung hat häufig Einfluss auf die psychosoziale und sozial-emotionale Entwicklung der betroffenen Kinder.

Wenn es den Kindern aufgrund einer Verzögerung in der sprachlichen und kommunikativen Entwicklung schwerer fällt, mit Bezugspersonen zu kommunizieren, Freundschaften mit anderen Kindern zu schließen oder soziale Kontakte aufrecht zu erhalten, so können sich die Kinder häufiger **unverstanden, isoliert oder unwohl** fühlen (Kaul und Leonhardt 2016). Dies hat mitunter gravierende Auswirkungen auf die **Identitätsentwicklung** und das **Gefühl der Zugehörigkeit** zu einer vornehmlich lautsprachlich kommunizierenden Umwelt. Langfristig kann die soziale Teilhabe gefährdet sein.

Zu den **sozial-emotionalen Kompetenzen** gehören:

- Regulation der Aufmerksamkeit in Interaktionen,
- Eigeninitiative,
- Autonomiebestrebungen bei der Erkundung der Umwelt,
- Ausdauer bei herausfordernden Situationen oder der Bearbeitung von Aufgabenstellungen,
- Wahrnehmung eigener Emotionen und der Emotionen anderer Menschen,
- Regulation von Affekten (Selbstregulation),
- Empathiefähigkeit und
- prosoziale Fähigkeiten in der Kontaktaufnahme mit anderen Kindern (Hintermair und Sarimski 2016).

Kinder mit Hörstörung versuchen z. T. häufiger als guthörende Kinder, soziale Kontakte zu anderen aufzunehmen, sind dabei allerdings weniger erfolgreich. Die Beziehungsgestaltung und -aufrechterhaltung mit einer hörenden peer-group kann Kindern mit Hörstörung daher schwerer fallen (Hintermair und Sarimski 2016). Auch eine Früherkennung

und frühe Versorgung bzw. verbesserte Lautsprachentwicklung kann diese Probleme nicht vollständig auflösen.

Kinder mit **Zusatzbeeinträchtigungen** sind möglicherweise besonders gefährdet, sozial-emotionale Auffälligkeiten zu entwickeln (Hintermair et al. 2016). Dies hängt vermutlich ebenfalls mit den Einschränkungen in der Sprach- und Kommunikationsentwicklung zusammen.

Hilfreich kann der Kontakt zu anderen hörgeschädigten Kindern sowie eine Begleitung durch erwachsene Bezugspersonen oder Vorbilder sein, die Hilfestellung durch Aufklärung und Unterstützung anbieten. Der Austausch mit hörgeschädigten Peers und das Gefühl der Zugehörigkeit zu einer Peer-group helfen darüber hinaus.

■ Phonologische Bewusstheit und Schriftspracherwerb

Die Entwicklung von phonologischer Bewusstheit und der Lese- und Schreibfähigkeit fallen bei Kindern mit Hörstörung meist deutlich schlechter aus als bei guthörenden Kindern (Moeller et al. 2007). Bereits ein **leicht- bis mittelgradiger** beidseitiger Hörverlust kann zu einer Beeinträchtigung der lautsprachlichen und später auch schriftsprachlichen Fähigkeiten führen. Auch eine **Mittelohrentzündung** innerhalb der ersten sechs Lebensmonate kann, sofern sie über einen längeren Zeitraum besteht und einen sprachentwicklungsrelevanten Hörverlust mit sich bringt, Auswirkungen auf die zentrale Verarbeitung von Sprachinformationen nehmen und Schwierigkeiten im Bereich der phonologischen Bewusstheit hervorrufen (Zumach et al. 2011).

Lesen und Schreiben gelten als **Voraussetzungen zur Teilhabe an Bildung und gesellschaftlichem Leben.** Wenn diese Kompetenzen nicht ausreichend erworben werden, ist nicht nur die schulische Bildung gefährdet, sondern auch die Partizipation in der Gesellschaft, da die Berufswahl und

Aufnahme einer Berufstätigkeit erschwert werden.

Etwa die Hälfte der Kinder mit peripherer Hörstörung erreicht im Alter von zehn Jahren nicht das Niveau der zweiten Schulklasse. Diese Entwicklung setzt sich im weiteren Verlauf fort, sodass die Entwicklung ihrer Lese- und Schreibkompetenzen **signifikant verlangsamt** bleibt (Qi und Michell 2012). Das gilt jedoch nicht für alle Kinder.

Auch bei der Beurteilung schriftsprachlicher Kompetenzen spielt die Entwicklung eines funktionierenden Sprachsystems eine entscheidende Rolle. Untersuchungen haben ergeben, dass bei Kindern mit Hörstörungen der Wortschatzumfang, die grammatikalischen Fähigkeiten und die Kompetenz des Kindes, das Mundbild abzusehen, offenbar einen größeren Einfluss auf das Lesenlernen haben als die phonologische Bewusstheit (Hintermair und Sarimski 2016).

Visuelle Unterstützungen können beim Erwerb von Schriftsprache hilfreich sein.

1.2.9 Sensible Phasen für den Hör-Spracherwerb

Eine Entwicklungsphase, in der eine besonders große **Offenheit für den Erwerb und Ausbau** einer bestimmten Fähigkeit besteht bzw. Erfahrungen maximale Wirkung haben, wird als **kritische Periode, kritisches Zeitfenster oder sensible Phase** bezeichnet.

Aufgrund der nachlassenden **neuronalen Plastizität** ist das Aufholen von Entwicklungsrückständen nach Ablauf einer sensiblen Entwicklungsphase erschwert (Miyamoto et al. 2008). Dies bedeutet allerdings nicht, dass Fähigkeiten dann überhaupt nicht mehr erworben werden können oder dass das kritische Zeitfenster verschlossen ist – das Lernen fällt unter Umständen nur schwerer als in der sensiblen Phase selbst.

Für das Hörenlernen scheinen die **ersten drei Lebensjahre** besonders wichtig zu sein (Sharma und Dorman 2006; Sharma et al. 2007), da in dieser Zeit die Synaptogenese der Hörbahn stattfindet und besonders anfällig für Störungen ist. Bei einer temporären oder persistierenden Hörstörung schließt die neuronale Verschaltung durch fehlende oder veränderte auditive Stimuli auf einem niedrigeren Niveau ab.

Früherkannte und frühversorgte Kinder mit Hörstörungen entwickeln in den ersten Lebensjahren häufiger einen vorwiegend **hörgerichtet-lautsprachorientierten Kommunikationsstil** und später im Schnitt auch **bessere lautsprachliche Fähigkeiten** als späterkannte und spätversorgte Kinder. Umgekehrt betrachtet kann das Fehlen von früher **auditiv-verbaler Turn-taking skills** Hinweis auf eine **gestörte oder fehlende Hörentwicklung** sein.

Als kritischer Zeitpunkt wurde bei Kindern mit einer kongenitalen Hörstörung der **6. Lebensmonat** identifiziert, bis zu dem eine Versorgung mit Hörhilfen nach Möglichkeit stattgefunden haben sollte. Kinder mit einer kongenitalen Hörstörung, die erst nach dem 6. Lebensmonat erkannt und versorgt wurden, weisen später im Gegensatz zu den früh erkannten Kindern deutlich schlechtere lautsprachliche Fähigkeiten auf (Yoshinaga-Itano und Apuzzo 1998). Einen Überblick über prädiktive vorsprachliche kommunikative Verhaltensweisen bei Kindern bietet folgende Übersicht.

Prädiktive vorsprachliche kommunikative Verhaltensweisen
Zu den wichtigsten vorsprachlichen kommunikativen Verhaltensweisen, die ein positiver Prädiktor für den Lautspracherwerb bei Kindern mit einer Hörstörung sind, gehören
- der angemessene Blickkontakt,
- das Suchen nach Aufmerksamkeit durch Lautmalereien,

- das Bewusstsein und Interesse für das Vorhandensein von Sprache (Hörgerichtetheit),
- die Entwicklung von Turn-taking-skills,
- der Gebrauch von einfachen Gesten und Vokalisationen (Tait et al. 2007).

Sofern Kinder mit einem hochgradigen Hörverlust im ersten Lebensjahr mit einem CI versorgt werden, entwickeln sie häufig bereits kurz nach Anpassung des Sprachprozessors viele **altersgerechte vorsprachliche kommunikative Verhaltensweisen,** die eng mit der Hörfähigkeit verknüpft sind und durchlaufen in der Folge häufig eine mit guthörenden Kindern vergleichbare regelhafte Sprachentwicklung (Tait et al. 2007). Im Alter von drei Jahren erreichen diese Kinder in vielen Fällen einen Sprachentwicklungsstand, der innerhalb der **Variationsbreite des Sprachentwicklungsstandes gleichaltriger guthörender Altersgenossen** liegt (Nicholas und Geers 2003).

Das bedeutet jedoch nicht, dass die Früherkennung und Frühversorgung bei Kindern mit Hörstörung Garant für eine regelrechte Lautsprachentwicklung ist – die Entwicklungsverläufe hörgeschädigter Kinder verlaufen ausgesprochen **heterogen.** So gibt es auch immer wieder Kinder ohne weitere Risikofaktoren, die Lautsprache nicht adäquat erwerben (Niparko et al. 2010). **Alternative oder unterstützende Maßnahmen** zur Sprachentwicklung sollten dem Umfeld daher bekannt sein und auch zeitnah angeboten und genutzt werden (► Kap. 13).

Als sensible Phase für den Spracherwerb werden **die ersten fünf Lebensjahre** angesehen, da in dieser Zeit das phonologische System der deutschen Lautsprache erworben wird (Fox-Boyer 2016). Unter **Berücksichtigung des Höralters** sollten Kinder gut beobachtet und ressourcenorientiert gefördert werden,

damit der Erwerb eines **stabilen Sprachsystems** innerhalb der ersten Lebensjahre als wichtige Voraussetzung für die kognitive und psychosoziale Entwicklung gelingt – das muss nicht zwangsläufig Lautsprache sein. Bei der Überlegung über möglichen Unterstützungsbedarf und alternative Möglichkeiten sind neben den individuellen Voraussetzungen und Interessen des Kindes auch Faktoren zu berücksichtigen, die das **unmittelbare Umfeld** des Kindes betreffen.

Trotz der zum Teil sehr **heterogenen Entwicklungsverläufe** verbessert die Früherkennung und -versorgung ganz allgemein gesehen die Entwicklungschancen von Kindern mit Hörstörungen, Lautsprache zu erwerben.

Den Erkenntnissen über die sensiblen Phasen des Hörenlernens und den **Empfehlungen** des JCIH (Joint Committee on Infant Hearing), des NIH (National Institute of Health) und der American Academy of Pediatrics folgte ein **Beschluss des Gemeinsamen Bundesausschusses (GBA) im Jahr 2008.** Der Beschluss informierte über die Einführung des flächendeckenden **Neugeborenen-Hörscreenings in Deutschland zum 01.01.2009** (► Abschn. 2.2) und legte fest, dass der Zeitpunkt der Identifizierung einer sprachentwicklungsrelevanten Hörstörung spätestens bis zum **3. Lebensmonat** eines Kindes erfolgt sein sollte (Bundesministerium für Gesundheit 2008). Eine apparative Versorgung und Rehabilitations- bzw. Frühförderungsmaßnahmen sollten spätestens im **6. Lebensmonat** eingeleitet werden.

1.2.10 Wichtige Voraussetzungen und Risikofaktoren für die frühkindliche Hör-Sprachentwicklung

Die Entwicklung des Hörvermögens ist wesentliche Voraussetzung für den Lautspracherwerb.

Als wesentliche **Vorläuferfähigkeiten für den Lautspracherwerb** gelten bei Kindern generell die Fähigkeiten, akustische Informationen kurzzeitig zu **speichern, prosodische Sprachmerkmale zu erkennen** und akustische Signale **zeitlich aufzulösen** (Weinert 2004; Glass et al. 2008; Sachse et al. 2007). Diese Fähigkeiten können bei Kindern mit Hörstörungen beeinträchtigt sein und den Lautspracherwerb erschweren.

Zwischen der sprachlichen und kognitiven Entwicklung von Kindern besteht ein wichtiger Zusammenhang. Sofern sich (Laut-)Sprache aufgrund einer Hörstörung nicht entwickeln kann, hat dies bei fehlender Unterstützung und Intervention gravierende Auswirkungen auf andere Entwicklungsbereiche.

Eine Störung der Sprachentwicklung bei Kindern kann verschiedene Ursachen haben. Man unterscheidet im Wesentlichen zwischen **spezifischen Sprachentwicklungsstörungen (SSES)** und **eingebetteten Sprachentwicklungsstörungen (SES)**.

> **Spezifische Sprachentwicklungsstörungen**
>
> Spezifische Sprachentwicklungsstörungen (SSES; auch umschriebene Sprachentwicklungsstörungen, USES) treten isoliert, d. h. ohne das gleichzeitige Vorhandensein anderer Störungen auf.

> **Eingebettete Sprachentwicklungsstörungen**
>
> Eingebettete Sprachentwicklungsstörungen (SES; auch konsekutive/symptomatische Sprachentwicklungsstörungen) treten in Verbindung mit anderen Störungsbildern auf, die als ursächlich für das Auftreten der Störung angesehen werden, z. B. Hörstörungen, geistige Behinderungen, Beeinträchtigungen der körperlich-motorischen Entwicklung, neurologische Störungen, tief greifende Entwicklungsstörungen, Mutismus, Deprivation o. Ä.

Störungen der Sprachentwicklung gehören zu den häufigsten Störungen im Kindesalter

überhaupt, mit einer **Auftretenshäufigkeit von bis zu 30 %** (je nach Definition des Begriffs „Sprachentwicklungsstörung") (von Suchodoletz 2008).

Als Risiko für die sprachliche und kognitive Entwicklung werden insbesondere **Einschränkungen im frühen Wortschatzerwerb** gesehen. Wenn Kinder im Alter von etwa 24 Monaten über einen **expressiven Wortschatz von weniger als 50 Wörtern** verfügen und noch keine Mehrwortsätze bilden, werden sie als **Late Talker** bezeichnet (Kühn et al. 2016). Sofern ein Kind erst im zweiten Lebensjahr nicht oder nur wenig zu sprechen beginnt und der Verdacht im Raum steht, dass es ein Late Talker sein könnte, sollte spätestens dann erneut eine Hörstörung mittels diagnostischer Überprüfung ausgeschlossen werden – auch wenn das Neugeborenen-Hörscreening (▶ Abschn. 2.2) zwei Jahre zuvor unauffällig war. Auf diese Weise sollte sichergestellt werden, dass sich hinter der verzögerten Sprachentwicklung keine unerkannte Hörstörung verbirgt.

> Der Verlauf der Sprachentwicklung ist bei Kindern im Allgemeinen ausgesprochen variabel (Szagun 2013). Interindividuelle Unterschiede in der Schnelligkeit des Spracherwerbs sind grundsätzlich Teil der „normalen" Bandbreite von Entwicklungsverläufen, auch bei hörgeschädigten Kindern.

Das kommunikative Verhalten der unmittelbaren Bezugspersonen (in der Regel die Eltern des Kindes) spielt in der frühen Sprachentwicklung eine entscheidende Rolle, auch bei hörgeschädigten Kindern. Daher kommt sprachförderliche Verhaltensweisen durch Bezugspersonen hohe Bedeutung zu.

Zu den **sprachförderlichen Verhaltensweisen der kindlichen Bezugspersonen** (z. B. Eltern und Familienmitglieder, aber auch Erzieher innen etc.) gehören unter anderem:

1

- die Reaktionsfreudigkeit auf die kindlichen Äußerungen,
- ein responsiver, unterstützender Sprachstil mit Anteilen von korrektivem Feedback (▶ Abschn. 11.3),
- ein angemessenes, anregendes und reichhaltiges (aber nicht überflutendes) Sprachangebot,
- das aufmerksame Zuhören, die Bezugnahme auf die Interessen des Kindes,
- das Verstehen und Verbalisieren der kindlichen Gefühle,
- das Aufgreifen und Erweitern der kindlichen Äußerungen,
- das Vorleben eines Sprachvorbilds, das dem des Kindes linguistisch immer ein Stück überlegen ist,
- das Stellen von offenen Fragen und die Nutzung verschiedener Wortarten in der Kommunikation.

Als weniger förderlich gelten:
- ein direktiver Sprachstil mit wenig responsiven Anteilen,
- verbale Zurechtweisungen,
- die Beschränkung auf Schlüsselwörter in der Kommunikation,
- das Überartikulieren und eine unnötige Verstärkung der Lautstärke in der Kommunikation.

Ein angemessenes, kindgerechtes und förderliches Sprachangebot seitens der Bezugspersonen ist auch bei hörgeschädigten Kindern ein **positiver Vorhersagefaktor** und eine wichtige Voraussetzung für den Erwerb von Lautsprache.

Auch umgekehrt inspiriert das Vorhandensein **früher vorsprachlicher kommunikativer Verhaltensweisen** bei Kindern wiederum die Eltern, auf die Äußerungen ihres Kindes zusätzlich mit förderlichem sprachlichem Input zu reagieren. Dadurch erhält das Kind positive Zuwendung und Anregungen für die kognitive und sprachlich-kommunikative Entwicklung.

Dies trägt dazu bei, dass sich das Kind als **selbstwirksam** und verstanden erlebt. Es versteht, dass es durch Kommunikation die Aufmerksamkeit des Erwachsenen auf ein Objekt oder ein Ereignis lenken kann. Dies führt langfristig zu häufigen **Dialogsituationen** und erleichtert den Erwerb von Lautsprache.

Bei hörgeschädigten Kindern wurde ein **niedriger sozioökonomischer Status** der Familie als Risikofaktor für den Lautspracherwerb identifiziert (Calderon und Naidu 2000). Offenbar hat der sozioökonomische Status Einfluss auf das qualitative Sprachangebot durch die Eltern, aber auch auf den Stil der Interaktionen, wenn das Umfeld zusätzlich bildungsfern ist.

Positiv wirken sich bei Kindern mit einer Hörstörung die **nonverbale Intelligenz der Kinder, eine kleine Familiengröße, ein hoher sozioökonomischer Status, das Fehlen von Zusatzbeeinträchtigungen und weibliches Geschlecht** aus (Geers und Brenner 2003). Diese Zusammenhänge sind aber nicht ausreichend stark, um Prognosen im Einzelfall zu treffen.

Literatur

AAA (2010) Clinical practice guidelines. Diagnosis, treatment and management of children and adults with central auditory processing disorder. American Academy of Audiology AAA. ▶ https://audiology-web.s3.amazonaws.com/migrated/CAPD%20Guidelines%208-2010.pdf_539952af956c79.73897613.pdf. Zugegriffen: 28. Febr. 2020

American Academy of Pediatrics (AAP) (1994) Practice parameter management of hyperbilirubinaemia, in the healthy term newborn. Pediatrics 94(4):558–565

Achhammer B, Büttner J, Sllat S, Spreer M (2016) Pragmatische Störungen im Kindes- und Erwachsenenalter. Thieme, Stuttgart

Al-Qahtani NH (2005) Foetal response to music and voice. Aust N Z J Obstet Gynaecol 45(5):414–417

Aust G (2014) Störungen des Hörvermögens: Entstehung, Ursachen, Auswirkungen. Spektrum Patholinguistik 7:1–11

Bonfils P, Francois M, Avan P, Londero A, Trotoux J, Narcy P (1992) Spontaneous and evoked otoacoustic emissions in preterm neonates. Laryngoscope 102(2):182–6

Brunner M, Hornberger C (2007) Auditive Verarbeitungs- und Wahrnehmungsstörungen (AVWS). Drei Thesen zu Diagnosestellung und Therapie. HNO 55:331–332

BSA (2011) Position statement. Auditory Processing Disorder (APD). British society of audiology BSA. ▶ http://eprints.soton.ac.uk/338076/1/BSA_APD_PositionPaper_31March11_FINAL.pdf. Zugegriffen: 25. Febr. 2020

Bundesministerium für Gesundheit (2008) Beschluss des Gemeinsamen Bundesausschusses über eine Änderung der Kinder-Richtlinien: Einführung eines Neugeborenen-Hörscreenings. ▶ https://www.g-ba.de/downloads/39-261-681/2008-06-19-Kinder-H%C3%B6rscreening_BAnz.pdf. Zugegriffen: 25. Febr. 2020

Byers-Heinlein K, Burns TC, Werker JF (2010) The roots of bilingualism in newborns. Psychol Sci 21(3):343–8

Calderon R, Naidu S (2000) Further support for the benefits of early identification and intervention for children with hearing loss. Volta rev 100(5):53–84

Cohen BE, Durstenfeld A, Roehm PC (2014) Viral causes of hearing loss: a review for hearing health professionals. Trends Hear. 18. ▶ http://doi.org/10.1177/2331216514541361.

Cone-Wesson B, Vohr BR, Sininger YS, Widen JE, Folsom RC, Gorga MP, Norton SJ (2000) Infants with hearing loss. Ear Hear 21:488–504

DGPP: Deutsche Gesellschaft für Phoniatrie und Pädaudiologie (Hrsg) (2013) 049/010 – S2k-Leitlinie: Periphere Hörstörungen im Kindesalter. AWMF online. Das Portal der wissenschaftlichen Medizin. ▶ http://www.dgpp.de/cms/media/download_gallery/Hoerstoerungen%20Kinder%20lang.pdf. Zugegriffen: 25. Febr. 2020

Diller G, Graser P, Schmalbrock C (2000) Hörgerichtete Frühförderung hochgradig hörgeschädigter Kleinkinder. Winter, Heidelberg

Diller G, Martsch A (2012) Migration und Hörschädigung. Median, Heidelberg

Draganova R, Eswaran H, Murphy P, Lowery C, Preissl H (2007) Serial magnetoencephalographic study of fetal and newborn auditory discriminative evoked responses. Early Hum Dev 83(3):199–207

Eckel HE, Richling F, Streppel M, Roth B, Walger M, Zorowka P (1998) Ätiologie mittel- bis hochgradiger Schwerhörigkeiten im Kindesalter. HNO 46(3):252–263

Eysholdt U (2015) Soziale Integration schwerhöriger Kinder. In: Wendler J, Seidner W, Eysholdt U (Hrsg) Lehrbuch der Phoniatrie und Pädaudiologie. Thieme, Stuttgart, S 435–445

Finck-Krämer U, Spormann-Lagodzinski ME, Gross M (2000) German registry for hearing loss in children: results after 4 years. Int J Pediatr Otorhinolaryngol 56:113–127

Foerst A, Beutner D, Lang-Roth R, Huttenbrink KB, Wedel H, Walger M (2006) Prevalence of auditory neuropathy/synaptopathy in a population of children with profound hearing loss. Int J Pediatr Otorhinolaryngol 70(8):1415–1422

Forli F, Giuntini G, Ciabotti A, Bruschini L, Löfkvist U, Berrettini S (2018) How does a bilingual environment affect the results in children with cochlear implants compared to monolingual-matched children? An Italian follow-up study. Int J Pediatr Otorhinolaryngol 105:56–62

Fox-Boyer A (2016) Kindliche Aussprachestörungen. Phonologischer Erwerb, Differenzialdiagnostik, Therapie. Schulz-Kirchner, Idstein

Friederici AD, Hahne A (2000) Neurokognitive Aspekte der Sprachentwicklung. In: Grimm H (Hrsg) Enzyklopädie der Psychologie. Themenbereich C: Theorie und Forschung, Serie III: Sprache, Band 3: Sprachentwicklung. Hogrefe, Göttingen, S 273–310

Garganta C, Seashore MR (2000) Universal screening for congenital hearing loss. Pediatr Ann 29:302–308

Geers A, Brenner C (2003) Background and educational characteristics of prelingually deaf children implanted by five years of age. Ear Hear 24:2–14

Glass E, Sachse S, von Suchodoletz W (2008) Development of auditory sensory memory from 2 to 6 years: an MMN study. J Neural transm 115:1121–1229

Hardy M (1938) The length of the organ of Corti in man. Am J Anat 62(2):291–311. ▶ http://doi.wiley.com/10.1002/aja.1000620204. Zugegriffen: 27. Febr. 2020

Hempel J-M, Krause E (2006) Therapie kindlicher Schwerhörigkeit. Mit einem Jahr sollte jedes Kind hören können. MMW-Fortschritt Medizin 19(148):30–33

Henke K-D, Huber M (1998) Neonatales Hörscreening – Gesundheitspolitische Konsequenzen. In: Dudenhausen JW, Gortner L (Hrsg) Hören und Entwicklung. Risikoerkennung bei Neugeborenen. Ein Leitfaden der Stiftung für das behinderte Kind zur Förderung von Vorsorge und Früherkennung. Medizinische Verlagswelt Umwelt und Medizin mbH, Frankfurt a. M.

Hermann-Röttgen M (2009) Cochlea-Implantat. Ein Ratgeber für Betroffene und Therapeuten. Trias, Stuttgart

Hintermair M, Sarimski K, Lang M (2016) Sozial-emotionale Kompetenzen hörgeschädigter Kleinkinder – Ergebnisse aus einer Studie mit zwei neueren Fragebogeninventaren für das 2. und 3. Lebensjahr. Z Kinder- Jugendpsychiatrie Psychother 45:128–140

Hintermair M, Sarimski K (2016) Entwicklung hörgeschädigter Kinder im Vorschulalter. Stand der Forschung, empirische Analysen und pädagogische Empfehlungen. Median, Heidelberg

Höhle B (2004) Sprachwahrnehmung und Spracherwerb im ersten Lebensjahr. Stimme – Sprache – Gehör 28(1):2–7

Hoff E, Core C, Place S, Rumiche R, Señor M, Parra M (2012) Dual language exposure and early bilingual development. J Child Lang 39:1–27

Hoffmann V (2018) Hörstörungen bei Kindern. Ein Ratgeber für Eltern, Betroffene, Pädagogen und (Sprach-) Therapeuten. Idstein, Schulz Kirchner

Hoth S, Mühler R, Neumann K, Walger M (2014) Objektive Audiometrie im Kindesalter. Springer, Berlin

Hoth S, Neumann K (2006) Das OAE-Handbuch – Otoakustische Emissionen in der Praxis. Thieme, Stuttgart

JCIH: Joint committee on infant hearing, American academy of pediatrics (2007) Position statement: principles and guidelines for early hearing detection and intervention programs. Pediatrics 120(4):898–921

Kaldestad RH, Wingaard L, Hansen TW (2002) Screening for congenital hearing loss – a pilot project. Tidsskr Nor Laegeforen 122(22):2190–2193

Kalivoda MT, Steiner JW (2013) Taschenbuch der Angewandten Psychoakustik. Springer, Vienna

Kaul T, Leonhardt A (2016) Hören und Kommunikation. In: Ministerium für Schule und Weiterbildung (Hrsg) Sonderpädagogische Förderschwerpunkte in NRW. Ein Blick aus der Wissenschaft in die Praxis. ▶ https://broschueren. nordrheinwestfalendirekt.de/broschuerenservice/ msb/sonderpaedagogische-foerderschwerpunkte-in-nrw/2240. Zugegriffen: 25. Febr. 2020.

Kehrl W, Geidel K, Wilkens LM, Löhler J (2003) Universelles Neugeborenen-Hörscreening im Marienkrankenhaus Hamburg von September 1999 bis April 2002. Laryngo-rhino-otology 82:479–485

Keilmann A (1994) Einfluss einer Schalldeprivation auf die akustisch evozierten Potentiale und die Expression des c-Fos Transkriptionsfaktors nach Beschallung während der Hörbahnreifung Ratte. In: Habilitationsschrift, Universität Heidelberg, 80–114

Kiese-Himmel C, Ohlwein S (2002) Der Wortschatzumfang bei jungen sensorineural schwerhörigen Kindern. HNO 50:48–54

Kiese-Himmel C, Ohlwein S (2004) Entwicklungsverlauf des rezeptiven und expressiven Wortschatzumfangs bei sensorineural schwerhörigen

Kindern. Heilpädagogische Forschung 30(4):188–197

Kisilevsky S, Hains SM, Jacquet AY, Granier-Deferre C, Lecanuet JP (2004) Maturation of fetal responses to music. Dev Sci 7(5):550–559

Klinke R, Kral A, Hartmann R (2001) Sprachanbahnung über elektrische Ohren- So früh wie möglich. Ärzteblatt 98(46):3049–3053

Klinke R (2008) Hören lernen – die Bedeutung der ersten Lebensjahre. Acquisition of Hearing – the Importance of the First Years of Life. Sprache – Stimme – Gehör 32:6–11

Knoors H, Marschark, M (2013) Teaching deaf learners: psychological and developmental foundations. Oxford University Press, Oxford

Kompis M (2016) Audiologie. Hogrefe, Bern

Kral A, Hartmann R, Tillein J, Heid S, Klinke R (2001) Delayed maturation and sensitive periods in the auditory cortex. Audiol Neurootology 6:346–362

Kral A, Hartmann R, Tillein J, Heid S, Klinke R (2002) Hearing after congenitaly deafness: central auditory plasticity and sensory deprivation. Cereb Cortex 12:797–807

Kral A (2007) Unimodal and cross-modal plasticity in the deaf auditory cortex. Int J Audiol 46:479–493

Kral A (2009) Frühe Hörerfahrung und sensible Entwicklungsphasen. HNO 57:9. ▶ https://doi. org/10.1007/s00106-008-1877-9. Zugegriffen: 27. Febr. 2020

Krueger C, Holditch-Davis D, Quint S, DeCasper A (2004) Recurring auditory experience in the 28- to 34-week-old fetus. Infant Behav Dev 27:537–543

Kühn P, Sachse S, von Suchodoletz W (2016) Sprachentwicklung bei Late Talkern. Logos interdisziplinär 24(4):256–264

Kuhl PK, Stevens E, Hayashi A, Deguchi T, Kiritani S, Iverson S (2006) Infants show a facilitation effect for native language phonetic perception between 6 and 12 months. Dev Sci 9(2):F13–F21

Lauer N (2001) Zentral-auditive Verarbeitungsstörungen im Kindesalter, 2. überarbeitete Aufl. Thieme, Stuttgart

Lauer N (2014) Evidenzbasierte Betrachtung auditiver Verarbeitungsstörungen – Ein Überblick über AVS und die aktuelle Evidenzlage. Forum Logopädie 28:6–14

Lazarus H, Sust CA, Steckel R, Kulka M, Kurtz P (2007) Akustische Grundlagen sprachlicher Kommunikation. Springer, Berlin

Lecanuet JP, Graniere-Deferre C, Jacquet AY, DeCasper AJ (2000) Fetal discrimination of low-pitched musical notes. Dev Psychobiol 36:29–39

Lederberg AR, Spencer PE (2001) Vocabulary development of deaf and hard of hearing children. In: Clark MD, Marschark M, Karchmer M (Hrsg)

Context, cognition, and deafness. Gallaudet University Press, Washington DC, S 88–112

Lenarz T, Boenninghaus HG (2012) HNO, 14. Aufl. Springer, Berlin

Leonhardt A (1999) Einführung in die Hörgeschädigtenpädagogik. Reinhardt, München

Ling D (2002) Speech and the hearing-impaired child: theory and practice. Alexander Graham Bell association for the deaf and hard of hearing, Washington DC

Lüdtke K (1989) Besseres Hören – Erfolgreich Hörprobleme bewältigen. Germa Press, Hamburg

Marschark M, Spencer PE (2010) The Oxford Handbook of Deaf studies, language and education, Bd 2. Oxford University Press, Oxford.

Matschke RG (1993) Untersuchungen zur Reifung der menschlichen Hörbahn. Georg Thieme, Stuttgart

Meyer C, Fahnenstich H, Rabe H, Rossi R, Hildmann A, Hennecke K-H, Schunck, KU, Gortner L (1998) Neonatales Hörscreening. Risikofaktoren für das Auftreten einer Hörstörung. In: Dudenhausen JW, Gortner L (Hrsg) Hören und Entwicklung. Risikoerkennung bei Neugeborenen. Ein Leitfaden der Stiftung für das behinderte Kind zur Förderung von Vorsorge und Früherkennung. Medizinische Verlagswelt Umwelt und Medizin mbH, Frankfurt/Main

Miyamoto RT, Hay-McCutcheon MJ, Kirk KI, Houston DM, Bergeson-Dana T (2008) Language skills of profoundly deaf children who received cochlear implants under 12 months of age: a preliminary study. Acta Otolaryngol 128:373–377

Morton CC, Nance WE (2006) Newborn hearing screening – a silent revolution. N Engl J Med 354(20):2151–64

Moeller MP (2007) Current state of knowledge: psychosocial development in children with hearing impairment. Ear Hear 28:729–739

Moeller MP, Tomblin JB, Yoshinaga-Itano C, McDonald Connor C, Jerger S (2007) Current state of knowledge: language and literacy of children with hearing impairment. Ear Hear 28:740–753

Most T, Shina-August E, Meilijson S (2010) Pragmatic abilities of children with hearing loss using cochlear implants or hearing aids compared to hearing children. J Deaf Stud Deaf Educ 15(4):422–437

Murgia A, Orzan E, Polli R, Martella M, Vinanzi C, Leonardi E, Arslan E, Zacchello F (1999) Cx26 deafness: mutation analysis and clinical variability. J Med Genet 36:829–832

Musiek FE, Oxholm V (2003) Central auditory anatomy and function. In: Luxon LM, Furman JM, Martini A, Stephens DC (Hrsg) Textbook of audiological medicine. Taylor and Francis Group, London, S 517–572

Naumann HH, Helms J, Herberhold C, Kastenbauer E (Hrsg) (1994) Oto-Rhino-Laryngologie in Klinik und Praxis, Bd 1. Thieme, Stuttgart

Nicholas JG, Geers AE (2003) Personal, social and family adjustment in school-aged children with a cochlear implant. Ear Hear 24(1):69–81

Nickisch A, Gross M, Schönweiler R, Uttenweiler V, am Zehnhoff-Dinnesen A, Berger R, Radü HJ, Ptok M (2007) Auditive Verarbeitungs- und Wahrnehmungsstörungen. Konsensus-Statement der Deutschen Gesellschaft für Phoniatrie und Pädaudiologie. HNO 55:61–72

Niemann H, Gauggel S (2010) Störungen der Aufmerksamkeit. In: NeuroRehabilitation. Springer, Berlin

Niparko JK, Tobey EA, Thal DJ, Eisenberg LS, Wang NY, Quittner AL, Fink NE (2010) Spoken language development in children following cochlear implantation. JAMA 303(15):1498–1506

Ploier R (2012) Differenzialdiagnosen in der Kinder- und Jugendmedizin. Thieme, Stuttgart

Pompino-Marschall B (2001) Einführung in die Phonetik. De Gruyter, Berlin

Power D, Hyde M (2002) The characteristics and extent of participation of deaf and hard of hearing students in regular classes in Australian schools. J Deaf Stud Deaf Educ 7(4):302–311

Probst R, Grevers G, Iro H (2008) Hals-Nasen-Ohren-Heilkunde, 3. Aufl. Thieme, Stuttgart

Ptok M, Berger R, Von Deuster C, Gross M, Lamprecht-Dinnesen A, Nickisch A, Radü HJ, Uttenweiler V (2000) Auditive Verarbeitungs- und Wahrnehmungsstörungen. Konsensus-Statement. HNO 48(5):357–360

Ptok M (2000) Otoakustische Emissionen, Hirnstammpotentiale, Tonschwellengehör und Sprachverständlichkeit bei auditorischer Neuropathie. HNO 48:28–32

Qi S, Michell R (2012) Large-scale academic achievement testing of deaf and hard-of-hearing students: past, present and future. J Deaf Stud Deaf Educ 17:1–18

Ramus F, Hauser MD, Miller C, Morris D, Mehler J (2000) Language discrimination by human newborns and by cotton-top tamarin monkeys. Science 288:349–351

Rivera LB, Boppana SB, Fowler KB, Britt WJ, Stagno S, Pass RF (2002) Predictors of hearing loss in children with symptomatic congenital cytomegalovirus infection. Pediatrics 110:762–767

Rosenkötter H (2003) Auditive Wahrnehmungsstörungen. Kinder mit Lern- und Sprachschwierigkeiten behandeln. Klett-Cotta, Stuttgart

Sachse S, Saracino M, von Suchodoletz W (2007) Prognostische Validität des ELFRA-1 bei der Früherkennung von Sprachentwicklungsstörungen. Klin Pädiatr 219:17–22

Sacks O (2007) Musicophilia: tales of music and the brain. Alfred A. Knopf, New York

Schauwers K, Gillis S, Daemers K, De Beukelaer C, Ceulaer G, Yperman M, Govaerts PJ (2004) Normal hearing and language development in a deaf-born child. Otol & Neurotology 25:924–929

Schmitt B (2004) Folgen der bakteriellen Meningitis. Kinderheilkunde 152(4):391–395

Schönweiler R, Ptok M (2010) Phoniatrie und Pädaudiologie. Erkrankungen von Sprache, Stimme und Gehör, 4. erweiterte Aufl. Eigenverlag, Lübeck

Shahidullah S, Hepper PG (1994) Frequency discrimination by the fetus. Early Human Dev 36:13–26

Sharma A, Dorman MF (2006) Central auditory development in children with cochlear implants: clinical implications. Adv Otorhinolaryngol 64:66–88

Sharma A, Gilley PM, Dorman MF (2007) Deprivation-induced cortical reorganization in children with cochlear implants. Int J Audiol 46(9):494–499

Shamma S (2001) On the role of space and time in auditory processing. Trends Cogn Sci 5(8):340–348

Shin M-S, Kim S-K, Kim S-S, Park M-H, Kim C-S, Oh S-H (2007) Comparison of cognitive function in deaf children between before and after cochlear implant. Ear Hear 28:22–28

Smith LS, Dmochowski PA, Muir DW, Kisilevsky BS (2007) Estimated cardiac vagal tone predicts fetal responses to mother's and stranger's voices. Dev Psychobiol 49(5):543–7

Spormann-Lagodzinski ME, Nubel K, König O, Gross M (2003) Ätiologie und Prävalenz permanenter kindlicher Hörstörungen in Deutschland. 20. Wissenschaftliche Jahrestagung der Deutschen Gesellschaft für Phoniatrie und Pädaudiologie (DGPP), 12.–14.09.2003, Rostock. ► http://www.egms.de/static/de/meetings/dgpp2003/03dgpp085.shtml. Zugegriffen: 25. Febr. 2020

Stika CJ, Eisenberg LS, Johnson KC, Henning SC, Colson BG, Ganguly DH, DesJardin JL (2015) Developmental outcomes of early-identified children who are hard of hearing at 12 to 18 months of age. Early Human Dev 91(1):47–55

Storch G (2002) Phonetik des Deutschen. Für sprachtherapeutische Berufe. Günther Storch Verlag, Stockach

von Suchodoletz W (2008) Sprech- und Sprachstörungen. In: Petermann F (Hrsg) Lehrbuch der klinischen Kinderpsychologie, 4. Aufl. Hogrefe, Göttingen, S 223–237

Szagun G (2013) Sprachentwicklung beim Kind. Beltz, Weinheim

Tait M, De Raeve L, Nikolopoulos TP (2007) Deaf children with cochlear implants before the age of 1 year: comparison of preverbal communication with normally hearing children. Int J Pediatr Otorhinolaryngol 71:1605–1611

Tesch-Römer C (2001) Schwerhörigkeit im Alter: Belastung – Bewältigung – Rehabilitation. Audiologische Akustik, Bd 3. Median, Berlin

Thiel M (2000) Logopädie bei kindlichen Hörstörungen: ein mehrdimensionales Konzept für Therapie und Beratung. Springer, Heidelberg

Thomson DC, McPhillips H, Davis RL, Lieu TA, Homer CJ, Hefand M (2000) Universal newborn hearing screening – summary of evidence. J Am Med Assoc 286:2000–2010

Timm M, Majdani O, Weller T, Windeler M, Lenarz T, Büchner A, Salcher RB (2018) Patient specific selection of lateral wall cochlear implant electrodes based on anatomical indication ranges. PLoS One 13(10):e0206435. ► https://doi.org/10.1371/journal.pone.0206435. eCollection 2018

Tomblin JB, Harrison M, Ambrose SE, Walker EA, Oleson JJ, Moeller MP (2015) Language outcomes in young children with mild to severe hearing loss. Ear Hear 36(1):76–91

Vohr BR, Maxon AB (1996) Screening infants for hearing impairment. Pediatrics 128:710–714

Weinert S (2004) Wortschatzerwerb und kognitive Entwicklung. Sprache-Stimme-Gehör 28:20–28

Wendler J, Seidner W, Eysholdt U (2005) Lehrbuch der Phoniatrie und Pädaudiologie, 4. Aufl. Thieme, Stuttgart

WHO (2005) Grades of hearing impairment. World Health Organization WHO. ► http://www.who.int/pbd/deafness/hearing_impairment_grades/en/. Zugegriffen: 25. Febr. 2020

Yoshida KA, Iversen JR, Patel AD, Mazuka R, Nito H, Gervain J, Werker JF (2010) The development of perceptual grouping biases in infancy: a Japanese-English cross-linguistic study. Cognition 115(2):356–61

Yoshinaga-Itano C, Apuzzo ML (1998) Identification of hearing loss after 18 months of age is not early enough. Am Ann Deaf 143(5):380–387

Yoshinaga-Itano C (2015) The missing link in language learning of children who are deaf or hard of hearing: Pragmatics. Cochlear Implants Int 16(1):53–54

Zahnert T (2011) The differential diagnosis of hearing loss. Dtsch Arztebl Int 108(25):433–44

Zimmer R (2005) Handbuch der Sinneswahrnehmung. Grundlagen einer ganzheitlichen Bildung und Erziehung, 13. Gesamtauflage. Herder, Freiburg im Breisgau

Zorowka P (2010) Pädiatrische Audiologie und Audiometrie. In: Götte K, Nicolai T (Hrsg) Pädiatrische HNO-Heilkunde, 1. Aufl. Elsevier, Urban & Fischer, München, S 54–70

Zumach A, Chenault MN, Anteunis LJC, Gerrits E (2011) Speech perception after earlylife otitis media with fluctuating hearing loss. Audiol Neurotology 16:304–314

Pädaudiologische Diagnostik

Inhaltsverzeichnis

© Springer-Verlag GmbH Deutschland, ein Teil von Springer Nature 2020
V. Hoffmann und K. Schäfer, *Kindliche Hörstörungen*, Praxiswissen Logopädie,
https://doi.org/10.1007/978-3-662-61126-5_2

Jede pädaudiologische Diagnostik beginnt mit einer ausführlichen Anamnese. Dabei sollten Auffälligkeiten in der Familien- und Entwicklungsanamnese sowie der prä-, peri- und postnatalen Anamnese systematisch ermittelt werden. Subjektive und objektive Verfahren dienen dazu, die in der Regel sichere Differenzialdiagnose einer Hörstörung bereits in den ersten Lebenswochen und –monaten zu ermöglichen. Um die Befunde untereinander abzusichern und das Ausmaß der Hörstörung quantitativ zu beschreiben und topographisch anatomisch zu lokalisieren, bedarf es der Zusammenschau der Ergebnisse aus subjektiven und objektiven Verfahren.

Durch die pädaudiologische Diagnostik sollen festgestellt werden:

- der Schweregrad der Hörstörung,
- die Art (Schallleitungs- oder Schallempfindungskomponente, zentrale Komponente),
- der Entstehungsort (Mittel-, Innenohr, zentral) und
- die mögliche Ursache einer Hörstörung (d. h. genetisch, syndromal).

2.1 Objektive Verfahren

Kinder sind frühestens ab dem zweiten oder dritten Lebensjahr in der Lage, aktiv an einem Hörtest mitzuwirken. Bis zu diesem Zeitpunkt stützt sich die Diagnostik überwiegend auf objektive Verfahren und ergänzend auch Beobachtungsverfahren, um Art, Schweregrad und Entstehungsort der Hörstörung bestimmen zu können und Reflexschwellen oder Hörreaktionen beobachten zu können. Bei objektiven Verfahren werden unwillkürliche, physiologische Reaktionen des Hörorgans auf akustische Reize gemessen. Aufgrund ihrer objektiven Messeigenschaft sind sie von der aktiven Mitarbeit des Kindes unabhängig.

Objektive Verfahren weisen meist eine hohe **Sensitivität** und **Spezifität** auf und können beim Neugeborenen schon innerhalb der ersten Lebenstage eingesetzt werden. Die optimalen Untersuchungsbedingungen sind während des natürlichen oder medikamentös induzierten Schlafs des Kindes. Um möglichst aussagekräftige Befunde erheben zu können, sollten Fehlerquellen wie kindliche Unruhe und mangelnde Erfahrung des Untersuchers bestmöglich vermieden werden.

> **Sensitivität**
> Sensitivität bezeichnet die Eignung eines Verfahrens, tatsächlich erkrankte Personen als krank zu identifizieren.

> **Spezifität**
> Spezifität ist die Eigenschaft des Verfahrens, tatsächlich gesunde Personen als gesund zu erkennen.

2.1.1 Impedanzaudiometrie

Mithilfe der Impedanzmessung können die elastischen und mechanischen Eigenschaften des **Mittelohres** untersucht und eine Funktionsstörung festgestellt werden. Sie dient insbesondere der Beurteilung der **Beweglichkeit des Trommelfells, der Tubenfunktion** und der **Intaktheit der Gehörknöchelchenkette.** Damit hinaus lassen sich Aussagen über die Druckverhältnisse und pathologische Befunde im Mittelohr treffen. Detaillierte Rückschlüsse auf die Hörschwelle lässt die Impedanzaudiometrie jedoch nicht zu (Mrowinski et al. 2017).

Die Impedanzaudiometrie umfasst in der Regel zwei Messungen, die **Tympanometrie** und die **Stapediusreflexmessung.** Beide Messungen werden diagnostisch genutzt und können innerhalb kurzer Zeit (etwa 30 s) nacheinander durchgeführt werden. Dabei sollte die

Tympanometrie grundsätzlich immer der Stapediusreflexmessung und der Ableitung otoakustischer Emissionen vorgeschaltet sein.

2.1.1.1 Tympanometrie

Die Tympanometrie misst die **Schwingungsfähigkeit (Compliance)** des Trommelfells und der Gehörknöchelchenkette in Abhängigkeit des Luftdrucks im Gehörgang und erlaubt damit Rückschlüsse auf mögliche Pathologien wie Paukenerguss, Tubenbelüftungsstörungen unterschiedlicher Ätiologie oder eine Versteifung des Trommelfells.

Ausgangspunkt dieser Untersuchung ist die Übereinstimmung zwischen dem Druck im Mittelohr und dem Atmosphärendruck, der unter physiologischen Bedingungen im äußeren Gehörgang vorliegt. Bei einem unbeeinträchtigten Trommelfell und Mittelohr wird der überwiegende Teil der auftretenden Schallenergie absorbiert und an das Innenohr weitergeleitet. Ein geringer Teil wird durch die Impedanz des Trommelfells und des Mittelohrs reflektiert. Ist dieser physiologische Zustand gegeben, ist die Nachgiebigkeit des Trommelfells am größten, d. h. der akustische Widerstand (Impedanz) ist minimal und das Trommelfell kann frei schwingen.

Für die Messung wird der äußere Gehörgang des Kindes für kurze Zeit mit einer gummierten Messsonde luftdicht verschlossen. Die sogenannte **Impedanzaudiometrie-Sonde** enthält drei Schlauchleitungen. Die erste Schlauchleitung sendet über einen Tongenerator einen Sondenton von meist 226 Hz aus. Bei Säuglingen wird im Rahmen der Hochfrequenztympanometrie ein Sondenton von 1000 Hz verwendet, welcher den akustischen Eigenschaften des kleinen Gehörgangsvolumens angepasst ist und zu besser beurteilbaren Kurven führt (Hoth et al. 2015). Die zweite Schlauchleitung enthält ein integriertes Mikrophon, welches den vom Trommelfell reflektierten Schallanteil

unter jeweils definierten Druckverhältnissen misst. Über die dritte Schlauchleitung werden mittels einer Druckpumpe definierte Druckschwankungen zwischen −300 daPa und +300 daPa im Gehörgang generiert. Durch die Veränderung des Luftdruckes kommt es zur Auslenkung des Trommelfells aus seiner Ruhelage. In Abhängigkeit des Spannungszustands des Trommelfells, d. h. des Widerstands, den das Trommelfell und die Gehörknöchelchenkette den auftretenden Schallwellen entgegensetzen, verändert sich die Schallreflexion bzw. – absorbtion. Die veränderte Größe der reflektierten Schallenergie wird über das Messgerät registriert und aufgezeichnet. Die Untersuchung dauert nur wenige Sekunden und kann daher sowohl beim wachen als auch beim schlafenden Kind durchgeführt werden.

> Ein stark gespanntes Trommelfell, wie beispielsweise ein nach innen gezogenes Trommelfell in Folge eines Paukenergusses, reflektiert viel Schall. Ein weiches, sehr schwingungsfähiges Trommelfell hingegen absorbiert viel und reflektiert nur wenig Schall.

Das Messergebnis wird in einem **Tympanogramm** dargestellt, das den Druck auf der x-Achse und die Compliance auf der y-Achse aufträgt (◨ Abb. 2.1). Es gilt als physiologisch, wenn die Kurve glockenförmig verläuft und ihre Spitze im Bereich des Nullpunkts hat. Beim Paukenerguss behindert Flüssigkeit die Schwingungsfähigkeit des Mittelohrsystems, sodass die Kurve abgeflacht ist. Eine Verschiebung des Schwingungsmaximums in Richtung negativer Druckwerte deutet auf ein eingezogenes Trommelfell, z. B. infolge einer Tubenbelüftungsstörung (Katarrh) hin. Verschiebungen zu positiven Druckwerten treten nicht auf, da ein Überdruck in der Pauke sich sofort durch die Eustachi-Röhre ausgleicht (Schönweiler und Ptok 2010). Bei Pathologien wie Narben, Adhäsionen oder

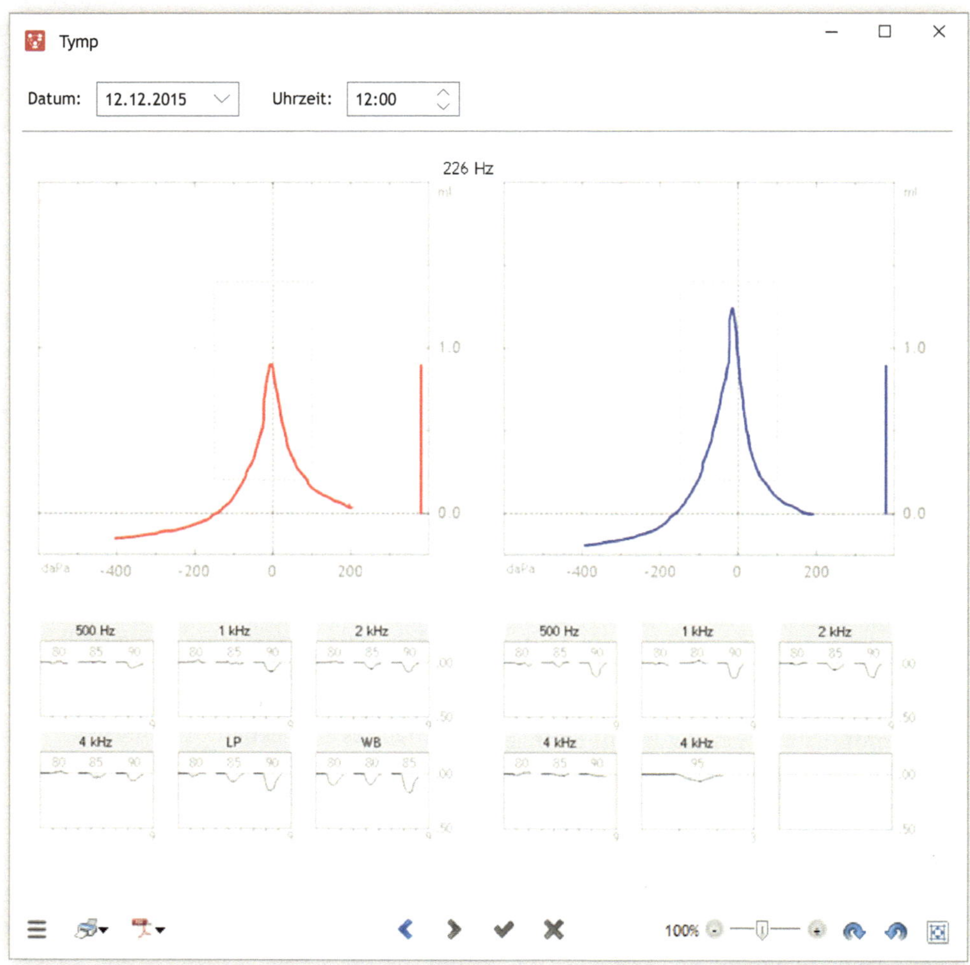

◘ Abb. 2.1 Tympanogramm bei unbeeinträchtigter Schwingungsfähigkeit des Trommelfells (Compliance). (Mit freundl. Genehmigung von Innoforce)

einer Versteifung des Trommelfells ist die Schallreflektion abnorm hoch, sodass die Kurve sehr hoch oder nach oben offen ist.

2.1.1.2 Stapediusreflexschwellenmessung

Während bei der Tympanometrie die Änderung der Impedanz durch Luftdruckschwankungen im äußeren Gehörgang erzeugt wird, verändert sich die Schwingungsfähigkeit des Trommelfells bei der Stapediusreflexmessung durch **Kontraktion des Stapediusmuskels** im Mittelohr. Bei Beschallung des Ohres mit hohen Schallpegeln von 70–90 dB über der Schwelle wird durch die unwillkürliche Kontraktion des am Steigbügel (Stapes) befindlichen Musculus stapedius eine Verspannung der Gehörknöchelchenkette herbeigeführt. Die Kontraktion führt zu einer registrierbaren Trommelfellbewegung. Der **Stapediusreflex** dient dem Schutz des Innenohres vor zu großer Schallbelastung, indem die Schwingungsfähigkeit des

Trommelfells herabgesetzt und die **Schall-reflexion** des akustischen Reizes erhöht wird. Eine reguläre Reflexschwelle liegt bei etwa 80 dB.

Bei der Stapediusreflexschwellenmessung werden über die Impedanz-Audiometrie-Sonde überschwellige Prüftöne oder Schmal- und Breitbandrauschen mit ansteigendem Schalldruckpegel abgegeben, bis eine Änderung der Impedanz bestimmt werden kann. Als Prüffrequenzen werden meist 500 Hz, 1000 Hz, 2000 Hz und 4000 Hz gewählt (Schönweiler und Ptok 2010). Wegen der Kreuzung der Hörbahn im Hirnstamm kann der Stapediusreflex durch ipsilaterale oder kontralaterale Beschallung eines Ohres provoziert werden (Probst et al. 2008). Bei der kontralateralen Reflexauslösung wird dem Gegenohr per Kopfhörer ein überschwelliger Reiz präsentiert und der Stapediusreflex auf dem ipsilateralen Ohr über die Impedanz-Audiometrie-Sonde gemessen. Bei unruhigen Kindern ist die ipsilaterale Reflexauslösung jedoch günstiger, weil der Reiz am gleichen Ohr über eine einzige Sonde präsentiert und gleichzeitig die folgende Reaktion abgeleitet wird.

Im Fall einer Mittelohrschwerhörigkeit auf der Reizseite ist der Reflex um das Ausmaß der audiologischen Funktionsstörung angehoben oder wegen der mangelnden Trommelfellbeweglichkeit nicht registrierbar. Bei einer Schallempfindungsschwerhörigkeit ist die Reflexschwelle erst bei stark ausgeprägtem Hörverlust angehoben, d. h. bis zu etwa 70 dB ist sie unauffällig. Dieses Phänomen wird als **Lautheitsausgleich (Recruitment)** bezeichnet (▸ Abschn. 1.1.3) (Lehnhardt und Laszig 2009).

Ein Nachteil des Verfahrens ist, dass lediglich hochgradige Schallempfindungsschwerhörigkeiten entdeckt und ausgeschlossen werden können. Gering- bis mittelgradige Schallempfindungsschwerhörigkeiten werden in der Stapediusreflexschwellenmessung nicht erfasst, da sie bei unbeeinträchtigter Mittelohrfunktion mit einer regulären oder nur leicht erhöhten Reflexschwelle einhergehen. Im Rahmen der topischen Diagnostik kann das gänzliche Fehlen des Reflexes jedoch wichtige Hinweise auf den Entstehungsort der Hörstörung liefern.

Beide Verfahren der Impedanzmessung können dazu dienen, aussagekräftige Ergebnisse über Funktion und Zustand der Gehörknöchelchenkette und des Trommelfells zu erhalten. Bei entsprechenden Befunden können sie zudem Hinweise auf eine vorliegende Schallleitungs- oder Schallempfindungsstörung geben.

2.1.2 Otoakustische Emissionen (OAE)

Seit ihrer Entdeckung in den 70er Jahren sind die otoakustischen Emissionen (OAE) unverzichtbarer Bestandteil der audiologischen und pädaudiologischen Diagnostik. Sie sind zur Früherkennung von Hörstörungen empfohlen und werden seit Anfang der 90er Jahre in Deutschland zum **Screening** genutzt (Plinkert et al. 1990; Hauser 1995) (▸ Abschn. 2.2).

Unter einer otoakustischen Emission versteht man aktive, akustische Aussendungen des Ohrs, die durch aktive Prozesse der **elektromechanischen Verstärkung** der **äußeren Haarzellen** in der Cochlea erzeugt und retrograd über das Mittelohr zum äußeren Gehörgang fortgeleitet werden, wo man sie mit empfindlichen Mikrophonen registrieren kann (Schönweiler und Ptok 2010). Durch ihren cochleären Ursprung liefern sie als einzige objektive Methode direkte Angaben über die selektive Funktionsfähigkeit der Cochlea, vor allem die der äußeren Haarzellen und schließen die diagnostische Lücke zwischen Tympanometrie und akustisch evozierten Potenzialen (AEP) (▸ Abschn. 2.1).

> Bei ca. 95 % der Menschen mit unbeeinträchtigtem Hörvermögen lassen sich sogenannte Klick-evozierte otoakustische Emissionen nachweisen (Pröschel 2000).

Vor der Diagnostik sollte der Zustand des Mittelohres mittels Impedanzaudiometrie geprüft und eine Inspektion des Ohres vorgenommen werden, um akute Entzündungen oder einen teilweisen oder vollständigen Verschluss des Gehörgangs durch einen Ohrschmalzpfropf (Ceruminialpfropf) auszuschließen. Bei Störungen der Mittelohrfunktion (z. B. Paukenerguss) sind OEAs nicht registrierbar, da die Klick-Impulse schon vor der Weiterleitung zum Innenohr zu stark gedämpft werden (Schönweiler und Ptok 2010). Die Messung kann bei Kindern bereits direkt nach der Geburt durchgeführt werden. Bei der Messung wird ein kleiner **Sondenstöpsel** im äußeren Gehörgang platziert, über den nacheinander mehrere Klicks oder Tonimpulse über einen breiteren Frequenzbereich angeboten werden. Hierzu wird oft die gleiche Messapparatur wie in der Impedanzaudiometrie genutzt. Es werden in den evozierten Antworten Frequenzen zwischen 1–5 kHz gemessen. Die kurzen Schallreize von außen lösen eine mechanische Reaktion des Innenohres aus, es kommt zu Schwingbewegungen der äußeren Haarzellen. Diese Bewegung kann als Antwortsignal auf die **akustischen Klick-Reize** im äußeren Gehörgang mit einem empfindlichen Messmikrophon registriert werden. Um ein valides Messergebnis zu erhalten, sollte die Untersuchung nach Möglichkeit in ruhiger Umgebung durchgeführt werden. Bei Umgebungsgeräuschen über 40 dB können technische Probleme auftreten (Salina et al. 2010). Des Weiteren sollte die Sonde in ihrer Größe dem Gehörgang angepasst sein, um ihn gut abzudichten. Die Dauer der Untersuchung ist auf wenige Minuten für beide Ohren beschränkt. Die Untersuchung wird meist in schlafendem Zustand des Kindes durchgeführt.

Es existieren vier verschiedene Formen von OAE, die sich bezüglich ihres Erzeugungsmechanismus, ihrer physikalischen Eigenschaften und ihrer diagnostischen Relevanz unterscheiden. OAE können spontan vorhanden sein oder durch akustische Reize provoziert werden. **Spontane** otoakustische Emissionen (SOAE) entstehen ohne akustische Reizung, vermutlich durch eine pathologische Spontanaktivität äußerer Haarzellen. Im klinischen Einsatz haben sie allerdings keine Bedeutung.

Evozierte otoakustische Emissionen sind akustische Aussendungen des Ohrs, die durch eine akustische Stimulation angeregt werden. **Transitorische** (vorübergehende) Emissionenwerden nach einem kurzen Klick-Reiz **(TEOAE)** registriert. **Stimulusfrequenz (SFOAE)** und **distorsiv produzierte otoakustische Emissionen (DPOAE)** treten kontinuierlich während der gesamten Dauer einer Tonreizstimulation auf (Schönweiler und Ptok 2010).

Am häufigsten werden in der Diagnostik die **transitorischen,** durch kurze akustische Klicks evozierten OAE **(TEOAE)** gemessen (Mühler und Hoth 2014). Bei einem cochleären Hörverlust von mehr als etwa 30 dB sind keine transitorisch evozierten otoakustischen Emissionen mehr nachweisbar (Janssen 2013). Beim Einsatz der TEOAE als Hörscreening muss dies beachtet werden, dass geringgradige Schwerhörigkeiten, die dennoch den sprachrelevanten Frequenzbereich betreffen, unter diesen Voraussetzungen nicht entdeckt werden (Schönweiler und Ptok 2010).

Der Nachweis otoakustischer Emissionen deutet zwar auf die Funktionsfähigkeit der äußeren Haarzellen des Innenohres hin, bedeutet aber nicht unbedingt, dass das Kind über ein gutes Hörvermögen verfügt. Auch kann durch das Fehlen der Emissionen nicht zwangsläufig auf eine Fehlfunktion geschlossen werden. Die Sensitivität (▶ Abschn. 2.1) beträgt zwischen 96 und 100 %, d. h. dass fast alle Schwerhörigkeiten mit einem Hörverlust von mehr als 30 dB erfasst werden können. Neben Innenohrschwerhörigkeiten können auch durch Paukenergüsse und Tubenbelüftungsstörungen bedingte Mittelohrschwerhörigkeiten den von außen eingebrachten auditiven Stimulus dämpfen und zum Fehlen von OAEs führen. Die Spezifität hingegen ist mit ca. 77–96 % relativ niedrig, d. h. bei einigen Kind können keine TEOAE nachgewiesen werden, obwohl das Kind guthörend ist (Kunze et al. 2004). Es ist jedoch nicht möglich, mit dieser Untersuchungsmethode eine Aussage über die Intaktheit der inneren Haarzellen oder der übergeordneten Strukturen wie Spiralganglienzellen, Hörnerv oder Hirnstamm zu erhalten.

Die distorsiv produzierten otoakustischen Emissionen (DPOAE) entstehen als zusätzliche Töne bei Stimulation der Cochlea durch zwei Töne benachbarter Frequenzen. Die Funktion der äußeren Haarzellen kann mit DPOAE in einem bis 8000 Hz erweiterten Frequenzbereich durchgeprüft werden. Im Gegensatz zu TEOAE-Messungen können sie also aufgrund ihrer hohen frequenzspezifischen und quantitativen Aussagekraft allerdings wertvolle zusätzliche Hinweise zur Funktion der Cochlea liefern. Die Messung unterhalb von 1000 Hz hängt jedoch stark von einer optimalen Mittelohrfunktion ab. In Anbetracht häufiger Schallleitungsstörungen im Kindesalter liefert sie oft unzureichende Ergebnisse. Bei einem Hörverlust von 35–40 dB und mehr sind allerdings auch DPOAE nicht mehr evozierbar. Wie bei den TEOAE geht auch bei progredienten Innenohrschwerhörigkeiten das Verschwinden der Emissionen dem Hörverlust

zeitlich voraus, sodass Frühdiagnosen möglich sind (Schönweiler und Ptok 2010).

❯ Aufgrund ihrer einfachen Handhabbarkeit und der Tatsache, dass OAE bereits mit der Geburt vorhanden sind, ist die Ableitung derselbigen eine häufig eingesetzte Methode beim Neugeborenen-Hörscreening (▶ Abschn. 2.2).

Auditorische Synaptopathie/Neuropathie (AS/AN) (▶ Abschn. 1.2) Diagnostisch ist die auditorische Neuropathie durch reguläre OAE und fehlende oder abnorme akustisch evozierte Hirnstammpotenziale (auditory brainstem responses, ABR) bei angehobener tonaudiometrischer Schwelle gekennzeichnet. Eltern sollten immer dazu ermutigt werden, bei eigenem Verdacht auf eine Hörstörung des Kindes trotz ableitbarer OAE den Arzt zu konsultieren.

2.1.3 Akustisch evozierte Potenziale (AEP)

Bei der Messung der akustisch evozierten Potenziale (AEP), auditory evoked potentials) werden zentralnervöse elektrische Antworten während der Verarbeitung akustischer Reize untersucht. Die zentralen Hörbahnabschnitte, deren Aktivität in Form elektrischer EEG-Signale aufgezeichnet werden, erstrecken sich von den Haarzellen und ihren Synapsen über den Hörnerv bis hin zum auditorischen Kortex der Großhirnrinde und bilden damit die neuralen Abschnitte des auditorischen Systems ab.

Die Einteilung und Bezeichnung der AEP und dazu angewandten Verfahren erfolgt anhand der zwischen Reizbeginn und Reizantwort verstrichenen Zeit. Entsprechend dieser **Latenzzeit** werden die AEP gemäß dem Aufbau der von peripher nach zentral verlaufenden Hörbahn in sehr frühe, frühe, mittlere und späte Komponenten eingeteilt. Als **frühe akustisch evozierte**

Potenziale (FAEP) werden Potentiale bis etwa 10 ms nach dem Stimulus bezeichnet. Potenziale **mittlerer Latenz (MAEP)** werden bis 50 ms, **späte Potenziale (SAEP)** bis 300 ms und **sehr späte Potenziale (SSAEP)** bis 1000 ms (entsprechen einer Sekunde) abgeleitet (Schönweiler und Ptok 2010). Gemäß dieser Einteilung folgen auf die mit der Elektrocochleografie gemessenen sehr frühen AEP (sFAEP) die mit der Hirnstammaudiometrie (BERA, Brainstem Evoked Response Audiometry) gemessenen frühen AEP und die mittleren AEP (MAEP, gemessen mittels MERA) sowie die mit der Hirnrindenaudiometrie (CERA, cortical evoked response audiometry) ermittelten späten Latenzen (SAEP) (Lehnhard und Laszig 2009).

2.1.3.1 Elektrocochleographie (ECochG)

Die Elektrocochleographie (ECochG) misst die **frühen akustischen Potenziale (FAEP)**. Bei der Elektrocochleographie wird versucht, mit einer transtympanalen Elektrode akustisch evozierte Potenziale (sogenannte Bursts) von der Cochlea abzuleiten. Dazu wird eine dünne **Nadelelektrode** durch das Trommelfell vorgeschoben und am Promontorium in der Nähe des runden Fensters platziert. Um eine Verletzung des Trommelfells zu vermeiden, kann im Rahmen eines nicht-invasiven Vorgehens die Ableitung über den äußeren Gehörgang erfolgen. Bei Kindern wird dieser Test in Vollnarkose durchgeführt.

Es werden drei Potenziale unterschiedlichen Ursprungs gemessen und mittels Elektrocochleogramm aufgezeichnet: das **cochleäre Mikrophonpotenzial (CM)**, das **Summationspozential (SP)** und das Summenaktionspotenzial des **Hörnervs (CAP)**. Ein negatives Ergebnis bei der Elektrocochleographie bestätigt die fehlende akustische Stimulierbarkeit (Schönweiler und Ptok 2010). Glücklicherweise lassen sich nahezu alle Diagnosen der Pädaudiologie durch nichtinvasive Maßnahmen bestätigen oder verwerfen. Die Elektrocochleographie bildet bei Kindern die Ausnahme (Mühler und Hoth 2014).

2.1.3.2 Frühe akustisch evozierte Potenziale (FAEP) und BERA

Frühe akustisch evozierte Potenziale (FAEP) haben in der audiologischen Diagnostik und insbesondere in der Pädaudiologie eine große Bedeutung erlangt. Sie stellen die zuverlässigste und sicherste Methode dar, um eine Hörstörung zu entdecken und nach Art und Schwere zu quantifizieren. Die FAEP bzw. deren Messung werden auch als ABR bzw. AABR ((automated) auditory brainstem responses) bezeichnet. Als Methode zur Ableitung der FAEP dient die Hirnstammaudiometrie (engl. BERA, Brainstem Evoked Response Audiometry). Sie analysiert Funktionsstörungen entlang der Hörbahn bis zum Hirnstamm und ermöglicht eine Unterscheidung zwischen sensorischer, neuraler und zentraler Hörstörung (JCIH 2000).

> Beim Neugeborenen sind die Latenzzeiten gegenüber der von Erwachsenen noch verlängert, bis sie sich durch Reifung der Hörbahn zwischen dem zweiten und vierten Lebensjahr diesen Werten angleichen. Dies gilt es bei der Untersuchung sehr kleiner Kinder immer zu berücksichtigen.

Für die Messung werden Elektroden am Kopf und der Stirn des Kindes angebracht. Über Kopfhörer werden kurze **Klickreize** ausgesendet. Durch die Reizung der Hörbahn entstehen Nervenpotenziale am Hirnstamm. Diese Hirnstammpotenziale werden über die **Elektroden** abgeleitet, am Computer aufgezeichnet und in Form von Kurven dargestellt. Normwerttabellen dienen dazu, den Kurvenverlauf auszuwerten und als physiologisch oder pathologisch zu interpretieren. Die Untersuchung dauert etwa 20–50 min und wird im Schlaf, durch mediale Ablenkung mittels Videodarbietung oder unter Narkose durchgeführt.

Typischerweise wird die BERA-Messung mit **akustischen Klick-Reizen** durchgeführt. Sie stimulieren die Cochlea in einem breiten Frequenzbereich zwischen 1000–5000 Hz. Dies schließt eine frequenzspezifische Aussage im Grundtonbereich unter 1000 Hz aus.

Der Rückschluss auf den Entstehungsort und das Ausmaß der Hörstörung sowie den Zustand der Hörbahnreifung erfolgt durch die Auswertung der Hirnstammpotenziale und kann nur durch erfahrene Untersucher durchgeführt werden. Vor allem bei einer mittel- bis hochgradigen Schallempfindungsschwerhörigkeit ist die Bestimmung der Hörschwelle mithilfe der BERA sehr genau und führt hier zu den besten Ergebnissen. Aufgrund des hohen Zeitbedarfs von etwa 0,5–1 h ist die routinemäßige Anwendung nicht bei allen Kindern möglich, sondern nur bei spezifischen Verdachtsmomenten oder wenn die Befunde der subjektiven Audiometrie keine eindeutigen Ergebnisse liefern.

> Aufgrund ihrer sehr hohen Sensitivität (>99 %) und Spezifität (96–98 %) ist die BERA-Messung (als AABR) neben den OAE eine häufig eingesetzte Methode im Neugeborenen-Hörscreening (JCIH 2000).

2.1.3.3　Mittlere akustisch evozierte Potenziale (MAEP)

Die Potenziale mittlerer Latenz (MAEP) spielen in der Pädaudiolgie nur eine untergeordnete Rolle. Zur Ableitung ist eine frequenzspezifische Stimulation mit Tonpips oder Tonbursts möglich. Gegenüber den frühen Potenzialen sind mittlere Potenziale nicht in Narkose ableitbar. Sie werden deshalb nur selten eingesetzt.

2.1.3.4　Späte und sehr späte akustisch evozierte Potenziale (SAEP/SSAEP)

Die späten Potenziale (SAEP) werden mit der CERA (cortical evoked response audiometry) gemessen und dienen ebenfalls der topographischen Diagnostik von Hörstörungen und der Hörschwellenbestimmung. Unter Einbezug von Ergebnissen aus anderen Tests erlaubt die Ableitung der Hirnrindenpotenziale zudem den Rückschluss auf eine mögliche auditive Verarbeitungsstörung (AVS) (▶ Abschn. 1.2). Die Befunde einer CERA hängen in hohem Maße von der Hirnreifung des Probanden ab. Ferner ist die Anwendung bei Kleinkindern nicht möglich. Sie erfordern im Gegensatz zur BERA zudem die Aufmerksamkeit des Probanden.

In Kürze

Objektive Hörprüfmethoden erlauben in ihrer Gesamtheit eine Aussage über die Funktionsfähigkeit einzelner Abschnitte des auditorischen Systems, ausgehend von der sensorischen Ebene (OAE und CM) über die synaptische Verbindung zum ersten Neuron (ECochG) bis hin zur zentralnervösen Verarbeitung in Hirnstamm (BERA), auditorischem Mittelhirn (MERA, Mittellatente akustisch evozierte Potenziale), Thalamus (ASSR) und Hörrinde (CERA). Erst die gemeinsame Betrachtung aller Befunde ermöglicht eine präzise Diagnose hinsichtlich Art und Schweregrad der Hörstörung.

2.2 Neugeborenen-Hörscreening (NHS)

Das Neugeborenen-Hörscreening (NHS) ist in vielen europäischen Ländern gesetzlich verankert. Seit dem 01.01.2009 hat in Deutschland laut Beschluss des Gemeinsamen Bundesausschusses (G-BA) jedes Neugeborene einen Anspruch auf ein solches krankenkassenfinanziertes Hörscreening (Bundesministerium für Gesundheit 2008). Ziel ist es, angeborene oder in der Neonatalzeit erworbene Hörstörungen bereits wenige Tage nach der Geburt zu erkennen und einer zeitnahen Behandlung und Versorgung zuzuführen. So soll auch das vom Bundesministerium für Gesundheit (2008) formulierte Ziel der Früherkennung bis spätestens zum dritten Lebensmonat und Versorgung bis zum 6. Lebensmonat erreicht werden.

Das Neugeborenen-Hörscreening wird in der Regel innerhalb der ersten Lebenstage des Säuglings in der Geburtseinrichtung durchgeführt. Ablauf und Durchführung sind in folgender Übersicht dargestellt:

> **Neugeborenen-Hörscreening**
> - **Screeningstufe 1:** vorzugsweise 1–3 Tage, spätestens aber bis zu 10 Tage nach der Geburt: Hörscreening mit einem objektiven Verfahren
>   - entweder als Ableitung transitorisch evozierter otoakustischer Emissionen (TEOAE) oder als Screening-BERA (brainstem evoked response audiometry) synonym AABR (automated auditory brainsem response)
>   - Ergebnis: „pass" (bestanden) oder „refer" (verweisen, erneute Überprüfung nötig)
> - **Screeningstufe 2** (Rescreening): Bei auffälligem Befund: Kontroll-AABR, möglichst noch am selben Tag, spätestens bis zum 10. Lebenstag
> - **Diagnostik:** Bei erneut auffälligem Befund: Überweisung zur pädaudiologischen Konfirmationsdiagnostik
> - **Nachverfolgung:** Hörscreening-Zentralen führen ein Tracking (Nachverfolgung) auffällig gescreenter Kinder durch:
>   - Nachverfolgung im Screening auffälliger Kinder, die nicht zu einem follow-up vorgestellt wurden (Follow-up-Tracking) oder
>   - solcher Kinder, die nicht gescreent oder deren Screeningergebnisse nicht erfasst wurden (Vollständigkeitstracking) (Neumann et al. 2009)

Es werden grundsätzlich beide Ohren getrennt voneinander gemessen. Der Grenzwert für ein auffälliges Ergebnis liegt bei 35 db HL (hearing level), was dem Leistungsvermögen moderner AABR-Verfahren entspricht (Hoth et al. 2015). Eine Hörstörung mit einem Hörverlust <35 dB wird mit dem NHS folglich nicht erkannt.

Werdende Eltern beurteilen das Neugeborenen-Hörscreening in einer überwiegenden Mehrheit positiv (Freund und Hintermair 2012; Lindlbauer-Eisenach et al. 1997; Fitzpatrick et al. 2007; Young und Tattersall 2007) und sind häufig auch dann nicht deutlich beunruhigt, wenn ein Rescreening notwendig ist (Watkin et al. 1998; van der Ploeg et al. 2008). Unsicherheiten treten häufig erst dann auf, wenn die Hörstörung erste Auswirkungen auf die Entwicklung des Kindes zeigt (Stuart et al. 2000).

In den USA wurde das NHS in einigen Bundesstaaten bereits in den 1990er Jahren eingeführt. Viele Eltevrn mit spät identi-fizierten Kindern gaben an, dass sie sich gewünscht hätten, früher über die Hör-störung ihres Kindes informiert worden zu sein (Watkin et al. 1995; Luterman und Kurtzer-White 1999; Barringer et al. 1997).

Die Ergebnisse einer bundesweiten Evaluation des NHS der Jahre 2011 und 2012 zeigen, dass sich der Anteil spät diagnostizierter Kinder bereits in seinen Anfangsjahren signifikant verringert hat (Nennstiel-Ratzel et al. 2017). Die Leit-linie des Diagnosezeitpunkts bis zum dritten Lebensmonat konnte bei 40 % der gescreenten Kinder eingehalten werden. Die Chancen für hörgeschädigte Kinder, eine regelgerechte Hör- und Sprachent-wicklung zu durchlaufen, haben sich durch das NHS deutlich verbessert. Dennoch bleibt die Nachverfolgung von Familien nach einem positiven Screeningbefund eine große Herausforderung.

Früherkennung von Hörstörungen in Österreich und Schweiz
Auch in Österreich und in der Schweiz existieren ent-sprechende Programme zum Neugeborenen-Hör-screening. Österreich war das erste europäische Land (außer Wien), das NHS eingeführt hat (neben Flandern, Belgien).

In Österreich wurde im Jahr 1995 ein Konzept von der österreichischen HNO-Gesellschaft beschlossen, seit 2003 werden die Ergebnisse in den Mutter-Kind-Pässen eingetragen. In der Schweiz wurde 1998 eine Arbeitsgruppe gegründet; seit dem Jahr 1999 sind praktisch alle größeren Kliniken am Neugeborenen-Hörscreening beteiligt.

2.2.1 Follow-up und Tracking

Die Bereitschaft von Menschen, an follow-up-Untersuchungen nach einem **auffälligen Screeningbefund** teilzunehmen, ist ein kritisches Qualitätskriterium eines Hörscreenings. In den Jahren 2011 und 2012 nahmen etwa 70 % aller im NHS auf-fällig gescreenten Kinder am notwendigen Rescreening teil (Nennstiel-Ratzel et al. 2017).

Während das Neugeborenen-Hör-screening in der Regel direkt in der Geburtseinrichtung durchgeführt wird, müssen Eltern von Kindern mit auffälligem Befund, falls ein Kontrollscreening nicht unmittelbar durchgeführt wird, für die Folgeuntersuchungen zu einem späteren Zeitpunkt in die Klinik oder eine andere Diagnostikstelle zurückkehren. Häufig stellt dies eine Hürde im **Nachverfolgungs-prozess** auffälliger Kinder dar, die dann trotz positiven Erstbefunds nicht weiter-verfolgt werden können. Um die Teil-nahmequote am Rescreening zu erhöhen, wurde das sogenannte follow-up und Tracking eingerichtet. Das follow-up und Tracking sowie die Datensammlung und – analyse wird im besten Fall über eine Screening-Zentrale durchgeführt (Neu-mann et al. 2009). Ohne follow-up und Tracking wären lost-to-follow-up Raten von etwa 25–50 % zu erwarten (Hoth et al. 2015).

Phoniater und Pädaudiologen haben ein **zweistufiges, wohnortnahes Nachsorgekonzept** entwickelt. In der ersten Stufe der Diagnostik (FU-1) erfolgt der Versuch des Ausschlusses der Diagnose einer Hörstörung durch einen Phoniater oder Pädaudiologen. Sofern die Ergebnisse weiterhin auffällig sind, wird die Familie an eine zweite Instanz, die FU-2-Stelle, zur erneuten Diagnostik weitergeleitet. Von hier aus wird im Falle der Bestätigung einer Hörstörung auch die fachliche Weiter-betreuung und ggf. Hörgeräteversorgung fortgeführt. Das follow-up ist nach dem Konsensus der Deutschen Gesellschaft für Phoniatrie und Pädaudiologe (DGPP) und nach der Empfehlung der AGERA zum Einsatz objektiver Hörprüfmethoden im Rahmen der **pädaudiologischen Konfirmationsdiagnostik** (Hoth et al. 2012) geregelt.

Das System der Nachverfolgung von Kindern mit einem positiven Screening-befund oder Kindern, die dem NHS fern-geblieben sind, umfasst die

- Verbesserung der zentralen Datensysteme zur Erfassung und Verwaltung der follow-up- und Tracking-Aktivitäten,
- Sicherstellung der medizinischen Versorgung von Familien,
- Bereitstellung weiterer Kapazitäten, welche über das Screening-Angebot der Kliniken hinausgehen,
- Errichtung von Unterstützungssystemen für Familien,
- Kontinuierliche Betonung der Wichtigkeit einer frühen Identifizierung einer Hörstörung (Shulman et al. 2010).

Die Ergebnisse des NHS werden in das **gelbe Früherkennungsuntersuchungsheft (U-Heft)** des Kindes eingetragen. Der Kinderarzt kontrolliert im Rahmen der Früherkennungsuntersuchung U3 (vierte bis fünfte Lebenswoche des Kindes), ob das Kind am NHS teilgenommen hat und ob eine Nachuntersuchung notwendig ist. Dies dient zugleich der Nachverfolgung von Familien, die nach dem Aufenthalt in der Geburtseinrichtung ggf. nicht mehr einfach zu erreichen sind.

Watkin et al. (1998) fanden heraus, dass Eltern sich relativ schnell eine Meinung über die Hörfähigkeit ihres Kindes bilden, was wiederum starke Auswirkungen auf die Teilnahmebereitschaft an Folgeuntersuchungen nach einem auffälligen Screeningbefund hat. Auf Nachfrage gaben viele Eltern an, dass sie der Meinung seien, dass ihr Kind gut höre und daher keine weitere Untersuchung notwendig sei. Johnson et al. (1991) stellten fest, dass einige Eltern einen auffälligen Befund in einer Hörüberprüfung sogar ablehnten und sich lieber auf ihre eigenen, vermeintlich positiven Beobachtungen verließen, selbst wenn das Kind noch sehr jung war.

Die Teilnahme an Vorsorge- und Früherkennungsuntersuchungen variiert mit der Schichtzugehörigkeit, wobei Kinder von Eltern mit einem niedrigen sozioökonomischen Status insgesamt deutlich seltener an Untersuchungen teilnehmen als Familien mit hohem sozioökonomischem Status (Lampert et al. 2002). Auch ein Migrationshintergrund hat negative Auswirkungen auf die Teilnahmebereitschaft von Familien. Jedoch kann auch medizinisches Fachpersonal dafür verantwortlich sein, dass die Diagnose einer Hörstörung verspätet erfolgt (Thompson und Thompson 1991).

Der Screeningprozess ist erst dann abgeschlossen, wenn eine Hörstörung ausgeschlossen oder identifiziert wurde und eine Versorgung/Intervention begonnen wurde (Hoth et al. 2015). Für Kinder, die ein hohes Risiko für den Erwerb einer Hörstörung aufweisen, sind weitere regelmäßige Hörüberprüfungen notwendig.

> **Wichtig**
> Weiterführende oder alternative Erfassungsmethoden nach NHS sind erforderlich für Kinder,
> - die nicht am NHS teilgenommen haben,
> - die keinen Zugang zum NHS hatten (z. B. Kinder aus Familien mit Fluchthintergrund).

Eine Möglichkeit, die Teilnahmebereitschaft am Rescreening des NHS zu erhöhen, stellt vor allem die **kontinuierliche Aufklärung** dar. Eltern, die sich über Sinn und Zweck einer Screeningmaßnahme informiert fühlen und selbst bei der Untersuchung anwesend sind, zeigen gegenüber Folgeuntersuchungen eine positivere Einstellung und höhere Teilnahmebereitschaft als Eltern, die nicht in den Prozess eingebunden wurden (Weichbold et al. 2001). Diese Aufklärung ist auch für medizinisches Fachpersonal sinnvoll.

2.2.2 Mögliche Grenzen und Einschränkungen

Das NHS ist ein Screeningverfahren, das hörauffällige von hörunauffälligen Kindern trennen soll. Wie in vielen anderen Screeninguntersuchungen gibt es auch **falsch-positive Kinder,** die trotz auffälligem Befund guthörend sind und andere Kinder mit Hörstörung, die durch das NHS nicht erkannt werden können **(falsch-negativ).** Sowohl die Methode der Ableitung otoakustischer Emissionen (OAE) als auch die Hirnstammaudiometrie (BERA) (▶ Abschn. 2.1) sind keine direkten Hörprüfmethoden, sondern können nur physiologische Gegebenheiten abbilden, die mit einer hohen Wahrscheinlichkeit auf eine gute Hörfähigkeit hinweisen.

Gründe, die zu einem falsch-positiven Ergebnis im NHS führen können, sind bei der Ableitung von TEOAE unter anderem das Vorhandensein von **Fruchtwasser im Mittelohr oder Gehörgang** beim Neugeborenen, sofern die Messung zu früh nach der Geburt erfolgt, Umgebungsgeräusche oder ein unruhiges Kind. Wenn eine Messung erst ab dem 2. Lebenstag der Kinder durchgeführt wird, können falsch-positive Ergebnisse weitgehend vermieden werden (Welzl-Müller et al. 1997). Dies ist in Geburtseinrichtungen auch aufgrund der Zunahme von ambulanten Geburten nicht immer realisierbar.

Falsch-positive Befunde beinhalten die Gefahr, dass Eltern unnötig beunruhigt werden. Dies kann zu **Stressgefühlen** führen (Tueller und White 2016), die sich im schlimmsten Fall negativ auf die frühe Eltern-Kind-Bindung und – Kommunikation auswirken. Falsch-negative Befunde können auf der anderen Seite für Eltern so beruhigend sein, dass sie spätere Anzeichen für eine Hörstörung nicht erkennen bzw. verdrängen, da das Neugeborenen-Hörscreening unauffällig war (Mann et al. 2001).

> **Wichtig**
> Folgende Hörstörungen können durch das Neugeborenen-Hörscreening nicht zuverlässig erkannt werden:
> - Hörstörungen mit einem Schädigungsort in den inneren Haarzellen, den Synapsen zum Hörnerv oder dem Hörnerv selbst (z. B. auditorische Synaptopthie/auditorische Neuropathie (AS/AN) oder Akustikusneurinom) bzw. in zentralen Anteilen der Hörbahn, sofern die Methode TEOAE gewählt wurde),
> - Progrediente oder late-onset Hörstörungen (z. B. infolge kongenitaler CMV-Infektionen),
> - Geringgradige Hörstörungen (<35 dB Hörverlust),
> - Erworbene Hörstörungen (z. B. durch Erkrankungen wie Meningitis oder Traumata) (Schäfer 2013).

Man geht davon aus, dass etwa **10–20 % aller kindlichen Hörstörungen bei der Geburt noch gar nicht vorhanden sind** und sich erst zu einem späteren Zeitpunkt manifestieren (Fortnum et al. 2001; Levi et al. 1993). Zu den 1–2/1000 Kindern mit einer Hörstörung geborenen Kindern kommen laut Schätzungen aus älteren Studien in den Folgejahren noch weitere zwei Kinder hinzu, die eine Hörstörung erst im späteren Entwicklungsverlauf erwerben (Coplan 1987). Der incremental yield (Englisch: Ausbeute bzw. Ertrag) eines zweiten Hörscreenings bis zum Schulalter wird für Großbritannien auf ca. 0,34/1000 Kinder geschätzt, sofern zuvor ein Neugeborenen-Hörscreening stattgefunden hat (Bamford et al. 2007).

In retrospektiven Untersuchungen von CI-versorgten Kindern wurde festgestellt, dass bei etwa 30 % der Kinder ein unauffälliger Befund im NHS vorlag (Nickisch et al. 2010; Young et al. 2011). Dies war unabhängig von der Ätiologie der

Hörstörung oder von bekannten Risikofaktoren.

Um tatsächlich auch diese spät erworbenen Hörstörungen rechtzeitig zu erkennen, sind alternative Erfassungsmethoden in Form von **wiederholten Hörprüfungen** im Kindesalter notwendig (Lenarz et al. 2007).

Eine objektive Screeningmethode kann bei älteren Kindern häufig nicht mehr so unkompliziert durchgeführt werden wie wenige Tage nach der Geburt, wenn das Kind noch häufig schläft. Aufgrund der **hohen Prävalenz von Mittelohrinfekten** in den ersten beiden Lebensjahren kann eine Wiederholung der Ableitung otoakustischer Emissionen im ersten oder zweiten Lebensjahr falsch-positive Befunde liefern. Da das Kind bei der Ableitung von OAE und AABR für einen kurzen Zeitpunkt relativ still sein muss, ist die Durchführung bei älteren Kindern ohne kurzzeitige Sedierung schwierig.

> **In Kürze**
> Mit Einführung des Neugeborenen-Hörscreenings wurde die Möglichkeit eröffnet, Hörstörungen bei Kindern zu einem frühestmöglichen Zeitpunkt zu erkennen, zu behandeln und zu versorgen. Dennoch bedeutet ein unauffälliger Befund im Neugeborenen-Hörscreening keine Garantie für die gesamte weitere Hörentwicklung, sodass wiederholte Hörprüfungen im frühen Kindesalter notwendig sind.

2.3 Subjektive Verfahren

Trotz aller Fortschritte der objektiven Audiometrie bleiben die subjektiven Verfahren eine entscheidende Grundlage der kindlichen Hördiagnostik. Es ist nicht möglich, ausschließlich anhand objektiver Daten eine kindliche Hörschwelle zu bestimmen und etwa eine Hörgeräteversorgung zu kontrollieren. Stets werden subjektive audiometrische Verfahren benötigt, die von objektiven Messungen zwar ergänzt, aber nicht ersetzt werden können.

In Abhängigkeit des Alters stehen zur Diagnose frühkindlicher Hörstörungen verschiedene subjektive Hörprüfverfahren zur Verfügung. Subjektive Hörprüfungen dienen dazu, die stark altersabhängigen Reflex- und Reaktionsschwellen zu ermitteln, welche als Reaktion auf akustische Reize zu beobachten oder nachzuweisen sind. Die Schwellenwerte, die zur Auslösung von Reflexen oder Verhaltensänderungen nach akustischer Reizdarbietung erforderlich sind, unterliegen einem altersbedingten Reifungsprozess. Eine genaue Bestimmung der Funktionsfähigkeit des Hörorgans ist oft schwierig und hängt in hohem Maße vom **Entwicklungsstand des Kindes,** der tatsächlichen **Hörfähigkeit** sowie der **Erfahrung und Beobachtungsgabe des Untersuchers** ab.

Der Ablauf einer subjektiven Hörprüfung beim Kind soll sich grundsätzlich an dem **Entwicklungsalter** des Kindes orientieren. Das Lebensalter der Kinder stellt dabei nur einen Anhaltspunkt für das Entwicklungsalter des Kindes dar. Bei frühgeborenen Säuglingen und entwicklungsverzögerten Kindern, die der Audiometrie zugeführt werden, kann das Entwicklungsalter nicht mit dem Lebensalter gleichgesetzt werden.

Häufig sind übermüdete oder sehr unruhige Kinder mit der Aufgabe der Hörprüfung überfordert, sodass Abläufe vereinfacht werden müssen. In diesem Fall ist ein flexibles und feinfühliges Vorgehen des Untersuchers unerlässlich.

Es werden vier Antworten auf Hörreize unterschieden (Wirth 2000):
- unbedingte Reflexe,
- bedingte bzw. konditionierte Reflexe,
- unbewusste Reaktionen und
- bewusste Reaktionen.

2.3.1 Reflexaudiometrie

Die Reflexaudiometrie kann innerhalb der ersten Lebensmonate eines Kindes durchgeführt werden, wenn die noch unbedingten Reflexe des Kindes (z. B. Saugreflex, Moro-Reflex) beobachtet werden können. Unbedingte Reflexe sind **unwillkürliche, ohne vorherige Konditionierung auslösbare Reflexe** wie Änderungen der Atem- und Nuckelfrequenz, der plötzliche Lidschlag (Auropalpebralreflex) und der Moro-Reflex (Umklammerungsreflex, gekennzeichnet durch ruckartiges Öffnen der Arme und gleichzeitiges Spreizen der Finger mit anschließender Faustbildung). Der Moro-Reflex wird zwischen dem dritten und vierten Lebensmonat abgebaut. Es entwickeln sich dann erste Orientierungsreaktionen, die in der Verhaltensaudiometrie beobachtet werden können.

Reflexe, die durch akustische Reize ausgelöst und beobachtet bzw. gemessen werden können, sind:

- Moro-Schreck-Reflex,
- Auropalpebral-Reflex,
- Atemreflex und
- Stapediusreflex (nur im Rahmen der audiologischen Überprüfung).

Durchgeführt wird die Reflexaudiometrie in der Regel im freien Schallfeld. Dabei werden den Kindern über ein diagnostisches Hörprüfgerät (Audiometer) Töne, z. B. Wobbeltöne (d. h. frequenzmodulierte Sinustöne, kalibrierte Geräusche) in unterschiedlichen Zeitabständen und Lautstärken über den Lautsprecher angeboten und die Reaktionen (bzw. Reflexe) bei plötzlichem Einsatz eines Ereignisses (auch Klatschen o. Ä.) beobachtet (Mrowinski et al. 2017). Das Kind sollte bei der Untersuchung wach und aufmerksam sein.

> Die Reflexschwelle bei Neugeborenen liegt mit etwa 80–90 db über die Luftleitung und im Alter von drei Monaten mit 50–60 db noch relativ hoch. Bedingt durch den Lautheitsausgleich können geringgradige und mittelgradige Hörstörungen mit der Reflexaudiometrie nicht zuverlässig erkannt werden. Da bei der Schallempfindungsschwerhörigkeit laute Töne gedämpft werden, kann ein geringerer Hörverlust mit dieser Methode nicht bemerkt werden. Ferner lassen reguläre Reflexe auf laute Töne nicht zwangsläufig eine Aussage bezüglich der Hörschwelle zu.

▪ High Amplitude Sucking (HAS)

Die Methode des High Amplitude Sucking (Nuckelrate, Saugfrequenz) nutzt den **natürlichen Reflex der spontanen Saugtendenz** von Säuglingen, um Hörreaktionen festzustellen und die Diskriminationsfähigkeit näher zu untersuchen. Dabei wird dem wachen Säugling ein Ton vorgespielt und zugleich das Nuckelverhalten beobachtet.

Bei Toneinsatz oder Tonwechsel verändert der Säugling seine **Nuckelfrequenz und -intensität** und saugt kräftiger und häufiger am Schnuller. Sofern sich der Ton nicht verändert, lässt die Saugintensität häufig nach und zeigt an, dass sich der Säugling an den Ton gewöhnt hat bzw. habituiert ist (Habituations-Dishabituations-Paradigma) (Knopf 2020).

Mithilfe der Methode des High Amplitude Sucking wird beispielsweise auch untersucht, ob Säuglinge Phoneme unterscheiden können (z. B. „pa" und „ba"). Voraussetzung bei der Durchführung ist, dass das Kind einen Schnuller akzeptiert.

▪ Air Puff Audiometry

Die Air Puff Audiometry eignet sich insbesondere für **Kinder mit Mehrfachbehinderung,** die in den klassischen

Hörprüfungen nicht kooperieren (können) oder körperlich-motorisch so stark beeinträchtigt sind, dass Reaktionen nur sehr schwer beobachtet werden können (Coninx und Moore 1997; Lancioni und Coninx 1995).

Zunächst wird in der Konditionierungsphase ein Hörreiz mit einem gleichzeitigen oder leicht verzögerten **Luftstoß** in Richtung des Gesichtes des Kindes gekoppelt. Dieser Luftstoß ruft typische Reflexe (z. B. Auropalpebralreflex oder Abwenden des Kopfes) beim Kind hervor. Im späteren Verlauf wird der Luftstoß bewusst entfernt, wobei die Reflexe weiterhin beobachtet werden können (klassische Konditionierung). Sofern Reaktionen nachlassen, wird der Luftstoß kurzzeitig wieder eingeführt.

Die Air Puff Audiometry bietet den Vorteil, dass sie ohne spezifische Aufgabenstellung auskommt und daher nahezu **voraussetzungslos** ist (Lancioni et al. 1990). Daher eignet sie sich insbesondere für Kinder mit schwerer Mehrfachbehinderung und/oder Autismus-Spektrum-Störung. Derzeit wird sie in Deutschland nur in wenigen spezialisierten Zentren angeboten.

2.3.2 Verhaltensaudiometrie/ Ablenkaudiometrie

Eine Verhaltensaudiometrie (Behavioral Observation Audiometry (BOA/Ablenkaudiometrie)) kann bei Kindern ab einem Alter von etwa drei bis sechs Monaten durchgeführt werden. Sie wird in der Regel im freien Schallfeld über zwei Lautsprecher oder einen Lautsprecher-halbkreis durchgeführt. Während der Untersuchung sitzt das Kind auf dem Schoß einer Bezugsperson. Es werden reproduzierbare **Verhaltensänderungen** des Kindes auf Schallreize erfasst, wie z. B. das Suchen der Schallquelle durch Kopfdrehen (Lokalisation), Augenbewegungen, Mimik- oder Gestikänderungen, Arm- und/

oder Beinbewegung sowie Innehalten der Atmung sowie irritiertes Schauen.

Während früher häufig natürliche Schallerzeuger (z. B. Musikinstrumente) bei der Verhaltens- und Ablenkaudiometrie eingesetzt wurden, werden heute alltägliche Geräusche, Sprache, Kinderlieder oder Wobbeltöne mit genau definierten Pegeln über das Audiometer abgespielt (Mrowinski et al. 2017). Dies hängt damit zusammen, dass mit Realgegenständen verschiedene Lautstärken produziert werden, die abhängig von der Entfernung und Raumakustik sind und keine Aussage über die Hörreaktionsschwelle des Kindes erlauben. Außerdem können visuelle Reize der Klangerzeuger die Ergebnisse verfälschen.

Die Reaktionen des Kindes werden vom Untersuchungsleiter protokolliert. Im Idealfall wird auch eine Videoaufnahme zur späteren Interpretation angefertigt.

Die Reaktionen der Kinder sind in der Regel **nicht häufig reproduzierbar.** Je nach Alter des Kindes können schnelle **Gewöhnungseffekte** eintreten und Verhaltensänderungen dann nicht mehr sicher beobachtet werden.

2.3.3 Visual Reinforcement Audiometry (VRA), Konditionierte Reaktionsaudiometrie

Bei der Visual Reinforcement Audiometry (VRA) wird der akustische Reiz mit einem visuellen Reiz gekoppelt.

Die Testung folgt dem Prinzip der **operanten Konditionierung,** indem dem Kind zeitgleich oder zeitlich etwas verzögert zum akustischen Ereignis ein visueller Reiz (z. B. bewegte Spielzeugfigur, bunte Bilder, Filmausschnitte auf Bildschirmen o. Ä.) angeboten wird. Dieser visuelle Reiz verschwindet hinter einer Verdunklung oder wird ausgeschaltet, wenn der akustische Reiz endet (DGPP 2013).

Das Kind lernt nun durch häufige Darbietung beider Reize, mit einer Kopfdrehung in Richtung des Verstärkers zu reagieren, sobald ein Ton erklingt. Im späteren Verlauf der Untersuchung wird der visuelle Verstärker erst dann aktiviert, wenn das Kind auf den Ton mit einer Kopfbewegung in Richtung des noch ausgeschalteten Verstärkers eindeutig reagiert hat. Während der Untersuchung wird das Kind in der Regel zusätzlich vom Versuchsleiter mit Spielmaterial (Bauklötzen etc.) beschäftigt, damit die Aufmerksamkeit nicht ausschließlich auf dem visuellen Reiz liegt.

Auch die VRA kommt ohne eine zuvor formulierte Aufgabenstellung aus. Ein wesentlicher Unterschied zur Verhaltens- und Ablenkaudiometrie besteht in der **Konditionierungsphase vor der Messung** (Mrowinski et al. 2017).

2.3.4 Spielaudiometrie

Die Spielaudiometrie (Pediatric Conditioned Play Audiometry, CPA) ist bei Kindern ab einem Alter von zwei bis drei Jahren durchführbar und liefert bereits recht gute Hinweise auf die Hörschwelle im gesamten Frequenzbereich (Mrowinski et al. 2017). Sie kann im freien Schallfeld, mit Kopfhörern oder Knochenleitungshörern durchgeführt werden.

In der Konditionierungsphase wird ein einfaches **Übungstraining** mit dem Kind gestaltet, bei dem es Gegenstände wie Bausteine oder Ringe auf ein akustisches Signal hin in eine Kiste befördern oder aufstapeln soll. Das Spiel wird zunächst gemeinsam mit dem Kind und den Bezugspersonen durchgeführt, damit das Kind den Spielablauf lernt.

Visuelle Ablenkung durch Spielzeuge, äußere Reize o. Ä. sollten während der Untersuchung vermieden werden. Ebenso sollte das eingeführte Spiel nicht zu attraktiv sein, um zu vermeiden, dass es die gesamte Aufmerksamkeit des Kindes bindet.

- **Tangible Reinforcement Operant Conditioning Audiometry (TROCA) (Belohnungsaudiometrie)**

Bei der Tangible Reinforcement Operant Conditioning Audiometry (TROCA) wird ein **Belohnungssystem** mit Süßigkeiten oder anderen Verstärkern eingeführt, die dem Kind ausgehändigt werden, wenn es auf einen akustischen Stimulus hin einen Schalter o. Ä. korrekt betätigt hat. Die TROCA eignet sich für Kinder, die bereits etwas älter sind und die gut mit Verstärkern wie Süßigkeiten motiviert werden können. Durch das Vorhandensein der Süßigkeiten direkt zu Beginn der Untersuchung (z. B. Smarties o. Ä., die zwar in der Nähe des Kindes, aber außerhalb seiner Reichweite platziert werden) wird zugleich visualisiert, wie lang die zu absolvierende Aufgabe sein wird (z. B. fünf bis zehn Prüftöne oder fünf bis zehnmal „hinhören").

2.3.5 Tonschwellenaudiometrie

Die konventionelle **Tonschwellenaudiometrie** ist für Kinder ab etwa vier Jahren geeignet. Sie ist die am häufigsten durchgeführte subjektive Hörprüfung und wird zur Diagnostik, Verlaufskontrolle und Begutachtung eingesetzt. Die Ergebnisse lassen sowohl eine Einteilung in Schallleitungs- und Schallempfindungsstörungen, als auch eine Quantifizierung der Hörstörung zu. Aufgrund ihrer subjektiven Testeigenschaften erfordert die Tonschwellenaudiometrie sowohl ein hohes Maß an Kooperationsbereitschaft und Konzentrationsfähigkeit seitens des Kindes als auch ein hohes Maß an Erfahrung seitens des Untersuchers.

Für die Ermittlung eines Audiogramms erfolgt die Messung mit einem **Audiometer** über einen Kopfhörer (Luftleitung) oder über einen Knochenleitungshörer

(Knochenleitung), der am Mastoid (Warzenfortsatz hinter dem Ohr) oder der Stirn aufgesetzt wird. In speziellen Fällen, z. B. bei Verweigerung der Kopfhörer durch das Kind oder zur Ermittlung der Aufblähkurve wird auch eine Messung im **Freifeld** durchgeführt, bei der der Schall über Lautsprecher abgegeben wird.

Die unverzichtbare Basis für eine erfolgreiche apparative Versorgung ist die **Ermittlung einer seitengetrennten und frequenzspezifischen Hörschwelle.** Sobald das Kind einen Kopfhörer toleriert, erfolgt deshalb die Messung seitengetrennt für das rechte und linke Ohr, indem zuerst die Hörschwelle für Luftleitung und dann der Knochenleitung überprüft werden. Damit ist es möglich, zwischen einer Schallleitungs- und Schallempfindungsschwerhörigkeit zu differenzieren. Überschwellige tonaudiometrische Prüfungen ermöglichen zudem die Differenzierung einer Schädigung der Haarzellen oder des Hörnervs bei dem Verdacht auf eine Schallempfindungsschwerhörigkeit.

Beim Tonaudiogramm werden die audiometrischen Frequenzen (beginnend bei 125 Hz über 250, 500 Hz, 1, 2, 4, 6 und 8 kHz) der Pegel ermittelt, bei dem das Kind den Ton gerade wahrnimmt (Ruhehörschwelle). Dazu wird der Testtonpegel schrittweise so lange erhöht, bis das Kind rückmeldet, den Ton wahrzunehmen, dann wieder erniedrigt bis die Hörschwelle möglichst sicher eingegrenzt ist. Bei kleinen Kindern oder entwicklungsverzögerten älteren Kindern erfolgt die Antwortgebung durch z. B. das Stapeln von Klötzchen oder Auffädeln von Ringen (▶ Abschn. 2.3.4). Bei der Auswertung müssen der Entwicklungsstand und die Konzentrationsfähigkeit des Kindes berücksichtigt werden.

Zur graphischen Darstellung eines Tonaudiogramms werden die resultierenden Werte in Form einer Hörkurve in ein **Audiogrammformular** aufgetragen. Für jedes Ohr wird ein separates Audiogramm erstellt. Auf der horizontalen Achse des Diagramms sind die Frequenzen von links nach rechts ansteigend von 125–12.000 Hz (Hertz) aufgetragen. Mit ansteigender Frequenzzahl, steigt auch die (wahrnehmbare) Tonhöhe. Vertikal ist die Lautstärke des jeweiligen dargebotenen Tons von 0–130 dB (Dezibel) aufgetragen. Die Darstellung im Audiogramm ist so normiert, dass die gerade Nulllinie das unbeeinträchtigte Hörvermögen darstellt. Allgemein werden die Befunde des rechten Ohres farblich rot markiert und in das linke Feld eingetragen, die Befunde des linken Ohres in blau in das rechte Feld. Erhält man Audiogramme, bei denen die eingetragenen Kurven nur schwarz sind, geben die verwendeten Zeichen zusätzlichen Aufschluss, welches Audiogramm die Werte das rechte und linke Ohr abbildet. So wird die Luftleitungsschwelle für das rechte Ohr mit einem Kreis, für das linke mit einem Kreuz markiert, die mit einer durchgezogenen Linie verbunden werden. Die Knochenleitungsschwelle ist mit Pfeilspitzen markiert, die mit einer gestrichelten Linie verbunden werden, um den jeweiligen Hörverlust abzubilden. Die Differenz zwischen Luftleitungs- und Knochenleitungskurve wird als **Air-Bone Gap** bezeichnet und gibt die Schallleitungskomponente des Hörverlusts an.

- **Luft- und Knochenleitungshörschwelle**

Die Luftleitungshörschwelle wird seitengetrennt mit Kopfhörer oder im freien Schallfeld mit Lautsprecher getestet. Bei der Überprüfung der Knochenleitung ist das Hörprüfverfahren das Gleiche, jedoch wird dem Kind ein Knochenvibrator (am Knochenleitungshörer) auf den Processus mastoideus (Knochenvorwölbung des Schläfenbeins) der zu untersuchenden Seite gesetzt und das andere Ohr über einen Kopfhörer vertäubt. Der Schall erreicht nun unter Umgehung des Mittelohres direkt über die Schädelknochen das Innenohr. Das Ergebnis spiegelt also

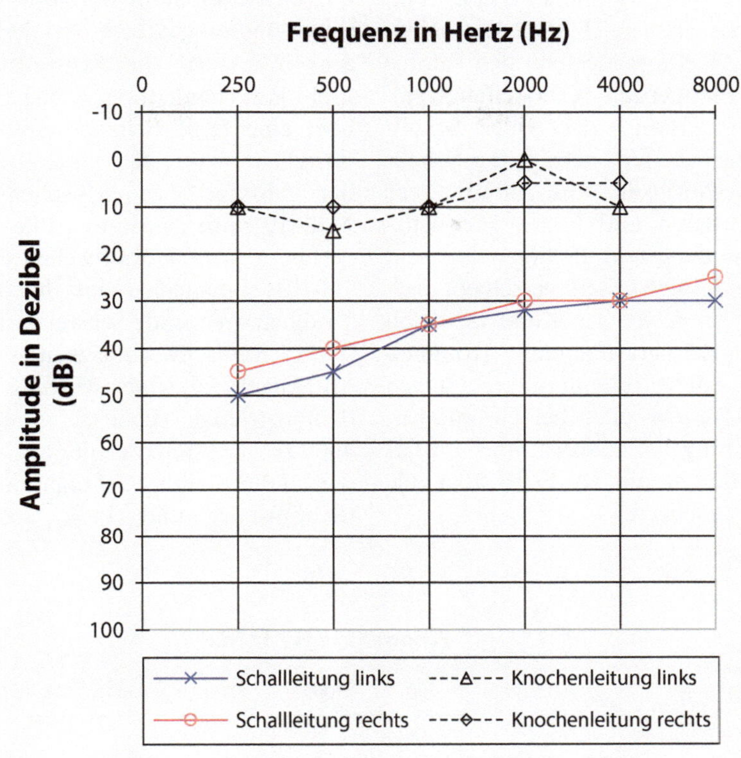

◘ Abb. 2.2 Schallleitungsstörung (SLS): Diskrepanz zwischen Luft- und Knochenleitung

die Innenohrleistung wider. Die isolierte Knochenleitung spielt für die Hörvorgänge im täglichen Leben nur eine untergeordnete Rolle. Sie wird jedoch im Rahmen der routinemäßigen Tonaudiometrie wie auch für weitergehende diagnostische Maßnahmen bestimmt.

> **Hörschwelle**
> Unter der Hörschwelle versteht man die Lautstärke, bei der ein Ton gerade eben wahrnehmbar wird. Der Abstand zwischen der Hörschwelle eines hörbeeinträchtigen Kindes und der Hörschwelle eines guthörenden Kindes definiert den Hörverlust.

■ **Tonschwellenaudiogramm bei Schallleitungsschwerhörigkeit**
Eine Schallleitungsschwerhörigkeit zeigt sich im Tonaudiogramm durch eine **Differenz (Air-Bone Gap)** zwischen Luftleitungskurve und Knochenleitungskurve. Die Hörschwelle der Luftleitung ist verschlechtert, d. h. es werden größere Lautstärkepegel benötigt (◘ Abb. 2.2). Die Knochenleitung hingegen liegt im unauffälligen Bereich, da die Schallenergie direkt unter Umgehung des Mittelohrs das gesunde Innenohr reizt.

Bei Tubenventilationsstörungen und bei der Otosklerose mit Versteifung der Gehörknöchelchenkette beträgt die

Differenz um 20 dB vor allem im tiefen und mittleren Frequenzbereich. Die Resonanzfrequenz der Kette verschiebt sich infolge zu hoher Frequenzen **(Versteifungstyp)**. Bei Paukenergüssen, die eine Schalldämpfung hervorrufen, beträgt die Schalleitungsschwerhörigkeit bis 30 dB, vor allem im mittleren und hohen Frequenzbereich **(Dämpfungstyp)** (Schönweiler und Ptok 2010). Infolgedessen verschiebt sich die Resonanzfrequenz der Kette zu tiefen Tönen hin. Bei gravierenden Trommelfelldefekten oder Kettenunterbrechungen (z. B. nach Trauma oder bei chronischen Knocheneiterungen/Cholesteatom) zeigt sich eine Differenz um 10–40 dB über alle geprüften Frequenzen.

- **Tonschwellenaudiogramm bei Schallempfindungsschwerhörigkeit**

Sinken sowohl die Schwellen für Luft- und Knochenleitung gleichermaßen ab, liegt eine reine Schallempfindungsschwerhörigkeit vor (Abb. 2.3). Je größer der Abstand des Schwellenverlaufs zur Null-dB-Linie ist, desto größer ist der Hörverlust. Ein Hörschwellenverlauf nahe 100 dB signalisiert eine hochgradige, an Taubheit grenzende Schwerhörigkeit.

Hochtonschwerhörigkeiten treten oft nach Lärmeinwirkung auf. Sie demonstrieren zunächst eine Senke bei 4000 Hz (c5-Senke), die sich im Laufe der Jahre zum Schrägabfall ausweitet (Schönweiler und Ptok 2010). Senken

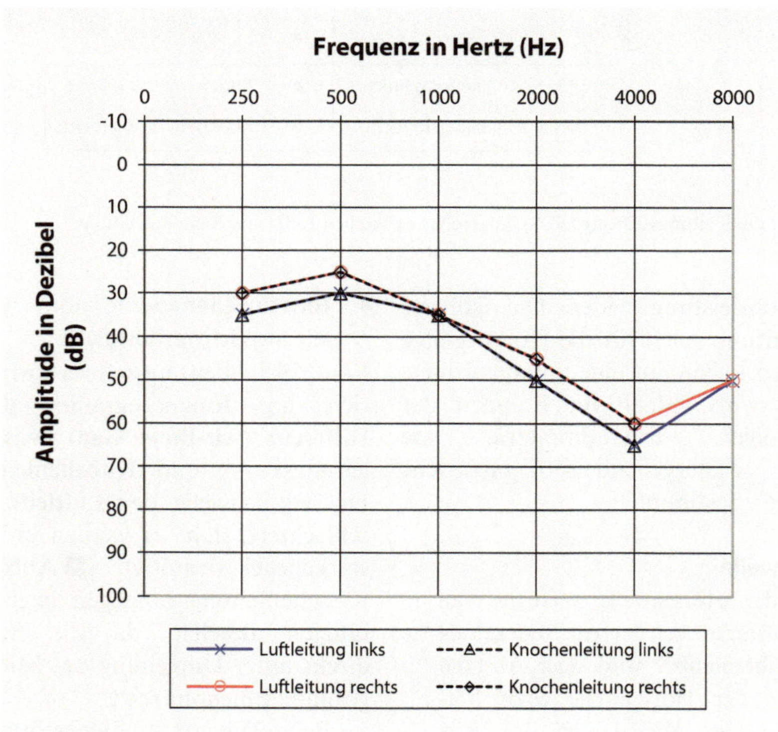

Abb. 2.3 Schallempfindungsschwerhörigkeit (SES): Luft- und Knochenleitungsschwelle fallen im hochfrequenten Bereich ab

im mittleren Frequenzbereich werden als sogenannte Carhard-Mulde beschrieben und treten infolge der Otosklerose auf. Breite Senken lassen häufig einen Hörsturz erkennen. Die Tieftonschwerhörigkeit ist typisch beim Morbus Meniere. Es handelt sich um eine anfallsartig verlaufende Labyrintherkrankung mit Drehschwindel, Ohrgeräuschen und Hörverlust. Innenohrschwerhörigkeiten, die sich über den gesamten Frequenzbereich erstrecken oder einen breiten, flachen Schrägabfall verursachen, treten bei Hörsturz oder bei den meisten erblichen Hörstörungen auf. Hörnerven- oder Hirnstammschwerhörigkeiten machen keine typischen Kurvenverläufe.

- **Tonschwellenaudiogramm bei kombinierter Schwerhörigkeit**

Kombinierte Schwerhörigkeiten treten z. B. häufig im Rahmen einer fortgeschrittenen Otosklerose auf, die jedoch fast ausschließlich im Erwachsenenalter auftritt. Bei Kindern können z. B. Fehlbildungen der Ohrmuschel und eine gleichzeitige Funktionsstörung der Cochlea zu einer kombinierten Schwerhörigkeit führen.

Typischerweise zeigt sich im Tonaudiogramm eine Knochen-Luftleitungsdifferenz als Ausdruck der **Schallleitungskomponente** und einen Abfall der Hörschwellenkurven für Knochenleitung als Ausdruck der **Schallempfindungskomponente.**

Fehlerquellen in der Tonaudiometrie
Eine Reihe von Fehlerquellen können die Ergebnisse verfälschen. Ein schlechtsitzender Kopfhörer, der die Ohrmuschel sehr stark eindrückt, kann den äußeren Gehörgang verschließen und Symptome einer Schallleitungsstörung verursachen. Bei asymmetrischen Hörverlusten ist auf die korrekte Vertäubung des Gegenohres zu achten. Unterscheiden sich die Schwellen in der Luftleitung um 40–50 dB zwischen der linken oder rechten Seite bei einer gleichzeitigen Knochenleitungsschwelle von 0–15 dB, kann ein Überhören eintreten. Um dies zu vermeiden, wird das in der Knochenleitung bessere Ohr z. B. mit einem Schmalbandrauschen vertäubt. Zudem ist darauf zu achten, dass bei Messungen der Knochenleitung bei hohen Pegeln die Fühlschwelle überschritten wird, d. h. die Vibrationen werden auch ohne akustisch wahrgenommenen Reiz registriert (Kießling et al. 2017). Meist sind mehrere Testdurchläufe bis zur korrekten Vertäubung nötig, um aussagekräftige Hörschwellen ermitteln zu können.

> **Aufblähkurve**
> Die Aufblähkurve gibt die Hörschwellenkurve im Freifeld mit Hörsystemen an. Sie gibt Auskunft über den messbaren Nutzen, den das Kind von den Hörsystemen hat.

Um die **Aufblähkurve** zu bestimmen, wird eine **alters- und entwicklungstypische Audiometrie** mit den angepassten Hörsystemen durchgeführt. Entsprechend ist der Bereich, in dem die Aufblähkurve liegt, sowohl vom Hörverlust wie auch von der Einstellung des Hörsystems abhängig. Das Ziel liegt darin, dass die Aufblähkurve über alle Frequenzen recht flach verläuft, sodass der größtmögliche Anteil der sprachrelevanten Frequenzanteile übertragen wird (Kießling et al. 2017).

Veränderungen der Aufblähkurve
Die Aufblähkurve mancher Kinder, die vor der Cochlea-Implantation mit Hörgeräten versorgt waren, zeigt im Audiogramm häufig zuerst schlechtere Werte. Diese Beobachtung ist darauf zurückzuführen, dass sich das Kind erst an die neuen Höreindrücke mit dem Implantat gewöhnen muss. Durch die elektrische Stimulation bei einem Cochlea-Implantat sind die Höreindrücke nicht mit denen eines Hörgeräts vergleichbar und erfordern eine schrittweise Gewöhnung des Gehirns an die neue akustische Wahrnehmung.

Je nach Alter des Kindes bedient man sich in der pädaudiologischen Diagnostik der folgenden Messmethoden:
- Screening
- Subjektive Hörschwellenbestimmung mittels
  - Beobachtungs-/Reflexaudiometrie
  - Verhaltensaudiometrie
  - Spielaudiometrie
- Hörschwellenbestimmung mit Tonaudiometrie
- Sprachaudiometrie
- Objektive Audiometrie

Für Kinder mit Mehrfachbehinderung bleibt die Reflexaudiometrie auch bei älteren Kindern eines der wenigen einsetzbaren subjektiven Messverfahren (DGPP 2013).

2.3.6 Sprachaudiometrie

Die Sprachaudiometrie erlaubt eine Aussage und Einschätzung über die **Verarbeitung und Wahrnehmung von gesprochener Sprache** bei Kindern. Es stehen verschiedene Verfahren für Kinder unterschiedlichen Alters zur Auswahl.

Sprachaudiometrische Verfahren können über Kopfhörer, Knochenleitungshörer (nach Kalibrierung) und im Freifeld durchgeführt werden. Das Kind wird aufgefordert, das Gehörte lautsprachlich zu wiederholen oder auf ein Bild/Symbol des gehörten Begriffs zu zeigen. In der Sprachaudiometrie werden – abhängig vom eingesetzten Verfahren – Worte oder Sätze angeboten.

Aufgaben der Sprachaudiometrie

- **Ermittlung der Sprachverständlichkeit in Ruhe**
  - *Sprachhörschwelle* (SHS): Schwelle, bei der Sprache gerade eben noch gehört, aber nicht mehr verstanden wird.
  - *Sprachverständlichkeitsschwelle,* Speech Recognition Threshold (SRT): Pegel, bei dem 50 % der angebotenen Sprachstimuli verstanden werden.
  - Alternativ möglich: Prozentzahl der korrekt verstandenen Wörter bei festem Pegel: z. B. bei 50 dB, 65 dB, 80 dB
- **Ermittlung der Sprachverständlichkeit im Störgeräusch**
  - *Signal-Rausch-Abstand,* Signal-to-Noise Ratio (SNR): Abstand zwischen Sprache und Störgeräusch, bei dem 50 % der angebotenen Sprachstimuli verstanden werden.

Bei der Durchführung sprachaudiometrischer Verfahren muss beachtet werden, dass das Sprachverstehen von Kindern immer auch von anderen Faktoren abhängig ist, wie z. B. vom **Kindesalter, dem allgemeinen Entwicklungsstand, der Sprachentwicklung, dem Wortschatz, der Merkfähigkeit und allgemeinen kognitiven Voraussetzungen.** Hinzu kommt, dass Kinder, die sehr schüchtern sind, wenig oder kein Deutsch verstehen, einen Bedarf an Unterstützter Kommunikation oder Artikulations- bzw. Konzentrationsschwierigkeiten haben, den Test häufig nicht absolvieren können oder vom Untersuchungsleiter nicht verstanden werden.

In diesen Fällen können zunächst **geschlossene Verfahren (closed set)** zum Einsatz kommen, bei denen Kinder auf eine Bildvorlage mit einer Auswahl der gesprochenen Items zeigen.

Bei den geschlossenen Verfahren besteht allerdings die Gefahr, dass die Kinder allein durch Raten eine richtige Auswahl treffen, da die Anzahl der Items in der Regel begrenzt und überschaubar ist (DGPP 2013). Manchmal reichen auch nur wenige Informationen über ein Wort, um den Rest erschließen zu können (z. B. Hören des Anlauts). Daher sollten – sofern möglich – unbedingt auch **offene Verfahren (open set)** ohne gleichzeitige Darstellung symbolischer oder schriftlicher Abbildungen des Prüfmaterials durchgeführt werden.

Es ist möglich, dass Kinder trotz guter Ergebnisse in der Tonschwellenaudiometrie Schwierigkeiten haben, Sprache zu verstehen. Dies kann u. a. mit den Sprachkenntnissen des Kindes und dem Sprachverständnis zusammenhängen, aber auch mit

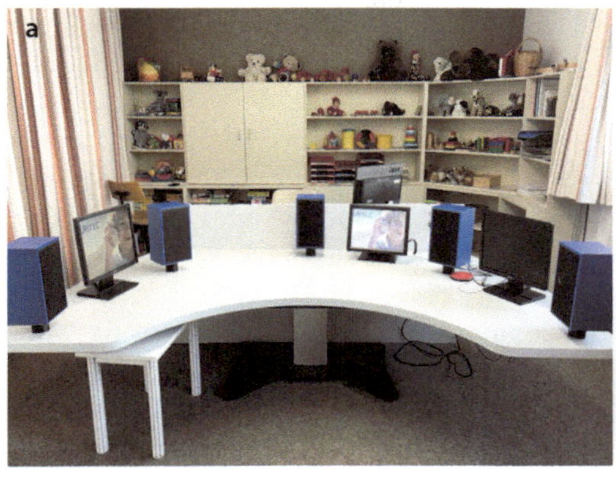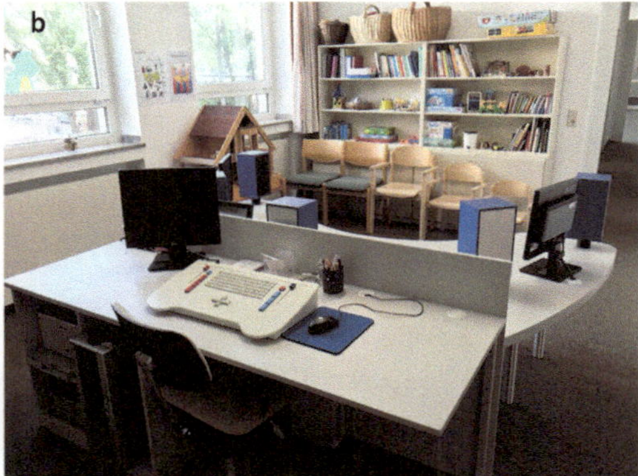

◑ Abb. 2.4 **a,b** Mainzer Kindertisch. (Mit freundl. Genehmigung von LVR-Johann-Joseph-Gronewald-Schule, Köln)

den vorhandenen **Top-down-Fähigkeiten** wie z. B. der Aufmerksamkeit, der Vigilanz, dem Wissen, der Gedächtniskapazität oder der individuellen Motivation. Altersangaben zur Durchführung der Tests müssen daher im Einzelfall nicht zutreffend sein und sind abhängig von anderen individuellen Faktoren.

> **Voraussetzungen für das Verstehen akustisch übertragener Sprachsignale (Mrowinski et al. 2017)**
> - **Hörbarkeit:** Sprachlaute können detektiert, d. h. wahrgenommen werden.
> - **Sprachverständlichkeit:** Sprachlaute sind für eine Person verständlich und können z. B. reproduziert werden.
> - **Sprachverstehen:** die übertragene Botschaft bzw. der Sinn des Gesagten werden verstanden.

◑ Abb. 2.4 zeigt exemplarisch einen Mainzer Kindertisch, der in der Kindersprachaudiometrie eingesetzt wird und in Kliniken und Bildungs- und Beratungseinrichtungen (z. B. Pädagogische Audiologie) für Kinder mit peripherer Hörstörung häufig vorhanden ist.

> **Geeignete Verfahren für die Kindersprachaudiometrie**
> - **Silbentests**
>   - TiTaTu: Silbentest, geschlossenes Verfahren mit Symbolen
>   - Speech Understanding in Noise (SUN): Silbentest, geschlossenes Verfahren mit Schriftmaterial
> - **Worttests**
>   - Mainzer Kindertest 1–3: Ein- und Zweisilber, geschlossenes Verfahren mit Bildvorlage
>   - Göttinger Kindertest 1–2: Einsilber, geschlossenes Verfahren
>   - Oldenburger Kinder-Reimtest (OLKI): Zweisilber, geschlossenes Verfahren, mit Störgeräusch möglich
>   - Adaptiver Auditiver SprachTest (AAST): Zweisilber, geschlossenes Verfahren, mit Störgeräusch möglich
>   - Mainzer Audiometric Test for Children (MATCH): Ein- und Zweisilber, geschlossenes Verfahren
>   - Freiburger Zahlen: Viersilber, halbgeschlossenes Verfahren durch begrenzte Auswahl
>   - Freiburger Einsilber: Einsilber, offenes Verfahren

— Satztests
- Oldenburger Kinder-Satztest (OLKISA): Dreiwortsätze, mit Störgeräusch möglich
- Oldenburger Satztest (OLSA): 5-Wort-Sätze, mit Störgeräusch möglich
- Göttinger Satztest (GÖSA): 4–6-Wort-Sätze, mit Störgeräusch möglich
- HSM-Satztest: 3–8-Wort-Sätze, mit Störgeräusch möglich

(zusammengefasst nach Mrowinski et al. 2017)

Sprachaudiometrische Verfahren wie die Freiburger Zahlen und Einsilber (◘ Abb. 2.5) sowie der Mainzer und Göttinger Kindertest sind zum Teil schon seit 40–60 Jahren auf dem Markt, wobei die Tests in der Zwischenzeit z. T. neu eingesprochen wurden (Winkler und Holube 2014).

Einige der in der Praxis eingesetzten sprachaudiometrischen Verfahren verfügen aufgrund ihres Alters über ein **nicht mehr aktuelles bzw. stark veraltetes Wortmaterial** (Mrowinski et al. 2017). Die Ergebnisse der Tests untereinander sind z. T. nicht vergleichbar, da die Normwerte (z. B. SRT-Werte) je nach Verfahren unterschiedlich ausfallen. Dass die Testverfahren in der Praxis dennoch weiterhin so häufig eingesetzt werden, erklärt sich durch ihre große Bekanntheit und Verbreitung sowie durch die Möglichkeit, aktuelle und ältere Testergebnisse zu vergleichen.

Während einige Verfahren schon bei Kindern ab einem Alter von drei oder vier Jahren eingesetzt werden können, eignen

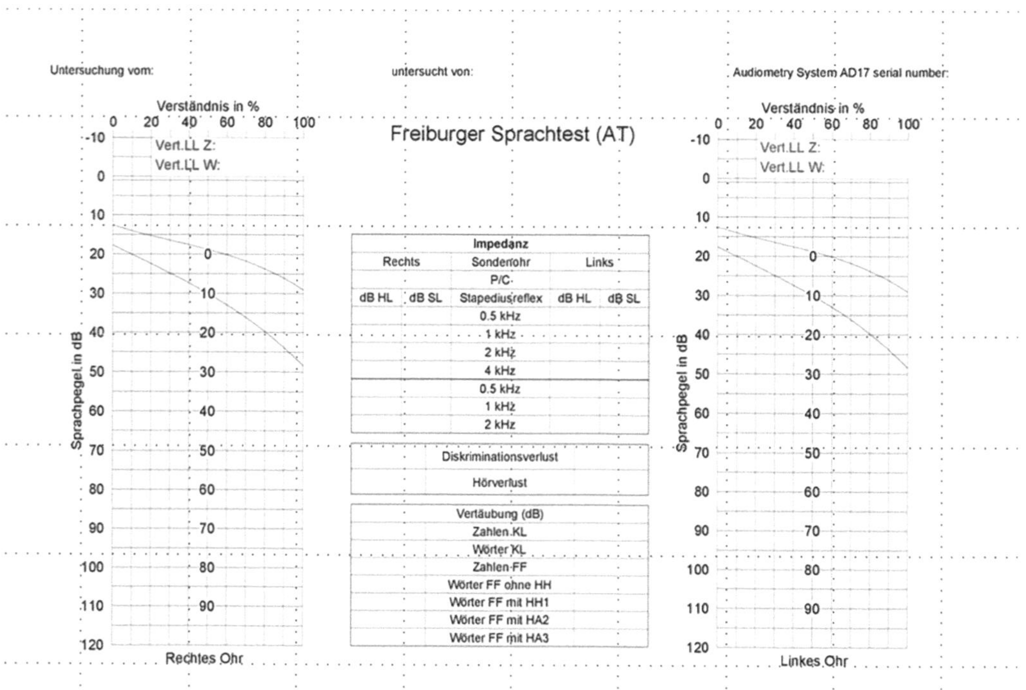

◘ **Abb. 2.5**   Muster Audiometriebogen der Freiburger Zahlen und Einsilber

sich andere aufgrund des verwendeten Wortschatzes oder aufgrund der Satzlänge nur für ältere Kinder. Einige Verfahren der Kindersprachaudiometrie können bei Menschen mit Zusatzbeeinträchtigungen oder Mehrfachbehinderung durchaus auch im Jugend- und Erwachsenenalter eingesetzt werden.

Verfahren wie die Freiburger Einsilber und Zahlen gehören zu denjenigen Tests, die für Erwachsene entwickelt wurden und dort auch ihr hauptsächliches Einsatzgebiet finden.

2.3.7 Stimmgabelprüfung

Bevor moderne Audiometer eingeführt wurden, prüften HNO-Ärzte das Hörvermögen mit Stimmgabeln verschiedener Frequenz. Als subjektives Verfahren ist der auf der aktiven Rückmeldung des Patienten und der Erfahrung des Arztes basierende Befund für heutige Ansprüche zu ungenau (Schönweiler und Ptok 2010). Zur orientierenden, schnellen Hörprüfung gehören heute nur noch zwei Verfahren, der **Rinne- und der Weber-Versuch.** Beide Methoden dienen zum einen der Orientierung über das Ausmaß und die Lokalisation der Schwerhörigkeit, zum anderen dienen sie der Differenzierung zwischen Schallleitungs- und Schallempfindungsschwerhörigkeit. Die Stimmgabelprüfungen ermöglichen eine Überprüfung der Luftleitung (LL) oder durch Aufsetzen auf den das Ohr umgebenden Schädelknochen, der Knochenleitung (KL).

Beim **Rinne-Versuch** wird das Hörvermögen über die Luft- und die Knochenleitung an einem Ohr miteinander verglichen. Die Stimmgabel wird stumpf angeschlagen und somit zum Schwingen gebracht. Dann wird die Fußplatte der schwingenden Stimmgabel solange auf das Mastoid aufgesetzt, bis das Kind den Ton nicht mehr hört. Ohne die Stimmgabel erneut anzuschlagen, wird sie dicht vor das zu testende Ohr gehalten. Hört das Kind den Ton nicht wieder, ist die Knochenleitung besser als die Luftleitung **(Rinne-negativ)** was für eine Schallleitungsstörung spricht. Im umgekehrten Fall der Schallempfindungsstörung ist die Luftleitung besser als die Knochenleitung **(Rinne-positiv)** (Kießling et al. 2017).

Der **Weber-Versuch** basiert auf dem beidohrigen Vergleich der Knochenleitung. Die schwingende Stimmgabel wird auf die Mitte des Kopfes aufgesetzt und eine phasengleiche Schwingung des Schädelknochens angeregt. Das Kind wird nun gefragt, auf welcher Seite es den Ton wahrnimmt **(Lateralisation).** Bei gutem Hörvermögen oder symmetrischer Schwerhörigkeit wird der Schall in der Kopfmitte lateralisiert. Liegt eine einseitige Schallempfindungsstörung vor, wird der Schall auf der besser hörenden Seite lateralisiert. Bei Vorliegen einer einseitigen Schallleitungsstörung wird der Schall auf der schlechter hörenden Seite lateralisiert. Dies liegt daran, dass die Schallreflexion vom Trommelfell entfällt und so mehr Energie auf das Innenohr der betroffenen Seite gelangt **(Abflusstheorie)** (Schönweiler und Ptok 2010).

2.3.8 Prüfung der zentralen Hörfunktion

Eine Prüfung der zentralen Hörfunktion kommt vor allem bei Kindern mit einem **Verdacht auf eine Auditive Verarbeitungs- und Wahrnehmungsstörung (AVWS)** infrage, bei denen eine periphere Hörstörung ausgeschlossen wurde. Zu den zentralen Prozessen des Hörens gehören die Sprachverständlichkeit im Störgeräusch, das Richtungshören und die Verarbeitung von Zeit, Frequenz- und Intensitätsmerkmalen (Mrowinski et al. 2017).

> **Wichtig**
> Kinder mit Auffälligkeiten im Bereich der zentralen Hörfunktion haben Schwierigkeiten, Gehörtes zu verstehen, wenn
> - Hintergrundgeräusche vorhanden sind,
> - lange sprachliche Instruktionen gegeben werden,
> - wenn Sprachlaute sehr ähnlich sind (Schwierigkeiten bei der Phonemdiskrimination und -identifikation).

Diese Kinder zeigen darüber hinaus inkonsistente Reaktionen auf Stimuli (wenn z. B. ihr Name gerufen wird) und benötigen häufige Wiederholungen, um etwas zu verstehen (DGPP 2015).

Bei einem Verdacht auf eine Beeinträchtigung der zentralen Hörfunktion kommen vor allem Prüfverfahren der Sprachaudiometrie zum Einsatz, mit deren Hilfe die **Sprachverständlichkeit im Störgeräusch** untersucht werden soll. Kinder, deren zentrale Hörfunktion beeinträchtigt ist, haben bei kurzen Worten oder Sätzen weniger Schwierigkeiten als bei langen Sätzen.

Es empfiehlt sich außerdem die Durchführung eines **dichotischen Hörtests,** bei dem gleichzeitig auf beiden Ohren abgespielte mehrsilbige Worte korrekt einzeln wiedergegeben werden müssen. Im zweiten und dritten Schuljahr einer Regelschule erreichen Kinder hier mühelos eine Sprachverständlichkeit von 100 %, Kinder mit Auffälligkeiten im Bereich der zentralen Hörfunktion oftmals deutlich weniger (Mrowinski et al. 2017).

Die DGPP (2015) empfiehlt den Einsatz einer Testbatterie zur Feststellung oder zum Ausschluss einer AVWS, bei der neben Verfahren der Sprachaudiometrie auch **sprachtherapeutische Tests** eingesetzt werden sollen (z. B. Phonemdifferenzierungstests, Tests zur phonologischen Bewusstheit, Tests zum auditiven Kurzzeitgedächtnis etc.).

Kinder mit Aufmerksamkeitsproblemen, psychomotorischen Entwicklungsverzögerungen oder Reifungsverzögerungen der zentralen Hörbahn können ebenfalls eine erhöhte Reaktionsschwelle haben, ohne zwangsläufig von einer AVWS betroffen zu sein (Lindlbauer-Eisenach et al. 1997).

2.3.9 Hinweise zur Durchführung bei Kindern

Die Kenntnisse aus dem Gebiet der Erwachsenenaudiometrie lassen sich keineswegs ohne Weiteres auf die Kinderaudiometrie übertragen. Beim Säugling und Kleinkind liegt die absolute Hörschwelle physiologisch bei höheren Pegeln im Vergleich zum Erwachsenen und erreicht erst zwischen dem sechsten und elften Lebensjahr fast das Niveau des Erwachsenen. Auch die Fähigkeit, Frequenzen zu unterscheiden, verbessert sich im Bereich für 500–1000 Hz erst mit steigendem Lebensalter.

Im Gegensatz zu Erwachsenen sind die **Aufmerksamkeitsspanne und Kooperationsbereitschaft** von Kindern deutlich reduziert. Zudem verlieren vor allem junge Kinder schnell das Interesse an der Testung, weshalb langandauernde Untersuchungen vermieden werden sollten. Ausbleibende Reaktionen bedeuten daher nicht immer, dass der Reiz nicht gehört wurde. Auf der anderen Seite können Reaktionen der Kinder auf visuelle oder sonstige Reize der Umgebung auch als Hörreaktionen fehlgedeutet werden (Lindlbauer-Eisenach et al. 1997).

Es ist deshalb besonders wichtig, dass die Rahmenbedingungen der Untersuchung möglichst flexibel gestaltet werden, damit die Audiometrie auch unter erschwerten Bedingungen aussagekräftige Ergebnisse liefert. Dies bedeutet z. B., dass der kindliche Schlaf-Wachrhythmus berücksichtigt und das Kind für die Testung motiviert wird, sodass die Konzentration und Aufmerksamkeitsspanne hergestellt werden. Eltern und Untersucher sollten aber auch nicht zu fordernd sein, da sich Reaktionen und Teilnahmebereitschaft nicht erzwingen lassen. Eine kindgerechte Umgebung, die auf der anderen Seite aber auch nicht zu viele visuelle Ablenkungen beinhalten sollte, trägt zu einer angenehmen Atmosphäre für Kinder und deren Bezugspersonen bei. Nur in seltenen Fällen gelingt die valide Ermittlung der Hörschwelle innerhalb einer einzigen Messung. Meist sind mehrere **Wiederholungen** notwendig, um verlässliche Ergebnisse und Befunde zu erhalten. Die Durchführung der Hörtestung und die Auswertung der erhobenen Befunde erfordern eine pädagogische Eignung und große **Erfahrung des Untersuchers.** Auch genaue Kenntnisse über den kognitiven und motorischen Entwicklungsstand des Kindes sind für die Interpretation der Beobachtungen unabdingbar. Bei der Interpretation von Hörreaktionen ist generell zu beachten, dass diese alters- und entwicklungsabhängig sind. Aufgrund der schnellen und oft sehr unterschiedlichen Entwicklung der Kinder ist es von großer Bedeutung bei der Früherfassung von Hörstörungen, die Auswahl des Verfahrens dem **Lebens- und Entwicklungsalter** des Kindes anzupassen.

2.3.10 Sensitivität und Spezifität subjektiver audiometrischer Testverfahren

Beim Einsatz subjektiver Verfahren in der Audiometrie gilt es generell zu beachten, dass diese niemals als alleinige Verfahren zur Feststellung oder zum Ausschluss von Hörstörungen eingesetzt werden sollten (▸ Abschn. 2.2).

Erfahrungen aus der Praxis zeigen, dass subjektive Verfahren bei alleiniger Anwendung als Screeningverfahren vermutlich weniger als 10 % aller von einer Hörstörung betroffenen Kinder korrekt identifizieren würden (Lenarz et al. 2007). Dies spricht für eine geringe Sensitivität subjektiver Verfahren, sofern sie zur Hördiagnostik eingesetzt werden. Dennoch muss betont werden, dass Verlaufskontrollen bei Kindern mit einer Hörsystemversorgung zur Bewertung der Hörfähigkeit und Hör- bzw. Sprachwahrnehmung mit der Hörhilfe überhaupt nur mit subjektiven Verfahren möglich sind.

In Kürze

Subjektive Verfahren in der Audiometrie liefern wertvolle zusätzliche Hinweise über die Hörfähigkeit, das Hörverhalten und die Sprachwahrnehmung und -verarbeitung von Kindern mit und ohne Hörhilfen. Einige Verfahren wie die Reflex- und Verhaltens-/Ablenkaudiometrie können schon bei sehr jungen Kindern durchgeführt werden.

Die Tonschwellenaudiometrie ist für Kinder ab etwa vier Jahren geeignet. Sie erfordert die aktive Mitarbeit des Kindes sowie ein hohes Maß an Erfahrung seitens des Untersuchers.

Im Falle eines widersprüchlichen Befunds zwischen objektiven und subjektiven Hörprüfungen ist die Aussage der subjektiven Audiometrie zur Plausibilitätskontrolle entscheidend. Die subjektiven Verfahren sollten allerdings niemals alleine zur Feststellung oder zum Ausschluss einer Hörstörung eingesetzt werden, ohne die Ergebnisse einer objektiven Hörprüfung einzubeziehen.

Für Kinder mit unbeeinträchtigtem peripheren Hörvermögen, bei denen ein Verdacht auf das Vorliegen einer AVWS besteht, stellen subjektive Verfahren der Sprachaudiometrie (unter Störgeräuschbedingungen und als dichotische Testung) einen wichtigen Baustein in der Diagnostik dar.

Literatur

Bamford J, Fortnum H, Bristow K (2007) Current practice, accuracy, effectiveness and cost-effectiveness of the school entry hearing screen. Health Technol Assess 11(32):1–168

Barringer DG, Mauk GW, Jensen S, Woods-Kershner N (1997) Survey of parents' perceptions regarding hospital-based newborn screening. Audiol today 9(1):18–19

Bundesministerium für Gesundheit (2008) Beschluss des Gemeinsamen Bundesausschusses über eine Änderung der Kinder-Richtlinien: Einführung eines Neugeborenen-Hörscreenings. ► https://www.g-ba.de/downloads/39-261-681/2008-06-19-Kinder-H%C3%B6rscreening_BAnz.pdf. Zugegriffen: 21. Febr. 2020

Coninx F, Moore JM (1997) The multiply handicapped deaf child. In: McCracken W, Kemp L (Hrsg) Audiology in education. Whurr, London, S 107–135

Coplan J (1987) Deafness: ever heard of it? Delayed recognition of permanent hearing loss. Pediatrics 79:206–213

DGPP (Deutsche Gesellschaft für Phoniatrie und Pädaudiologie) (2013) Leitlinie: Periphere Hörstörungen im Kindesalter. AWMF online. 049/010-S2k. ► http://www.dgpp.de/cms/media/download_gallery/Hoerstoerungen%20Kinder%20lang.pdf. Zugegriffen: 21. Febr. 2020

DGPP (Deutsche Gesellschaft für Phoniatrie und Pädaudiologie) (2015) Leitlinie: Auditive Verarbeitungs- und Wahrnehmungsstörungen. AWMF online. 049/012-S1. ► https://www.awmf.org/uploads/tx_szleitlinien/049-012l_S1_Auditive-Verarbeitungs-Wahrnehmungsstoerungen-AVWS_2020-01.pdf. Zugegriffen: 21. Febr. 2020

Fitzpatrick E, Graham ID, Durieux-Smith A, Angus D, Coyle D (2007) Parents' perspectives on the impact of the early diagnosis of childhood hearing loss. Int J Audiol 46(2):97–106. PMID: 18519578

Fortnum HM, Summerfield AQ, Marshall DH, Davis AC, Bamford JM (2001) Prevalence of permanent childhood hearing impairment in the United Kingdom and implications for universal neonatal hearing screening: a questionnaire based ascertainment study. BMJ 323:536–539

Freund L, Hintermair M (2012) Erwartungen werdender Mütter an das Neugeborenen-Hörscreening. HNO 4:337–342

Hauser R (Hrsg) (1995) Anwendung otoakustischer Emissionen. Ein Kompendium für Klinik und Praxis. Enke, Stuttgart

Hoth S, Mühler R, Neumann K, Walger M (2015) Objektive Audiometrie im Kindesalter. Springer, Berlin

Hoth S, Janssen T, Mühler R, Walger M, Wiesner T (2012) Empfehlungen der AGERA zum Einsatz objektiver Hörprüfmethoden im Rahmen der pädaudiologischen Konfirmationsdiagnostik (Follow-up) nach nicht bestandenem Neugeborenen-Hörscreening. HNO 60:1100–1102

Janssen T (2013) A review of the effectiveness of otoacoustic emissions for evaluating hearing status after newborn screening. Otol Neurotol 34:1058–1063

JCIH: Joint committee on infant hearing, American academy of pediatrics (2007) Position statement: principles and guidelines for early hearing detection and intervention programs. Pediatrics 120(4):898–921

Johnson A, Sherratt F, Holmes S (1991) Parents' attitudes to developmental screening in the first year of life. Child: care. Health Dev 17:197–211

Kießling J, Kollmeier B, Baumann U (2017) Versorgung mit Hörgeräten und Hörimplantaten. Thieme, Stuttgart

Knopf M (2020) High-Amplitude-Sucking-Prozedur. In Wirtz MA (Hrsg) Dorsch – Lexikon der Psychologie. ► https://m.portal.hogrefe.com/dorsch/high-amplitude-sucking-prozedur/. Zugegriffen: 21. Febr. 2020

Kunze S, Schnell-Inderst P, Hessel F, Grill E, Nikisch A, Siebert U, von Voß H, Wasem J (2004) Hörscreening für Neugeborene – Health Technology Assessment der medizinischen Effektivität und der ökonomischen Effizienz. Health Technology Assessment Schriftenreihe des DIMDI Band 12. Videel OHG, Niebüll

Lampert T, Schenk L, Stolzenberg H (2002) Konzeptualisierung und Operationalisierung sozialer Ungleichheit im Kinder- und Jugendgesundheitssurvey. Gesundheitswesen 64(1):48–52

Lancioni GE, Coninx F, Brozzi G, Oliva D, Hoogevceen FR (1990) Air-puff conditioning audiometry: extending its applicability with multiply handicapped individuals. Int J Rehabil Res 13(01):67–70

Lancioni GE, Coninx F (1995) A classical conditioning procedure for auditory testing: air puff audiometry. Scandinavian audiology.

In: Coninx F, Lancioni GE (Hrsg) Hearing assessment and aural rehabilitation of multiply handicapped deaf children. Scandinavian University Press, Scandinavian

Lehnhardt E, Laszig R (2009) Praxis der Audiometrie, 9. Aufl. Thieme, Stuttgart

Lenarz T, Reuter G, Buser K, Altenhofen L (2007) Modellprogramm Verbesserung der Früherfassung von Hörstörungen im Kindesalter. Machbarkeits- und Evaluationsstudie zum Einsatz otoakustischer Emissionen bei Neugeborenen. Deutscher Ärzte-Verlag, Köln

Levi H, Tell L, Feinmesser M (1993) Progressive hearing loss in hard-of-hearing children. Audiology 32:132–136

Lindlbauer-Eisenach U, Baumann L, Fendel T, Schilling A, von Kries R (1997) Frühdiagnostik von Hörstörungen im ersten Lebensjahr mit Risikofragebögen: Erfahrungen aus den ersten sechs Monaten der Erhebung: Was ist wichtig für die Praxis, was kann noch verbessert werden? Der Kinderarzt 28(10):1071–1075

Luterman D, Kurtzer-White E (1999) Identifying hearing loss: parents' needs. Am J Audiol 8:13–18

Mann T, Cuttler K, Campbell C (2001) Newborn hearing screens may give a false sense of security. J Am Acad Audiol 12(4):215–219

Mühler R, Hoth S (2014) Objektive audiologische Diagnostik im Kindesalter. HNO 62(10):702–717

Mrowinski D, Scholz G, Steffens T (2017) Audiometrie: Eine Anleitung für die praktische Hörprüfung, 5. Aufl. Thieme, Stuttgart

Nennstiel-Ratzel U, Brockow I, Söhl K, Zirngibl A, am Zehnhoff-Dinnesen A, Matulat P, Mansmann U, Rieger A (2017) Endbericht zur Evaluation des Neugeborenen-Hörscreenings 2011/2012 im Auftrag des Gemeinsamen Bundesausschusses. ▶ https://www.g-ba.de/downloads/40-268-4395/2017-05-18_Kinder-RL_Annahme_Endbericht_NHS-Bericht.pdf. Zugegriffen: 21. Febr. 2020

Neumann K, Nawka T, Wiesner T, Hess M, Böttcher P, Gross M (2009) Grundlagen der Qualitätssicherung eines universellen Neugeborenen-Hörscreenings – Empfehlungen der Deutschen Gesellschaft für Phoniatrie und Pädaudiologie. HNO 57:17–20

Nickisch A, Horn U, Massinger C (2010) Late-onset-Hörstörungen bei CI-Kindern. 27. Wissenschaftliche Jahrestagung der Deutschen Gesellschaft für Phoniatrie und Pädaudiologie (DGPP), 17.–19.09.2010, Aachen. unter: ▶ http://www.egms.de/static/en/meetings/dgpp2010/10dgpp12.shtml. Zugegriffen: 21. Febr. 2020

Plinkert PK, Arold R, Zenner HP (1990) Evozierte otoakustische Emissionen zum Hörscreening bei Säuglingen. Laryngo-Rhino-Otol. 69:108–110

Pröschel U (2000) Früherkennung kindlicher Hörstörungen. Laryngo-Rhino-Otol 79:629–630

Probst R, Grevers G, Iro H, Rosanowski F, Eysholdt U, Brauer T, Waldfahrer F (2008) Hals-Nasen-Ohrenheilkunde, 3. Aufl. Georg Thieme Verlag KG, Stuttgart

Salina H, Abdullah A, Mukari S, Azmi M (2010) Effects of background noise on recording of portable transient-evoked otoacoustic emission in newborn hearing screening. Eur Arch Otorhinolaryngol 267(4):495–499. ▶ https://doi.org/10.1007/s00405-009-1080-y

Schäfer K (2013) Screening mit dem LittlEARS® (MED-EL)-Hörfragebogen – Eine empirische Untersuchung zur Möglichkeit eines zweiten Hörscreenings für Kinder im Alter von 10–12 Monaten im Rahmen der Früherkennungsuntersuchung U6. Inaugural-Dissertation, Universität zu Köln. ▶ http://kups.ub.uni-koeln.de/5235/. Zugegriffen: 21. Febr. 2020

Schönweiler R, Ptok M (2010) Phoniatrie und Pädaudiologie. Erkrankungen von Sprache, Stimme und Gehör, 4. erweiterte Aufl. Eigenverlag, Lübeck

Shulman S, Besculides M, Saltzman A, Ireys H, White KR, Forsman I (2010) Evaluation of the newborn hearing screening and intervention program. Pediatrics 126:19–27

Stuart A, Moretz M, Yang EY (2000) An investigation of maternal stress after neonatal hearing screening. Am J Audiol 9:135–141

Thompson MD, Thompson G (1991) Early identification of hearing loss: listen to parents. Clin Pediatr 30(2):77–80

Tueller SJ, White KR (2016) Maternal anxiety associated with newborn hearing screening. J Early Hear Detect Intervent 1(1):87–92

van der Ploeg CP, Lanting CI, Kauffman-de Boer MA, Uilenburg NN, de Ridder-Sluiter JG, Verkerk PH (2008) Examination of long-lasting parental concern after false-positive results of neonatal hearing screening. Arch Dis Child 93(6):508–511. ▶ https://doi.org/10.1136/adc.2007.129320 PMID: 18218661

Watkin PM, Beckman A, Baldwin M (1995) The views of parents of hearing impaired children on the need for neonatal screening. Br J Audiol 29:259–262

Watkin PM, Baldwin M, Dixon R, Beckman A (1998) Maternal anxiety and attitudes to universal neonatal hearing screening. Br J Audiol 32:27–37

Weichbold V, Welzl-Müller K, Mussbacher E (2001) The impact of information on maternal attitudes towards universal neonatal hearing screening. Br J Audiol 35:59–66

Welzl-Müller K, Böheim K, Stephan K, Schlögel H, Stadlmann A, Nekahm D (1997) Optimierung des Hörscreenings mittels Transient evozierter otoakustischer Emissionen (TE-OAE) bei Neugeborenen. HNO 45:227–232

Winkler A, Holube I (2014) Was wissen wir über den Freiburger Sprachtest? Z Audiol 53(4):146–154

Wirth G (2000) Sprachstörungen, Sprechstörungen, kindliche Hörstörungen. Lehrbuch für Ärzte, Logopäden und Sprachheilpädagogen. Deutscher Ärzte-Verlag, Köln

Young NM, Kip Reilly B, Burke L (2011) Limitations of universal newborn hearing screening in early identification of pediatric cochlear implant candidates. Arch Otolaryngol – Head & Neck Surg 137(3):230–234

Young A, Tattersall H (2007) Universal newborn hearing screening and early identification of deafness: parents' responses to knowing early and their expectations of child communication development. J Deaf Stud Deaf Educ Spring 12(2):209–220 PMID: 18091098

Hörsystemversorgung bei Kindern und Jugendlichen

Inhaltsverzeichnis

© Springer-Verlag GmbH Deutschland, ein Teil von Springer Nature 2020
V. Hoffmann und K. Schäfer, *Kindliche Hörstörungen,* Praxiswissen Logopädie,
https://doi.org/10.1007/978-3-662-61126-5_3

Dank der modernen Möglichkeiten der Digitaltechnik sind Hörsysteme mittlerweile sehr vielseitig und ermöglichen es, einen ein- oder beidseitigen Hörverlust eines Kindes weitgehend zu kompensieren. Der gesamte Prozess der Hörsystemversorgung sollte durch eine multidisziplinäre Zusammenarbeit zwischen Eltern und Kind, Ärzten, Audiologen, Pädakustikern, Hörgeschädigtenpädagogen, audiologischen Assistenten, Sprachtherapeutinnen und Psychologen geprägt sein. Neben der möglichst frühzeitigen Versorgung mit Hörsystemen sollten zudem zusätzliche begleitende diagnostische, pädagogische und therapeutische Maßnahmen eingeleitet werden. Hör-, Sprach- und Frühförderungsmaßnahmen sollten den Prozess der Hörsystemanpassung von Beginn an begleiten. Zusätzlich können durch die Anleitung und den steten Einbezug der Eltern wertvolle Hinweise zur Einschätzung des Hörvermögens des Kindes gewonnen werden. Ebenso sollten die Eltern frühzeitig über technische Zusatzgeräte, schulische Maßnahmen und rehabilitative Aspekte informiert werden.

3.1 Besonderheiten bei Kindern

Die Versorgung mit Hörsystemen bei Säuglingen und Kleinkindern wird von Hörakustikern und Pädaudiologen vorgenommen und erfordert viel Erfahrung und ein behutsames Vorgehen. Dabei unterscheidet sich die heterogene Altersgruppe der Kinder sowohl in ihrer Gesamtentwicklung als auch im Hinblick auf die Auswahl des passenden Hörsystems. Im Folgenden werden Besonderheiten bei der Anpassung von Hörsystemen bei Kindern erläutert.

Die gänzlich fehlende oder nur geringe Hörerfahrung zum Zeitpunkt der Erstanpassung und Erstdiagnostik erlaubt häufig nur eingeschränkte qualitative Aussagen über die subjektive Hörempfindung hörgeschädigter Kleinkinder. Zudem muss mit schwierigen Voraussetzungen, wie beispielsweise unzureichenden, wenig verwertbaren Messergebnissen aus der Spiel-, Ton- und Sprachaudiometrie gerechnet werden (Bohnert und Brantzen 2002). Viele Werte weisen eine erhebliche Streuung auf oder liegen im überschwelligen Bereich.

Da das physiologische und das Entwicklungsalter voneinander abweichen können, muss die Wahl der audiometrischen Verfahren bei der Anpassung der Hörsysteme differenziert und sensibel mit Blick auf die kinderspezifischen Besonderheiten ausgewählt werden. Die **Konzentrationsspanne** und die damit verbundene **Kooperationsbereitschaft** sind bei Kindern im Vergleich zu Erwachsenen ebenfalls deutlich geringer. Daher gilt es nicht zuletzt, die **Motivation** des Kindes zur Mitarbeit durch den Einsatz kindgerechter Verfahren zu stärken. Die kindgerechte Darbietung des Sprach- bzw. Spielmaterials sowie ergänzender Testmaterialien können die Motivation des Kindes positiv beeinflussen.

Die **Anatomie** der Ohrmuschel und des Gehörganges bei Kindern unterscheidet sich von der bei Erwachsenen und bietet zusätzliche, zu berücksichtigende Parameter bei der Anpassung der Hörsysteme. Das weiche und elastische Knorpelgewebe der Ohrmuschel sowie kürzere und flacher verlaufende Gehörgänge, deren Dimensionen sich in den ersten Lebensjahren stark verändern, erfordern eine prozessbegleitende Versorgung. Das geringere Gehörgangsvolumen führt zudem zu deutlich höheren Schalldruckpegeln und muss bei der Berechnung der Verstärkerleistung in der Hörgeräteanpassung berücksichtigt werden. Aufgrund der großen Varianz der Gehörgangsgröße und ihres Einflusses auf die akustische Übertragung ist es besonders wichtig, Verstärkung und Frequenzgang regelmäßig zu kontrollieren (Laszig und Lehnhardt 2009).

Die altersspezifischen Besonderheiten sind ebenfalls bei der Geräteauswahl zu berücksichtigen. Dies bezieht sich zum einen auf die Größe der Geräte und Winkelstücke und zum anderen auf entsprechendes Zubehör. Besonders wichtig ist hierbei die Ausstattung der Geräte mit einem Audioeingang zum Anschluss von **technischem Zubehör** (z. B. Übertragungsanlagen) (▶ Abschn. 3.4.5).

Bei Säuglingen, die noch nicht frei sitzen oder stehen können und über keine Kopfkontrolle verfügen, ist das rückkopplungsfreie Tragen der Hörgeräte gerade in den ersten Lebensmonaten oder bei fehlender motorischer Kontrolle häufig erschwert (Bohnert 2018). **Rückkopplungseffekte** fallen durch Pfeifgeräusche auf und sind sowohl für das Kind als auch die Bezugspersonen gegebenenfalls sehr unangenehm. Sie entstehen immer dann, wenn das Kind die Schläfenregion mit dem Hörgerät anlehnt und das Ohrpassstück verkippt. Dadurch wird der in den Gehörgang abgegebene, verstärkte Schall erneut vom Mikrophon aufgenommen und verstärkt; eine Rückkopplungsschleife entsteht. Um dies zu umgehen, kann der Hörakustiker ein **Ohrpassstück (Otoplastik)** anfertigen, welches einerseits der Fixierung des Hörgerätes am äußeren Ohr und andererseits der Verbesserung der akustischen Weiterleitung des verstärkten Signals zum Trommelfell dient. Um Rückkopplungen zu vermeiden, ist es daher wichtig, dass die Otoplastik möglichst passgenau sitzt und den Gehörgang abdichtet. Bei der Abnahme des Ohrabdrucks und der Anfertigung des Ohrpassstücks benötigt der Akustiker viel Erfahrung. Für Kinderohren werden vom Hörakustiker weiche Ohrpassstücke aus Silikon angefertigt, welche zugleich komfortabel sitzen und das Ohr besser abdichten und so eine größere Verstärkung ermöglichen. Diese weichen Materialien werden auch wegen der geringeren Verletzungsgefahr empfohlen.

Zusatzbohrungen und komplett offene Versorgungen in der Otoplastik (Vents) bieten die wichtigsten und wirkungsvollsten Möglichkeiten, den Frequenzgang und die Einstellung des Hörgerätes zu optimieren und die Belüftung und den Druckausgleich des Ohres zu ermöglichen (Kießling et al. 2017; Bohnert 2018). Diese Zusatzbohrungen sind jedoch nicht immer möglich, vor allem wenn der Gehörgang des Kindes sehr eng ist. Das Ohrpassstück muss regelmäßig erneuert werden, bei sehr kleinen Kindern und je nach Wachstum unter Umständen schon nach wenigen Wochen (Mrowinski et al. 2017).

Um Rückkopplungen zu vermeiden, kann auch eine sogenannte „Kralle" (Pawlata und Kubicke 2002) ein spezielles Verankerungsteil für Kinder, verwendet werden. Besteht die Rückkopplung weiterhin, nimmt der Hörakustiker eine Dichtigkeitsmessung vor, gegebenenfalls muss die Otoplastik neu angepasst werden. Die Otoplastik, der Sprachgewinn im freien Schallfeld und die ausreichende Verstärkung durch eine Lautheitsskalierung sollten regelmäßig kontrolliert werden.

Eine Übersicht über verschiedene Otoplastiken zeigt ◨ Abb. 3.1.

In Kürze

Die erfolgreiche Hörsystemversorgung bei Kindern und Jugendlichen hängt von zahlreichen Faktoren ab. Insbesondere bei der Auswahl der audiometrischen Verfahren sind das Alter und der Entwicklungsstand des Kindes zu bedenken. Das Sprach- bzw. Spielmaterial und die ergänzenden Testmaterialien sollten kindgerecht ausgewählt und dargeboten werden. Die altersspezifischen Besonderheiten müssen ebenfalls bei der Geräteauswahl berücksichtigt werden.

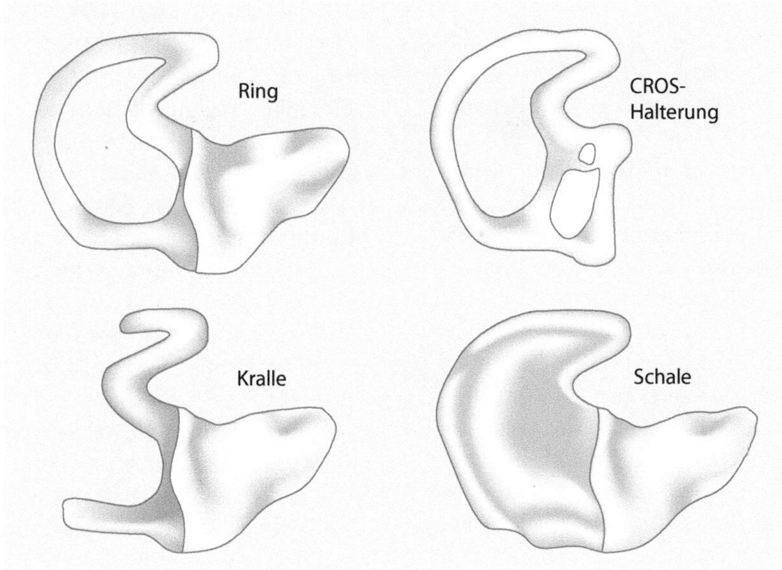

▪ Abb. 3.1   Otoplastiken

3.2 Versorgung mit Hörgeräten

Hörgeräte werden je nach Grad der Schwerhörigkeit verordnet, um den Hörverlust zu kompensieren und eine ausreichende Verbesserung des Sprachverstehens zu erreichen. Die frühzeitige Versorgung mit Hörgeräten spielt insbesondere bei Kindern eine wichtige Rolle. Kinder mit angeborenen, dauerhaften oder erworbenen Hörstörungen sollten möglichst bereits im ersten Lebenshalbjahr mit Hörgeräten versorgt werden, um vorhandene Hörreste und das optimale Zeitfenster für sprachliches Lernen optimal aus auszunutzen (▶ Abschn. 1.2).

3.2.1 Indikationen zur Hörgeräteversorgung bei Kindern

Heutzutage ist es durch moderne analoge, digitale und volldigitale Hörgerätetechnologien möglich, verschiedene Arten des Hörverlustes zu behandeln. Voraussetzung für die Versorgung mit Hörgeräten ist, dass eine operative Hörverbesserung ausgeschlossen oder nicht erfolgversprechend ist. Die Indikationsstellung und Versorgung mit Hörgeräten ist in den **Heilmittel- und Hilfsmittelrichtlinien** (2020, S. 17) des Bundesausschusses der Ärzte und Krankenkassen festgelegt. Für die Indikation eines Hörgeräts sind generell der Hörverlust im Tonschwellenaudiogramm und die Sprachverständlichkeitsschwelle mit Kopfhörern und ohne Verstärkung maßgebend. Eine Hörgeräteversorgung kann bei Kindern und Jugendlichen in Einzelfällen auch schon bei geringgradiger Schwerhörigkeit vorgenommen werden, z. B. dann, wenn das Sprachverständnis bei Störgeräuschen in der Umgebung deutlich eingeschränkt ist (Heil- und Hilfsmittelrichtlinien 2020).

Indikationen für ein Hörgerät

Laut den Heil- und Hilfsmittelrichtlinien (2020) ist ein Hörgerät indiziert, wenn

- „bei *beidseitiger* Hörstörung der tonaudiometrische Hörverlust (DIN ISO 8253-1) auf dem besseren Ohr mindestens 30 Dezibel (dB) in mindestens einer der Prüffrequenzen zwischen 500 und 4000 Hz (Hz) beträgt **und** sprachaudiometrisch die Verstehensquote auf dem besseren Ohr mit Kopfhörern (DIN ISO 8253-3) bei Verwendung des Freiburger Einsilbertests bei 65 dB nicht mehr als 80 % beträgt;"
- „bei *einseitiger* Schwerhörigkeit der tonaudiometrische Hörverlust (DIN ISO 8253-1) auf dem schlechteren Ohr mindestens 30 dB in mindestens einer der Prüffrequenzen zwischen 500 und 4000 Hz beträgt und sprachaudiometrisch die Verstehensquote auf dem schlechteren Ohr mit Kopfhörern (DIN ISO 8253-3) bei Verwendung des Freiburger Einsilbertests bei 65 dB nicht mehr als 80 % beträgt."

Hörgerätetrageversuch
In Deutschland ist festgelegt, dass alle Kinder, bei denen eine relevante Hörstörung diagnostiziert wird, zunächst mit einem konventionellen Hörgerät versorgt werden. Laut der Heil- und Hilfsmittelrichtlinien (2020, S. 21) ist eine Hörgeräteversorgung „auch dann zu erproben und ggf. vorzunehmen, wenn keine oder nur geringe Hörreste feststellbar sind". Dieser vorausgehende Hörgerätetrageversuch erfolgt auch dann, wenn der Hörverlust so hochgradig ist, dass möglicherweise ein Cochlea-Implantat sinnvoller erscheint. Dies liegt zum einen daran, dass die Diagnose einer Hörstörung erst mehrfach gesichert werden muss und sich die Hörfähigkeit im Rahmen einer Hörbahnreifungsverzögerung zudem über die Zeit verändern kann. Die zeitweilige Hörgeräteversorgung z. B. bis zum Zeitpunkt einer Versorgung mit einem Cochlea-Implantat kann die Nervenzellen zum Wachstum anregen und eine Reifung der zentralen Hörbahn begünstigen. Tritt jedoch unter bestmöglicher Hörgeräteversorgung und Förderung die erwartete Sprachentwicklung nicht ein, wird die Versorgung mit einem Hörimplantat in Betracht gezogen (► Abschn. 3.3 und 3.4). Bei jüngeren Kindern mit eindeutiger Indikation wird häufig bereits um das erste Lebensjahr versorgt.

3.2.2 Aufbau von Hörgeräten

Hörgeräte bestehen prinzipiell aus einem Mikrophon (Signalaufnahme), einem Verstärker (Signalverarbeitung) und dem Hörer (Signalausgabe). Der Schallaufnehmer wandelt das Schallsignal mit einem Mikrocomputer in eine Wechselspannung um. Diese Spannung wird im Verstärkerteil verstärkt, in ihrem Frequenzgehalt modifiziert und vom Schallgeber wieder in ein akustisches Signal zurückgewandelt, das anschließend dem versorgten Ohr zugeführt wird. Meistens werden hierzu miniaturisierte Lautsprecher verwendet. Ist die Schalldarbietung über Luftschall nicht möglich, kann alternativ die Knochenleitung genutzt werden, indem ein Schwingungsgeber den Schädelknochen direkt in Schwingung versetzt (Kießling et al. 2017).

3.2.3 Grundlegende Bauformen von Hörgeräten

Bei der Auswahl des Hörgeräts sind verschiedene Anforderungen zu berücksichtigen. Aufgrund des schnellen Wachstums der Ohrmuschel und des äußeren Gehörgangs werden Kinder vorwiegend mit Hinter-dem-Ohr-Geräten (HdO; ◘ Abb. 3.2) versorgt, die über eine hohe Variabilität mit teilweise extremen Verstärkungen, einer großen Dynamik und mehreren für das ältere Kind selbst regulierbaren Programmen verfügen, um selbst komplexe Hörverluste ausreichend kompensieren zu können. Die Hörgeräte sollten zudem möglichst klein und widerstandsfähig sein und die Ankoppelung von weiteren technischen Systemkomponenten, wie beispielsweise der Übertragungsanlage und kommerziellen Medien erlauben (Bohnert 2018).

Neben der Schaltungstechnologie und unterschiedlichen Bedürfnissen des Tragekomforts sowie kosmetischen Aspekten hat die Bauform des Hörgeräts eine

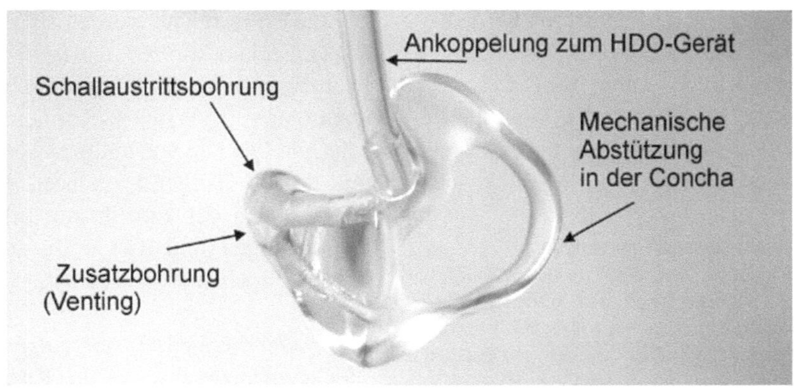

◘ **Abb. 3.2**   Aufbau eines HdO-Geräts. (Aus: ▶ Erdal Karamuk, ▶ Sascha Korl, Einführung in die Hörgerätetechnik, in ▶ Medizintechnik, 5. Aufl. 2009, Springer Verlag Berlin, Heidelberg)

entscheidende Funktion für das akustische Wiedergabeverhalten. Besonders die Ausformung der Otoplastik und die Platzierung des Schallwandlers spielen eine entscheidende Rolle (Voogdt 2003).

3.2.3.1 Hinter-dem-Ohr-Geräte

In den sogenannten Hinter-dem-Ohr-Geräten **(HdO)** sind alle Komponenten in einem Gehäuse vereint, das hinter dem Ohr getragen wird: Die Schallaufnahme erfolgt ohrnah und frontal über das Mikrophon oberhalb der Ohrmuschel. Über ein Winkelstück und einen dünnen Schallschlauch ist das Gehäuse mit dem individuell gefertigten Ohrpassstück oder einem offenen Standardohrstück verbunden. Der Schall wird vom Lautsprecher über den Schallschlauch und die individuelle Otoplastik in den Ohrkanal übertragen. Die Bedienelemente sowie der Anschluss für die digitale Programmierverbindung befinden sich auf der Rückseite des Hörgerätes. Am unteren Ende des Gerätegehäuses befindet sich das Batteriefach. Damit beansprucht die eigentliche Verstärkerschaltung in modernen Hörgeräten nur noch einen geringen Anteil des Gehäusevolumens. Ein HdO-Gerät eignet sich für jedes Alter und kann auch bei hochgradigen Hörverlusten eingesetzt werden.

Kießling et al. (2017) unterscheiden drei Varianten von HdO-Geräten:

- Klassische HdO-Geräte mit 2 mm Schallschlauch
- Mini-HdO-Geräte mit dünnem Schallschlauch (Hörer im Gehäuse)
- Mini-HdO-Geräte mit Hörer im Gehörgang (Receiver-in-Canal, RIC)

Während bei den üblichen HdO-Hörgeräten der Hörer im Hörsystemgehäuse eingebaut ist, ist der Hörer bei **RIC** (Receiver-in-canal)-Geräten im Gehörgang ausgelagert. Da diese Geräte keinen Schallschlauch benötigen, können unerwünschte Schlaucheffekte wie Tiefpassfilterung (ungeschwächte Passierung von Signalanteilen mit Frequenzen unterhalb ihrer Grenzfrequenz) und Resonanzspitzen (Höhepunkte) vermieden werden. Die Direktbeschallung des Trommelfells ermöglicht einen höhenbetonten und glatteren Frequenzgang. Die Auslagerung des Hörers ermöglicht es, das HdO-Gehäuse besonders klein zu gestalten (Kießling et al. 2017). Durch die empfindlicheren Komponenten und den höheren Pflegebedarf sind diese Geräte für Kinder nicht geeignet.

❯ Aufgrund der guten Befestigung und Fixierung, der einfachen Handhabung und der Verfügbarkeit des Audioeingangs haben sich bei der Versorgung von Kindern vorwiegend HdO-Geräte mit klassischem Ohrpassstück und 2 mm Schallschlauch durchgesetzt. Zudem kann das Ohrpassstück bei HdO-Geräten im Reparaturfall schneller ausgetauscht werden.

Offene und geschlossene Versorgung

Manche Hörgeräte verschließen den Gehörgang komplett und manche lassen ihn offen. Wenn der Gehörgang z. B. durch ein RIC-Modell offen versorgt ist, können Schallwellen weiterhin auf natürliche Weise zum Trommelfell gelangen. Dadurch kann sich ein Teil des verstärkten Schalls aus dem Gehörgang verflüchtigen, anstatt am Trommelfell anzukommen. Dieser Verlust an Schallenergie ist der Grund, warum es oft nicht möglich ist, die notwendige Verstärkung für bestimmte Hörverluste bei einer offenen Anpassung zu erreichen. Bei der geschlossenen Versorgung sitzen das Ohrpassstück oder das IO-Gerät im Gehörgang und schließen diesen nahezu komplett ab. Durch den Verschluss und den fehlenden Luftaustausch kann sich Feuchtigkeit im Ohr bilden und Entzündungen im Gehörgang können entstehen. In der Praxis hat sich gezeigt, dass die Versorgung mit zunehmendem Schwergrad der Hörstörung mehr geschlossen sein muss (Plinkert und Klingmann 2010).

3.2.3.2 Im-Ohr-Geräte

Mit zunehmender Miniaturisierung wurden die Im-Ohr-Hörgeräte **(IO)** entwickelt, die alle Komponenten eines Hörgerätes in einer im Ohr getragenen Hohlschale unterbringen. Dabei gibt es unterschiedliche Formen: Es gibt Geräte, welche die Concha (Ohrmuschel) ganz oder teilweise ausfüllen (Concha-Geräte) und Geräte, die nahezu vollständig im Gehörgang platziert sind (Gehörgangsgeräte). Die Platzierung und Größe der IO-geräte wird dabei vornehmlich durch die Größe und Geometrie des Gehörgangs bestimmt. Um sie maßgetreu und genau ins Ohr des Trägers einzupassen, wird ein Ohrabdruck angefertigt.

Während IO-Geräte Abstriche im Funktionsumfang verzeichnen mussten, können mit heutigen Gehörgangsgeräten immerhin Verstärkungen von bis zu 50 dB und Ausgangsschalldruckpegel von bis zu 120 dB erreicht werden (Kießling et al. 2017). Zudem können inzwischen innovative Features, wie z. B. Doppelmikrophontechnologie, Wireless-Konnektivität zu externen Quellen wie auch zwischen rechtem und linkem Hörgerät, realisiert werden. Vor allem wegen der Einführung offener HdO-Versorgungen sind IO-Geräte in den letzten Jahren jedoch stark rückläufig.

> Im-Ohr-Geräte (IO) sind auf Grund des Gehörgangwachstums für Kinder nicht geeignet.

Geräte, die vollständig im Gehörgang sitzen (**CIC**, completely in the canal) sind von außen am wenigsten sichtbar. Die Platzierung der Schallaufnahme nahe oder im Gehörgang birgt neben den kosmetischen Vorzügen auch akustisch relevante Vorteile. Die gehörgangsnahe Schallaufnahme nutzt die Beugungseigenschaften der Ohrmuschel und deren Einfluss auf die akustischen Eigenschaften aus und verbessert dadurch das räumliche Hören und die Fähigkeit, Schallquellen zu lokalisieren. Darüber hinaus erfolgt eine Höhenanhebung durch Resonanzeffekte in der Ohrmuschel (Cavum conchae), denn bedingt durch den tiefen Sitz des Hörers im Gehörgang wird kein Schallschlauch benötigt, der durch seine Tiefpass-Wirkung die Höhenwiedergabe bei HdO-Geräten reduziert. Ferner lassen sich mit IO-Geräten tendenziell ein natürlicherer Klangeindruck sowie eine bessere Sprachverständlichkeit erreichen. Durch die nahe Platzierung des Lautsprechers am Trommelfell wird das Restvolumen des Gehörgangs minimiert und verbessert den Wirkungsgrad der Ankopplung. Dadurch wird weniger Verstärkung benötigt, um den Schalldruck zu erzeugen, der erforderlich ist, um einen bestimmten Hörverlust auszugleichen. Nachteilig ist jedoch, dass eine offene Versorgung bei der Verwendung von IO-Geräten nicht möglich ist (Jespersen et al. 2006).

3.2.4 Sonderbauformen und Sonderversorgungen

Die bisher beschriebenen Bauformen stellen die überwiegende Anzahl der Hörgeräteversorgungen. Darüber hinaus gibt es eine Reihe von Sonderbauformen, die bei der apparativen Versorgung von Kindern zum Einsatz kommen können und deren wichtigste Formen im Folgenden kurz erläutert werden.

■ **CROS/BiCROS-Versorgung**

Die größte Bedeutung unter den Sonderbauformen kommt den CROS- und BiCROS-Versorgungen zu (Contralateral Routing Of Signals, Binaural CROS). Im Fall einer einseitigen Taubheit oder Unversorgbarkeit des Hörverlusts des betroffenen Ohres kann durch eine CROS-Konfiguration die Schallaufnahme und damit die akustische Stimulation auf der hörgestörten Seite realisiert werden. Das Mikrophon nimmt den Schall auf der schwerhörigen Seite auf und leitet ihn gleichzeitig zu einem Hörgerät auf der hörgesunden Seite, wo der Schall dem besseren Ohr dargeboten wird. Aufgrund der räumlichen Trennung von Mikrophon und Miniaturlautsprecher kann dieses Ohr offen versorgt werden, auch ohne dass Rückkopplungsprobleme auftreten. Für diese Versorgungskonfiguration eignen sich Übertragungssysteme, die das Signal vom pathologischen zum gesunden Ohr mittels Funk weiterleiten. Eine CROS-Konfiguration ließe sich auch mit zwei Hörgeräten, die mit einem Kabel miteinander verbunden sind, realisieren (Laszig und Lehnhardt 2009).

Liegt auf dem besseren Ohr ebenfalls eine versorgungspflichtige Hörstörung vor, kann eine **BiCROS-Konfiguration** eingesetzt werden. Im Rahmen einer BiCROS-Versorgung wird das Hörgerät auf dem besser hörenden Ohr mit einem zusätzlichen Mikrophon auf dem schlechter hörenden Ohr kombiniert. Somit werden die aufgenommenen Signale beider Ohren dem besser hörenden Ohr dargeboten. Die BiCROS-Konfiguration ist die häufigste Form dieser Versorgungen (Kießling et al. 2017). Zumindest am Anfang kann diese Versorgungskonfiguration durch die Vertauschung der beiden Seiten eine verwirrende akustische Wahrnehmung erzeugen, welche in der Regel jedoch mit zunehmender Gewöhnung an die Hörgeräte verschwindet (Laszig und Lehnhardt 2009).

■ **Knochenleitungshörgeräte**

Eine Schallleitungsschwerhörigkeit, die operativ oder aufgrund von Hautproblemen oder Verformungen des Gehörgangs nicht mit konventionellen Hörgeräten (HdO-Geräten) behandelbar ist, kann optional mit einem Knochenleitungshörgerät versorgt werden. Bei dieser Versorgungsart wird das Schallsignal mithilfe eines Körperschallschwingungsgebers direkt an den Schädelknochen geleitet. Zur optimalen Schwingungsübertragung ist ein effizienter Anpressdruck an den Schädel notwendig. Kinder tragen entweder ein Stirnband aus einem weichen, elastischen Material, einen Knochenleitungsbügel oder ein Knochenleitungspflaster, mit dem ein winziger Schwingkörper am Kopf fixiert wird. Das Kind spürt die Schwingungen nicht. Damit das Gerät gut funktioniert, muss es jedoch sehr fest an den Kopf gedrückt werden, was je nach Trageoption bei längerem Tragen unangenehm werden kann. Alternativ kann die Kopplung über eine direkt im Schädelknochen verankerte Schraube (Bone Anchored Hearing Aid, BAHA; ◘ Abb. 3.3) erfolgen (► Abschn. 3.3.3.2.1). In der Regel werden konventionelle Hörgeräte vor der Versorgung mit Knochenleitungshörgeräten getestet (◘ Abb. 3.4).

> Knochenleitungshörgeräte leiten Schallschwingungen direkt über den Schädelknochen ins Innenohr und umgehen damit das Außen- und Mittelohr.

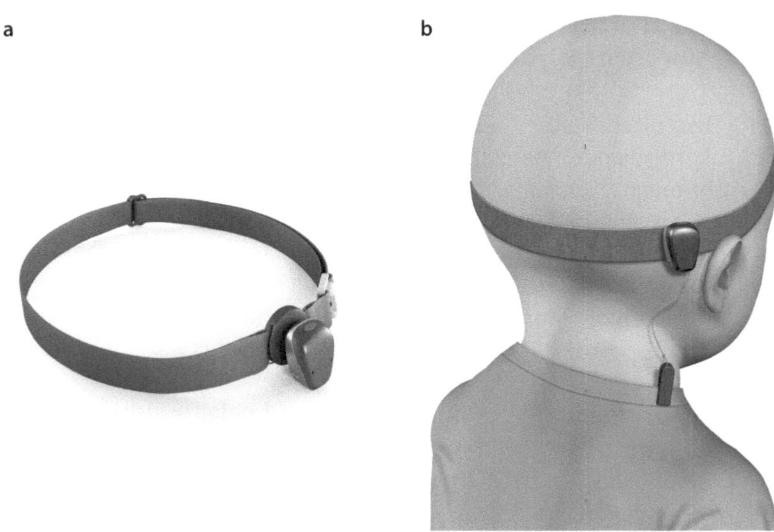

Abb. 3.3   a,b Baha Softband. **a** Produkt, **b** Angepasst. (Mit freundl. Genehmigung von Cochlear Ltd.)

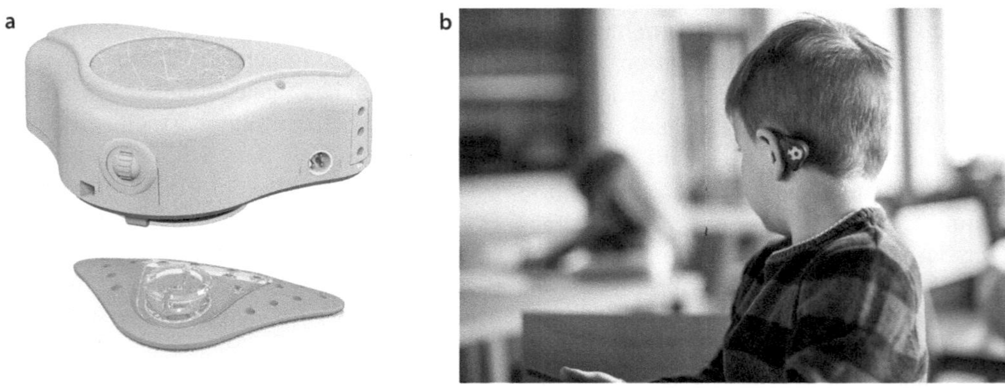

Abb. 3.4   a,b Knochenleitungshörsystem Adhear. **a** Produkt. **b** Angepasst. (Mit freundl. Genehmigung von MED-EL)

3.2.5 Anpassung von konventionellen Hörgeräten bei Kindern

Die Hörgeräteversorgung bei Kindern ist von vielen Faktoren abhängig, die nur in der Zusammenschau eine qualitativ hochwertige und optimal auf die Bedürfnisse des Kindes ausgerichtete Anpassung ergeben. Im Rahmen eines Vorgesprächs wird zuerst die Auswahl des passenden Geräts im Kontext der audiometrischen Ergebnisse abgeklärt. Differenzierte Gespräche mit den Eltern und weiteren Bezugspersonen dienen dazu, möglichst viele Informationen über das Kind und sein Umfeld zu sammeln (Meier 2012).

> Eine optimal ausgerichtete Anpassung der Hörsysteme ermöglicht die adäquate Stimulation des auditiven Systems in den sensiblen Phasen der Hörbahnreifung und bildet die Grundlage für die physiologische Hör-, Sprech- und Sprachentwicklung.

Exkurs: Anpassalgorithmen

Zur Voreinstellung der Hörgeräte werden Anpassformeln, sogenannte Anpassalgorithmen, verwendet, welche die audiometrischen Daten in frequenzspezifische Daten umrechnen und zudem das Alter des Kindes und die individuellen akustischen Übertragungsparameter des Außenohres einbeziehen. Die bedeutendsten Präskriptionen für die Anpassung digitaler Hörsysteme bei Kindern sind die Anpassregeln des National Acoustic Laboratories NAL-NL2 (Keidser et al. 2012) und die Desired Sensation Level Multistage Input/Output DSL [i/o] v 4.1, DSL m[i/o] v 5.0 (Bohnert 2018).

Das NAL-NL1 strebt eine Maximierung der Sprachverständlichkeit bei gleichzeitiger Berücksichtigung der Gesamtlautheit an. Mit dem Eingangsschalldruck ändert sich jedoch die Frequenzwiedergabe. Dies bedeutet, dass das Prinzip des Lautheitsausgleichs bezüglich der Gesamtlautheit, nicht aber bezüglich der frequenzspezifischen Lautheit berücksichtigt wird.

Das DSL [i/o]-Verfahren eignet sich insbesondere bei der Anpassung von Hörsystemen bei Kindern. Die DSL-Formel beruht auf einem Lautheitsausgleich und nutzt dazu die Hörschwelle und die Unbehaglichkeitsschwelle, um den akustischen Dynamikbereich optimal auszuschöpfen. Durch die Komprimierung des Eingangssignals werden die Grundverstärkung und die Kompressionsparameter so weit beeinflusst, dass ein komfortables Hören ermöglicht wird. Die Berechnung der Zielkurve, variable Eingangsschalldruckpegel, Berücksichtigung der MCL4 und Unbehaglichkeitsschwelle, sowie die individuelle Ermittlung von Korrekturwerten mit Parametern wie der RECD (Real-Ear-to-Coupler-Difference) sind nur einige der Komponenten, die bei der Anpassung von Kindern mit DSL [i/o] eine wesentliche Rolle spielen (Bulk 2002).

In der weiterentwickelten DSL m[i/o] v 5.0-Version werden zudem folgende Daten berücksichtigt (Bohnert 2018): Elektrische Reaktions-Audiometrie (ERA), überarbeitete RECD-Normwerte, Schallleitungskomponenten, Mehrkanalkompression, Zielkurven für leise und laute Hörsituationen und die binaurale (beidohrige) Anpassung.

Die Ergebnisse der Berechnungen aus dem Anpassalgorithmus und die Einstellung der Hörgeräte werden mittels Sound-Pressure-Level-Output-Diagram (SPLogram) überprüft (Bohnert 2018). Anhand des SPLograms werden leise und laute Sprachanteile innerhalb des Restdynamikbereiches des schwerhörigen Kindes abgebildet und der Nachweis einer optimierten Übertragung des mittleren Langzeitsprachspektrums (LTASS) erbracht. Eine unzureichende Repräsentation leiser oder lauter Bereiche des Sprachspektrums kann sich negativ auf die kindliche Sprachentwicklung auswirken.

> Bei der Versorgung von Kindern ist darauf zu achten, dass nicht nur mittlere Pegel der Sprache bei ca. 65 dB im Hörbereich des Kindes abgebildet werden, sondern auch alle leisen und lauten Bereiche, um das Erlernen von Sprache zu fördern und zu gewähren.

Wechselnde Hörsituationen

Ein Hörgerät kann individuell auf den jeweiligen Hörverlust angepasst werden. Zunehmend mehr digitale Geräte stellen sich automatisch auf wechselnde Hörsituationen und Umgebungsbedingungen ein. So muss auch bei einer lauten oder leisen Umgebung keine manuelle Veränderung der Einstellung vorgenommen werden.

3.2.5.1 Verifikation-Real Ear to Kuppler Differenz

Die akustischen Verhältnisse im Gehörgang von Kindern variieren stark durch ihre Form und Größe. Um die Verstärkung des Hörgerätes auf die kleinen Verhältnisse des kindlichen Ohres abzustimmen, werden genaue Informationen über die jeweiligen Gehörgangseigenschaften benötigt. Ein hohes Gehörgangsvolumen führt dazu, dass sich der Schalldruckpegel am Trommelfell verringert und eine höhere Verstärkungsleistung berechnet werden muss. Bei einem kleinen Gehörgangsvolumen ist eine geringere Verstärkung erforderlich, da sich der Pegel am Trommelfell im Vergleich erhöht. Sowohl zu geringe als auch zu große Verstärkungen können negative Auswirkungen haben. Es gilt demnach, einen Mittelweg zwischen ausreichender akustischer Schallverstärkung einerseits und dem Risiko einer weiteren weiteren Verschlechterung des Hörvermögens durch zu hohe Schalldruckpegel andererseits zu finden.

Bei Kindern können durch die zusätzliche Messung der Real-Ear-To-Coupler-Difference (RECD) die frequenzspezifischen Eigenschaften der Gehörgangsgröße und -form möglichst genau abgebildet werden um die optimale Verstärkung bestimmen zu können (Bohnert 2018; Seewald und Tharpe 2011). Dazu wird der ankommende Schall mit der In Situ-Sonde gemessen. Am MessMikrophon der Sonde ist ein dünner Silikonschlauch befestigt, der in den Gehörgang eingeführt wird, sodass die Öffnung circa 5 mm vor dem Trommelfell liegt. Bei sorgfältiger Platzierung des Sondenschlauchs kann die RECD-Messung die Eigenschaften der Hörgeräte und die individuellen Ohrverhältnisse zuverlässig erfassen (Bohnert 2018). Die Daten werden in einer Datenbank abgespeichert und für die Hörgeräteeinstellung verwendet. Hörgeräte müssen aufgrund der sich durch das Wachstums verändernden anatomischen Eigenschaften häufig nachangepasst werden. Große Abweichungen der Anpassdaten bergen die Gefahr einer zu hohen oder zu niedrigen Verstärkungsleistung der Hörgeräte. Unter Berücksichtigung der Unbehaglichkeitsreaktion mithilfe von verschiedenen Tönen, einem Breitbandrauschen oder Sprache und Kinderliedern wird der maximale Ausgangsschalldruckpegel (L_{max}) des Hörgeräts auf den entsprechend ermittelten Wert begrenzt. Bleibt die Sprachentwicklung trotz Frühförderung aus oder treten andere Anzeichen für eine ungenügende Verstärkung auf, kann diese Grenze vorsichtig und in kleinen Schritten angehoben werden.

> Die RECD-Messung bildet die individuellen Ohrverhältnisse ab und ist unverzichtbarer Bestandteil der Hörgeräteanpassung bei Kindern. Dabei ist eine individuelle RECD-Messung gegenüber gemittelten, durchschnittlichen RECD-Werten vorzuziehen. Ist wegen Unruhe oder Ablehnung des Kindes nicht möglich, die individuelle Gehörgangsmessung durchzuführen, müssen die RECD-Werte aufgrund des Alters geschätzt werden. Diese Schätzwerte beruhen auf geschätzten Korrekturdaten von Gehörgangsmessungen an Kindern ab dem Säuglingsalter (Bohnert 2018).

Obgleich der generelle Nutzen von Sondenmikrophonmessungen im Rahmen der Hörgeräteanpassung und die Methode insbesondere bei Kindern aufgrund von Bewegungsartefakten, zu kleinen Gehörgängen und Rückkopplungsneigung umstritten sind, bietet die In Situ-Messung die Vorteile einer genauen Abbildung der Gehörgangsverhältnisse.

3.2.5.2 Anpasserfolg und Nachsorge

Eine Hörgeräteanpassung ist sehr zeitintensiv, erfordert eine individuelle Ausrichtung auf das jeweilige Kind und dessen Eltern sowie ein hohes Maß an Fachwissen, praktischer Erfahrung und eine sensible Beratungskompetenz. Nicht nur die Kinder müssen sich an das Tragen der Hörgeräte und die neuen Höreindrücke gewöhnen, auch die Eltern brauchen Zeit, sich in der neuen Situation zurechtzufinden. Manche Kinder reagieren erst einmal verängstigt oder ablehnend auf die Hörgeräte, da die neuen Höreindrücke ungewohnt sind oder als irritierend empfunden werden. Auch kann das Tragen des Hörgeräts oder der Ohrpassstücke als störend oder unangenehm empfunden werden. Bei größeren Kindern treten zudem kosmetische Aspekte in den Vordergrund und begünstigen eine ablehnende Haltung gegenüber den Hörhilfen. Bei Kindern mit zusätzlichen Beeinträchtigungen muss zudem der individuelle Entwicklungsstand berücksichtigt werden und die Anpassung anhand einer guten Beobachtungsgabe erfolgen.

Die Anpassung der Hörgeräte bei Kindern ist ein ständiger adaptiver Prozess und erfordert ein sorgfältiges und behutsames Vorgehen. Regelmäßige Kontrollen und Neueinstellungen ermöglichen es, die sich ändernden Parameter wie Gehörgangsgröße, audiometrische Befunde, Hör- und Sprachentwicklung sowie akustische Anforderungen einzubeziehen (Tchorz und Arweiler 2004).

Die **Evaluation des Anpasserfolges** beinhaltet im Wesentlichen folgende Aspekte (Bonsel und Ulrich 2003):

- RECD-Messung zur ständigen Kontrolle der Veränderungen des Frequenzgangs im Gehörgang des Kindes
- Einsatz von Fragebögen und Beobachtungsbögen für Eltern und Bezugspersonen
- Lautheitsskalierung
- Freifeldschwellen mit Aufblähkurve unter Berücksichtigung von Einfallswinkel des Nutzschalls und Störschalls (falls vorhanden)
- Einstellungen der Regelsysteme des Hörgeräts (Insertion Gain)
- Sprachaudiometrie für Kinder in Ruhe und im Störschall

Die **Aufblähkurve** im Audiogramm stellt ein weiteres, wichtiges Kriterium für die wahrgenommene Verstärkung mit den Hörgeräten dar. Ihr Verlauf sollte möglichst flach sein und den größtmöglichen Bereich des Sprachspektrums in den begrenzten Restdynamikbereich übertragen (Laszig und Lehnhardt 2009). Bei Kindern, deren Entwicklungsstand es nicht zulässt, kann die Einstellung der Hörgeräte in Abhängigkeit von Alter, Grad der Hörstörung und Stand der Sprachentwicklung häufig nur geräusch- und tonaudiometrisch bzw. mithilfe objektiver Messverfahren überprüft werden (Heil- und Hilfsmittelrichtlinien 2020). Da die Wiederherstellung der Kommunikationsfähigkeit das primäre Ziel der Hörgeräteversorgung darstellt, spielt die Sprachaudiometrie ebenfalls eine wichtige Rolle bei der Quantifizierung des Anpasserfolges mit Hörgeräten. Sprachaudiometrische Untersuchungen sind jedoch nur bei entsprechendem passivem und aktivem Wortschatz mit kindgerechten Sprachverständnistests (z. B. Adaptiver Auditiver Sprachtest [AAST], Mainzer, Göttinger Kindersprachtest, Oldenburger Kindersatztest,) (► Abschn. 2.3.6). durchführbar. Im Hinblick auf die apparative Versorgung der Kinder ist es nicht selten, dass die sprachaudiometrischen Ergebnisse gleichaltriger Kinder trotz gleicher Daten in der Tonaudiometrie erheblich voneinander abweichen (Frerichs 1998).

Die während des gesamten Anpassprozesses begleitende Verhaltensbeobachtung des Kindes durch die Eltern, Pädagogen und anderen Bezugspersonen in Alltags- und Fördersituationen ist eine weitere Bedingung, damit die bestmögliche Hörgeräteeinstellung erreicht werden kann. Mittels Beobachtungsbögen (► Kap. 7) wird das Sammeln hilfreicher Hinweise erleichtert und es kann ein Anpassprofil des gesamten Prozesses erstellt werden. Dadurch entstehen eine Vielzahl subjektiver Einschätzungsdaten, die bei der weiteren Feinanpassung der Hörgeräte im Zeitverlauf von großem Nutzen sein können (Bonsel und Ulrich 2003).

Die sich im Kleinkindalter verändernden anatomischen Verhältnisse und die sich verändernden Messwerte erfordern eine prozessbegleitende Überprüfung der

Hörsysteme im interdisziplinären Team (Hoffmann 2019). Die **Folgebetreuung** umfasst verschiedene Bereiche, die in der Übersicht dargestellt sind (Meier 1999):

Folgebetreuung
- Regelmäßige audiometrische Kontrollen mit und ohne Hörgerät
- Regelmäßige technische Überprüfung und Nachanpassung
- Informationen zur Anwendung und Pflege der Hörgeräte und dessen Zubehör
- Hinweise zur häuslichen Überprüfung der Hörgeräte
- Aufzeigen von Anschlussmöglichkeiten, z. B. Übertragungsanlage
- Aushändigung eines Hörpasses
- Elternberatung
- Ergänzende (psychosoziale) Unterstützung der Familie durch Beratungsstellen

3.2.6 Akzeptanz und Tragedauer

Eine erfolgreiche Hörgeräteanpassung ist nicht gleichzusetzen mit einer zufriedenstellenden Trageakzeptanz des Hörgerätes. In der Literatur zeigt sich, dass unterschiedliche Faktoren die generelle Trageakzeptanz beeinflussen. Eine Studie von Kiese-Himmel und Kruse (2000) zeigt, dass von 116 einseitig und beidseitig schwerhörigen Kindern 76,7 % die hörverstärkende apparative Versorgung sehr gut bis mittelmäßig akzeptierten. Auch bei den resthörigen Kindern zeigten nur eine 25,5 %ige schlechte bis sehr schlechte Trageakzeptanz. Es zeigte sich, dass der Grad des Hörverlustes scheinbar nicht mit der Akzeptanz korreliert.

Es ist aber bekannt, dass die intensive Einbindung der Familienmitglieder die Trageakzeptanz begünstigt. Nicht zuletzt deshalb, weil auch eine intakte Funktion der Hörgeräte gewährleistet sein muss, um eine maximale Akzeptanz zu erreichen. Laut Kiese-Himmel und Kruse (2000) geht eine schlechte Akzeptanz mit einer falschen oder defekten Hörgeräteversorgung, einer inadäquaten Anpassung, der unzureichenden Aufklärung der Eltern, der Stigmatisierung und lokalen Beschwerden durch Cerumen (▶ Abschn. 1.2.3), Juckreiz oder Ohrgeräusche einher. Daher sollte bei einer jeden Hörgeräteüberprüfung die **Compliance** (Mitarbeit) des Kindes und die **Trageakzeptanz** eingehend geprüft werden.

In Kürze
Bei einem Hörverlust von mehr als 30 Dezibel (dB) kann der Arzt eine apparative Therapie verordnen. Das Kind erhält demnach nach der Diagnosestellung ab dem Alter von drei Lebensmonaten Hörgeräte. Die Hörgeräteversorgung bei Kindern sollte möglich frühzeitig bis zum 6. Lebensmonat erfolgen. Eine interdisziplinäre Betreuung des Kindes und der Eltern sowie die Einleitung zusätzlicher diagnostischer, therapeutischer und pädagogischer Maßnahmen sind besonders wichtig. Zudem sollten die Eltern über technische Zusatzgeräte, schulische Maßnahmen und rehabilitative Aspekte informiert werden. Auf der Grundlage der ermittelten audiometrischen Daten werden zur (Vor-)Einstellung der Hörgeräte spezielle Regeln zur Anpassung (Anpassalgorithmen) verwendet, die sowohl das Alter des Kindes als auch die individuellen akustischen Übertragungsparameter berücksichtigen. Bei der Auswahl der Hörgeräte müssen alters- und entwicklungsspezifische Faktoren berücksichtigt werden.

3.3 Knochenleitungsimplantat-Systeme und Mittelohrimplantat-Systeme

Wenn HdO-geräte aus bestimmten Gründen nicht getragen werden können, können je nach Fall aktive Mittelohrimplantate oder knochenverankerte Hörsysteme, die operativ in das Ohr eingebracht werden, eine Alternative sein. Sie umgehen den äußeren Gehörgang und leiten Schallschwingungen direkt an das Mittel- oder Innenohr.

3.3.1 Indikationsbereiche bei Kindern

Die Leitlinie für aktive implantierbare Hörsysteme hat ihre Gültigkeit seit April 2015 verloren und wurde im Dezember 2017 durch die **Leitlinie Implantierbare Hörgeräte** (DGHNO-KHC 2017) ersetzt, die bis Dezember 2022 gültig ist.

Die Leitlinie Implantierbare Hörgeräte umfasst alle aktiven implantierbaren Hörsysteme, bei denen das akustische Signal nicht auf konventionell-akustischem oder elektrischem Weg, wie bei einem Hörgerät oder Cochlea-Implantat, sondern durch **mechanische Stimulation** des Innenohres bereitgestellt wird. Laut der Leitlinie Implantierbare Hörgeräte kann die Indikation für eine Implantation durch den Operateur nur unter Berücksichtigung aller Befunde und in Absprache mit den Voruntersuchern und Nachbetreuern gestellt werden. Kinder, bei denen mit implantierbaren Hörgeräten ein dauerhaft besseres Hören und Sprachverstehen als mit konventionellen Hörgeräten zu erwarten ist, oder die aus medizinischen oder audiologischen Gründen nicht mit Hörgeräten konventioneller Bauart versorgt werden können, kommen für eine Versorgung mit implantierbaren Hörgeräten infrage. Dazu zählen Fehlbildungen oder Atresien des Außenohrs, chronische Entzündungen oder Hautirritationen sowie Probleme mit der Otoplastik im Gehörgang.

Die intakte Innenohr- und Hörnervfunktion muss mittels Voruntersuchungen sichergestellt und eine hochgradige, an Taubheit grenzende sensorische Schwerhörigkeit ausgeschlossen werden. Liegt eine beidseitige Indikation vor, ist eine beidseitige Implantation durchzuführen. Bimodale Versorgungsformen sind ebenfalls möglich (► Abschn. 3.4).

Die audiometrische Indikation für die ein- oder beidohrige Versorgung mit implantierbaren Hörgeräten ist mit der für HdO-Geräten vergleichbar (► Abschn. 3.2.1).

Einseitige Ertaubung
Die einseitige Ertaubung stellt einen Sonderfall dar: Für Patienten, bei denen ein Cochlea-Implantat aus medizinischen Gründen nicht indiziert und keine ausreichende Hörrehabilitation mit konventionellen CROS/BiCROS ([bilateral] contra lateral routing of signal)-Hörgeräten erreicht wird, kann eine Indikation bestehen. In diesem Fall besteht die Indikation ausschließlich für implantierbare Knochenleitungssysteme (Kompis et al. 2011).

3.3.2 Knochenleitung und Knochenleitungshörsysteme

Die Knochenleitung, auch Knochenschall genannt, bezeichnet die Weiterleitung von Schallschwingungen bzw. Vibrationen durch den das Gehörorgan umgebenden Schädelknochen unter Umgehung des Mittelohrs und stellt eine physiologische Form des Hörens dar. Sie wird bei Knochenleitungshörgeräten und -systemen genutzt. Entscheidend für die Qualität des Höreindrucks ist eine gute Ankopplung an den Knochen. Herkömmliche Knochenleitungshörgeräte pressen den Vibrator auf die Haut in der Temporalregion und können mit einem Stirnband, einem Bügel oder Brillengestell gehalten werden. Solange die Haut wie bei Säuglingen und Kleinkindern noch dünn ist, gelingt diese

Form der Übertragung gut. Wenn die Haut und das Subkutangewebe jedoch im Laufe der ersten Lebensjahre verdickt, wird ein entsprechend höherer Anpressdruck notwendig, der zum einen Schmerzen und Druckstellen erzeugen und zum anderen die akustische Übertragungseigenschaften einschränken kann. Eine Knochenverankerung kann diese Problematik möglicherweise umgehen (Federspil und Federspil 2000).

> Bei Kindern mit einer Fehlbildung ist eine frühzeitige Stimulation des betroffenen Ohres bzw. der Ohren indiziert. Hierzu kann eine vorübergehende Versorgung mit einem transkutanen Knochenleitungssystem, das z. B. durch ein Stirnband gehalten wird, sinnvoll sein, bis das Kind die Voraussetzungen für eine Implantation erfüllt. Die Auswahl der geeigneten Versorgung erfolgt nach Alter des Patienten sowie nach audiologischen und anatomischen Kriterien (Rahne und Plontke 2016).

3.3.3 Knochenleitungsimplantat-Systeme und knochenverankerte Hörhilfen

Knochenleitungs-Implantat-Systeme oder knochenverankerte Hörhilfen kommen zum Einsatz, wenn die natürliche Luftschallübertragung zum Innenohr gestört ist. Durch sie wird Schall als mechanische Schwingungen über den Schädelknochen zum Innenohr weitergeleitet. Knochenleitungsimplantate stimulieren beide Innenohren, wobei das kontralaterale Innenohr eine frequenzabhängige, stärkere Dämpfung erfährt. Man unterscheidet zwei Arten von Knochenleitungssystemen: passive Systeme, die Vibrationen an die Haut abgeben und aktive Systeme, die den Knochen direkt über ein Implantat im Schädelknochen stimulieren. Während aktive Systeme den Schall in der Regel transkutan (unter der Haut) übertragen, kann bei passiven Systemen eine zusätzliche Unterscheidung zwischen trans- und perkutaner (durch die Haut) Schallübertragung vorgenommen werden (Kießling et al. 2017).

Derzeit werden derartige Systeme angeboten von:
- COCHLEAR: BAHA ► https://www.cochlear.com/de/startseite/unsere-produkte/baha-knochenleitungs-implantate
- MED-EL: BONEBRIDGE ► https://www.medel.com/de/hearing-solutions/bonebridge
- OTICON: PONTO (► https://www.oticonmedical.com/de/bone-conduction)
- MEDTRONIC: ALPHA (► https://www.medtronic.com/de-de/patienten/produkte-therapien/knochenleitungshoersystem.html)

3.3.3.1 Aktiv

Ein aktives Knochenleitungsimplantat umgeht das Außen- und Mittelohr und überträgt den Schall mittels Knochenleitung direkt auf die Hörschnecke im Innenohr (◘ Abb. 3.5). Es besteht ähnlich wie ein Cochlea-Implantat-System (► Abschn. 3.4) aus einer internen Komponente, dem Knochenleitungsimplantat, das operativ unter der Haut im Knochen eingelassen wird und dem extern hinter dem Ohr getragenen Audioprozessor (auch Soundprozessor, Sprachprozessor).

Die Mikrophone des Audioprozessors nehmen den Schall auf, dieser wandelt ihn mithilfe einer digitalen Signalverarbeitungselektronik in elektrische Signale um. Diese Signale werden durch die Haut an das Implantat gesendet. Das Implantat wandelt die empfangenen Signale in mechanische Schwingungen um und leitet sie an den Schädelknochen weiter. Der Schädelknochen überträgt diese Schwingungen an das Innenohr. Das Innenohr verarbeitet die mechanischen Schwingungen

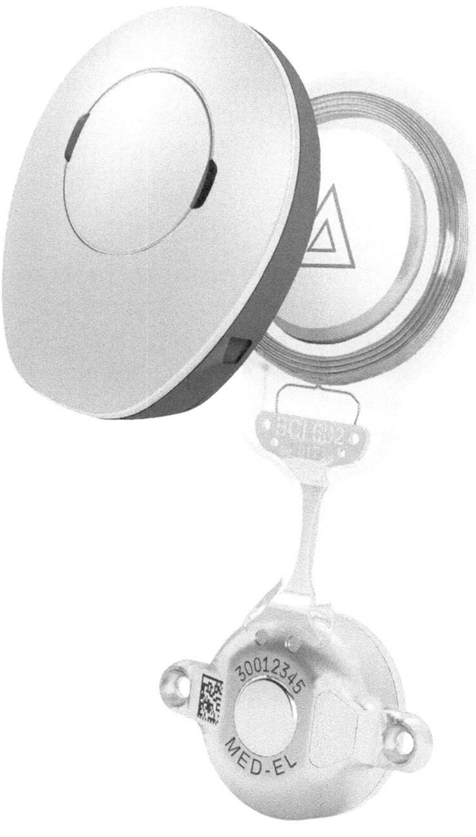

◘ Abb. 3.5 Das aktive, teilimplantierbare Knochenleitungsimplantat Bonebridge. (Mit freundl. Genehmigung von MED-EL)

wie beim natürlichen Hörvorgang und leitet die akustischen Informationen an das Hörzentrum weiter. Das Gehirn interpretiert diese Signale als akustisches Ereignis (Sprache, Umgebungsgeräusch, usw.) (Kießling et al. 2017).

Da die Haut bei der transkutanen Lösung intakt bleibt und nach der Operation gut abheilen kann, ist das aktive Knochenleitungshörsystem eine gute Alternative bei Hautproblemen wie Gewebsentzündungen, Diabetes, Vernarbungen oder Neurodermitis (Reinfeld et al. 2014).

3.3.3.2 Passiv

Im Gegensatz zu den aktiven Systemen wird bei passiven Systemen zwischen trans- und perkutaner Schallübertragung unterschieden. Die Energieversorgung sowie die Signalaufnahme und -verarbeitung befinden sich in einem extern getragenen Audioprozessor. Der implantierte Teil des Hörsystems ist passiv.

3.3.3.2.1 Passiv transkutane Knochenleitungsimplantate

Passive, transkutane Knochenleitungssysteme übertragen die Vibrationen direkt auf den Knochen, indem sie von außen Druck auf die Haut ausüben. Passive Knochenleitungssysteme funktionieren im Grunde ähnlich wie Knochenleitungshörgeräte, da beide Systeme die Vibrationen auf die Haut übertragen. Der Unterschied besteht lediglich darin, dass passive Knochenleitungssysteme durch einen implantierten Magneten gehalten werden und nicht durch ein Stirnband, Knochenleitungspflaster oder -bügel. Der extern getragene Audioprozessor nimmt den Schall auf und wandelt ihn in Vibrationen um, die über den Haltemagneten durch die intakte Haut an den implantierten Magneten (Magnetkopplung) übertragen werden (Cochlear: BAHA Attract, Medtronic: Sophono Alpha). Im Fall der transkutanen Schallübertragung bleibt die Haut nach Abheilen der Operationswunde intakt (Kießling et al. 2017).

3.3.3.2.2 Passiv perkutane Knochenleitungsimplantate

Passive, perkutane Knochenleitungssysteme übertragen die Vibrationen direkt auf den Knochen. Das **knochenverankerte Hörgerät BAHA (B**one **A**nchored **H**earing **A**id; ◘ Abb. 3.6) eignet sich als Rehabilitationsmethode bei einem Schallleitungs- oder kombiniertem Hörverlust. Beim BAHA wird in einer Operation ein kleines Titanimplantat in den Schädelknochen hinter das Ohr eingesetzt. Eine winzige Titanschraube, die dauerhaft die Haut durchdringt, wird durch die Haut ins Implantat geschraubt (osseointegrierter Knochenanker).

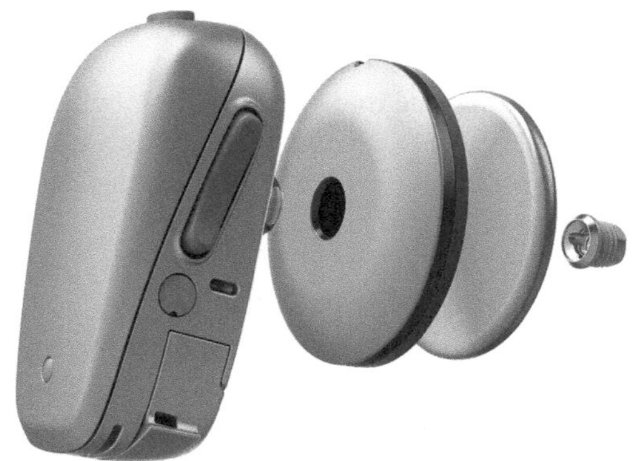

◘ **Abb. 3.6** Das passiv perkutane Knochenleitungs-implantat BAHA Connect. (Mit freundl. Genehmigung von Cochlear Ltd.)

Um Entzündungen zu vermeiden, muss die Haut rund um die Schraube täglich gründlich gereinigt werden. Der Sprachprozessor kann dann über eine Schnappkupplung an diesem Knochenanker befestigt werden (Cochlear: BAHA Connect, Oticon Medical: Ponto). Eine Implantation wird in der Regel erst bei größeren Kindern ab ca. drei bis vier Jahren (Weerda und Brunner 2004) durchgeführt, deren Schädel die erforderliche Knochendicke aufweist (Kießling et al. 2017). Bei jüngeren Kindern wird der Prozessor in der Regel mit einem Stirnband fixiert (▶ Abschn. 3.2.4).

Das Indikationsspektrum der BAHA-Versorgungen hat sich im Laufe der Zeit stetig erweitert. Während früher lediglich die Versorgung reiner Schallleitungs-störungen indiziert war, sind inzwischen leistungsstärkere Systeme verfügbar, die zur Versorgung kombinierter Hörverluste mit Schallempfindungsstörungen von bis zu 60 dB herangezogen werden können (Snik et al. 2004; Bosman et al. 2006). Zudem werden diese passiv perkutanen Knochen-leitungsimplantate zunehmend auch zur bilateralen Versorgung genutzt, auch wenn ein geringerer binauraler Nutzen zu ver-zeichnen ist als bei beidohriger Luft-leitungsversorgung (Stenfelt 2005).

Der Prozessor fängt Schallwellen auf und wandelt sie in Vibrationen um. Diese werden durch die implantierte Schraube über die Haut an den Schädelknochen und weiter ans Innenohr geleitet. Der Hör-vorgang umgeht damit die Schallleitungs-komponente des Mittelohres und setzt den Höreindruck über die Knochenleitung fort (Kießling et al. 2017).

3.3.4 Mittelohrimplantat-Systeme

Aktive Mittelohrimplantat-Systeme eignen sich zur Behandlung von leichten bis hochgradigen Schallleitungs- oder Schallempfindungsschwerhörigkeiten und kombiniertem Hörverlust. Sie kommen dann zum Einsatz, wenn aus medizinischen oder audiologischen Gründen keine anderen Hörhilfen indiziert sind. Im Gegen-satz zum Cochlea-Implantat wird keine elektrische Stimulation in der Cochlea vor-genommen, sondern **mechanische Energie** zur Verstärkung der Bewegungen der Mittelohrstrukturen eingebracht.

❯ **Aktive und passive Mittelohrimplantate**
Prinzipiell unterscheidet man zwischen passiven und aktiven Mittelohr-implantaten. Passive Implantate sind z. B. künstliche Gehörknöchelchen wie TORPs (Total Ossicular Replacement Prosthesis) oder PORPs (Partial Ossicular Replacement Prosthesis), die zur Rekonstruktion (Wiederherstellung) fehlender bzw. zerstörter Gehörknöchel-chen eingesetzt werden.

Der externe Audioprozessor sitzt außen am Kopf hinter dem Ohr (teilimplantierbare Systeme) oder am Schädel unter der Haut (vollimplantierbare Systeme) und wird, bei teilimplantierbaren Systemen, von einem Magneten über den unter der Haut implantierten internen Systemteil gehalten. Die Mikrophone des Audioprozessors nehmen Schallwellen auf und wandeln sie in elektrische Signale um. Die elektrischen Signale werden anschließend durch die Haut zum Implantat übertragen. Der Schall wird entweder über einen **elektromagnetischen** oder über einen **piezoelektrischen Wandler** übertragen. Der Wandler kann an verschiedenen beweglichen Strukturen (z. B. am Amboss, am runden Fenster oder ovalen Fenster) des Mittelohres befestigt werden, um diese Strukturen und das Hörsystem zu stimulieren. Die vielfältigen Ankopplungsmöglichkeiten an unterschiedliche Strukturen des Mittelohres bieten zudem zahlreiche Therapiemöglichkeiten, Fehlbildungen im Mittelohr erfolgreich zu kompensieren. So kann die akustische Verstärkung direkt an das Innenohr und von dort ans Gehirn weitergeleitet werden, wo sie als akustische Signale wahrgenommen werden.

Aktive MittelohrImplantat-Systeme werden von unterschiedlichen Herstellern angeboten:

- COCHLEAR: CARINA (► https://www.cochlear.com/de/startseite/unsere-produkte/carina-mittelohrimplantate)
- ENVOY: ESTEEM (► https://www.envoymedical.eu)
- MED-EL: VIBRANT SOUNDBRIDGE (► https://www.medel.com/de/hearing-solutions/vibrant-soundbridge; ◘ Abb. 3.7)

Beim Tragen eines aktiven Mittelohrimplantates bleibt der Gehörgang vollkommen offen, da kein Ohrpassstück benötigt wird. Das ist ein großer Vorteil für Kinder, die an chronischen Entzündungen des äußeren Gehörgangs leiden und zu Infektionen und Hautreizungen neigen. Auch Kinder mit noch erhaltenem Resthörvermögen können davon profitieren (Hermann-Röttgen 2009). Die noch gut hörbaren tiefen Frequenzen können die Cochlea über den offenen Gehörgang nahezu unverändert erreichen, während die hohen Frequenzen durch die wirkungsvolle Unterstützung der Schwingung der Gehörknöchelchen verstärkt an die Hörschnecke weitergeleitet werden (Kießling et al. 2017).

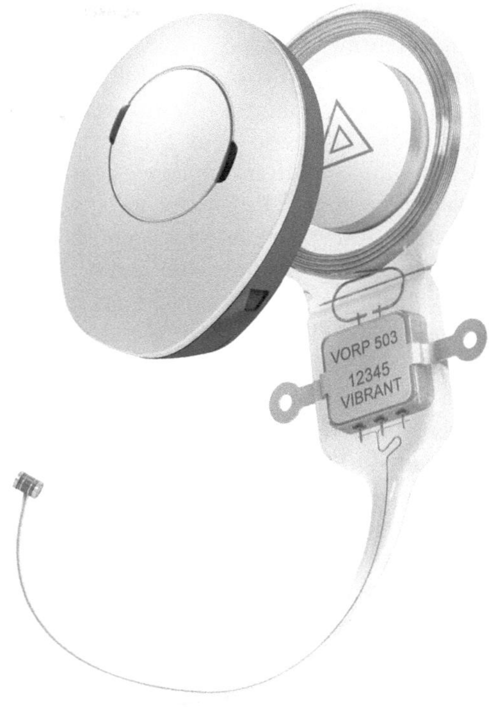

◘ **Abb. 3.7**   Das teilimplantierbare Mittelohrimplantat Vibrant Soundbridge. (Mit freundl. Genehmigung von MED-EL)

3.3.4.1 Teil- und vollimplantierbare aktive Mittelohrimplantate

Bei teilimplantierbaren Systemen befinden sich die Energieversorgung sowie die Signalaufnahme und -verarbeitung in einem extern getragenen Audioprozessor, der das Signal drahtlos an das Implantat überträgt. Dieser übernimmt die Signalabgabe. Der Audioprozessor wird in der Regel per Haltemagnet über dem Implantat gehalten (DGHNO-KHC 2017). Die Haut bleibt intakt. Vollimplantate hingegen haben den kosmetischen Vorteil, dass sich alle fünf Komponenten des Systems intrakorporal (unter der Haut) befinden und damit von außen nicht sichtbar sind. Die Signalaufnahme erfolgt entweder durch

Sensoren im intakten Mittelohr oder durch Unterhautmikrophone. Die Energieversorgung erfolgt durch transkutan aufladbare Akkumulatoren bzw. wechselbare Batterien (Pulcherio et al. 2014). Der Vorteil teilimplantierter Systeme liegt darin, dass bei neuer Prozesstechnik nur der externe Teil ausgetauscht werden kann, nicht aber das gesamte Implantat. Weiterhin wird bei Teilimplantaten ca. einmal wöchentlich die Batterie gewechselt, bei vollständig implantierten Systemen muss der implantierte Akku täglich ca. ein bis zwei Stunden über eine spezielle Ladeeinrichtung induktiv geladen werden.

3.3.5 Anpassung von Knochenleitungs- und Mittelohrimplantat-Systemen und Nachsorge

Die professionelle Einstellung des Audioprozessors wird **Anpassung** oder **Fitting** genannt. Bei Knochenleitungsimplantaten erfolgt die erste Anpassung nach 2–4 Wochen, beim Mittelohrimplantat nach 6–8 Wochen, wenn die Operationswunde abgeheilt und das Implantat fest in den Knochen eingewachsen ist. Bei der Anpassung in der Klinik wird der Audioprozessor von einem Techniker an den Hörverlust und die individuellen Bedürfnisse des Kindes angeglichen, indem die benötigte Lautstärke in den unterschiedlichen Frequenzen ermittelt und eine klangliche Optimierung vorgenommen wird. Bei der Anpassung wird der Audioprozessor mit einer speziellen Software verbunden. Dadurch kann der Pädaudiologe Töne in allen Frequenzen in den Audioprozessor einspielen und dem Kind so einen Eindruck von diesen Tönen geben. Bei jeder Frequenz wird gemessen, ab welcher Lautstärke das Kind den Ton über das Implantat wahrnimmt. Die Ergebnisse werden sowohl im Audioprozessor als auch in der Software gespeichert. Danach versucht der Pädaudiologe aufgrund der Aussagen des Kindes den Audioprozessor so passend wie möglich einzustellen. Je genauer die Angaben des Kindes zu den klanglichen Eigenschaften ausfallen, desto besser kann die Einstellung abgestimmt werden. Im Gegensatz zur Anpassung nach Cochlea-Implantat-Versorgung beschränkt sich die Anpassung der oben genannten Systeme auf einige wenige Termine. Bei diesen Hörsystemen ist eine Hörförderung oder ein Hörtraining (▶ Kap. 11) zur Gewöhnung an die neuen Höreindrücke mit dem Implantat meist nicht notwendig und wird nur bei besonderem Bedarf angeboten.

> Eine Hör- und Sprachtherapie ist im Normalfall nicht nötig. War die sprachliche Entwicklung des Kindes allerdings vor der Implantation beeinträchtigt, sollte die Notwendigkeit einer Sprachtherapie allerdings geprüft werden.

In Kürze

Mittelohr- und Knochenleitungsimplantate können verordnet werden, wenn konventionelle Hörgeräte keinen Nutzen bringen oder aus medizinischen Gründen nicht getragen werden können. Je nach Grad des Hörverlusts wird zu deren Kompensation das richtige Hörimplantat-System ausgewählt. Knochenleitungs-Implantat-Systeme leiten Schallwellen als mechanische Schwingungen über den Schädelknochen zum Innenohr weiter. Aktive Mittelohr-Implantat-Systeme bringen mechanische Energie zur Verstärkung der Bewegungen der Mittelohrstrukturen ein.

3.4 Cochlea-Implantate und zentral-auditorische Implantate

Die rechtzeitige Diagnose und die frühzeitige Versorgung mit Hörgeräten können sich in manchen Fällen als unzureichend herausstellen, die Hörstörung zu kompensieren und Sprache zu erwerben. Ist die Funktion der Haarsinneszellen in der Hörschnecke eines Kindes so stark beeinträchtigt, dass Sprache auch mithilfe sehr leistungsstarker Hörgeräte nicht ausreichend wahrgenommen und verstanden werden kann, kann ein Cochlea-Implantat versorgt werden. Das folgende Kapitel beschreibt die Indikation und Funktionsweise eines Cochlea-Implantats sowie den Unterschied zwischen unilateraler, bilateraler und bimodaler Versorgung.

Anlehnend an die Richtlinien der Arbeitsgemeinschaft der Wissenschaftlichen Medizinischen Fachgesellschaften (AWMF) (DGHNO-KHC 2012, 2017) sollte einer möglichen CI-Versorgung immer eine vorangehende Beobachtungsphase durch Eltern, Ärzte und Pädagogen bei optimierter Hörgeräteversorgung und einer gleichzeitig stattfindenden Hörfrühförderung vorausgehen. Kinder mit hochgradiger oder an Taubheit grenzenden Schwerhörigkeit, bei denen in der Familie erblich bedingte Schwerhörigkeiten vorliegen und die Diagnose somit mit hoher Sicherheit gestellt werden kann, bilden eine Ausnahme (Hermann-Röttgen 2009). Nach der Zusammenschau der Ergebnisse aller Untersuchungen aus den verschiedenen Fachdisziplinen (Medizin, Audiologie, Pädagogik, Sprachtherapie) und in Absprache mit den Voruntersuchern und Nachbetreuern wird entschieden, ob bei unzureichendem Zugewinn mit den Hörgeräten für die Hör- und Sprachwahrnehmung eine CI-Versorgung empfohlen wird (Deutsche Gesellschaft für Hals-Nasen-Ohren-Heilkunde, Kopf- und Hals-Chirurgie e. V. Bonn 2012). Der Entschluss zu einem CI ist immer eine **Einzelfallentscheidung,** die sich aus Berücksichtigung verschiedener Faktoren, aus dem Sprach- und Hörvermögen sowie der Beurteilung erfahrener Ärzte, Pädagogen und Therapeutinnen unter Einbeziehung des Kindes bzw. seiner Eltern ergibt und allgemeingültige Richtlinien sowie individuelle Bedingungen vereinen muss.

Um eine annähernd reguläre Sprachentwicklung zu ermöglichen, sollte die Operation frühzeitig erfolgen, d. h. bei Kindern mit hochgradiger oder an Taubheit grenzenden Schwerhörigkeit im ersten, spätestens bis zum Abschluss des zweiten Lebensjahres (Ruben 2018). Damit nutzt die frühe Implantation die **sensible Phase** der Sprachentwicklung und die Plastizität des Gehirns aus (▶ Abschn. 1.2). Nur das frühkindliche Gehirn verfügt über die notwendige Plastizität und Leistungsfähigkeit für diesen komplexen Lernvorgang (Flexer und Madell 2014; Mlynski und Plontke 2013). Die frühzeitige Erkennung der Hörstörung dank des Neugeborenenhörscreenings (▶ Abschn. 2.2) in den Geburtskliniken und bei den Kinderärzten und die Erkenntnis, dass eine Implantation bei Kindern mit hochgradiger oder an Taubheit grenzender Schwerhörigkeit möglichst frühzeitig erfolgen soll, führte zu einer kontinuierlichen Vorverlegung des Implantationszeitpunktes, sodass die Implantation heutzutage in den meisten Fällen bereits im ersten Lebensjahr erfolgen kann.

Verschiedene Studien, die sich mit dem Implantationszeitpunkt beschäftigt haben, belegen die deutlich bessere Sprachentwicklung bei früh versorgten im Vergleich zu spät versorgten Kindern (Niparko et al. 2010). Insbesondere bei Kindern spielt aber auch die **prozessbegleitende Nachsorge** (Re- bzw. Habilitation) eine bedeutsame Rolle für die weitere Entwicklung. Eine gute Einstellung des Sprachprozessors ist notwendig, damit alle Sprachlaute wahrgenommen, differenziert und identifiziert werden können. Die möglichst optimale

Anpassung des Systems bildet die Grundlage für die Entwicklung des auditiven Verstehens und unterstützt das Kind mit seiner Familie in einer hörgerichteten und lautsprachorientierten Förderung bzw. Therapie (Flexer und Madell 2014). Dies setzt eine regelmäßige audiologische Kontrolluntersuchungen und intensive Zusammenarbeit zwischen Pädagogen und Therapeuten, Ingenieuren, Betroffenen, Kindern mit Hörstörung bzw. deren Eltern voraus.

Schwerhörigkeit nach einer Hirnhautentzündung
Auf die vorangehende probative Hörgeräteversorgung wird bei Ertaubungen infolge einer bakteriellen Hirnhautentzündung im Regelfall verzichtet, da die Gefahr einer schnellen Obliteration (Verknöcherung) der Cochlea besteht, die eine Insertion der CI-Elektrode unmöglich macht oder maßgeblich erschweren kann (Müller-Deile 2004). In einen solchen Fall sollte – falls sich die Eltern nach umfassender Beratung dafür entscheiden und keine weiteren Gründe dagegensprechen – eine Implantation möglichst zeitnah (innerhalb von vier bis sechs Wochen) erfolgen.

3.4.1 Indikationsbereiche bei Kindern

Die Versorgung mit einem CI bei einer hochgradigen oder an Taubheit grenzenden Schwerhörigkeit wird mittlerweile auch bei Kindern als Standard betrachtet (Mlynski und Plontke 2013). Die generelle Indikation hat sich in den letzten Jahren dahin gehend verändert, dass selbst bei vorhandenem **Resthörvermögen** eine CI-Versorgung indiziert sein kann (Stark und Helbig 2011). Ebenso kann eine CI-Versorgung bei einer einseitigen Taubheit erfolgen.

Da die (Re)habilitation und Langzeit-Nachsorge (▶ Abschn. 3.5) mit regelmäßiger Therapie und Feinanpassung des Gerätes für eine optimale Nutzung des Implantates zwingend notwendig sind, sollte die Indikationsstellung und eine daraus resultierende Implantation besonders geprüft werden, wenn die Voraussetzungen der Nachsorge aus verschiedenen Gründen nicht eingehalten werden können. **Kontraindikationen** für eine CI-Versorgung sind unter anderem eine Aplasie der Cochlea oder des Hörnervs, Taubheit mit Störungen im Bereich der zentralen Hörbahn und unter Umständen auch die Verknöcherung der Cochlea (Eysholdt 2005; Müller-Deile 2004).

3.4.1.1 Prälingual ertaubte und resthörige Kinder, Jugendliche und Erwachsene

Die **Leitlinie Cochlea-Implantat-Versorgung und zentral-auditorische Implantate** (DGHNO-KHC 2012) rät bei prälingual ertaubten sowie perilingual (während des Spracherwerbs) ertaubten und resthörigen Kindern zu einer möglichst frühzeitigen Implantation innerhalb der ersten Lebensjahre oder kurzfristig nach Feststellung der CI-Indikation. Dabei sollte die Indikation bei Kindern mit Verdacht auf Resthörigkeit nicht ohne vorangegangene Beobachtungsphase einschließlich geeigneter therapeutischer Maßnahmen (optimierte Hörgeräteversorgung und Frühförderung) gestellt werden.

Das **Weißbuch Cochlea-Implantat (CI)-Versorgung** (DGHNO-KHC 2018) gibt an, dass bei prälingual ertaubten sowie perilingual ertaubten oder resthörigen Kindern eine möglichst frühzeitige Implantation (innerhalb der ersten Lebensjahre) erfolgen sollte.

3.4.1.2 Postlingual taube (gehörlose) sowie perilingual ertaubte und resthörige Kinder

Laut der **Leitlinie Cochlea-Implantat-Versorgung und zentral-auditorische Implantate** (DGHNO-KHC 2012) ist eine Indikation zur Implantation grundsätzlich gegeben.

Das **Weißbuch Cochlea-Implantat (CI)-Versorgung** (DGHNO-KHC 2018) gibt an, dass bei postlingual (nach Spracherwerb) ertaubten und resthörigen Patienten in der Regel eine Indikation angenommen werden kann.

Indikationen in Anlehnung an das **Weißbuch Cochlea-Implantat (CI)-Versorgung (DGHNO-KHC 2018, S. 10)** sind:

- Mit CI wird ein besseres Hören und Sprachverstehen als mit Hörgeräten erwartet.
- Die Funktionstüchtigkeit von Hörnerv und Hörbahn kann aufgrund der Voruntersuchungen angenommen werden.
- Bei beidseitig gegebener Indikation sollte eine bilaterale CI-Versorgung erfolgen.
- Es muss eine Verbesserung der Einsilberdiskrimination um $\geq 20\,\%$-Punkte bis zum Ende der Folgetherapie zu erwarten sein.
- Aus audiologischer Sicht liegt die CI-Indikation bereits ab einer Einsilberdiskrimination mit optimaler HG Versorgung von $\leq 60\,\%$ (bei 65 dB) vor.
- Bei postlingual (nach Spracherwerb) ertaubten und resthörigen Patienten kann in der Regel eine Indikation angenommen werden.
- Bei prälingual ertaubten sowie perilingual ertaubten oder resthörigen Kindern sollte die Implantation möglichst frühzeitig (innerhalb der ersten Lebensjahre) erfolgen.
- Bei dem Verdacht auf eine obliterierende Labyrinthitis ist eine CI-Versorgung so früh wie möglich (in der Regel innerhalb von vier bis sechs Wochen) durchzuführen.

3.4.1.3 Zentral-auditorische Implantate

Der Indikationsbereich für zentral-auditorische Implantate bezieht sich auf Patienten mit **neuraler oder cochleärer Taubheit,** bei denen auf Grund morphologischer Besonderheiten eine CI-Elektrode nicht wirkungsvoll eingeführt und positioniert werden kann (DGHNO-KHC 2012). Im Zusammenhang mit neuraler oder cochleärer Schädigung auftretende Erkrankungen sind bilaterale Akustikusneurinome, **Neurofibromatose Typ II** mit bilateralen Akustikusneurinomen, traumatische Hörnervenschädigung, postmeningitische Ertaubung mit Obliteration sowie Aplasie des Hörnervs zu nennen.

3.4.2 CI bei Mehrfachbehinderung

Kinder, die neben der Hörstörung zusätzliche komplexe Beeinträchtigungen aufweisen, stellen sowohl für die Eltern, als auch für die betreuenden Fachkräfte eine besondere Herausforderung dar.

Sofern Kinder mit einer Hörstörung zusätzlich von einer komplexen Beeinträchtigung (Mehrfachbehinderung) betroffen sind, können die Ergebnisse hinsichtlich eines Hörerfolgs sehr unterschiedlich ausfallen. In vielen Fällen besteht ein Bedarf an alternativen oder unterstützenden Kommunikationsformen (z. B. Unterstützte Kommunikation, UK) (▶ Kap. 13).

Sofern der Lautspracherwerb ausbleibt, können Kinder trotzdem häufig entwicklungsrelevante **Umweltstimuli** aufnehmen. Sie sind zur **akustischen Handlungssteuerung** fähig, können sich ihre Umwelt in einer neuen Dimension erschließen, besser auf Gefahren reagieren sowie größere Autonomie, Handlungskompetenz und größere Konstanz in ihrer Beziehungsfähigkeit entwickeln. Es ist wichtig, bei hörgeschädigten Kindern aufmerksam die Fortschritte in den einzelnen Entwicklungsbereichen zu beobachten und mithilfe geeigneter Diagnostikverfahren zu erfassen und zu dokumentieren. Prognosen hinsichtlich Hör- und Lautsprachentwicklung können im Einzelfall häufig nicht sicher gegeben werden.

> Die verbesserten medizinischen Maßnahmen erhöhen die Überlebenschance vieler (frühgeborener) Kinder. Infolgedessen steigt auch die Zahl der hörgeschädigten Kinder mit Mehrfachbehinderung. Man geht davon aus, dass ca. 40 % aller hörgeschädigten Kinder eine weitere Schädigung haben (Meinzen-Derr et al. 2011).

3.4.3　Aufbau und Funktion

Cochlea-Implantate sind technische Hörprothesen, die den Schall elektrisch verstärken und die ausgefallene Funktion des Innenohres somit in hohem Maße ersetzen können. Während Hörgeräte Schall akustisch verstärken und über einen Lautsprecher in den Gehörgang übertragen, wandeln CI-Systeme die akustischen Signale (Sprache, Umgebungsgeräusche usw.) in elektrische Pulse um, die den Hörnerv direkt stimulieren. Im Gehirn entsteht dann der eigentliche Höreindruck.

3.4.3.1　Cochlea-Implantate

Grundsätzlich besteht das CI aus einer inneren und einer äußeren Komponente. Die innere Komponente bildet das Implantat, das operativ in den Schädelknochen (Felsenbein) eingesetzt wird und aus der Empfangsspule, dem Stimulator und dem Elektrodenträger (◘ Abb. 3.8). Hinter dem Ohr am Kopf sitzt die von einem Magneten gehaltene Sendespule. Die Sendespule zählt zur externen Komponente und ist mit dem unter der Kopfhaut befindlichen Magneten des Implantats verbunden. Weiter zählen zu den externen

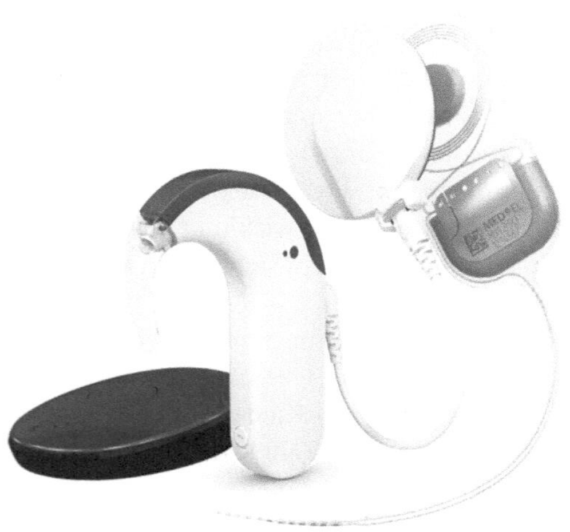

◘ **Abb. 3.8**　Cochlea-Implantat-System. (Mit freundl. Genehmigung von MED-EL)

Komponenten der Audioprozessor in Form eines HdO-Geräts und die Stromversorgung (Batterie, Akku).

Neuere Technologien bieten auch das Tragen eines kabelfreien Single-Unit Audioprozessors an, welcher die herkömmlichen Teile des Audioprozessors wie Spule, Prozessoreinheit und Batterieteil in einem Gerät vereint (Kießling et al. 2017).

Die Cochlea-Implantat-Systeme verschiedener Hersteller beruhen alle auf einem ähnlichen Funktionsprinzip (◘ Abb. 3.9): Schallwellen werden vom Mikrophon des **Audioprozessors** erfasst und mit einer Sprachkodierungsstrategie in elektrische Signale umgewandelt. Diese elektrischen Signale werden vom Audioprozessor verarbeitet und in Form spezieller elektrischer Pulsmuster zur Sendespule weitergeleitet. Von dort werden sie durch die Kopfhaut an das Implantat gesendet. Das Implantat entschlüsselt die Pulsmuster und leitet sie an die Elektrodenkontakte des Elektrodenträgers in die Cochlea weiter. In Abhängigkeit von der Insertionstiefe der Elektrode werden die jeweiligen Bereiche in der Cochlea frequenzspezifisch stimuliert (Kießling et al. 2017). Die Hörnervenfasern werden direkt stimuliert und angeregt, um selbst neue elektrische Pulse (Aktionspotentiale) zu erzeugen und sie an das Hörzentrum im Gehirn weiterzuleiten (Hermann-Röttgen 2009). Das Gehirn interpretiert diese Signale als akustisches Ereignis (Sprache, Klänge, Geräusche usw.).

Die Systeme der verschiedenen Hersteller unterscheiden sich im Design der Audioprozessoren, der Implantatgehäuse, der Elektroden, die in die Cochlea eingeführt werden sowie in der Signalcodierungsstrategie, die das akustische Signal (Sprache, Musik, Umweltgeräusche, usw.) verarbeitet und in elektrische Pulsmuster umwandelt (Stark und Helbig 2011).

Derzeit werden vierverschiedene Cochlea-Implantat-Systeme der folgenden Firmen angeboten:

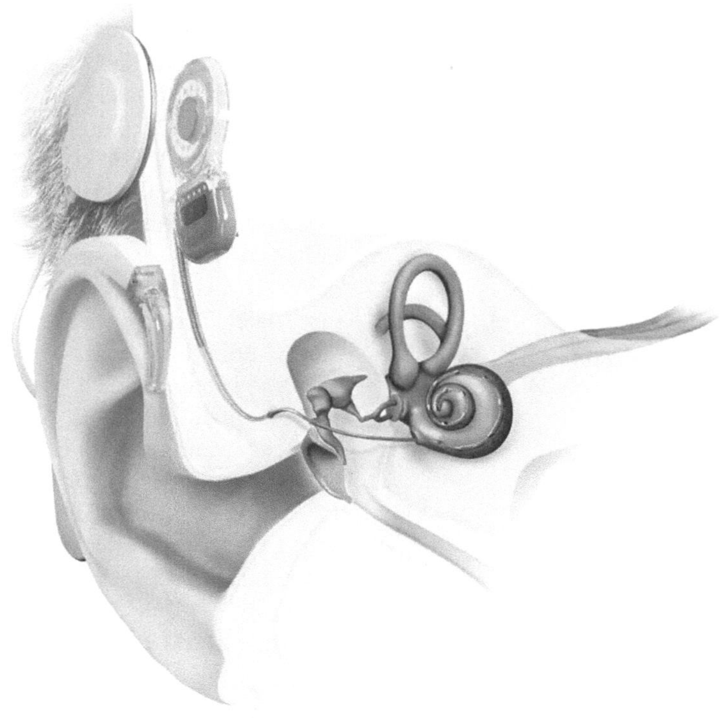

◘ Abb. 3.9 Hörvorgang mit CI: Hörvorgang mit dem CI: Die Schallwellen werden in ein digitales Signal umgewandelt. Das digitale Signal wird über die Sendespule induktiv an das Implantat durch die Haut weitergeleitet. Je nach der Frequenz des Schallsignals werden die entsprechenden Elektroden stimuliert. Die Elektroden reizen den Hörnerv, der den Schalleindruck an das Hirn weiterleitet. (Mit freundl. Genehmigung von MED-EL)

- ADVANCED BIONICS
- COCHLEAR
- MED-EL
- OTICON MEDICAL

- **Elektroakustische Stimulation (EAS)**

❯ Die EAS-Versorgung ist regulär bei Kindern nicht indiziert.

Nicht selten stellt sich die Frage, ob immer bis zur vollständigen Ertaubung abgewartet werden sollte oder ob nicht auch Patienten von der CI-Operation profitieren, die noch über ein **Restgehör** in einem bestimmten Frequenzbereich verfügen. Neue technologische Entwicklungen und schonende Operationsmethoden ermöglichen es, eine vorhandene Resthörigkeit oftmals zu erhalten. Infolgedessen kann das Gehirn von einer gleichzeitigen Nutzung von CI und Hörgerät profitieren.

Bei der kombinierten Elektrisch-Akustischen Stimulation (EAS oder Hybrid-Versorgung) werden ein Hörgerät und ein Cochlea-Implantat in einem Ohr gleichzeitig genutzt (◘ Abb. 3.10). Sie ist für Personen mit partiellem Hörverlust, d. h., bei einem leichten bis mittelschweren Hörverlust für tiefe Frequenzen und einem schweren bis völligen Hörverlust in den hohen Frequenzen (Hochtonsteilabfall) geeignet. Das integrierte Hörgerät aktiviert den tiefen Frequenzbereich in der Cochlea akustisch.

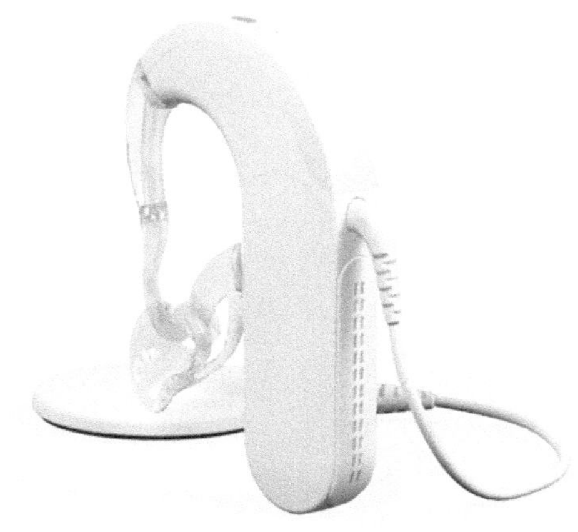

◘ Abb. 3.10 EAS-System zur elektrisch-akustischen Verstärkung. (Mit freundl. Genehmigung von MED-EL)

Das Cochlea-Implantat stimuliert den mittleren und hohen Frequenzbereich in der Cochlea elektrisch (von Ilberg et al. 2011).

Wie bei einem CI wird ein Audioprozessor hinter dem Ohr getragen. Schallwellen werden vom Mikrophon des Audioprozessors aufgenommen, bearbeitet und in zwei Bereichen für die nachfolgende akustische und elektrische Stimulation vorbereitet. Der **akustisch** verstärkte Bereich wird wie bei einem digitalen Hörgerät vom Audioprozessor über ein spezielles Ohrpassstück zum Gehörgang geleitet. Von dort werden die verstärkten Schallschwingungen über das Trommelfell und die Gehörknöchelchen mechanisch in die Hörschnecke (Cochlea) übertragen. Gleichzeitig werden höhere Frequenzen wie bei einem Cochlea-Implantat vom Prozessor **elektrisch** über die Spule, die durch einen Magneten gehalten außen am Kopf sitzt, zum Implantat gesendet und gelangen von dort über einen Elektrodenträger in die Cochlea. Dabei wird lediglich jener höhere Frequenzbereich der Cochlea elektrisch stimuliert, in dem Betroffene mit einem Hörgerät keinen Nutzen mehr haben. Bei der elektrischakustischen Stimulation wird somit gleichzeitig akustisch und elektrisch stimuliert.

Beide Technologien vereint bewirken ein natürlicheres Klangerlebnis und ein besseres Sprachverständnis, als allein durch ein Hörgerät oder ein CI (Kießling et al. 2017).

Die konventionelle CI-Elektrode deckt fast die gesamte Länge der Cochlea ab. Die kürzere EAS-Elektrode hingegen wird nur in den basalen (unteren) Bereich der Cochlea eingeführt, der das Spektrum von hohen Frequenzen abbildet. Das Restgehör in der Schneckenspitze (Apex), mit der tiefe Töne wahrgenommen werden, bleibt unberührt. Der CI-Teil stimuliert sodann jenen Bereich der Cochlea, der für die hochfrequenten Töne verantwortlich ist, während die digitale, akustische Komponente (Hörgerät) das natürliche Restgehör in den tiefen Frequenzen verstärkt. Gemeinsam decken sie den gesamten Hörbereich ab (Rader et al. 2014).

3.4.3.2 Hirnstammimplantate

Fehlen die Hörnerven oder ist die Cochlea beidseits nicht angelegt, sind Cochlea-Implantate nicht für eine Versorgung indiziert, da die elektrischen Impulse nicht mehr an das zentrale auditorische System weitergeleitet werden können.

Ursachen dieser als neurale Taubheit bezeichneten Schwerhörigkeit können sein (Lenarz et al. 2009):

- Bilaterale Akustikusneurinome, v. a. bei Neurofibromatose Typ II.
- Traumatische Ertaubung durch Riss oder Zerrung des Hörnervs.
- Entzündliche Erkrankungen des ZNS.
- Aplasie des Hörnervs.

Mit sogenannten Hirnstammimplantaten (ABI) kann der Hörnervenkern direkt stimuliert werden. Die Funktionsweise des Hirnstammimplantats (ABI, auditory brainstem implant) entspricht der eines Cochlea-Implantats, wobei es sich im Wesentlichen durch den gewählten Ort der elektrischen Stimulation unterscheidet. Im

Gegensatz zum CI wird der Elektrodenträger nicht in der Cochlea platziert, sondern flächig auf den **Nucleus Cochlearis** im Hirnstamm aufgesetzt (Lenarz et al. 2009; Colletti et al. 2009). Durch elektrische Reizung am noch funktionsfähigen Hörnervenkern sollen Hörempfindungen und Sprachverstehen ermöglicht werden.

> Der Audioprozessor des ABI ist dem Sprachprozessor des Cochlea-Implantat ähnlich und wird hinter dem Ohr getragen. Der größte Unterschied besteht in der Form des Elektrodenträgers.

Die postoperative Rehabilitation und die Hörförderung bzw. das Hörtraining ähneln denen von Cochlea-Implantat-Trägern, sind jedoch wesentlich zeitaufwendiger und intensiver. Studien zeigen, dass die Hörerfolge bei Patienten noch begrenzt sind (van der Straaten et al. 2019). Der Höreindruck mit dem Hirnstammimplantat erlaubt die Verbesserung des Lippenlesens und die Unterscheidung von Alltagsgeräuschen. Die auditorischen Informationen führen damit in der Regel zu einer besseren Umweltorientierung und erleichtern die Kommunikation durch ein begrenztes Sprachverstehen. Nur in wenigen Ausnahmefällen wird ein offenes Sprachverständnis erreicht.

3.4.4 Anpassung des Audioprozessors

Die Audioprozessoranpassung erfolgt in mehreren Schritten. Für die Anpassung bei Kindern ist es von Vorteil, einzelne Schritte bereits im Vorfeld der eigentlichen Anpassung spielerisch einzuüben. Das Kind kann dabei mit dem System vertraut gemacht werden und lernt unterschiedliche Aufforderungen kennen, die im Anpassprozess notwendig werden. Oft sind dies Spielhandlungen, die auch in der Spielaudiometrie (▶ Abschn. 2.3) üblich sind.

Die **Erstanpassung** des Audioprozessors erfolgt in der Regel etwa vier Wochen nach der Operation. Je nach Verlauf der Wundheilung und Rückgang der postoperativen Schwellung im Bereich des Implantats kann die Erstanpassung in Einzelfällen auch früher oder später terminiert werden. Im Rahmen des Anpassprozesses wird die an das individuelle Hörvermögen angeglichene, bestmögliche Einstellung für jede Elektrodenkonfiguration vorgenommen, d. h. die Wahrnehmungsschwelle, bzw. der **Threshold** (T-Level), sowie die Reizstärke für eine angenehme Lautheitsempfindung. Hierzu wird der Audioprozessor mit einer speziellen Software verbunden, welche die technischen Einstellungen des Audioprozessors speichert. Das Erreichen angenehmer Lautheitsempfindung, auch als Comfort Level (C-Level), bzw. als **Most Comfortable Level** (MCL) bezeichnet und inzwischen oft schon durch Upper Comfortable Level (UCL) ersetzt, ist im Prozess der Anpassung des Sprachprozessors sehr wichtig (Kießling et al. 2017). Nicht selten liegt der Bereich zwischen T-Level und UCL unterhalb von 6 dB, was keinen großen Spielraum zulässt. Die Stimulation an verschiedenen Reizorten innerhalb der Cochlea ähnelt dem Vorgehen in der Tonaudiometrie: Dem Kind werden Töne unterschiedlicher Frequenz und Intensität vorgespielt. Jedes Mal, wenn ein Ton gehört wird, soll das Kind als Reaktion auf den Hörimpuls eine Spielhandlung ausführen. Bei sehr kleinen Kindern erfolgt die Anpassung anhand von Verhaltens- und Reaktionsbeobachtungen auf die jeweiligen Töne (Thiel 2000).

Mit der zunehmenden Gewöhnung an die neuen Höreindrücke verändern sich Hörerfahrungen und Bedürfnisse, die durch eine stete Feinabstimmung des Audioprozessors optimiert werden können. In Abhängigkeit von verschiedenen Lebens- und Hörsituationen können unterschiedliche Vorverarbeitungsstrategien aktiviert werden, um zum Beispiel Störgeräusche zu unterdrücken (Stark und Helbig 2011). Im Rahmen regelmäßig stattfindender Termine zur Nachjustierung wird der Prozessor immer wieder an die individuelle Hörentwicklung angepasst. Verschiedene, vom Techniker vorprogrammierte Einstellungen des Sprachprozessors sind in diesem Prozess sehr hilfreich. Auch die Eltern können diese Programme selbst am Audioprozessor oder mit der Fernbedienung in Absprache mit dem betreuenden Pädaudiologen in zeitlich festgelegten Abständen regulieren, um damit Veränderungen, bzw. Verbesserungen des Hörverhaltens beim Kind zu Hause, bzw. in der Frühförderung festzustellen und damit die optimale Einstellung zu finden.

Nachfolgende Überprüfungen des Audioprozessors erfolgen je nach Alter und Entwicklungsstand des Kindes mithilfe der Hörfeldskalierung, bzw. verschiedenen Übungen zur Detektion von Phonemen, Perzeption prosodischer Merkmale, Identifikation von Wörtern und Sätzen, sowie dem geschlossenen und offenen Sprachverstehen (Richter et al. 2002). Auch eine Überprüfung der externen Komponenten sollte regelmäßig erfolgen. Kleine Defekte z. B. des Kabels oder Mikrophons können bereits zu veränderten oder ausbleibenden Höreindrücken führen. Ähnlich wie bei den Hörgeräten muss auch hier eine stete Überprüfung der Batterie- oder Akkuleistung erfolgen um zu gewährleisten, dass es dem Kind zu jeder Zeit möglich ist, das CI optimal zu nutzen. Hilfestellungen zur technischen Fehlerbehebung und Wartung des Geräts werden vom jeweiligen Hersteller angeboten und im Rahmen der regelmäßigen Anpasstermine in der Klinik abgedeckt.

> Wesentliches Ziel der CI-Versorgung ist es, die Frequenzbereiche der Sprache (wieder) hörbar zu machen, um ein Sprachverstehen zu ermöglichen.

Da die Hörempfindungen der Kinder sehr stark variieren können, ist ein behutsames Vorgehen bei der technischen Anpassung eines Cochlea-Implantats wichtig. Manche Kinder beschreiben zuerst fremdartige Hörempfindungen, andere können schon einzelne Wörter verstehen. Vor allem bei Kindern, die als Kleinkinder versorgt wurden, kann der Moment des erstmaligen Wahrnehmens eines Höreindrucks bei der Erstanpassung ein überwältigendes aber auch befremdliches oder unangenehmes Erlebnis sein. Da jedes Kind anders auf diese neuartigen Höreindrücke reagiert, ist ein besonderes Fingerspitzengefühl des Anpassers nötig (Hoffmann 2018).

3.4.5 Anschlussmöglichkeiten, Zubehör

Trotz neuester Technik gibt Situationen, in denen Hörsysteme oder Cochlea-Implantate ein gutes Hören bzw. gutes Verstehen nicht immer zu gewährleisten vermögen. In manchen Situationen kann das auditive Sprachverstehen erheblich durch Störgeräusche oder die **Raumakustik** beeinträchtigt sein (Klassenräume, Sporthalle, Kindergarten etc.). Das Heraushören sprachrelevanter Informationen aus einem Gemisch an **Hintergrundgeräuschen** (z. B. spielende Kinder in einem Raum) kann für ein hörgeschädigtes Kind deutlich erschwert oder sogar unmöglich sein. Distanz und Nachhall reduzieren die Sprachverständlichkeit ebenfalls. In solchen Fällen kann die Verbesserung der Kommunikationsfähigkeit durch Hörgeräte mit passendem Zubehör gesteigert werden. Vor allem bei der Kinderanpassung spielen passende Anschlussmöglichkeiten und geeignetes Zubehör eine wichtige Rolle. Viele Hersteller bieten z. B. kleine Kinderwinkel an. Hilfreich sind auch **Kindersicherungen,** die das ungewollte Verstellen des Lautstärkestellers oder ein Öffnen des Batteriefachs verhindern.

> Der Audioeingang zum Anschluss externer Zusatzgeräte (Übertragungsanlagen, z. B. FM-Anlagen) ist ein unverzichtbarer Bestandteil in der Kinderanpassung (Laszig und Lehnhardt 2009).

Moderne **drahtlose Übertragungsanlagen,** wie z. B. ehemalige FM (Frequenz-modulations)-Anlagen, ermöglichen es, auch in akustisch herausfordernden Hörsituationen (Störgeräusch oder große Entfernung) verstehen zu können. Die digitalen Übertragungsanlagen verfügen über ein Sendermikrophon, das die sprechende Person (Erzieherin, Lehrer) z. B. um den Hals trägt, es in der Hand hält oder in der Mitte einer Gruppe platziert, wo es die Sprache aus allen Richtungen aufnimmt. Durch die digitale Übertragung des Senders wird das Sprachsignal direkt an den oder die Empfänger der Hörsysteme übertragen. Der Empfänger überträgt das Signal weiter an das Hörsystem. Diese Technik ermöglicht es, dass Sprachsignale direkt an der Sprachquelle aufgegriffen und störungsfrei in das Ohr des Kindes übertragen werden. In den Sendepausen hingegen bleibt die Übertragungsqualität und -intensität der Hörgeräte unbeeinflusst (Kießling et al. 2017).

Die Signalübertragung geschieht über Funk, Bluetooth oder Infrarot. Je nachdem welches Hörsystem das Kind trägt, ist der Empfänger entweder direkt im Hörsystem integriert oder über Audioanschluss an das Hörsystem angekoppelt. Bei manchen Hörgeräten muss das Batteriefach geöffnet werden, um einen sogenannten **Audioschuh** aufzustecken.

Das wichtigste Ziel digitaler Übertragungsanlagen ist eine Verringerung des Abstands zwischen Sprecher und Mikrophon. Damit soll das **Signal-Rausch-Verhältnis** zwischen der Stimme des Hauptredners und den Klassenraum-Geräuschen verbessert und

die Sprachverständlichkeit und die Inklusion des schwerhörigen Kindes gefördert werden. Die Frage, ab welchem Lebensalter eine Übertragungsanlage zum Einsatz kommen soll, wird zum Teil kontrovers diskutiert. Der vertraute Umgang mit dem Hörsystem und/oder dem CI sind eine Grundvoraussetzung für die Nutzung von Anschlussmöglichkeiten und Zubehör. Übertragungsanlagen werden genau wie Hörgeräte oder Cochlea-Implantate von verschiedenen Herstellern angeboten.

Neben den drahtlosen, funkbasierten Übertragungsanlagen existieren weitere Geräte, welche das Signal-Rausch-Verhältnis, die Kommunikationsmöglichkeiten oder die Wahrnehmung von **Ruf- und Warnsignalen** verbessern. **Infrarot-Anlagen** sind insbesondere für Situationen geeignet, in denen zwar eine drahtlose Übertragung erwünscht ist, aber Sender und Empfänger sich nur wenig bewegen (z. B. Fernsehen, Radio). Hierzu zählen auch **Telefonverstärker** und spezielle Telefone für Schwerhörige. Einige Telefone verfügen über einen eingebauten Verstärker, andere Geräte haben einen separaten Ausgang zum Anschluss an einen Audioeingang. Drahtlose Signalanlagen setzen akustische Signale in Licht oder Vibrationen um. **Blitz- und Vibrationswecker** oder -klingeln gehören ebenfalls zu dieser Gruppe. Bei der Auswahl von geeignetem Zubehör müssen die individuellen Lebensumstände des betroffenen Kindes berücksichtigt werden. Nur so kann in allen Hörsituationen eine bestmögliche Kommunikationsfähigkeit gewährleistet werden (Kießling et al. 2017).

> Digitale Übertragungsanlagen können gemäß § 19 der Hilfsmittelrichtlinie verordnet werden, sofern sie nach § 19 Abs. 3, § 25 Abs. 1 zur „Befriedigung von allgemeinen Grundbedürfnissen des täglichen Lebens erforderlich sind", z. B. um im Rahmen der Frühförderung die Sprachentwicklung und/oder Sprachförderung hörbehinderter, hörhilfenversorgter bzw.

Cochlea-Implantat (CI)-versorgter Kinder zu fördern oder deren Schulbesuch im Rahmen der Schulpflicht zu gewährleisten (§ 19 Abs. 3 Hilfsmittelrichtlinie). Musikhören, Fernsehen o. Ä. gehören nicht zu den Grundbedürfnissen des täglichen Lebens.

3.4.6 Funktionskontrolle des CI-Systems

Die Funktionskontrolle eines CI- Systems ist von großer Bedeutung, vor allem dann, wenn das hörgeschädigte Kind noch zu klein ist, um beispielsweise selbst über den optimalen Zustand der Batterien sowie andere Funktionen Auskunft zu geben. Daher muss eine Kontrolle ohne Mitarbeit des Kindes möglich sein, die auch zu Hause von den Eltern, bzw. in der Frühförderung schnell und sicher durchgeführt werden kann.

Die **Batteriekontrolle** ist mithilfe eines Batterietestgeräts jederzeit möglich und leicht durchzuführen. Die Kontrolle soll stets am Abend erfolgen, um den aktuellen Ladezustand der Batterie anzuzeigen. Eine halbleere Batterie, die sich über Nacht im ausgeschalteten Implantat befindet, wird am nächsten Morgen im Check immer zunächst einen optimalen Zustand signalisieren, der jedoch nicht lange andauert und damit das CI nur für einen sehr begrenzten Zeitraum mit optimaler Stromstärke versorgt. Neue Implantat-Systeme sind elektronisch bereits so gesteuert, dass sie mittels einer Leuchtdiode am Prozessor eine unzureichende **Stromversorgung** anzeigen, bzw. sich selbst in den Off-Modus setzen (Lenarz 2013). Die optische Kontrolle des Implantatsystems, d. h. die Überprüfung des äußeren Zustandes des Sprachprozessors und dessen Kabel, das zur Sendespule führt, kann selbstständig von den Eltern durchgeführt werden. Eine regelmäßige sachgerechte **Reinigung** der Teile trägt dabei in hohem

Maße zu deren verlängerter Lebensdauer bei. Selbstverständlich gibt es auch ursächliche Fehler im Inneren des Systems selbst, wie beispielsweise ein Elektrodenbruch, ein Kurzschluss oder auch ein Gehäusebruch. Diese Artefakte sind allerdings nur durch Hilfe des Pädaudiologen, Arztes oder Technikers zu beheben (Hoffmann 2018).

Mit dem **QuickCheck-Testgerät** kann die Funktionalität von aktiven Hörimplantaten getestet werden. Hierzu wird das Gerät unmittelbar über die Sendespule gehalten und stimmliche Impulse erzeugt. Die Leuchtdiode blinkt dabei im Rhythmus der selbst produzierten sprachlichen Äußerungen und zeigt die Weiterleitung akustischer Signale vom Sprachprozessor zur Sendespule an (► www.medel.com).

3.4.7 Unilaterale und bilaterale Versorgung

Besonders bei Kindern ist die beidseitige (bilaterale) CI-Versorgung gemäß der Leitlinie Cochlea-Implantate und zentral-auditorische Implantate (DGHNO-KHC 2012) inzwischen zur Regel geworden. Die Vorteile der bilateralen CI-Versorgung liegen in einem besseren Sprachverstehen in Ruhe und im Störlärm (Laszig et al. 2004; Müller et al. 2002), im besseren Hören in halliger Umgebung sowie im Richtungshören und räumlichen Hören (Müller-Deile 2009). Im Gegensatz zur einseitigen Anpassung stellt die bilaterale Anpassung zusätzliche Anforderungen an den Pädaudiologen. Um ein bestmögliches Ergebnis in Bezug auf das Richtungshören und das Sprachverstehen im Störgeräusch zu erzielen, muss ein Einklang der beidseitigen elektrischen Stimulation erreicht werden (Hermann-Röttgen 2009).

Die zentrale Hörverarbeitung (Hörnerv-/bahn, Hörzentrum im Gehirn) analysiert bereits geringe Unterschiede zwischen dem rechten und dem linken

Ohr. Befindet sich eine Schallquelle eher auf der ipsilateralen Seite des Kopfes des Hörers, erreicht das von ihr ausgehende Signal das ipsilaterale Ohr früher als das contralaterale Ohr. Zudem erreicht das Signal das der Schallquelle zugewandte Ohr mit einem höheren Pegel als das von der Schallquelle abgewandte Ohr. Dieser Zustand wird als **interauraler Pegel- oder Intensitätsunterschied** bezeichnet (Kießling et al. 2008). Durch diesen komplexen Vergleich der Hörunterschiede ist es möglich, Schallquellen zu lokalisieren und Sprache von Störgeräuschen zu trennen (Hessel 2001). Bei einer einseitigen (unilateralen) Cochlea-Implantat- oder Hörgeräte-Versorgung kann das Kind diese Unterschiede nicht wahrnehmen und für das Richtungshören und das Sprachverstehen in geräuschvoller Umgebung (Kindergarten, Schule) nutzen. Das Fehlen dieser Fähigkeiten beeinträchtigt beispielsweise die Sicherheit im Straßenverkehr und muss durch eine stark erhöhte Konzentration und Umsichtigkeit kompensiert werden.

❯ In Deutschland ist die bilaterale Versorgung bei beidseitigem, mindestens hochgradigem Hörverlust mittlerweile Standard (Bogner 2009). In Finnland oder den Niederlanden ist dies beispielsweise nicht der Fall.

Kindern, die bilateral mit Cochlea-Implantaten versorgt werden, wird eine auf **binauralem Hören** gestützte Hör-Sprach-Entwicklung ermöglicht. Studien haben gezeigt, dass bilateral mit CI-versorgte Kinder ihre sprachlichen Fähigkeiten schneller im Rahmen ihrer individuellen Möglichkeiten entwickeln als einseitig versorgte Kinder. Kinder mit bilateraler CI-versorgung erreichen z. B. einen größeren Wortschatz (Müller 2017). Zudem wirkt sich ein zweites CI positiv auf die Klangwahrnehmung aus. Studien zeigen sowohl für bimodal als auch

für bilateral versorgte CI-Träger, dass die Höranstrengung abnimmt und konzentriertes Zuhören über eine längere Zeitspanne möglich ist (Hessel und Hey 2004).

Zu erwartende Vorteile der bilateralen CI-versorgung im Überblick (nach Müller et al. 2000):

- besseres Sprachverständnis in Ruhe und im Störschall
- verbessertes räumliches Hören und Richtungshören
- symmetrischer Höreindruck
- positive Auswirkungen auf die Sprachentwicklung
- schnellere Reaktion auf akustische Informationen (Sprache, Geräusche)

Bedeutung des Richtungshörens im Säuglingsalter

Die Fähigkeit des Richtungshörens spielt insbesondere in der frühen kindlichen Entwicklung eine besondere Rolle. Das akustische Orten der mütterlichen oder väterlichen Stimme ist ein wesentlicher Vorgang in der Eltern-Kind-Bindung. Es schafft Vertrauen und stärkt die Bindung. Zudem fördert das Richtungshören die Hör- und Sprachentwicklung. Da das Kind erkennen kann, wer zu ihm spricht, kann es den Blick auf das Mundbild des Gesprächspartners richten und Gestik und Mimik des Sprechenden zur Sprachverarbeitung nutzen.

3.4.8 Simultane und sequenzielle CI-Versorgung

Die bilaterale CI-Versorgung kann einzeitig (simultan) oder zweizeitig (sequenziell) erfolgen. Hierbei haben sich verschiedene Vorgehensweisen bewährt (Müller 2017; Hermann-Röttgen 2009):

- die **simultane Operation** (beide Cochlea-Implantate [rechts und links] werden in einer Operation implantiert) oder
- die **kurzzeitig sequenzielle Operation** (beide Cochlea-Implantate werden in zwei Operationen nach kurzem Zeitabstand implantiert und anschließend simultan aktiviert) oder

— die **sequenzielle Operation** (beide Cochlea-Implantate werden mit längerem zeitlichem Abstand implantiert).

Welches Vorgehen bei der Implantation vorzuziehen ist, ist noch nicht vollständig beantwortet. Unter Fachleuten werden unter anderem medizinische Fragen (Narkose, Blutverlust), Aspekte der Hörentwicklung (sensible Phase), ökonomische Aspekte (Kosten) und Aspekte der Rehabilitation (Hörförderung/-training für die zweite Seite) kontrovers diskutiert. Generell hat sich gezeigt, dass die Reifung der Hörbahn sowohl für die unilaterale als auch die bilaterale Versorgung die elementare Voraussetzung der Sprachentwicklung darstellt und wesentlich von einer möglichst frühzeitigen CI-Versorgung abhängt. Studien belegen, dass auch Kinder mit einem kurzen Intervall zwischen beiden Operationen bzw. Erstanpassungen gleichermaßen binaurales Hören erlernen. Auch bei einem längeren Abstand von mehr als einem Jahr gelingt es in der Regel, durch entsprechende Förderung das zweitimplantierte Ohr dahin gehend zu trainieren. Für Kinder scheinen sich eine möglichst frühe Implantation und ein möglichst kurzes Intervall zwischen beiden Operationen bei beidseits gegebener Indikation als vorteilhaft zu erweisen (Müller 2017). Dennoch rechtfertigen die Ergebnisse auch bei einem längeren Intervall zwischen beiden Operationen den Aufwand, das zweite Ohr zu versorgen und die Fähigkeit zum binauralen Hören zu ermöglichen.

3.4.9 Bimodale Versorgung

Die **bimodale Versorgung** zeichnet sich dadurch aus, dass auf einem, dem nicht-implantierten Ohr, ein für eine Hörgeräteversorgung ausreichendes Gehör vorliegt und dieses zusätzlich zum CI genutzt wird. Zahlreiche Studien zeigen, dass Kinder trotz der unterschiedlichen Höreindrücke (elektrisch und akustisch) von einer bimodalen Versorgung profitieren (Zhang et al. 2010). Insbesondere im Störgeräusch und beim binauralen Hören zeigt eine Kombination von elektrischer Stimulation des Hörnervs unter gleichzeitiger Ausnutzung eines **ausreichenden Restgehörs** unerwartet große Hörverbesserungen gegenüber der unilateralen Nutzung eines Cochlea-Implantats (Baumann 2000). Das Restgehör des nicht implantierten Ohres kann weiterhin akustisch stimuliert werden, um Deprivationsfolgen vorzubeugen und die Hörfähigkeit dieses Ohres für den Fall einer späteren Implantation besser zu aktivieren und zu nutzen. Bei einem unzureichenden oder nicht-vorhandenem Restgehör ist eine bilaterale CI-Versorgung seitens der medizinischen Indikationsstellung etabliert.

Bei der bimodalen Versorgung muss der Anpassung des Hörgerätes der gleiche Stellenwert zugeschrieben werden wie der Einstellung des Cochlea-Implantats. Der Techniker muss versuchen, beide Geräte möglichst gut aufeinander abzustimmen, damit das Kind den größten möglichen Nutzen aus beiden Systemen erfährt. Insbesondere bei Säuglingen und Kleinkindern stellt dies eine große Herausforderung dar. Sowohl das Hörvermögen als auch die Aufblähkurve müssen zunächst separat und dann mit beiden Hörsystemen zusammen überprüft werden. Hierzu benötigt der Untersucher größtmögliche Erfahrung und Routine (Kießling et al. 2017).

> **In Kürze**
>
> Beträgt der Hörverlust 80 dB und mehr, wird oft zur Cochlea-Implantation geraten, um die Hör-Sprachentwicklung des Kindes nicht zu gefährden. In Abhängigkeit von anderen Faktoren kann die

Indikation für ein Cochlea-Implantat auch bei niedrigeren Schwellen interpretiert werden. Die beidseitige (bilaterale) CI-Versorgung bietet die Vorteile des binauralen Hörens, insbesondere beim Verstehen von Sprache in Ruhe und in geräuschvoller Umgebung, sowie bei der Ortung von Schallquellen im Raum (Richtungshören) und dem räumlichen Hören.

3.5 Nachsorge nach Cochlea-Implantation bei Kindern

Die postoperative Nachsorge bildet einen nicht zu unterschätzenden Bestandteil für den Rehabilitationserfolg der CI-Versorgung. Die Folgetherapie erstreckt sich über den gesamten Zeitraum der Implantatnutzung und muss daher im Rahmen einer kontinuierlichen Versorgung angeboten werden.

Gemäß der CI-Leitlinie erfordert die CI-Versorgung eine lebenslange Nachsorge durch eine implantierende Klinik und ein CI-Zentrum. Die **Nachsorge** dient der medizinischen und technischen Kontrolle und Beratung sowie der **Überprüfung** der Hör-, Sprech- und Sprachleistungen einschließlich ihrer **Dokumentation** mit dem Ziel, die **individuelle Kommunikationsfähigkeit** zu stabilisieren und zu optimieren. Sie ist erforderlich zur Erfassung der **Langzeiteffekte**, der **Komplikationen**, zur Anpassung an den aktuellen Stand der **Technik** und Hilfe beim Einsatz von zusätzlichen **Kommunikationsmitteln** und **Zubehör**. Sie dient der Sicherstellung des **Therapieergebnisses** und der **Qualitätssicherung** sowie der Indikationsstellung für weitere diagnostische, therapeutische und rehabilitative Leistungen (DGHNO-KHC 2012). Die Nachsorge wird in der Regel (teil-)stationär oder ambulant durchgeführt und erstreckt sich je Termin über einen Zeitraum von ein bis zwei Tagen. Sie erfolgt mindestens einmal pro Jahr und bei Bedarf auch häufiger.

3.5.1 Rehabilitation und Nachsorge

Die Versorgung mit Cochlea-Implantaten (CI) erfolgt heute **multidisziplinär** in Zentren mit entsprechenden Fachkompetenzen. Der interdisziplinäre Ansatz ermöglicht damit eine umfassende Betreuung des Kindes und seiner Familie durch einen intensiven Austausch zwischen den verschiedenen Berufsgruppen. Nur so ist zu gewährleisten, dass das Kind aus seinen Hörsystemen den größtmöglichen Nutzen und Hörerfolg erzielt. Die fachübergreifende Zusammenarbeit bietet Raum für einen interkollegialen Austausch und ermöglicht es, individuelle Problemstellungen und spezifische Beobachtungen im Team zu besprechen und **ganzheitliche Fördermaßnahmen** zum Wohle des Kindes abzuleiten. Die Basis- und Folgetherapie wird durch die implantierende Klinik bzw. den implantierenden Arzt indiziert und delegiert (DGHNO-KHC 2012).

3.5.1.1 Basistherapie

Mit der Implantation und der Anpassung des Audioprozessors beginnt für das Kind ein Lernprozess, sich an die neuen Höreindrücke mit dem Implantat zu gewöhnen und diese zu verarbeiten. Um diesen Lernprozess optimal zu unterstützen und die kindliche Sprachentwicklung bestmöglich zu fördern, beginnt ab fünf Wochen nach der Operation die **postoperative Basistherapie**. Neben der **technischen Kontrolle** des Implantats beinhaltet die Rehabilitation die **regelmäßigen Anpassungen** des Audioprozessors, die Einweisung in Umgang und Nutzung des Hörsystems und möglichem Zubehör (► Abschn. 3.4), die begleitende Diagnostik der Hör- und Sprachentwicklung (► Kap. 7) sowie die familienorientierte Hör- und Sprachtherapie (► Kap. 11 und 12) (DGHNO-KHC 2012).

Sind Kinder vor dem Spracherwerb ertaubt, spricht man von der sogenannten

Habilitation. Bei Kindern, die nach dem Spracherwerb ertaubt sind, bezeichnet man diese Phase des Wiedererlernens als **Rehabilitation.** Im allgemeinen Sprachgebrauch wird kaum von dieser Unterscheidung Gebrauch gemacht, vielmehr hat sich der Begriff der Rehabilitation etabliert.

> **Postoperativen klinischen Basistherapie**
> (gemäß DGHNO-KHC 2012, S. 16)
> (▶ Abschn. 3.5.1.1).
> — Medizinische Nachbetreuung
> — Ersteinstellung des Audioprozessors
> — Schrittweise Optimierung der Einstellung des Audioprozessors
> — Initiales Hör- & Sprachtraining
> — Sprachtherapie
> — Technische und audiometrische Kontrollen
> — Hörtests
> — Sprachtest in Ruhe und im Störgeräusch
> — Ggf. psychologische Betreuung
> — Dokumentation und Evaluation der Ergebnisse
> — Schulung in der Handhabung und Nutzung von Zusatzgeräten (z. B. Übertragungsanlage)

3.5.1.2 Folgetherapie

In Abhängigkeit von den individuellen Therapiefortschritten werden die therapeutischen Maßnahmen, die in der Basistherapie initiiert wurden, fortgeführt (DGHNO-KHC 2012). Mit zunehmender Gewöhnung an die neue Form der elektrischen Hörstimulation verändern sich die Höreindrücke, sodass regelmäßige Nachanpassungen des Audioprozessors sowie audiometrische Kontrollen in Abstimmung mit der Hör- und Sprachtherapie notwendig sind. Die Anzahl der notwendigen technischen und klinischen Kontrollen ist individuell verschieden und

hängt stark vom Alter, der Kooperationsfähigkeit und Motivation sowie der Ursache und Dauer der Hörbeeinträchtigung ab. Die Leitlinie CI-Versorgung (DGHNO-KHC 2012) weist darauf hin, dass die bilaterale Versorgung in der Regel mit einem erhöhten Aufwand verbunden ist. Ebenso wie die Basistherapie wird auch die Folgetherapie in der Regel durch das implantierende Zentrum durchgeführt.

Die **zeitlichen Abstände der Termine** werden in der Regel wie folgt empfohlen und festgelegt:
— im ersten Jahr im 3-monatigen Abstand
— im zweiten Jahr im 6-monatigen Abstand
— später ab dem dritten Jahr jährlich

3.5.1.3 Ambulante oder (teil-) stationäre CI-Rehabilitation

In Deutschland wird die Möglichkeit einer ambulanten oder (teil-)stationären Rehabilitation angeboten: Je nach den Bedürfnissen und Möglichkeiten der Familie wählen die Eltern zwischen beiden Varianten der Terminvergabe aus. Üblicherweise finden die teilstationären Klinikaufenthalte zu Beginn engmaschig und im Verlauf in immer größer werdenden Abständen statt. Mitunter wird die stationäre Rehabilitation auch in gebündelten Terminen in meist dreitägigen Blöcken angeboten. Eltern und Kind wohnen dann meist in einer zum Rehabilitationszentrum gehörigen Wohneinrichtung. Insbesondere Familien mit einem weiten Anfahrtsweg erhalten damit die Möglichkeit, ein komprimiertes Reha-Angebot zu nutzen und sich zu viele Einzeltermine zu ersparen. Bei der ambulanten Rehabilitation werden hingegen ein- bis mehrmals in der Woche Therapieeinheiten von einer bis mehreren Stunden durchgeführt (Diller 2009). Das Modell der ambulanten Rehabilitation ist insbesondere in Regionen mit hoher Bevölkerungsdichte und kurzen Fahrtwegen zu den Rehabilitationseinrichtungen häufig anzutreffen. Neben der unmittelbaren

Rehabilitation in der Klinik bzw. einem entsprechenden Rehabilitationszentrum kann auch im Heimatort eine an die individuellen Bedürfnisse des Kindes angepasste Begleitung durch ortsansässige Sprachtherapie angeraten sein.

3.5.2 Möglichkeiten und Grenzen des Hörerfolgs

Trotz modernster Technik und hochentwickelter Sprachkodierungsstrategien kann Sprache mit dem CI nicht über das volle Frequenz- und Lautstärkespektrum wahrgenommen werden (Szagun 2001). Es kann folglich sowohl in der Sprachperzeption als auch -produktion zu Einschränkungen kommen (z. B. Einholz et al. 2015).

> Trotz erfolgreicher Implantation und technischer Anpassung liegt auch nach CI-Versorgung in der Regel ein Hörverlust vor, der unter Bezugnahme auf die Aufblähkurve mit CI als leicht- bis mittelgradig einzustufen ist (Szagun 2001).

Im Zuge des medizintechnischen Fortschritts wurde in den vergangenen zehn Jahren zunehmend daran gearbeitet, den klanglichen Unterschied zwischen den elektrisch erzeugten Schallsignalen des CI dem natürlichen Höreindruck anzugleichen (Riss et al. 2011). Folglich hat der Einsatz von Audioprozessoren, die ein möglichst großes **Frequenzspektrum** stimulieren können, einen positiven Einfluss auf das Sprachverständnis von CI-versorgten Kindern (Riss et al. 2011).

Bei Kindern ist der Erfolg des **Hörlernprozesses** nach der Implantation entscheidend von der Unterstützung, der **Geduld** und dem **Engagement der Familie** abhängig. Dabei orientieren sich die Therapieziele neben der Hörbiografie des jeweiligen Kindes auch an seinen persönlichen **Ressourcen** der psychischen und gesundheitlichen Verfassung sowie **kognitiven Fähigkeiten.**

> Insbesondere bei Kindern sind der familiäre Rückhalt und die soziale Unterstützung ausschlaggebend für den Hörerfolg.

Die Gewöhnung an die neuen Höreindrücke sowie das Erlernen des Hörens und der Sprache nach der Implantation erfordern große Geduld und pädagogische Geschicklichkeit (Hermann-Röttgen 2009). Höhen und Tiefen sind zu überwinden – besonders im ersten Jahr, wenn die Erwartungshaltung der Eltern hoch ist. Enttäuschungen entstehen oft, wenn sich ein anderes CI-Kind, welches zur gleichen Zeit implantiert wurde, „schneller entwickelt". Nicht selten kommt es vor, dass Eltern dann das Therapiekonzept oder die Gerätefunktion infrage stellen. Auf solche Situationen müssen die Eltern in Gesprächen mit dem CI-Team vorbereitet werden, um die Erwartungshaltung in der ersten Zeit auf ein realistisches Niveau einzustellen. Es gibt viele Ursachen für die Entwicklungsschwankungen in den ersten zwei Jahren nach der Implantation. Selbst die elektrischen Widerstände zwischen der implantierten Elektrode und dem Hörnerv ändern sich erfahrungsgemäß im ersten Jahr sprunghaft durch die Ausbildung von Bindegewebe in der Cochlea. Zusammen mit den individuellen anatomisch-physiologischen Unterschieden und dem Lernprozess gehören **Entwicklungsunterschiede** in der Hör- und Sprachentwicklung zur Normalität. Der tatsächliche Nutzen eines Cochlea-Implantats kann von Kind zu Kind sehr unterschiedlich sein und ist im Einzelfall nicht mit Bestimmtheit vorauszusagen. Sowohl Zeitpunkt des Eintritts und Dauer der Hörstörung als auch die Tragedauer der Hörsysteme, die Intensität des Hör- und

Sprachtrainings nach der Operation und motivationale Aspekte beeinflussen das postoperative Ergebnis beträchtlich (Lenarz 1997; Ito et al. 1995; Illg 2000).

In Abhängigkeit von den individuellen Voraussetzungen, die jedes Kind mitbringt, können während der Rehabilitation Ziele in folgenden Bereichen erreicht werden (Heinemann 2014):

- **Sprachverstehen**
    - verbesserte Stimm- und Sprechkontrolle durch audiophonatorische Rückkopplung
    - erleichtertes Lippenlesen durch auditive Unterstützung
    - offenes und geschlossenes Sprachverstehen in ruhiger Umgebung oder in herausfordernder Umgebung (Störgeräusche, Gruppensituationen, schlechte Raumakustik)
    - Sprachverstehen bei der Nutzung von Medien (Radio, Fernsehen)
    - Telefonieren mit bekannten oder sogar unbekannten Gesprächspartnern
- **Wahrnehmungs- und Orientierungsfähigkeiten**
    - Ansprechbarkeit nicht nur von vorne möglich
    - Wahrnehmen und Erkennen von Umgebungsgeräuschen (Warnung vor Gefahren, Orientierung in der Dunkelheit)
    - Richtungshören (v. a. bei bilateraler Versorgung)
- **Lebensqualität**
    - höhere Belastbarkeit durch verminderte Höranstrengung
    - verbesserte Aufmerksamkeit und Konzentration
    - Erleichterung der Inklusion (z. B. Spielgruppen, Kindergeburtstage, Schule)

Für einen maximalen Erfolg ist ein langwieriger Lernprozess erforderlich, der im Rahmen einer professionellen und lebenslangen Nachsorge begleitet wird. Die Erfolgsaussichten werden dabei entscheidend von der Motivation und Lernfähigkeit des Kindes und Unterstützung durch sein persönliches Umfeld (Familie, Freunde, Kindergarten, Schule) beeinflusst. Durch die elektrische Stimulation mit dem CI kann nur ein Ausschnitt des mannigfaltigen natürlichen Hörspektrums widergespiegelt werden (Hermann-Röttgen 2009). Die hohe Informationsdichte von Sprache und Musik kann deshalb durch das CI nur annähernd so leistungsstark und authentisch wie durch eine natürliche akustische Wahrnehmung aller Frequenzbereiche verarbeitet werden. Der Klangeindruck wurde durch den rasanten technischen Fortschritt der letzten Jahre dem natürlichen Klang deutlich ähnlicher, kann diesen jedoch noch nicht ersetzen.

> **In Kürze**
> Der Weg von der Indikationsstellung zur CI-Operation ist durch eine umfassende Diagnostik, informative und vorbereitende Gespräche und letztlich die Abwägung und Entscheidung darüber charakterisiert, inwiefern die eigenen und die Erwartungen der Bezugspersonen realistisch eingeschätzt werden können und das Kind mit seinen individuellen Voraussetzungen von einem CI zu profitieren vermag. Nach der Implantation ist dieser Weg noch lange nicht abgeschlossen. Eine Hörrehabilitation im interdisziplinären Team mit ganzheitlichem Blick auf das Kind und seine Familie ist notwendig, um den Hörlernprozess mit dem CI optimal zu unterstützen.

Literatur

Baumann U (2000) Sprachverständnis im Störgeräusch mit Cochlea-Implantat und Hörgerät. In: Schomburg A, Sill A (Hrsg) Fortschritte der Akustik – DAGA 2000. S 268–269

Bogner B (2009) Hörtechnik für Kinder mit Hörschädigung. Median, Heidelberg

Bohnert A (2018) Originalarbeit: Frühe Hörgeräte- und Cochlea-Implantat-Versorgung. Eine interdisziplinäre Aufgabe. Frühförderung interdisziplinär, 37(1):14–23. ▶ https://doi.org/10.2378/fi2018.art02d. Zugegriffen: 25. Febr. 2020

Bohnert A, Brantzen P (2002) Erfahrungen in der Kinderanpassung. Hörakustik 12. Heidelberg, 76–81

Bonsel H, Ulrich J (2003) Anpassung digitaler Hörsysteme. In: Hörakustik 7. Heidelberg, 56–66 (1. Teil), Hörakustik 8. Heidelberg, 18–28 (2. Teil)

Bosman AJ, Snik AF, Mylanus EA, Cremers CW (2006) Fitting range of the BAHA Cordelle. Int J Audiol 45(8):429–437

Bulk M (2002) Eine praxisorientierte, zeitgemäße Anpassmethode für nichtlineare Hörgeräte. In: Hörakustik 10. Heidelberg, 94–103

Colletti V, Shannon RV, Carner M, Veronese S, Collett L (2009) Progress in restoration of hearing with the brainstem implant. Prog Brain Res 175:333–345

DGHNO-KHC (2012) Langfassung „Cochlea-Implantat Versorgung und zentralauditorische Implantate". Leitlinie AWMF-Register-Nr. 017-071. Hg. v. Arbeitsgemeinschaft der Wissenschaftlichen Medizinischen Fachgesellschaften. ▶ https://www.awmf.org/uploads/tx_szleitlinien/017-0711_S2k_Cochlea_Implant_Versorgung_2012-05-abgelaufen.pdf. Zugegriffen: 25. Febr. 2020

DGHNO-KHC (2017) Langfassung der Leitlinie „Implantierbare Hörgeräte". Leitlinie AWMF-Register-Nr. 017-073. Hg. v. Arbeitsgemeinschaft der Wissenschaftlichen Medizinischen Fachgesellschaften. Online verfügbar unter: Langfassung der Leitlinie „Implantierbare Hörgeräte". Zugegriffen: 28. Febr. 2020

DGHNO-KHC (2018) Pd. Weißbuch Cochlea-Implantat(CI)-Versorgung

Diller G (2009) (Re)habilitation nach Versorgung mit einem Kochleaimplantat. HNO 57:649–656

Einholz A, Wimmer E, Hennies J, Rothweiler M, Penke M (2015) The acquisition of verbal morphology in German children with hearing impairment – a comparison between children treated with hearing-aids and children with CI. In Proceedings of the 22nd International Congress on the Education of the Deaf (ICED). Athen

Eysholdt U (2005) Anatomische und physiologische Grundlagen. In: Wendler J, Seidner W, Eysholdt U (Hrsg) Lehrbuch der Phoniatrie und Pädaudiologie, 4. Aufl. Thieme, Stuttgart, S 357–365

Federspil P, Federspil PA (2000) Mittelohrschwerhörigkeit: Knochenverankerte aktive Hörimplantate. Dtsch Arzteblatt 97(10):A-609/B-528/C-482

Flexer C, Madell JR (2014) Why hearing is important in children. In: Madell JR, Flexer C (Hrsg) Pediatric Audiology. Diagnosis, technology, and management, 2. Aufl. Thieme, Stuttgart, S 3–7

Frerichs HH (1998) Audiopädagogik. Theoretische Grundlagen einer Förderung auditiv stimulierbarer Hörbeeinträchtigter. Neckar, Villingen Schwenningen

Heinemann S (2014) Der Weg zum Hören: Aspekte der Beratung und Therapie von erwachsenen Cochlea-Implantat-Trägern. Spektrum Patholinguist 7:13–39

Hermann-Röttgen M (2009) Cochlea-Implantat. Ein Ratgeber für Betroffene und Therapeuten. Trias, Stuttgart

Hessel H (2001) Überlegungen zur bilateralen CI-Versorgung. HNO 49:883–887

Hessel H, Hey M (2004) Aspekte der ein- und zweiseitigen CI-Versorgung. Cochlear Deutschland GmbH und Co. KG, Hannover

Hoffmann V (2018) Hörstörungen bei Kindern. Ein Ratgeber für Eltern, Betroffene, Pädagogen und (Sprach-) Therapeuten. Schulz Kirchner, Idstein

Hoffmann V (2019) Die Bedeutung der interdisziplinären Zusammenarbeit in der hörgerichteten Frühförderung. Praxis Sprache 1:15–22

Illg A (2000) Warum haben nicht alle CI-Patienten die gleichen Hörerfolge? Schnecke 29:12–13

Ito J, Takagi A, Kawano M, Takahashi H, Honjo I (1995) Results with the currently used cochlear implant. In: Clark GM, Cowan RSC (Hrsg) International cochlear implant, speech and hearing symposium. Melbourne, Annals, S 296–298

Jespersen CT, Groth J, Kießling J, Brenner B, Jensen OD (2006) The occlusion effect in unilateral versus bilateral hearing aids. J Am Acad Audiol 17(10):763–773

Keidser G, Dillon H, Carter L, O'Brien A (2012) NAL-NL2 empirical adjustments. Trends in amplification 16(4):211–223

Kiese-Himmel C, Kruse E (2000) Zur Hörgeräte Trageakzeptanz bei Kindern. HNO 48:309–313

Kießling J, Kollmeier B, Diller G (2008) Versorgung und Rehabilitation mit Hörgeräten, 2. Aufl. Thieme, Stuttgart

Kießling J, Kollmeier B, Baumann U (2017) Versorgung mit Hörgeräten und Hörimplantaten. 3. vollständig überarbeitete und erweiterte Aufl. Thieme, Stuttgart

Kompis M, Pfiffner F, Krebs M, Caversaccio MD (2011) Factors influencing the decision for Baha in unilateral deafness: the Bern benefit in single-sided deafness questionnaire. AdvOtorhinolaryngol 71:103–111

Laszig R, Lehnhardt E (2009) Praxis der Audiometrie, 9. Aufl. Thieme, Stuttgart

Laszig R, Aschendorff A, Stecker M, Müller-Deile J, Maune S, Dillier N, Weber B, Hey M, Begall K, Lenarz T, Battmer RD, Böhm M, Steffens T, Strutz J, Linder T, Probst R, Allum J, Westhofen M, Doering W (2004) Benefits of bilateral electrical stimulation with the nucleus cochlear implant in adults: 6 months postoperative results. Otol Neurotol 25:958–968

Lenarz T (1997) Cochlear implants: what can be achieved. Am J Otol 18:2–3

Lenarz T (2013) Cochlea-Implantat-Ein praktischer Leitfaden für die Versorgung von Kindern und Erwachsenen. Springer, Berlin

Lenarz T, Lim H, Joseph G, Reuter G, Lenarz M (2009) Zentral-auditorische Implantate. HNO 57:551–562

Meier S (1999) Hörsystemanpassung bei Kindern. Akademie für Hörgeräte-Akustik. Lübeck. (unv. Manuskript)

Meier S (2012) Frühe Hörgeräteversorgung. In: Leonhardt A (Hrsg) Frühes Hören. Hörschädigungen ab dem ersten Lebenstag erkennen und therapieren. Reinhardt, München, S 113–125

Meinzen-Derr J, Wiley S, Grether S, Choo D (2011) Children with cochlea implants and developmental disabilities: a language skills study with developmentally matched hearing peers. Res Dev Disabil 32(2):757–767

Mlynski R, Plontke S (2013) Cochleaimplantatversorgung bei Kindern und Jugendlichen. HNO 61(5):388–398

Mrowinski D, Scholz G, Steffens T (2017) Audiometrie. Eine Anleitung für die praktische Hörprüfung (5., aktual. und erw. Aufl.). Thieme, Stuttgart

Müller J (2017) Bilaterale Cochleaimplantatversorgung. HNO 65:561–570. ► https://doi.org/10.1007/s00106-017-0370-8

Müller J, Schoen F, Helms J (2000) Bilateral cochlear implant–new aspects for the future? Adv Otorhinolaryngol 57:22–27

Müller J, Schön F, Helms J (2002) Speech understanding in quiet and noise in bilateral users of the MED-EL COMBI 40/40 + cochlear implant system. Ear Hear 23(3):198–206

Müller-Deile J (2004) Versorgung mit Cochlear Implantaten. Sprache Stimme Gehör 28(4):157–170

Müller-Deile J (2009) Verfahren zur Anpassung und Evaluation von Cochlear Implant Sprachprozessoren. Median, Heidelberg

Niparko JK, Tobey EA, Thal DJ, Eisenberg LS, Wang NY, Quittner AL, Fink NE (2010) Spoken language development in children following cochlear implantation. JAMA: The Journal of the American Medical Association 303(15):1498–1506

Pawlata H, Kubicke B (2002) Das Ohrpassstück — nur ein Bindeglied zwischen Hörgerät und Trommelfell?. In: Biesinger E, Iro H (Hrsg) HNO Praxis heute. HNO Praxis Heute, 22 Aufl. Springer, Berlin

Plinkert PK, Klingmann C (2010) Hören und Gleichgewicht. Im Blick des gesellschaftlichen Wandels: 7. Hennig Symposium. Springer

Pulcherio JO, Bittencourt AG, Burke PR, Monsanto RC, de Brito R, Tsuji RK, Bento RF (2014) Carina® and Esteem®: a systematic review of fully implantable hearing devices. PLoSOne 9(10):e110636

Rader T, Helbig S, Stöver T, Baumann U (2014) Hörerhaltende Cochlea-Implantation: Besser Hören mit neuer Technik. Laryngo-Rhino-Otol 93(05):337–349

Rahne T, Plontke SK (2016) Apparative Therapie bei kombiniertem Hörverlust. Ein audiologischer Vergleich der Hörsysteme. HNO 64(2):91–100

Reinfeldt S, Hakansson B, Taghavi H, Eeg-Olofsson M (2014) Bone conduction hearing sensitivity in normal-hearing subjects: transcutaneous stimulation at BAHA vs BCI position. Int J Audiol 53(6):360–369

Richter B, Eißele S, Laszig R, Löhle E (2002) Receptive and expressive language skills of 106 children with a minimum of 2 years' experience in hearing with a cochlear implant. Int J Pediatr Otorhinolaryngol 64:111–125

Richtlinie des Gemeinsamen Bundesausschusses über die Verordnung von Hilfsmitteln in der vertragsärztlichen Versorgung (Hilfsmittel-Richtlinie/HilfsM-RL) (2020) ► https://www.g-ba.de/downloads/62-492-2175/HilfsM-RL_2020-05-28_iK-2020-06-01.pdf. Zugegriffen: 24. Juni 2020

Riss D, Hamzavi J, Katzinger M, Baumgartner W, Kaider A, Gstoettner W, Arnoldner C (2011) Effects of fine structure and extended low frequencies in pediatric cochlear implant recipients. Int J Pediatr Otorhinolaryngol 75(4):573–578

Ruben RJ (2018) Language development in the pediatric cochlear implant patient. Laryngoscope Investig Otolaryngol 3(3):209–213

Seewald RC, Tharpe AM (Hrsg) (2011) Comprehensive hand-book of pediatric audiology. Plural Pub, San Diego

Snik AF, Bosman AJ, Mylanus EA, Cremers CW (2004) Candidacy for the bone-anchored hearing aid. Audiol Neurootol 9(4):190–196

Stark T, Helbig S (2011) Cochleaimplantatversorgung. HNO 59(6):605–614

Stenfelt S (2005) Bilateral fitting of BAHAs and BAHA fitted in unilateral deaf persons: acoustical aspects. Int J Audiol 44(3):178–189

Szagun G (2001) Wie Sprache entsteht. Spracherwerb bei Kindern mit normalem und beeinträchtigtem Hören. Beltz, Weinheim

Tchorz J, Arweiler I (2004) Wie viel Feinanpassung benötigt ein modernes Hörsystem? In: Hörakustik 5. Heidelberg: 28–29

Thiel M (2000) Logopädie bei kindlichen Hörstörungen: ein mehrdimensionales Konzept für Therapie und Beratung. Springer, Heidelberg

van der Straaten TFK, Netten AP, Boermans PPBM, Briaire JJ, Scholing E, Koot RW, Malessy MJA, van der Mey AGL, Verbist BM, Frijns JHM (2019) Pediatric auditory brainstem implant users compared with cochlear implant users with additional disabilities. Otol Neurotol 40(7):936–945. ▶ https://doi.org/10.1097/mao.0000000000002306

Voogdt U (2003) Von Hornschläuchen und Hörnern. In: Hörakustik 8. Heidelberg, 10–13

von Ilberg C, Baumann U, Kiefer J, Tillein J, Adunka OF (2011) Electric-acoustic stimulation of the auditory system: a review of the first decade. Audiol Neurootol 16:1–30

Weerda H, Brunner FX (2004) Chirurgie der Ohrmuschel. Thieme, Stuttgart

Zhang T, Dorman MF, Spahr AJ (2010) Information from the voice fundamental frequency (F0) region accounts for the majority of the benefit when acoustic stimulation is added to electric stimulation. Ear Hear 31(1):63–69

Leitlinien, Positionspapiere und Empfehlungen

Inhaltsverzeichnis

© Springer-Verlag GmbH Deutschland, ein Teil von Springer Nature 2020
V. Hoffmann und K. Schäfer, *Kindliche Hörstörungen*, Praxiswissen Logopädie,
https://doi.org/10.1007/978-3-662-61126-5_4

4.1 Definitionen

Leitlinien sind systematisch entwickelte, praxisorientierte **Handlungsempfehlungen,** die den gegenwärtigen Erkenntnisstand aus Wissenschaft und Praxis widerspiegeln, um zur Entscheidungsfindung bei bestimmten medizinischen Fragestellungen beizutragen. Sie machen Angaben darüber, welches Vorgehen in Diagnostik und Therapie empfehlenswert ist.

Die Arbeitsgemeinschaft für medizinische Fachgesellschaften (AWMF) hat sich in Deutschland als Expertenrat für Leitlinien etabliert. Sie koordiniert die Entwicklung von Leitlinien für Diagnostik und Therapie durch die einzelnen Wissenschaftlichen Medizinischen Fachgesellschaften und erstellt das **Leitlinienregister,** das nahezu alle bislang veröffentlichten Leitlinien enthält. Die Leitlinien werden in regelmäßigen Zeitabständen und bei Bedarf aktualisiert und erweitert. Die AWMF definiert die Leitlinien als

» „systematisch entwickelte Hilfen (…) zur Entscheidungsfindung in spezifischen Situationen. Sie beruhen auf aktuellen wissenschaftlichen Erkenntnissen und in der Praxis bewährten Verfahren (…), sollen aber auch ökonomische Aspekte berücksichtigen (▶ www.awmf-org.de)“.

Leitlinien unterscheiden sich durch die Formulierung von Handlungsempfehlungen, in die auch eine klinische Wertung der Aussagekraft und Anwendbarkeit von Studienergebnissen eingeht von anderen Quellen aufbereiteten Wissens (z. B. Evidenzberichte, Systematic Reviews). Die Empfehlungen einer Leitlinie sind, im Gegensatz zu Richtlinien

» „rechtlich nicht bindend und haben daher weder haftungsbegründende noch haftungsbefreiende Wirkung (▶ www. awmf-org.de)“.

Die **Umsetzung der Empfehlungen** liegt bei der fallspezifischen Betrachtung im Ermessensspielraum des jeweiligen Behandelnden und muss in der individuellen Situation nach dem Prinzip der Indikationsstellung, Beratung, Präferenzermittlung und partizipativen Entscheidungsfindung geprüft werden (AWMF 2012). In begründeten Ausnahmefällen kann also von den Empfehlungen einer Leitlinie abgewichen werden.

Während sich die klassische evidenzbasierte Medizin mit einer spezifischen klinischen Frage bei einem individuellen Patienten auseinandersetzt, bieten Leitlinien in der Regel **Entscheidungshilfen** für eine Vielzahl verwandter klinischer Situationen und Patientengruppen (Cochrane Gesellschaft 2019).

Dabei werden die Zielsetzung und fachliche Ausrichtung einer Leitlinie durch die jeweilige **Leitliniengruppe** festgelegt. Eine ausgewogene Zusammenstellung der Leitlinienmitglieder durch einen hohen Grad an professioneller und wissenschaftlicher Expertise im Themenbereich trägt dazu bei, mögliche Praxisprobleme zu identifizieren und gefundene Evidenzen einer kritischen Bewertung zu unterziehen.

> Die unterschiedlichen Sichtweisen und Schwerpunkte verschiedener Berufsgruppen und Fachgesellschaften zu einem Themenbereich begründen die große Anzahl sowie die Unterschiede in Umfang, fachlicher Schwerpunktsetzung und Qualität der Leitlinien.

- **Das 3-Stufen-Konzept der Leitlinienentwicklung**

Leitlinien werden in einem dreistufigen Verfahren entwickelt.

In der **Entwicklungsstufe 1** erarbeitet eine Gruppe von Experten einer medizinischen Fachgesellschaft (z. B. der Deutschen Gesellschaft für Phoniatrie und

Pädaudiologie [DGPP]) eine Empfehlung für eine Leitlinie. Liegt in einem informellen Konsensverfahren Einigung über die Empfehlung vor, wird sie an den Vorstand der jeweiligen Fachgesellschaft weitergeleitet, der die Empfehlung verabschiedet.

In **Entwicklungsstufe 2** existieren zwei Möglichkeiten: Die Leitlinie (Stufe S2e) kann aus publizierten und (noch) nicht publizierten Untersuchungsergebnissen abgeleitet werden. Die zweite Möglichkeit (Stufe S2k) beinhaltet ein formales Konsensverfahren, in das eine repräsentative Auswahl von Experten aller betroffenen Fachgebiete (z. B. Deutsche Gesellschaft für Phoniatrie und Pädaudiologie, Deutsche Gesellschaft für Hals-Nasen-Ohren-Heilkunde, Kopf- und Hals-Chirurgie e. V. [DGHNO-KHC]; Deutsche CI Gesellschaft e. V. [DCIG], Arbeitsgemeinschaft CI-Rehabilitation [ACIR], Berufsverband Deutscher Hörgeschädigtenpädagogen e. V. [BDH], Deutscher Berufsverband der Logopäden e. V. [dbl]) eingeschlossen wird.

Das Vorgehen in **Entwicklungsstufe 3** ist im Prozess am aufwendigsten, da die Ergebnisse der Literaturrecherche und des formalen Konsensverfahrens miteinander kombiniert werden müssen. Dadurch erfüllt diese Stufe höchste wissenschaftliche Ansprüche und beschreibt die höchste Qualität der resultierenden Leitlinie.

Patientenleitlinien
Medizinische Leitlinien werden in erster Linie für Ärzte erstellt. Bei den sogenannten Patientenleitlinien handelt es sich um entsprechende Fachinformationen für Patienten. Sie fassen die Inhalte evidenzbasierter Leitlinien an Patienten und deren Angehörige zusammen. Sie beinhalten Informationen, welche inhaltlich mit den entsprechenden Versorgungsleitlinien identisch sind, aber laienverständlich umformuliert wurden und enthalten zusätzliche Angaben, die den Bedürfnissen von Patienten entsprechen. Diese Leitlinien bilden die optimalen Versorgungsstrukturen ab, vermitteln Hintergrundinformationen zur Funktionsweise des jeweiligen Körperorgans oder -systems und zu der jeweiligen Problematik. Damit verfolgen sie das Ziel, die Arzt-Patienten-Kommunikation zu unterstützen und nennen weiterführende Hilfen.

4.2 Leitlinien zur Versorgung und Therapie kindlicher Hörstörungen

Leitlinien sind wichtige und effektive Instrumente der Qualitätsentwicklung im Gesundheitswesen. Ihr primäres Ziel ist die Verbesserung der medizinischen Versorgung durch die Vermittlung von aktuellen wissenschaftlichen Erkenntnissen und Erfahrungen aus der Praxis. Für die Versorgung und Therapie kindlicher Hörstörungen existieren zurzeit 4 AWMF-Leitlinien (◘ Tab. 4.1).

■ **Leitlinie „Cochlea-Implantat Versorgung und zentral-auditorische Implantate"**
Die S2k-Leitlinie **„Cochlea-Implantat Versorgung und zentral-auditorische Implantate"** der Deutschen Gesellschaft für Hals-Nasen-Ohren-Heilkunde, Kopf- und Hals-Chirurgie e. V. (DGHNO-KHC 2012) umfasst Kriterien und Empfehlungen zur **Qualitätssicherung** für alle Phasen der Versorgung, unterteilt in *präoperative Diagnostik, operative Phase, postoperative Basis- und Folgetherapie* und *Nachsorge*.

Das allgemeine Ziel der Leitlinie besteht in der „Förderung einer qualitativ hochwertigen Versorgung von Menschen mit einer hochgradig angeborenen oder erworbenen Schwerhörigkeit bzw. Taubheit". Das **therapeutische Ziel** richtet sich auf die „Wiederherstellung des Gehörs mithilfe von Cochlea-Implantaten oder zentralauditorischen Implantaten" (DGHNO-KHC 2012, S. 4), sofern ein ausreichendes Sprachverstehen mit Hörgeräten nicht realisierbar ist. Die Verantwortung für den Ablauf sämtlicher Phasen liegt bei dem Operateur bzw. der implantierenden Klinik. Der Versorgungsprozess umfasst im Einzelnen vier Phasen, die folgend erläutert werden. Die **präoperative Diagnostik** umfasst eine umfangreiche medizinische, audiologische, sprachtherapeutische, pädagogische, psychologische und psychosoziale Untersuchung,

◘ Tab. 4.1   AWMF-Leitlinien zur Versorgung und Therapie kindlicher Hörstörungen

Bezeichnung der Leitlinie	Entwickelt von	Stufe	Stand	AWMF-Register-Nr	Quelle
Cochlea-Implantat Versorgung und zentral-auditorische Implantate	DGHNO-KHC	S2k	05/2012	017-071	▶ https://www.awmf.org/uploads/tx_szleitlinien/017-071l_S2k_Cochlea_Implant_Versorgung_2012-05-abgelaufen.pdf
Implantierbare Hörgeräte	DGHNO-KHC	S2k	12/2017	017-073	▶ https://www.awmf.org/uploads/tx_szleitlinien/017-073l_Implantierbare-Hoergeraete_2018-06.pdf
Periphere Hörstörungen im Kindesalter	DGPP	S2k	09/2013	049-010	▶ https://www.awmf.org/uploads/tx_szleitlinien/049-010k_S2k_Periphere_H%C3%B6rst%C3%B6rungen_im_Kindesalter_2013-09_abgelaufen.pdf
Therapie von Sprachentwicklungs-störungen (SES) unter besonderer Berücksichtigung umschriebener Sprachentwicklungs-störungen (USES)	DGPP	S2k	02/2019	049-015	▶ https://www.awmf.org/leitlinien/detail/anmeldung/1/ll/049-015.html

DGPP = Deutsche Gesellschaft für Phoniatrie und Pädaudiologie
DGHNOKHC = Deutsche Gesellschaft für Hals-Nasen-Ohren-Heilkunde, Kopf- und Hals-Chirurgie e. V.

die Indikationsstellung, ausführliche Beratung und Aufklärung sowie gegebenenfalls operationsvorbereitende, ergänzende medizinische Maßnahmen, wie z. B. Impfungen. Für die **operative Phase** werden die Anforderungen, Risiken sowie intra- und postoperative Kontrollen genannt. Der **postoperativen Basis- und Folgetherapie** wird in der Leitlinie ein hoher Stellenwert für den Rehabilitationserfolg zugeschrieben. Daher kämen für die Operationen

» „nur Kliniken in Frage, die die klinische Basistherapie selbst durchführen können oder denen entsprechende CI-Zentren und Reha-Kliniken zur Verfügung stehen" (DGHNO-KHC 2012, S. 15).

Die Basistherapie beginnt mit der ersten Audioprozessoranpassung und beinhaltet neben medizinischen Kontrollen und technischen Einstellungen auch sprachtherapeutische Maßnahmen sowie Hör- und Sprachtests. Sie umfasst bei Kindern in der Regel 60 Therapietage. Die weitere Behandlung und Kontrollen müssen bis zum 21. Lebensjahr fortgeführt werden. Als Richtwerte für das erste Jahr nach Implantation empfiehlt die Leitlinie ein bis zwei Termine pro Monat im ersten halben Jahr, anschließend Aufenthalte im Abstand von drei Monaten im zweiten Halbjahr. Im zweiten Jahr erfolgen halbjährliche und ab dem dritten Jahr jährliche Termine. Im Rahmen der lebenslangen **Nachsorge** erfolgen die regelmäßige medizinische, audiologische, therapeutische und technische Kontrolle und Beratung. Damit sollen die Stabilisierung und Optimierung der erreichten Ergebnisse gewährleistet werden.

Die Leitlinie beschreibt ausführlich die **Besonderheiten** der Basis- und Folgetherapie **bei Kindern** (DGHNO-KHC 2012). Diese umfassen u. a. die Einbeziehung der Eltern und Bezugspersonen in den Therapieprozess, die Schulung der Eltern und Bezugspersonen in der Handhabung des CI-Systems, die Notwendigkeit mehrtägiger Aufenthalte zur Optimierung der Anpassung und die Berücksichtigung individueller Interessen und des jeweiligen kindlichen Entwicklungsstandes bei der Planung und Durchführung therapeutischer Maßnahmen.

Es wird betont, dass die **hörgerichtete** Hör- und Sprachtherapie sich am **natürlichen Spracherwerb** orientieren soll. Weitere Bestandteile der Folgetherapie bilden rhythmisch-musikalische und mototherapeutische Angebote sowie die **interdisziplinäre Zusammenarbeit** mit Pädagoginnen in der Frühförderung bzw. Schule sowie anderen beteiligten Therapeuten (z. B. Ergo- und Physiotherapeuten) oder Institutionen der Familienhilfe (DGHNO-KHC 2012). Die Leitlinie macht zudem Angaben zu **strukturellen Anforderungen** an die CI-Zentren und Kliniken. Diese betreffen Räumlichkeiten, Ausstattung und dort tätige Berufsgruppen – u. a. auch Sprachtherapeutinnen. Die Autoren der Leitlinie halten eine Mindestanzahl von Patienten als Voraussetzung für die Qualitätssicherung in der CI-Versorgung für wesentlich (DGHNO-KHC 2012).

Die Leitlinie empfiehlt, dass die gesamte CI-Versorgung nur von Kliniken mit kontinuierlicher Implantationserfahrung und in einem multidisziplinären Expertenteam mit entsprechender Fachkompetenz der audiologischen Basis- und

Folgetherapie durchgeführt werden sollte. Externe freie Praxen für Sprachtherapie/Logopädie können die Folgetherapie und Nachsorge nicht ersetzen. Kooperationen im Sinne einer Ergänzung der CI-Versorgung durch spezialisierte Therapeutinnen sind jedoch durchaus erwünscht.

> In Deutschland verfolgt die Arbeitsgemeinschaft Cochlear Implant Rehabilitation e. V. (ACIR) das Ziel, die CI-Nachsorge leitlinienkonform durchzuführen.

- **Leitlinie „Implantierbare Hörgeräte"**

Die S2k-Leitlinie **„Implantierbare Hörgeräte"** (DGHNO-KHC 2017) wurde im Jahr 2017 aktualisiert und umfasst Handlungsempfehlungen für die Versorgung von Patienten mit spezifischen Hörstörungen, welche weder für Hörgeräte noch Cochlea-Implantate geeignet sind. In der Leitlinie werden Anforderungen an die präoperative Diagnostik, medizinisch-audiologische Indikationen sowie individuelle Voraussetzungen und Kontraindikationen thematisiert. Zudem wird speziell auf die Besonderheiten bei der Versorgung von Kindern mit Fehlbildungen eingegangen. Weiter werden die operative und postoperative Phase implantierbarer Hörgeräte bei Kindern und Erwachsenen ausgeführt und Angaben zu Erstanpassung und Nachsorge gemacht. Neben Angaben zum strukturellen Rahmen, zur personellen Ausstattung sowie zur Dokumentation beschreibt die Leitlinie erforderliche Voraussetzungen für die **Struktur-, Prozess- und Ergebnisqualität** (DGHNO-KHC 2017).

- **Leitlinie „Periphere Hörstörungen im Kindesalter"**

Zur Verbesserung der Diagnostik und Therapie von Kindern mit peripheren Hörstörungen wurde von der Deutschen Gesellschaft für Phoniatrie und Pädaudiologie die interdisziplinäre Leitlinie

S2k-Leitlinie **„Periphere Hörstörungen im Kindesalter"** (DGPP 2013) erarbeitet. Die Leitlinie richtet sich an alle Fachgruppen, die medizinisch und therapeutisch an und mit Kindern arbeiten und betont zudem die Notwendigkeit der interdisziplinären Zusammenarbeit der beteiligten Berufsgruppen. Das Ziel der Leitlinie liegt darin, eine frühzeitige Erkennung und Standardisierung von Diagnostik und Therapie zu ermöglichen und damit negative Folgen nichterkannter Hörstörungen im Kindesalter zu vermeiden. Die Leitlinie wird derzeit überarbeitet.

- **Leitlinie „Sprachentwicklungsstörungen, Therapie"**

Die interdisziplinäre S2k-Leitlinie **„Sprachentwicklungsstörungen, Therapie"** (DGPP) soll wissenschaftliche Nachweise von spezifischen Effekten für Therapien von (U) SES darstellen. Die Leitlinie wird derzeit erarbeitet, ihre Fertigstellung ist für 02/2020 geplant. Das Unterkapitel „Therapien von SES bei Hörstörungen" befasst sich mit vorliegenden Evidenzen zu therapeutischen Ansätzen in der medizinisch verordneten Sprachtherapie von audiogen bedingten Sprachentwicklungsstörungen.

- **Weitere internationale Leitlinien**

Weitere internationale Leitlinien mit den Bemühungen eines einheitlichen Standards findet man in der Canadian Working Group (2005), MCHAS Guidelines (2005), AAA Protocol (2003) und den ASHA Guidelines (2004). Das Guidelines International Network bietet Informationen über und Zugang zu internationalen Leitlinien-Projekten und -agenturen mit der weltweit umfangreichsten Leitlinien-Datenbank. Beispielhaft sind in ◘ Tab. 4.2 internationale Leitlinien zur Hörgeräteversorgung und Rehabilitation bei Kindern dargestellt.

Die dargestellte Auswahl von Leitlinien erhebt keinen Anspruch auf Vollständigkeit oder Priorisierung.

> **In Kürze**
>
> Die Arbeitsgemeinschaft der Wissenschaftlichen Medizinischen Fachgesellschaften (AWMF) erfasst und publiziert die Leitlinien der Fachgesellschaften auf ihrer Homepage (► www.awmf-org.de). Anders als Richtlinien sprechen Leitlinien Empfehlungen aus, die rechtlich nicht bindend sind und von denen in begründeten Ausnahmefällen abgewichen werden darf. Die Leitlinien zu Diagnostik, Versorgung und Therapie kindlicher Hörstörungen betonen die frühzeitige Erfassung und Versorgung der Hörstörungen und legen einen Fokus auf die interdisziplinäre Zusammenarbeit aller am Therapie- und Versorgungsprozess beteiligten Fachdisziplinen.

4.3 Weißbuch „Cochlea-Implantat (CI)-Versorgung"

Um die Behandlungs- und Versorgungsqualität für Patienten mit Cochlea-Implantaten langfristig zu sichern, hat die Deutsche Gesellschaft für Hals-Nasen-Ohren-Heilkunde, Kopf- und Hals-Chirurgie (DGHNO-KHC) im April 2018 das sogenannte **Weißbuch „Cochlea-Implantat-(CI-)Versorgung in Deutschland"** veröffentlicht.

Anders als die Neuauflage der Cl-Leitlinie beinhaltet das Cl-Weißbuch insbesondere notwendige Qualitätskriterien zur Struktur, Organisation und Ausstattung der Cl-Versorgung in Deutschland und soll damit als Grundlage der zukünftig geplanten Zertifizierung von CI-versorgenden Einrichtungen dienen. Insoweit geht das Cl-Weißbuch

□ Tab. 4.2 Auswahl internationaler Leitlinien zur Hörgeräteversorgung und Rehabilitation bei Kindern

Titel	Gesellschaft	Stand	Quelle
Pediatric Amplification Practice Guidelines	AAA	2013	► https://www.audiology.org/sites/default/files/publications/PediatricAmplificationGuidelines.pdf
Clinical Practice Algorithms & Statements	AAA	2000	► https://audiology-web.s3.amazonaws.com/migrated/ClinicalPracticeAlgorithms.pdf_539975b62e5c03.11632560.pdf
Pre-Purchase Assessment Guideline for Amplification Devices	AAA	1995	► https://www.audiology.org/publications-resources/document-library/pre-purchase-assessment-guideline-amplification-devices
Clinical Guidelines for Paediatric Cochlear Implantation	ASHA	2011	► https://ww2.health.wa.gov.au/~/media/Files/Corporate/general%20documents/Health%20Networks/Neurosciences%20and%20the%20Senses/Clinical-Guidelines-for-Paediatric-Cochlear-Implantation.pdf
Guidelines for the Audiologic Assessment of Children from Birth to 5 Years of Age	ASHA	2004	► https://www.asha.org/policy/gl2004-00002.htm
Roles of Speech-Language Pathologists and Teachers of Children Who Are Deaf and Hard of Hearing in the Development of Communicative and Linguistic Competence – Guidelines	ASHA	2004	► https://www.asha.org/policy/gl2004-00202/
Guidelines for the early audiological assessment and management of babies referred from the Newborn Hearing Screening Program	BSA	2013	► http://abrpeerreview.co.uk/onewebmedia/NHSP%20Early%20Assessment%20guidance%20v3-1%20300713.pdf

AAA = American Academy of Audiology
ASHA = American Speech-Language-Hearing Association
BSA = British Society of Audiology
AHRQ = Agency for Healthcare Research and Quality

über die anerkannten und aktuellen medizinisch-wissenschaftlichen Erkenntnisse im Zusammenhang mit der CI-Versorgung hinaus.

Die Fachgesellschaft weist explizit darauf hin, dass die Versorgung mit einem CI ein komplexer Prozess ist, dem interdisziplinär zu begegnen ist. Der Erfolg der Versorgung sei neben der operativen Cochlea-Implantation auch von der Hör- und Sprachtherapie, der audiologisch-technischen Betreuung sowie einer lebenslangen medizinischen Nachsorge abhängig.

Die erste Fassung basiert auf der AWMF Leitlinie „Versorgung mit Cochlea-Implantaten und anderen aktiven Ohrimplantaten" und auf dem Konzeptpapier „Qualitätsinitiative zur Versorgung mit Cochlea-Implantaten in Deutschland" (sog. „Erfurter Papier", verabschiedet vom Präsidium der DGHNO am 23.05.2017).

Darüber hinaus wurden die Inhalte des Weißbuchs mit der Deutschen Gesellschaft für Audiologie (DGA) konsentiert.

Parallel dazu hat die DGHNO-KHC die erste Fassung eines nationalen **wissenschaftlichen CI-Registers** entwickelt und veröffentlicht. Das CI-Register verfolgt das Ziel, anonyme Implantat-bezogene Informationen zu erheben, um eine deutschlandweite, umfassende Datenlage zur Versorgungsstruktur und -qualität zu schaffen. Nur hierdurch lassen sich frühzeitig mögliche systematische Implantatfehler identifizieren oder der Einfluss von Ablauf- bzw. Behandlungsänderungen auf die Qualität des Versorgungsergebnisses erkennen. Das CI-Register wird zukünftig durch die HNO-Fachgesellschaft wissenschaftlich begleitet.

> **In Kürze**
>
> Die Deutsche Gesellschaft für Hals-Nasen-Ohren-Heilkunde, Kopf- und Hals-Chirurgie (DGHNO-KHC) hat das Weißbuch „Cochlea-Implantat (CI)-Versorgung in Deutschland" veröffentlicht und ein nationales Cochlea-Implantat-Register entwickelt. Damit werden Behandlungs- und Qualitätsstandards gesetzt.

4.4 Positionspapiere und evidenzbasierte Empfehlungen

Positionspapiere von Fachgesellschaften beinhalten Stellungnahmen zu ausgewählten gesundheitspolitischen sowie zu fachlich-inhaltlichen Themen. Im Bereich kindlicher Hörstörungen existieren Positionspapiere z. B. zur frühzeitigen Diagnostik, der Hörsystemversorgung oder der Rehabilitation nach Cochlea-Implantation.

Die Chancen und Grenzen der Versorgung frühkindlicher Hörstörungen werden jedoch nicht nur durch den Zeitpunkt der Diagnose, sondern auch durch die Qualität der Versorgung bestimmt (BIAP Empfehlung 2011).

Die Deutsche Gesellschaft für Phoniatrie und Pädaudiologie (DGPP) hat ein **Konsensuspapier zur Hörgeräte-Versorgung bei Kindern** (DGPP 2012, aktueller Entwurf zur Verabschiedung 2019) ausgearbeitet, um die Voraussetzungen für die Erfassung vergleichbarer Ergebnisse durch einheitlichere Abläufe bei der Hörgeräteversorgung von Kindern zu schaffen. Das Konsensuspapier bietet ein umfassendes Schema für die Hörgeräteanpassung und die Erfolgskontrolle. Es wird darauf hingewiesen, dass die Hörgeräte-Versorgung bei Kindern mit angeborener Hörstörung bis zum vierten bis sechsten Lebensmonat angestrebt werden soll, um eine auditive Deprivation zu vermeiden (DGPP 2012). Sie schließen sich damit den nachfolgenden Richtlinien und Zielwerten des US-amerikanischen Joint Committee on Infant Hearing (JCIH) aus den Jahren 2000 bzw. 2007 an (◘ Tab. 4.3 und ▶ Abschn. 3.2):

- Neugeborenen-Hörscreening: bis Ende des 1. Lebensmonats.
- Diagnose einer Hörstörung: bis Ende des 3. Lebensmonats.
- Versorgung einer Hörstörung: bis Ende des 6. Lebensmonats.

Das **BIAP (Büro International d' Audiophonologie)** hat Empfehlungen zu unterschiedlichen Teilbereichen von Hörstörungen (z. B. Früherkennung, Hörgeräteversorgung, Elternberatung, Inklusion, Sprache, Kommunikation) ausgearbeitet. Sie stellen Empfehlungen und Referenzen für die Durchführung diagnostischer und/oder therapeutischer Maßnahmen im Bereich der Hörstörungen dar (BIAP Empfehlung 2011). Das Internationale Büro für Audiophonologie versteht sich als eine internationale und multidisziplinäre Vereinigung für nationale und internationale Fachgesellschaften auf dem Gebiet der Phoniatrie, Audiologie und

◘ Tab. 4.3 Auswahl internationaler Positionspapiere zur Hörgeräteversorgung und Rehabilitation bei Kindern

Titel	Gesellschaft	Stand	Quelle
Auditory Integration Training	AAA	1993	▶ https://www.audiology.org/publications-resources/document-library/auditory-integration-training
Cochlear Implants in Children	AAA	1995	▶ https://www.audiology.org/publications-resources/document-library/cochlear-implants-children
Roles of Speech-Language Pathologists and Teachers of Children Who Are Deaf and Hard of Hearing in the Development of Communicative and Linguistic Competence – Position Statement	ASHA	2004	▶ https://www.asha.org/policy/PS2004-00232/
Auditory Integration Training	EAA	1997	▶ https://audiology-web.s3.amazonaws.com/migrated/ait.pdf_539975b27f2921.31978846.pdf
Supplement to the Position Statement of JCIH	JCIH	2013	▶ http://www.jcih.org/JCIH-2007-Position-Statement-Supplement.pdf
Principles and Guidelines for Early Hearing Detection and Intervention Programs	JCIH	2007	▶ https://www.infanthearing.org/resources/2007_JCIH.pdf

AAA = American Academy of Audiology
EAA = Educational Audiology Association
ASHA = American Speech-Language-Hearing Association

der Sprachtherapie. Die Empfehlungen des BIAP sind auf der eigenen Homepage zu finden (▶ https://www.biap.org/de/recommandations/empfehlungen).

Die dargestellte Auswahl von Leitlinien erhebt keinen Anspruch auf Vollständigkeit oder Priorisierung.

In Kürze

Im Bereich kindlicher Hörstörungen existieren nationale und internationale Positionspapiere z. B. zur frühzeitigen Diagnostik, der Hörsystemversorgung oder der Rehabilitation nach Cochlea-Implantation. Sie sollen dazu beitragen, die Voraussetzungen für die Erfassung vergleichbarer Ergebnisse durch einheitlichere Abläufe bei der Hörgeräteversorgung von Kindern zu schaffen.

Literatur

Arbeitsgemeinschaft der Wissenschaftlichen Medizinischen Fachgesellschaften (AWMF) (2012) Das AWMF-Regelwerk Leitlinien. München: Zuckschwerdt. ▶ http://www.awmf.org/leitlinien/awmf-regelwerk.html. Zugegriffen: 27. Febr. 2020

BIAP (Bureau International d'Audiophonologie, Brüssel) (Hrsg) (2011) Empfehlungen 06: Hörgeräte-Versorgung. file:///C:/Users/Vanessa/AppData/Local/Packages/Microsoft.MicrosoftEdge_8wekyb3d8bbwe/TempState/Downloads/Rec_06-11_de%20HÃ¶rgerÃ¤te-Versorgung%20im%20ersten%20Lebensjahr%20(1).pdf. Zugegriffen: 24. Juni 2020

Cochrane Gesellschaft (2019) ▶ https://www.cochrane.de/de/leitlinien. Zugegriffen: 25. Febr. 2020

DGHNO-KHC (2012) Langfassung „Cochlea-Implantat Versorgung und zentralauditorische Implantate". Leitlinie AWMF-Register-Nr. 017-071. Hg. v. Arbeitsgemeinschaft der Wissenschaftlichen Medizinischen Fachgesellschaften. ▶ https://www.wmf.org/uploads/tx_szleitlinien/017-0711_S2k_Cochlea_

Implant_Versorgung_2012-05-abgelaufen.pdf. Zugegriffen: 25. Febr. 2020

DGHNO-KHC (2017) Langfassung der Leitlinie „Implantierbare Hörgeräte". Leitlinie AWMF-Register-Nr. 017-073. Hg. v. Arbeitsgemeinschaft der Wissenschaftlichen Medizinischen Fachgesellschaften. Online verfügbar unter: Langfassung der Leitlinie „Implantierbare Hörgeräte". Zugegriffen: 28. Febr. 2020

DGPP (Deutsche Gesellschaft für Phoniatrie und Pädaudiologie) (2013) Leitlinie: Periphere Hörstörungen im Kindesalter. AWMF online. 049/010-S2k. ► http://www.dgpp.de/cms/media/download_gallery/Hoerstoerungen%20Kinder%20lang.pdf. Zugegriffen: 21. Febr. 2020

Konsenspapier der DGPP zur Hörgeräte-Versorgung bei Kindern, Vers. 3.5, DGPP (2012). Deutsche Gesellschaft für Hals-Nasen-Ohren-Heilkunde, Kopf- und Hals-Chirurgie e. V. (Hrsg.): Langfassung der Leitlinie „Cochlea-Implantat Versorgung einschließlich zentralauditorischer Implantate" Stand: 05/2012. Online unter ► http://www.awmf.org/leitlinien/detail/ll/017-071.html

Weiterführende Literatur

American Academy of Audiology (2003) Pediatric Amplification Protocol, USA. ► https://journals.lww.com/thehearingjournal/fulltext/2004/07000/AAA_Pediatric_Amplification_Protocol.10.aspx. Zugegriffen: 27. Febr. 2020

American Academy of Audiology (1993) Auditory Integration Training. ► https://www.audiology.org/publications-resources/document-library/auditory-integration-training. Zugegriffen: 6. Sept. 2019

American Academy of Audiology (1995) Cochlear Implants in Children. ► https://www.audiology.org/publications-resources/document-library/cochlear-implants-children. Zugegriffen: 27. Febr. 2020

American Academy of Pediatrics, Joint Committee on Infant Hearing (2007) Position statement: principles and guidelines for early hearing detection and intervention programs. Pediatrics 120(4): 898–921

American Speech-Language-Hearing Association (2004a) Roles of speech-language pathologists and teachers of children who are deaf and hard of hearing in the development of communicative and linguistic competence [Position Statement]. ► https://www.asha.org/policy/PS2004-00232/. Zugegriffen: 27. Febr. 2020

American Speech-Language-Hearing Association (2004b) Roles of speech-language pathologists and teachers of children who are deaf and hard of hearing in the development of communicative and linguistic competence [Guidelines]. ► https://www.asha.org/policy/GL2004-00202/. Zugegriffen: 27. Febr. 2020

American Speech-Language-Hearing Association (2004c) Guidelines for Audiologic Assessment of children from birth to 5 years of age. ► https://www.asha.org/policy/GL2004-00002.htm. Zugegriffen: 27. Febr. 2020

EAA. Auditory Integration Training – Educational Audiology Integration. ► http://www.audiology.org/publications-resources/document-library/auditory-integration-training. Zugegriffen: 25. Febr. 2020

Joint Committee of Infant Hearing (2000) Position statement: Principles and guidelines for early hearing detection and intervention programs. Pediatrics 120(4):898–921. ► https://www.awmf.org/uploads/tx_szleitlinien/017-0711_S2k_Cochlea_Implant_Versorgung_2012-05-abgelaufen.pdf. Zugegriffen: 25. Febr. 2020

► https://www.awmf.org/uploads/tx_szleitlinien/017-0731_Implantierbare-Hoergeraete_2018-06.pdf. Zugegriffen: 25. Febr. 2020

► https://www.awmf.org/uploads/tx_szleitlinien/049-010k_S2k_Periphere_H%C3%B6rst%C3%B6rungen_im_Kindesalter_2013-09_abgelaufen.pdf. Zugegriffen: 25. Febr. 2020

► https://www.awmf.org/leitlinien/detail/anmeldung/1/ll/049-015.html. Zugegriffen: 25. Febr. 2020

► https://www.audiology.org/sites/default/files/publications/PediatricAmplificationGuidelines.pdf. Zugegriffen: 25. Febr. 2020

► https://audiology-web.s3.amazonaws.com/migrated/ClinicalPracticeAlgorithms.pdf_539975b62e5c03.11632560.pdf. Zugegriffen: 25. Febr. 2020

► https://www.audiology.org/publications-resources/document-library/pre-purchase-assessment-guideline-amplification-devices. Zugegriffen: 25. Febr. 2020

► https://ww2.health.wa.gov.au/~/media/Files/Corporate/general%20documents/Health%20Networks/Neurosciences%20and%20the%20Senses/Clinical-Guidelines-for-Paediatric-Cochlear-Implantation.pdf. Zugegriffen: 25. Febr. 2020

► https://www.asha.org/policy/gl2004-00002.htm. Zugegriffen: 27. Febr. 2020

▶ https://www.asha.org/policy/gl2004-00202.htm. Zugegriffen: 27. Febr. 2020

▶ https://www.audiology.org/publications-resources/document-library/auditory-integration-training. Zugegriffen: 27. Febr. 2020

▶ https://www.audiology.org/publications-resources/document-library/cochlear-implants-children. Zugegriffen: 25. Febr. 2020

▶ https://www.asha.org/policy/PS2004-00232/. Zugegriffen: 25. Febr. 2020

▶ https://audiology-web.s3.amazonaws.com/migrated/ait.pdf_539975b27f2921.31978846.pdf. Zugegriffen: 25. Febr. 2020

▶ http://www.dgpp.de/cms/media/download_gallery/KonsensDGPP-Hoergeraeteanpassung%20bei%20Kindern%20-%20Vers%203.5%20%20%2011-2012.pdf. Zugegriffen: 25. Febr. 2020

▶ http://www.jcih.org/JCIH-2007-Position-Statement-Supplement.pdf. Zugegriffen: 27. Febr. 2020

▶ https://www.infanthearing.org/resources/2007_JCIH.pdf. Zugegriffen: 27. Febr. 2020

ICF – International Classification of Functioning, Disability and Health

Inhaltsverzeichnis

© Springer-Verlag GmbH Deutschland, ein Teil von Springer Nature 2020
V. Hoffmann und K. Schäfer, *Kindliche Hörstörungen,* Praxiswissen Logopädie,
https://doi.org/10.1007/978-3-662-61126-5_5

Im Jahr 2001 wurde die 1980 veröffentlichte Klassifikation ICIDH (International Classification of Impairments, Disabilities and Handicaps) der WHO durch die ICF (International Classification of Functioning, Disability and Health) abgelöst. Während in der älteren Version zwischen den Begriffen „impairment" (Schädigung), „disability" (Störung) und „handicap" (Beeinträchtigung) unterschieden wurde, orientiert sich die überarbeitete Version an den Ressourcen eines Individuums. Es werden körperliche Funktionsfähigkeit und -struktur eines Individuums ebenso beschrieben wie dessen Aktivitäten, Partizipation und relevante Kontextfaktoren. Die deutsche Übersetzung lautet „Internationale Klassifikation der Funktionsfähigkeit, Behinderung und Gesundheit".

5.1 Aufbau und Struktur der ICF

Die Begriffe Hörschädigung, Hörstörung, Hörbeeinträchtigung und Hörbehinderung werden in der Literatur je nach Fachdisziplin zum Teil synonym verwandt und beziehen sich auf den Entstehungsort (**„Hörschädigung"**), die daraus resultierende Funktionsstörung (**„Hörstörung"**) und die Auswirkungen für das Individuum sowie mögliche Partizipationserschwernisse (**„Hörbeeinträchtigung", „Hörbehinderung"**). Diese unterschiedlichen Bezeichnungen resultieren z. T. noch aus der ICIDH-Klassifikation und haben bis heute Bestand.

Durch die ICF hat sich die Sichtweise auf Behinderung grundlegend geändert (◘ Abb. 5.1). Aus einer zuvor vornehmlich defizit- und schädigungsorientierten

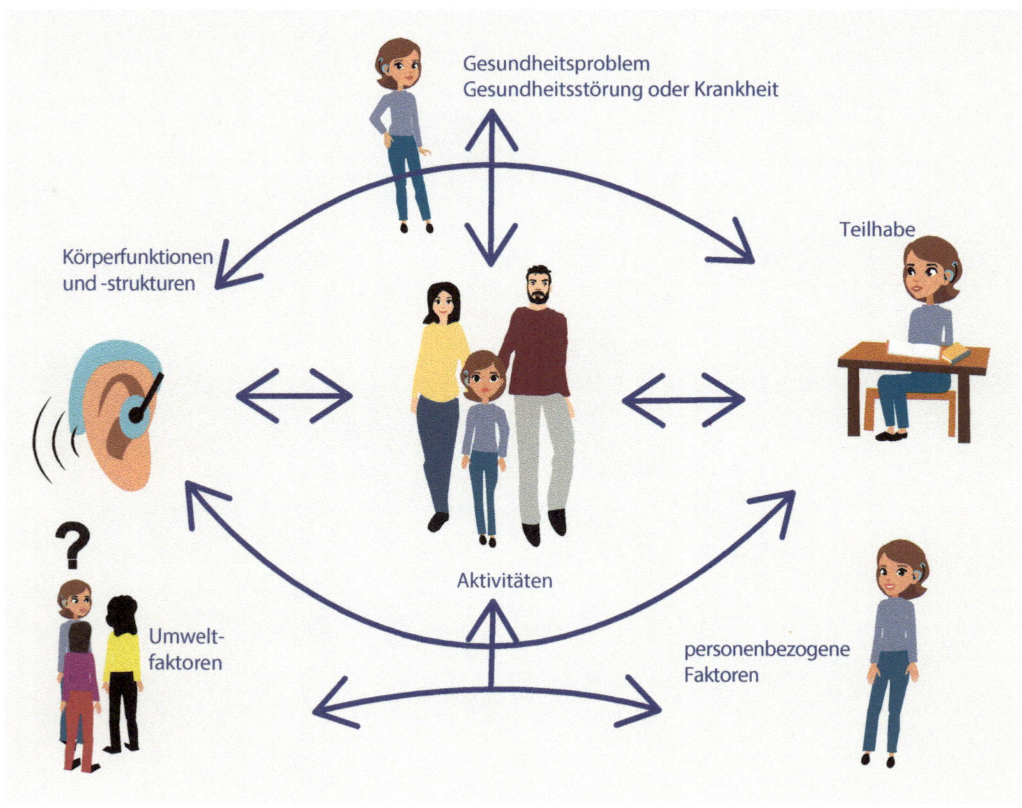

◘ **Abb. 5.1** ICF-Modell. ((Nach WHO 2005) – Internationale Klassifikation der Funktionsfähigkeit, Behinderung und Gesundheit)

Ansicht wird nun neben der Behinderung auch der **funktionale Gesundheitszustand** eines Individuums besser beschrieben und der Aspekt der **Umweltfaktoren** mehr in den Vordergrund gerückt (DIMDI 2005). Dies hat insbesondere für Menschen mit Hörstörungen eine hohe Relevanz, da eine Beeinträchtigung des Gehörs je nach Umgebungsfaktoren unterschiedliche Auswirkungen haben kann.

Es verwundert nicht, dass insbesondere Personen, die der Gehörlosenkultur angehören, die Bezeichnung von Gehörlosigkeit als Behinderung oder Einschränkung häufig ablehnen, sondern Gehörlosigkeit als ein **kulturelles Merkmal** definieren (Müller und Zaracko 2010). Auf der anderen Seite ist es möglich, dass ein anderes Individuum mit Hörverlust deutlich größeren Herausforderungen in der Teilhabe im unmittelbaren Umfeld (Familie, Freundeskreis) entgegenblickt, wenn die Personen des Umfelds guthörend und lautsprachorientiert sind und das Individuum an der Kommunikation des unmittelbaren Umfelds nur erschwert teilhaben kann.

> **In Kürze**
>
> Das Modell der ICF (International Classification of Functioning, Disability and Health) ist ein mehrdimensionales Modell zur Betrachtung des Gesundheitszustands bzw. der Funktionsfähigkeit/Aktivitäten und Teilhabe eines Individuums. Die ICF bezieht sowohl Faktoren der Umgebung und der persönlichen Einstellungen sowie vorhandene Fähigkeiten und Potenziale als auch Beeinträchtigungen und Risiken ein.
>
> Das Modell bietet im förderdiagnostischen Kontext die Möglichkeit, teilhabeorientierte Ziele zu formulieren, z. B. im Rahmen einer sprachtherapeutischen Förderung.

5.2 Kindliche Hörstörungen im Kontext der ICF

Die ICF propagiert eine veränderte, weniger defizit- oder störungsorientierte Sichtweise, die zu einer ressourcenorientierten Einschätzung der Einschränkungen und Auswirkungen einer Hörstörung führen kann. Dies kann dazu beitragen, nicht allein die Hörstörung an sich und deren vermeintlicher „Reparatur" durch Versorgung und Therapie zu betrachten, sondern auch an den vorhandenen Kompetenzen orientiert zu erörtern, welche individuellen Risiko- und Schutzfaktoren für das Kind bestehen und wie diese ganzheitlich betrachtet werden können. So werden nicht allein die Symptome einer Hörstörung, sondern die betroffenen Personen in ihrem gesamten Lebensbezug differenziert betrachtet.

Die ICF dient in der Sprachtherapie bei hörgeschädigten Kindern nicht als Diagnostikinstrument, sondern als Informationsgrundlage für die Betrachtung der individuellen Gesamtsituation des Kindes und zur Ermittlung förderlicher Entwicklungsprozesse. In der sprachtherapeutischen Förderung kann das Modell der ICF zudem bei der Diagnostik und Therapieplanung unterstützend eingesetzt werden.

Im Jahr 2011 wurde die ICF-CY (International Classification of Functioning, Disability and Health – Children and Youth) entwickelt. Diese bezieht die besondere Entwicklungssituation und die Lebenswelten von Kindern und Jugendlichen mit ein.

> **ICF-CY**
>
> „Funktionen des Hörens (Hörsinn)" werden in der ICF unter der Komponente b-Körperfunktionen: b230 beschrieben und umfassen die folgenden Bereiche (Rehadat 2019):

- b2301 Auditive Differenzierung
- b2302 Ortung der Schallquelle
- b2303 Richtungshören
- b2304 Sprachdifferenzierung
- b2308 Funktionen des Hörens, anders bezeichnet
- b2309 Funktionen des Hörens, nicht näher bezeichnet

Darüber hinaus werden unter der Komponente s-Körperstrukturen: s2-„Das Auge, das Ohr und mit diesen in Zusammenhang stehende Strukturen" folgende Bereiche genannt:
- Struktur des äußeren Ohres (s240)
- Struktur des Mittelohres (s250)
- Struktur des Innenohres (s260)
- Strukturen des Auges, des Ohres und mit ihnen in Zusammenhang stehende Strukturen, anders bezeichnet (s298)
- Strukturen des Auges, des Ohres und mit ihnen in Zusammenhang stehende Strukturen, nicht näher bezeichnet (s299)

Auswirkungen auf den Ebenen d-Aktivitäten und Partizipation, e-Umweltfaktoren und i-Personenbezogene Faktoren können individuell sehr unterschiedlich ausfallen und werden daher an dieser Stelle nicht weiter ausgeführt.

Bei sehr jungen Kindern mit einer Hörstörung kann z. B. zunächst die Schädigung im Bereich der Körperfunktionen und -strukturen näher eingeordnet werden. Daraufhin können mögliche Beeinträchtigungen beschrieben werden, die die Aktivität und Partizipation des Kindes gefährden können (z. B. hinsichtlich der frühen Bindungserfahrungen, Eltern-Kind-Interaktionen, Kommunikationsentwicklung o. Ä.). Bei den Umwelt- und Personenbezogenen Faktoren können mögliche Risiko- und Schutzfaktoren

benannt werden, z. B. ein förderliches Elternhaus, frühe Erkennung der Hörstörung und frühe Versorgung, Bereitstellung einer Frühförderung oder auf der anderen Seite starke Verunsicherung der Eltern, Schwierigkeiten in der Handhabung der Hörhilfen o. Ä.

Die ICF-CY bietet für die Betrachtung eines Individuums ausführliche Checklisten. Im Idealfall können durch die ICF-CY interdisziplinäre Interventionen abgeleitet und unpassende Maßnahmen abgelehnt bzw. ausgeschlossen werden (► Abschn. 6.1.2).

In Kürze

Die ICF (International Classification of Functioning, Disability and Health) trägt dazu bei, Hörstörungen nicht allein auf einer anatomisch-physiologischen Ebene zu beschreiben, sondern als ein umfassendes Phänomen zu betrachten, das Auswirkungen auf Aktivität, Partizipation und Teilhabe eines Individuums haben kann.

Mit der ICF-CY (International Classification of Functioning, Disability and Health – Children and Youth) wurde eine notwendige Spezifizierung auf Kinder und Jugendliche vorgenommen. Ziel ist insbesondere, interdisziplinär und ganzheitlich (d. h. das gesamte System des Kindes einbeziehend) Förderprozesse zu planen oder einzuleiten.

Literatur

DIMDI (Deutsches Institut für Medizinische Dokumentation und Information) (2005) (Hrsg) Internationale Klassifikation der Funktionsfähigkeit, Behinderung und Gesundheit (ICF). WHO, Genf

Müller S, Zaracko A (2010) Haben gehörlose Kleinkinder ein Recht auf ein Cochleaimplantat? Nervenheilkunde 29:244–248

Rehadat (Institut der deutschen Wirtschaft Köln e. V.) (2019) Portal ICF-Lotse. ► https://www.rehadat-icf.de/de/. Zugegriffen: 25. Febr. 2020

Sprachtherapeutische Anamnese

Inhaltsverzeichnis

Elektronisches Zusatzmaterial Die elektronische Version dieses Kapitels enthält Zusatzmaterial, das berechtigten Benutzern zur Verfügung steht ▶ https://doi.org/10.1007/978-3-662-61126-5_6.

© Springer-Verlag GmbH Deutschland, ein Teil von Springer Nature 2020
V. Hoffmann und K. Schäfer, *Kindliche Hörstörungen,* Praxiswissen Logopädie,
https://doi.org/10.1007/978-3-662-61126-5_6

Die Anamnese stellt den Beginn des therapeutischen Prozesses dar und ist deshalb für diesen bedeutsam. Das Anamnesegespräch dient dazu, die medizinische, audiologische, sprachliche und soziale Situation des Kindes zu erfassen und Therapieziele zu erfragen und zu definieren. Dazu dienen die medizinischen und audiologischen Vorbefunde, sowie gegebenenfalls Befunde anderer Therapien und ein ausführliches Gespräch mit dem Kind und seinen Eltern. Zudem bietet sie immer auch einen Rahmen zur Erfassung der familiär-sozialen Situation und zum Aufbau eines Vertrauensverhältnisses, welches für den weiteren Therapieverlauf essentiell ist. Vielfältige Möglichkeiten erlauben es der Therapeutin, das Anamnesegespräch entsprechend der jeweiligen Situation zu gestalten.

> **Anamnese**
> Der Begriff Anamnese leitet sich von dem griechischen Wort *anamimnéskein* ab und bedeutet erinnern, erwähnen und in Erinnerung rufen. Die Eltern/Bezugspersonen rufen sich in dieser Phase des Behandlungsprozesses die Vorgeschichte zur Hörschädigung in Erinnerung.

6.1 Ziele der Anamnese

Die Anamnese verfolgt mehrere Ziele: Zum einen werden **persönliche und formale Daten** des Kindes und seiner Familie erfragt und um Informationen ergänzt, die Hinweise auf die zugrunde liegende Beeinträchtigung und den Vorstellungsgrund liefern. Im Erstkontakt mit dem Kind und seinen Bezugspersonen sollte ein grundlegendes **Vertrauensverhältnis** geschaffen werden, welches die Basis für eine **kooperative Zusammenarbeit** in der Therapie bildet. Außerdem wird gemeinsam versucht, die **Ressourcen und Probleme** des Kindes zu identifizieren, Hinweise auf die Auswahl der Diagnostik zu gewinnen und die **Therapiezielsetzung** zu definieren.

Der persönliche Erstkontakt kommt in der Regel durch das Anamnesegespräch zwischen Therapeutin und Eltern, bzw. Bezugspersonen (Großeltern, Verwandte, Betreuungspersonen) des Kindes zustande. Hier wird oftmals die Grundlage für eine gute Entwicklung der therapeutischen Beziehung gelegt. Ist sich die Therapeutin der Bedeutung dieser Phase bewusst, kann sie diese auch entsprechend positiv gestalten. Gelingt ein guter Einstieg, entsteht eine vertrauensvolle Basis, auf der Informationen über Vorstellungen und Erwartungen der Patienten sowie Ziele aus Sicht der Sprachtherapie ausgetauscht und abgeglichen werden können.

Im sprachtherapeutischen Praxisalltag stehen Therapeutinnen häufig vor dem Problem, einerseits eine ausführliche Anamnese erheben zu wollen und andererseits großem Zeitdruck ausgesetzt zu sein. Die Anamnese bildet jedoch die Basis für die nachfolgende sprachspezifische Diagnostik. Hier werden die Weichen für die gemeinsame Zielformulierung gestellt. Weiterhin wird durch die Anamnese festgelegt, auf welche Parameter und Kontraindikationen in der nachfolgenden Diagnostik zu achten ist. Gleichzeitig werden die subjektiven Parameter bestimmt, die der Erfolgskontrolle in den nachfolgenden Sitzungen dienen (Weinrich und Zehner 2017). Bereits vor dem Termin zur Anamnese kann es unter Umständen sinnvoll sein, vorliegende Befunde zu erfragen, um den Prozess der Anamneseerhebung zu verkürzen. In vielen Fällen ist es Eltern oder Bezugspersonen nicht bewusst, warum sie die medizinische Vorgeschichte ihres Kindes möglicherweise zum wiederholten Male wiedergeben sollen. Daher kann es sinnvoll sein, den Eltern bzw. Bezugspersonen noch einmal zu vermitteln, warum die Anamnese so wichtig für den weiteren Verlauf der Therapie ist.

6.1.1 Informationsgewinn

Die Anamnese ermöglicht es, Daten und Informationen zur Ätiologie der Hörschädigung und zur aktuellen Problematik im Zusammenhang mit der Störung zu erfassen und basierend darauf Entscheidungen für die Diagnostik zu treffen. Neben persönlichen und formalen Daten zu Alter, Wohnort, Kindergarten und Schule werden Informationen zur Vorgeschichte erfragt, die Hinweise über Ursachen und Risikofaktoren der zugrundeliegenden Störung geben sollen (Güthoff und Rosenecker 2008). Sowohl Vergangenheit, Gegenwart, aber auch Zukunft, im Sinne nachfolgender Maßnahmen, spielen in der Anamnese eine wichtige Rolle. Durch Elterninformationen kann die zurückliegende kindliche Gesamtentwicklung rekonstruiert und im Zusammenhang mit der vorliegenden Hörstörung betrachtet werden. Anhand jener Informationen sollte es der Untersucherin möglich sein, Hypothesen bzw. nachfolgende diagnostische und therapeutische Schritte abzuleiten.

Die Rekonstruktion des bisherigen Entwicklungsverlaufs und die Erhebung von fördernden und hemmenden umwelt- und personenbezogenen Faktoren (▶ Abschn. 5.2) in Kombination mit den diagnostischen Ergebnissen ermöglichen häufig eine erste prognostische Einschätzung (Beispiel 1).

> Aufgrund des multifaktoriellen Bedingungsgefüges der kindlichen Entwicklung sollten Prognosen immer mit der notwendigen Vorsicht formuliert sein.

▶ **Beispiel 1**

Die Eltern des vierjährigen Max berichten, dass seine Hörstörung erst im Alter von zwei Jahren durch die stark verzögerte Sprachentwicklung entdeckt wurde. Seitdem sei Max beidseits mit Hörgeräten versorgt. Die Sprache habe sich deutlich verbessert, jedoch fiel der Mutter auf, dass Max viele Begriffe umschreibe und nicht benenne. Häufig verstehe Max sie auch nicht, aber sie sei sich nicht sicher, ob das wirklich an der Hörstörung liege, denn in anderen Situationen verstehe er sie gut. Außerdem frage Max häufig nach („Was ist das?" „Wie heißt das?"), wenn sie selbst etwas äußere.

→ Anhand dieser Aussage ist es möglich, eine Hypothese zu formulieren, die es im weiteren Verlauf zu überprüfen gilt: Wahrscheinlich liegt eine semantisch-lexikalische Störung vor, die sich in einem eingeschränkten aktiven und passiven Wortschatz manifestiert. ◄

6.1.2 Erfassung der Gesamtsituation des betroffenen Kindes

Jedes Kind lebt in einem sozialen Gefüge, meist der Familie. Da jede Familie unterschiedliche Anforderungen, Probleme und Sorgen zu bewältigen, Zeitpläne und Erwartungen zu erfüllen und eine eigene Motivation in der Therapie hat, muss die Gesamtsituation des Kindes in Anamnese und Diagnostik beachtet und berücksichtigt werden, um die bestmöglichen und optimalen Bedingungen für die Ableitung der Therapieziele und den Erfolg der Therapiemaßnahme zu schaffen.

Das **ganzheitliche Vorgehen** in der Therapie ist zunehmend gängiger Grundgedanke in der Arbeit mit unterschiedlichen Störungsbildern. Dabei steht nicht die alleinige und isolierte Verbesserung eines Symptoms, sondern die Gesamtpersönlichkeit des Kindes im Vordergrund und erlaubt eine individuelle Ausrichtung der Therapie auf die jeweiligen Bedürfnisse des Kindes und seiner Familie. Die ICF (2001) (International Classification of Functioning, Disability and Health) (DIMDI 2005) rückt diese Aspekte der „Teilhabe und Aktivität" bewusst in den Vordergrund der Therapie (▶ Kap. 5). Ganzheitliche Konzepte wie die ICF beziehen demnach auch nichtsprachliche Bedingungsfaktoren in die Hör-Sprachtherapie mit ein. Hier wird den jeweiligen Umweltbedingungen Beachtung geschenkt und eine Verbesserung des zu behandelnden Symptoms durch das therapeutische Wirken auch in anderen umfassenderen Entwicklungsbereichen erwartet (Beispiel 2).

▶ Beispiel 2

Auf die Rückfrage der Therapeutin, ob Max gerne in den Kindergarten gehe, beschreibt die Mutter Folgendes: Eigentlich gehe Max gerne zum Kindergarten. Jedoch gestalte sich das Spielen mit anderen Kindern schwierig. Da Max den anderen Kindern sprachlich unterlegen sei und sich häufig nicht verbal zur Wehr setzen könne, reagiere er zunehmend aggressiv und schlage auch manchmal nach anderen Kindern. Die Erzieherin berichtet, dass Max sich oft zurückziehe und alleine beschäftige.

→ Aus den Schilderungen der Mutter lassen sich die Probleme in Max' sozialem Umfeld in Bezug auf Teilhabe und Partizipation ableiten. Die Therapeutin erkennt, dass ein wesentliches Therapieziel darin besteht, Max' sprachliche und kommunikative Fertigkeiten zu verbessern, damit die soziale Teilhabe und Partizipation in Zukunft besser gelingen. ◀

6.1.3 Beziehungsaufbau

Ein weiteres wichtiges Ziel der Anamnese ist es, dem Kind und seinen Eltern Orientierung und Sicherheit zu geben. Dadurch kann eine Beziehung aufgebaut werden, die von gegenseitiger Wertschätzung und von Respekt geprägt ist. Ein Vertrauensverhältnis bietet die Grundlage für eine konstruktive und kooperative Zusammenarbeit in der Therapie. Als vordergründiges Ziel sollte sich der Aufbau einer vertrauensvollen Beziehung zwischen Eltern, Kind und Therapeutin

so gut wie möglich mit der Informationsbeschaffung ergänzen. Auch im Rahmen der Anamnese können Fragestellungen thematisiert werden, die sich aus der durch die Hörstörung des Kindes bedingten veränderten Situation innerhalb des Familienlebens und im Alltag ergeben (Weinrich und Zehner 2017). Dabei muss es nicht immer konkret um das umschriebene Problem gehen. Es kann durchaus sinnvoll sein, in dem Gespräch Raum und Zeit für allgemeine Ängste und Sorgen der Familie zu lassen.

In Kürze

Ein stabiles Vertrauensverhältnis bietet die Grundlage für eine konstruktive und kooperative Zusammenarbeit in der Therapie. Im Rahmen der Anamnese werden Daten und Informationen zur Ätiologie der Hörschädigung und zur aktuellen Problematik im Zusammenhang mit der Störung erfasst. Basierend auf diesen Informationen können sodann Entscheidungen für die Diagnostik getroffen werden. Zudem geht es darum, die persönliche Gesamtsituation des betroffenen Kindes zu erfragen, um die individuelle Ausrichtung der Therapie auf die jeweiligen Bedürfnisse des Kindes und seiner Umwelt zu ermöglichen.

6.2 ICF-orientierte Ziele

Orientiert an der ICF erfolgt eine Therapie nicht mehr ausschließlich als Funktionstraining, sondern wird im Hinblick auf das Handeln und die Partizipation im Alltag abgestimmt. Mögliche vorhandene Barrieren in der Umwelt des Kindes sollen abgebaut und Ressourcen gestärkt bzw. genutzt werden.

Durch gezielte Fragen in der Anamnese kann die Therapeutin in Erfahrung bringen, welche Aktivitäten für das Kind wichtig sind, an welchen außerhäuslichen und häuslichen

Aktivitäten es regelmäßig partizipiert und an welchen unterschiedlichen Lebensbereichen es gerne teilhaben möchte, z. B. Spielgruppe, Kindertageseinrichtung, Sportverein, aber auch Aktivitäten wie Spielen mit Geschwistern, bestimmte Rituale im Alltag wie Einkaufen mit den Eltern, Kochen zu Hause o. Ä. Diese Situationen dienen als Basis für die Überlegung, wie Interaktion im Alltag aussieht, welche Verhaltensweisen beim Kind beobachtet werden können und wie die therapeutischen Bemühungen darauf abgestimmt werden können, dass Interaktion und Kommunikation in den genannten Bereichen mithilfe der Therapie besser gelingen.

Neben Informationen zu Vorlieben, Interessen und Präferenzen des Kindes sollen Ressourcen hervorgehoben werden, z. B. worin die Stärken des Kindes liegen und was es, trotz oder gerade wegen seiner Hörstörung, besonders gut kann. Auch hemmende Barrieren, welche den Therapieerfolg negativ beeinflussen könnten, können während des Anamnesegesprächs aufgezeigt werden.

Der Einbezug der ICF-Klassifikation (▶ Kap. 5) in die sprachtherapeutische Anamnese ermöglicht es, die individuelle Lebenswelt des Kindes zu erfassen und die Therapieplanung damit möglichst nahe an der Lebenssituation des Kindes auszurichten. Zur Vervollständigung der gesamten Diagnostik sind weitere Diagnostikinstrumente wie standardisierte Tests oder die Durchführung von gezielten Beobachtungen nötig (▶ Abschn. 7.2).

Themenbereiche der ICF-orientierten Anamnese

▬ Personenbezogene Faktoren
- Alter, Geschlecht, Kindergarten, Schule etc.
- Zusätzliche Beeinträchtigungen
- Sozialer Hintergrund
- Beobachtungen zu individuellen Erfahrungen und Verhaltensweisen

▬ Körperstruktur/Körperfunktionen
- Medizinische Daten (medizinische Diagnose, Ätiologie, Krankheitsverlauf etc.)
- Audiologische Daten (Schweregrad, Form der Hörstörung, Zeitpunkt des Erwerbs der Hörstörung bzw. Ertaubungsdauer etc.)
- Hörsystemversorgung (Cochlea-Implantate, Hörgeräte, bimodal, uni-/bilateral)
- Nutzung von hörtechnischem Zubehör,
- Trageverhalten und Tragedauer der Hörsysteme
- Beobachtete Hörleistungen und -schwierigkeiten (z. B. Richtungshören, Sprachdifferenzierung etc.)

▬ Aktivitäten und Partizipation
- Auswirkung der Hörstörung auf Alltagsaktivitäten (spielen, sich unterhalten, telefonieren, etc.)
- Auswirkung der Hörstörung auf private Lebenssituationen (Freunde, Familie, Freizeit)
- Eingebundenheit in (frühkindliche) Bildung
- Beobachtungen zu Wissensanwendung und Transfer

▬ Umweltfaktoren
- Familiäre Situation (Geschwister, Verwandtschaft)
- Unterstützungssysteme wie soziales Umfeld (z. B. Kindergarten, Schulklasse)
- Unterstützung durch Familie, Freundeskreis etc.
- soziale Beziehungen zu Gleichaltrigen
- Peer-Erfahrungen mit anderen hörgeschädigten Kindern
- Einbindung der Eltern in Selbsthilfegruppen, Kontakte zu anderen Eltern hörgeschädigter Kinder
- Weitere Therapien des Kindes (Ergotherapie, Physiotherapie etc.)
- Angaben zur Wohnsituation, Infrastruktur des Wohnortes

Die Datenschutz-Grundverordnung (DSGVO) gilt seit dem 25.05.2018 als einheitliches Regelwerk für die Europäische Union. Die DSGVO verfolgt verschiedene Grundprinzipien zur einheitlichen Grundregelung des Datenschutzes. Demnach dürfen die beim Patienten erhobenen Daten, dazu zählen auch die Diagnosen, immer nur zum Zweck der Leistungserbringung und Abrechnung erhoben werden. D. h., dass erhobene Daten auch immer eine Relevanz für die Therapie haben müssen und nicht willkürlich erfasst werden dürfen.

> **In Kürze**
>
> Das Anamnesegespräch ist in der Regel der persönliche Erstkontakt zu dem Kind und seinen Eltern, bzw. Bezugspersonen (Großeltern, Verwandte, Betreuungspersonen). Im Anamnesegespräch verfolgt die Therapeutin unterschiedliche Ziele. Das Augenmerk sollte jedoch immer auf dem Schaffen einer vertrauensvollen und wertschätzenden Beziehung liegen. Auf der ICF-Ebene der Aktivitäten und Partizipation sollen die Auswirkungen der Hörstörung auf das alltägliche Leben des Kindes erfasst werden. Auf der ICF-Ebene der Kontextfaktoren werden fördernde und hemmende Faktoren festgestellt.

6.3 Themenbereiche der Anamnese

In der Anamnese werden für die Informationsgewinnung mehrere Themenbereiche angesprochen, um ein umfassendes Gesamtbild des Kindes und seiner Gesamtsituation zu erhalten. Dabei werden allgemein folgende Themenbereiche näher betrachtet (Schrey-Dern 2006; Weinrich und Zehner 2017):

- Persönliche Daten
- Anlass der Anmeldung
- Eigen- und Familienanamnese
- Kindliche Entwicklung
- Spiel- und Sozialverhalten
- Psychosoziale und familiäre Situation
- Wahrnehmung der Hörstörung im Umfeld des Kindes
- Bisherige und geplante Therapien oder Fördermaßnahmen

Die genannten Teilbereiche beziehen sich grundsätzlich auf alle Sprech- und Sprachstörungen.

Bei Kindern mit **Hörstörungen** werden im Gespräch **zusätzliche Schwerpunkte** gesetzt. Dennoch ist es wichtig, Informationen zu allen Bereichen einzuholen, um das Kind in seiner Gesamtentwicklung beurteilen zu können.

Die folgenden Themenbereiche müssen nicht zwingend in der angegebenen Reihenfolge erfragt werden. Die dargestellte Struktur hat sich jedoch in der praktischen Anwendung als hilfreich bewährt und ist vielmehr als Orientierung im Gesprächsverlauf zu betrachten. Bestimmte Fragen können auch zurückgestellt und im weiteren Therapieverlauf aufgegriffen werden. Manche Fragen können die Eltern zu Therapiebeginn noch gar nicht beantworten. Die jeweiligen Themen können dennoch Erwähnung finden und als Anregung verstanden werden, sich über diese Themen Gedanken zu machen und das Kind im weiteren Verlauf und in bestimmten Situationen genauer zu beobachten. Einen ausführlichen, ICF-orientierten Anamnesebogen können Sie unter folgendem Link herunterladen und ausdrucken: ▶ https://link.springer.com/book/10.1007/978-3-662-61126-5.

■ **Familiäre Situation**

Um ein Gesamtbild des Kindes und seiner Einbettung in das familiäre Gefüge zu erhalten, wird erfragt, wie sich das familiäre, soziale und institutionelle Umfeld des Kindes gestaltet, z. B. welche die primären Bezugspersonen des Kindes sind, ob die Eltern berufstätig sind, ob und wie lange das Kind in die Betreuung/ in den Kindergarten/in die Schule geht, ob es dort gut integriert ist etc. Im Rahmen der Familienanamnese wird zudem gefragt, ob Hörstörungen bereits in der Familie auftraten.

- **Außerfamiliäre Betreuung**

Angaben zum institutionellen Umfeld des Kindes erlauben es der Therapeutin, sich ein Bild darüber zu machen, in welcher Einrichtung das Kind betreut wird, ob es z. B. inklusiv eine Regeleinrichtung/-schule oder eine Fördereinrichtung/-schule besucht. Zudem kann erfasst werden, ob das Kind heilpädagogische Förderung oder andere Fördermaßnahmen erhält.

- **Schwangerschaft, Geburtsverlauf**

Es wird erfragt, ob Erkrankungen, Komplikationen oder Probleme während der Schwangerschaft, der Geburt oder postnatal auftraten. Hieraus können möglicherweise Rückschlüsse oder Hinweise auf die Hörstörung oder sprachliche Defizite gezogen werden.

- **Kindliche Entwicklung**

Hier werden Fragen zur sprachlichen, aber auch sensomotorischen und sozial-emotionalen Entwicklung des Kindes gestellt. Es wird gefragt, ob das Kind gelallt/gebrabbelt hat, ob es einen Zeitpunkt gab, zu dem es plötzlich wieder verstummt ist, wann die ersten Wörter, Mehrwortäußerungen oder Sätze auftraten, ob es Rückschritte oder Stagnationen in der sprachlichen Entwicklung des Kindes gab und wie die Eltern das sprachliche und kommunikative Verhalten des Kindes allgemein einschätzen. Angaben zu häufigen Erkältungen, Mittelohrentzündungen oder Atemwegsinfektionen geben zusätzliche Hinweise im Kontext Hören. Im Hinblick auf die motorische Entwicklung wird erfragt, ob und wann das Kind frei sitzen/krabbeln/laufen konnte, ob es

Schwierigkeiten mit dem Gleichgewicht hat, wie die Grob- und Feinmotorik und die Händigkeit ist.

- **Angaben zur Hörstörung**

Um das Ausmaß der Hörschädigung und ihre Auswirkungen auf die Lebensbereiche des Kindes gemäß ICF einschätzen zu können, wird die Therapeutin im Anamnesegespräch Informationen zur Ätiologie der Hörschädigung des Kindes erfragen. Diese dienen dazu, eine Einschätzung der Art und des Schweregrads des Hörverlusts sowie über den Zeitpunkt ihres Auftretens und ihre Auswirkungen auf die Sprachentwicklung zu finden. Außerdem kann die Therapeutin im Gespräch Hinweise erhalten, wie die Familie mit der Hörstörung des Kindes umgeht. Die Art der Eltern, über ihr Kind und dessen Behinderung zu sprechen, zeigt, wie sie ihr Kind erleben und wahrnehmen (Weinrich und Zehner 2017).

Im Hinblick auf die Hörstörung wird erfragt, wer diese wann diagnostiziert hat, zu welchem Zeitpunkt eine Erstversorgung mit Hörsystemen stattgefunden hat, welche Ursachen die Eltern vermuten und wie sie die Auswirkungen der Hörstörung einschätzen bzw. wann sie erste Einschränkungen bemerkt haben. Zudem wird nach aktuellen audiometrischen Ergebnissen gefragt (Audiogramm, BERA, Tympanometrie, Sprachaudiogramm, Aufblähkurven). Liegen keine aktuellen audiologischen Befunde vor, können die Eltern gebeten werden, sich erneut bei ihrem behandelnden Arzt vorzustellen oder Berichte über den Arzt an die Therapeutin zu übermitteln.

Zum Zeitpunkt der Anamnese sind bei vielen Eltern noch einige Fragen zu der Hörstörung des Kindes offen. Nicht selten kommt es vor, dass ihnen die Audiogramme oder Aufblähkurven ihres Kindes nicht genau erläutert wurden oder die Erklärungen wieder in Vergessenheit geraten sind. Um ein besseres Verständnis für die Hörstörung und ihre Auswirkungen auf die Sprache zu entwickeln, sollte die Therapeutin dies aufgreifen. In diesem Zusammenhang sollten die Eltern über die Möglichkeiten und Grenzen des Hörvermögens ihres Kindes aufgeklärt werden, um realistische Erwartungen für den Therapieverlauf zu setzen.

■ **Angaben zur Hörsystemversorgung**

Hier sollen Informationen zur apparativen Versorgung der Hörstörung gewonnen werden. Zu welchem Zeitpunkt erfolgte die apparative Versorgung mit Hörsystemen? In welcher Klinik/bei welchem Hörgeräteakustiker oder Pädaudiologen erfolgte die apparative Versorgung? Hat sich die Hörleistung seit der Versorgung verändert? Welche Geräte trägt das Kind (Hörgeräte [HG], Cochlea-Implantate [CI], HG/CI)? Tauscht das Kind die Batterien selbst aus? Gibt es Bescheid, wenn die Batterien oder der Akku leer sind?

■ **Trageakzeptanz**

Fragen zur Trageakzeptanz geben Aufschluss darüber, ob das Kind die Hörsysteme toleriert und den ganzen Tag oder nur stundenweise trägt. Es wird erfragt, in welchen Situationen das Kind nach den Hörsystemen verlangt oder sie möglicherweise sogar ablehnt. Die Trageakzeptanz gibt wertvolle Hinweise zu der Qualität der apparativen Versorgung. Im Fall einer schlechten Akzeptanz ist eine sofortige Vorstellung beim Versorger vorzunehmen, um zu überprüfen, ob die aktuelle Versorgung bzw. die Einstellungen der Systeme passend sind. Eine optimale Hörversorgung bildet die Grundlage für eine erfolgreiche Sprachtherapie. Im Hinblick auf herausfordernde Hörsituationen ist wichtig zu wissen, ob und wann das Kind drahtlose Übertragungsanlagen oder sonstiges Zubehör nutzt.

■ **Hören im Alltag**

Um einen Gesamteindruck über das Hörverhalten in alltäglichen Situationen zu erhalten, wird erfragt, welche weiteren Sinneskanäle das Kind bei der Wahrnehmung von Höreindrücken nutzt (Lippenlesen, visuelle Hilfe, Hörreste, taktilkinästhetische Wahrnehmung). Außerdem soll erfragt werden, ob und wie das Kind auf unterschiedliche Geräusche im Alltag (Flugzeug, Klingel, Wecker) reagiert, welche Geräusche das Kind als angenehm bzw. unangenehm empfindet, ob es auf Ansprache oder verschiedene Stimmen reagiert und wenn ja, ob die unterschiedlichen Stimmen erkannt werden.

■ **Kommunikationsverhalten/Sprachentwicklungsstand**

Zu diesem wichtigsten Bereich in der sprachtherapeutischen Anamnese bei hörgeschädigten Kindern soll erfragt werden, wie sich die Eltern mit dem Kind verständigen (Lausprache, Gebärdensprache/-unterstützung, Berührung, Blickkontakt, Mimik, Gestik) und wie sie die Kommunikation mit dem Kind erleben. Angaben dazu, ob das Kind ein- oder mehrsprachig aufwächst wird bei der Beurteilung der kindlichen Sprachentwicklung ein großes Gewicht zugeschrieben. Die Einschätzung der Eltern-Kind-Interaktion wird zudem durch direkte Beobachtungen ergänzt (▶ Abschn. 7.2). Wichtig ist darüber hinaus zu erfragen, wie das persönliche Umfeld mit der Hörbeeinträchtigung umgeht. Ergänzend wird thematisiert, wie das Kind selbst die hörstörungsbedingten und sprachlichen Schwierigkeiten wahrnimmt und inwiefern das Kind in seinen sozialen Kontakten durch die Hör-/Sprachstörung beeinträchtigt ist. Das Sozialverhalten des Kindes gibt ggf. Aufschluss über mögliche Erziehungsschwierigkeiten oder Verhaltensauffälligkeiten.

- **Fördermaßnahmen**

Um das Gesamtbild zu vervollständigen und eine interdisziplinäre Zusammenarbeit mit anderen beteiligten Fachdisziplinen zu schaffen, ist es wichtig zu erfragen, ob das Kind bislang andere Therapien bzw. Therapien durch andere Personen (Ergotherapie, Physiotherapie, Sprachtherapie) erhalten hat oder ob im Kindergarten oder der Schule bereits Fördermaßnahmen angeboten werden, an denen das Kind teilnimmt. Informationen über die Frühförderungseinrichtung bzw. die Schule sowie der Kontakt und Austausch mit den betreuenden Pädagoginnen des Kindes (nach Einverständnis der Eltern) ist ebenso wichtig.

- **Erwartungen der Eltern an die Therapie**

Um eine bestmögliche Unterstützung der Therapeutin und des Kindes im gesamten therapeutischen Prozess zu gewährleisten, sollten Ziele und Inhalte schon zu Therapiebeginn mit den Eltern besprochen und abgestimmt werden. Ferner gilt es, die Erwartungen und Zielsetzungen der Eltern bzw. Bezugspersonen zu erfragen, um die individuellen Anliegen und Wünsche entsprechend berücksichtigen zu können (Weinrich und Zehner 2017). Die Therapeutin kann die Eltern nach ihrem subjektiven Anliegen fragen, um so die persönlichen Sichtweisen (Motivation oder Demotivation) und Annahmen (Befürchtungen oder Ängste) bezüglich der Hörstörung zu erfahren. Der Gesprächsausstieg kann die nächsten Schritte in der Diagnostik aufzeigen und die Verabschiedung beinhalten.

Sofern die Anamnese nicht zu Beginn der Sprachtherapie, sondern im Rahmen einer Voruntersuchung zur Cochlea-Implantation erfolgt, empfiehlt es sich, den Anamnesebogen um einige Fragen zur Hörentwicklung zu ergänzen.

Vorbereitende Fragen zur Cochlea-Implantation
- Wie haben die Eltern von der Möglichkeit der CI-Versorgung erfahren?
- Welche Erwartungen stellen die Eltern an den Nutzen der CI-Versorgung für das Kind?
- Sind die Erwartungen der Eltern an das Hören unmittelbar nach der Audioprozessoranpassung realistisch?
- Wurden die Eltern über die zeitliche Belastung der nachfolgenden Rehabilitation (Basis- und Folgetherapie) aufgeklärt?
- Sind sich die Eltern der lebenslangen Nachsorge bewusst?
- Bestehen Kontakte zu anderen betroffenen Kindern bzw. deren Eltern oder Selbsthilfegruppen?
- Bestehen bereits Kontakte zu CI-Zentren oder implantierenden Kliniken?
- Bestehen Fragen zur Technik und sind Unterschiede der CI-Firmen bekannt?
- Sind Ansprechpartner zu den o. g. Fragen bekannt? (CI-Centrum, CI-Klinik)

In Kürze

Im Anamnesegespräch werden viele unterschiedliche Themenbereiche, z. B. persönliche Daten, familiäre Situation, kindliche Entwicklung erfragt. Je nach Störungsbild können einzelne Bereiche unterschiedlich gewichtet werden. Der Verlauf des Gesprächs richtet sich neben der Komplexität der Störung auch nach der Gesprächsbereitschaft der Eltern. Nicht alle Fragen müssen im ersten Gespräch thematisiert und beantwortet werden. Begleitend zum Therapieverlauf sollten regelmäßig weitere Gespräche und ein prozessualer Abgleich der Therapieziele stattfinden.

6.4 Formen der Anamnese

- **Eigenanamnese**

Bei der Eigenanamnese wird die Vorgeschichte durch das Gespräch mit dem Kind selbst erhoben. Neben der Erfassung der persönlichen Daten und Angaben zur Vorgeschichte dient die Eigenanamnese dazu, einen Eindruck über die **subjektive Einschätzung** der Hörbeeinträchtigung, der Sprachstörung sowie deren Auswirkungen auf die Alltagsaktivitäten und die soziale Teilhabe zu erhalten. Weiterhin werden fördernde und hemmende **Umweltfaktoren** erfragt. Ebenfalls werden Fragen zu weiteren Funktionsbeeinträchtigungen durch die Hörstörung (Beeinträchtigung der Merkfähigkeit, der Aufmerksamkeit und der Konzentration) gestellt. Die Eigenanamnese kann ebenfalls einer ersten Einschätzung der Spontansprache dienen und zur späteren linguistisch-kommunikativen Analyse genutzt werden. Im Gespräch wird zudem thematisiert, welche Ziele in der Sprachtherapie verfolgt werden und welche Funktionen verbessert werden sollen (Korntheuer et al. 2014). Bei Kindern ist dies in Abhängigkeit ihres jeweiligen Alters oder zugrunde liegender zusätzlicher Beeinträchtigungen häufig schwierig und nur bedingt möglich.

- **Fremdanamnese**

Bei der Fremdanamnese werden die Angehörigen, Eltern, Bezugspersonen oder darüber hinaus z. B. die Erzieherinnen oder Lehrkräfte nach relevanten Informationen befragt. Im Bereich der Kindersprache ist dies häufig nötig, wenn das Alter des Kindes eine vollständige Datenerhebung nicht oder nur teilweise erlaubt. In manchen Situationen kann es auch sinnvoll sein, die subjektiven Angaben des Kindes aus der Eigenanamnese durch Einschätzungen und Beobachtungen von Personen des familiären oder sozialen Umfeldes zu ergänzen (▶ Abschn. 6.5.2).

Weiter können die Anliegen und Wünsche der Eltern und Bezugspersonen in die Therapieplanung miteinbezogen werden. Ungeachtet der reinen Informationsbeschaffung ist der Einbezug der engen Bezugspersonen sowie des sozialen und familiären Umfeldes im Sinne der **ICF-orientierten Anamnese** bedeutsam, da die als Kontextfaktoren den Verlauf der Hör- und Sprachtherapie maßgeblich beeinflussen können (Weinrich und Zehner 2017).

- **Familienanamnese**

In der Familienanamnese werden Fragen zu Auffälligkeiten oder Erkrankungen der näheren Verwandten (Eltern, Geschwister) des Kindes gestellt. Es wird z. B. erfasst, ob weitere Hör-, Sprech-, Sprach- oder Stimmstörungen in der Familie existieren oder ob andere Familienmitglieder oder Verwandte bereits eine Sprachtherapie erhalten haben. Daraus können u. a. wertvolle Hinweise auf die **Hörsituation innerhalb der Familie** und ggf. den **Umgang mit der Hörstörung** im familiären Umfeld gewonnen werden (Korntheuer et al. 2014).

- **Sozialanamnese**

Mit der Sozialanamnese wird die soziale Position bzw. gesellschaftliche Stellung (z. B. Beruf, Familienstand) des Patienten erforscht. In der Kindersprachtherapie beinhaltet die Sozialanamnese Fragen zum Kindergarten oder der Schule, zum Freundeskreis des Kindes, nach Geschwistern oder wie viele Personen in der Familie zusammenleben.

Die Art der Anamneseerhebung ist in hohem Maß vom Alter der Betroffenen abhängig. In der Hör- und Sprachtherapie bei Kindern machen Fremdanamnesen den größten Teil der Gespräche aus. Da ein Klein- oder Kindergartenkind aufgrund seines Lebensalters kaum in der Lage ist, adäquate Auskunft über die **medizinische bzw. audiologische Vorgeschichte**, Daten und Fakten zu geben, ist von einer Eigenanamnese bei kleinen Kindern abzusehen. Dennoch sollten gerade bei etwas älteren Kindern immer ihre subjektive Einschätzung sowie ihre persönlichen Ansichten und Wünsche gehört und beachtet werden.

> **In Kürze**
>
> Unterschiedliche Formen der Anamnese werden differenziert. Vorrangig wird zwischen Eigen- und Fremdanamnese unterschieden.
>
> Während bei der Eigenanamnese die Vorgeschichte durch das Gespräch mit dem Kind selbst erfragt wird, erhält man in der Fremdanamnese die Angaben über die Bezugspersonen, das familiäre und soziale Umfeld. Informationen über die soziale und familiäre Situation des Patienten vervollständigen den Gesamteindruck und leiten die Diagnose und Therapieplanung ein.

6.5 Durchführung und Gestaltung der Anamnese

Die Art der Durchführung und Gestaltung des Gesprächs tragen wesentlich zu einer vertrauensvollen Beziehung zwischen Therapeutin und Eltern bei. Möglichkeiten und Hinweise zur Gesprächsführung werden im Folgenden erläutert.

6.5.1 Strukturierung des Anamnesegesprächs

Es existieren unterschiedliche Möglichkeiten, die vorgegebene Struktur eines Anamnesegesprächs zu gestalten. Eine stark strukturierte Anamnese, die mittels eines **standardisierten Anamnesefragebogens** erhoben wird, erreicht dank der streng vorgegebenen Fragen und Antwortmöglichkeiten ein gewisses Maß an **Objektivität.**

Der Einsatz eines Fragebogens, der den Eltern mit nach Hause gegeben und selbstständig ausgefüllt wird, ermöglicht, dass im Anamnesegespräch der Fokus auf relevante Themenbereiche gelegt wird. Das Ausfüllen des Fragebogens im Vorfeld kann dabei wichtige Erstinformationen liefern, die im Gespräch aufgegriffen werden. Zudem stellt dieses Vorgehen für die Therapeutin möglicherweise eine zeiteffektive Variante dar. Es ist auch denkbar, im Erstgespräch zunächst wichtige Inhalte und Fragen der Eltern zu klären und den Fragebogen ergänzend erst in den nächsten Stunden einzusetzen. Beim zeitgleichen Notieren bestimmter Informationen während des Gesprächs darf der Kontakt zu den Eltern nicht leiden. Nachteile des standardisierten Vorgehens liegen in dem begrenzten Informationsgehalt, welcher lediglich auf die festgelegten Fragen fokussiert und weitergehende Informationen nicht erfasst. Zudem ist ein direktes Nachfragen bei unklarer Formulierung nicht möglich und das vollstrukturierte Vorgehen kann sehr unpersönlich wirken (Weinrich und Zehner 2017).

Dem gegenüber steht die mündliche Anamnese, die in Form eines frei strukturierten, **qualitativen Interviews** geführt wird. Das freie unstrukturierte Gespräch erlaubt es zwar, dass die Therapeutin gut auf die Eltern und ihre Bedürfnisse eingehen kann, es aber die Gefahr birgt, dass wichtige Bereiche oder Fragen vergessen werden.

Die **teilstrukturierte** Erhebung in Form eines **Anamneseleitfadens** bietet einen Mittelweg (Gumpert et al. 2010). Der Anamneseleitfaden ist auf die Erfassung der Sprech- und Sprachentwicklung unter Berücksichtigung anderer relevanter Bereiche, diesem Fall die Hörstörung, ausgerichtet.

Neben weitgehend vorgegebenen Fragen zur strukturierten Informationsbeschaffung können individuelle und vertiefende Aspekte des Beziehungsaufbaus und der Zusammenarbeit einbezogen werden. Ein Leitfaden bietet damit eine gelungene Möglichkeit, relevante Informationen zu erfragen und dabei gleichzeitig dem Gespräch durch offene Fragestellungen genügend Flexibilität einzuräumen. Das primäre Ziel des Vertrauensaufbaus wird durch eine Gesprächsführung erreicht, die es den Befragten ermöglicht, persönliche und individuelle Anliegen und Wünsche zu kommunizieren.

6.5.2 Anamnesegespräch nur mit den Eltern oder im Beisein des Kindes

Grundsätzlich empfiehlt es sich, das Anamnesegespräch mit der betroffenen Person zu führen. In der Therapie mit Kindern ist dies in Abhängigkeit des Alters und Entwicklungsstandes jedoch nicht oder nur eingeschränkt möglich.

Ob das Gespräch im **Beisein des Kindes** geführt wird oder die Therapeutin zunächst **alleine mit den Eltern** spricht, muss vorher mit den Eltern geklärt werden. Beide Optionen bergen Vor- und Nachteile. Ferner kann es vorteilhaft sein, das Kind direkt in das Gespräch einzubeziehen, um den Erstkontakt herzustellen und dem Kind zu vermitteln, dass seine Ansichten und Meinungen erst genommen und gehört werden. Zudem ist es möglich, je nach Alter die Sichtweise des Kindes auf einige spezielle Bereiche zu erfahren und Informationen zu Aktivitäten und Teilhabe im Sinne der ICF (▶ Abschn. 5.2) zu erhalten.

❯ Um zu vermeiden, dass Eltern ihre Wünsche bei der Entscheidung für oder gegen ein CI bewusst oder unbewusst auf das Kind übertragen, kann es durchaus sinnvoll sein, zumindest für die Teilanamnese mit dem Kind ohne die Eltern zu sprechen.

Im Erstkontakt mit Eltern und Kind ist es zudem vorteilhaft, die Eltern-Kind-Interaktion zu beobachten (▶ Abschn. 7.2) und eine erste **Einschätzung der Kommunikationsformen** (rein lautsprachlich, lautsprachunterstützender Einsatz von Gebärden/körpereigenen Zeichen oder Gebärdensprache [bimodal-bilinguale Förderung ▶ Abschn. 13.2.3]) vornehmen zu können. Sofern Gebärden außerhalb des Elternhauses im Kindergarten oder in der Schule bzw. sonstiger Einrichtung eingesetzt werden, sollte dies unbedingt erfasst werden. Wichtig zu erfahren ist insbesondere, ob Gebärdensprache (▶ Abschn. 13.1) oder lautsprachunterstützende/begleitende Gebärden (▶ Abschn. 13.2) (DGS, LUG, LBG) und welche Gebärdensammlung (beim Einsatz als Unterstützung der Kommunikation) eingesetzt werden und wie das Kind nach Einschätzung der professionellen Bezugspersonen außerhäuslich überwiegend kommuniziert.

Auf der anderen Seite kann es jedoch auch nachteilig sein, wenn die Anwesenden „über" das Kind sprechen, ohne das Kind aktiv in das Gespräch einzubeziehen. Vor allem wenn spezielle Probleme und Schwierigkeiten angesprochen werden, kann die **Situation des „Mithörens"** für das Kind unter Umständen sehr unangenehm sein. Sofern das Kind beim Gespräch im Raum anwesend ist, aber aus bestimmten Gründen nicht direkt in das Gespräch involviert wird, sollte die Therapeutin ihm eine Spielmöglichkeit anbieten, die es zum einen dem Kind ermöglicht, sich der Anwesenheit der Eltern rückzuversichern und zum anderen den Eltern und der Therapeutin ermöglicht, das Kind zu beobachten und bei bestimmten Fragen direkt in das Gespräch einzubeziehen (Weinrich und Zehner 2017).

In manchen Fällen kann ein **separater Termin** nur mit den Eltern vereinbart werden, beispielsweise wenn die Eltern nicht im Beisein des Kindes mit der Therapeutin sprechen möchten, weil sie sich dann besser konzentrieren können oder den Eindruck haben, freier sprechen zu können.

Sofern es vorgesehen ist, dass das Kind beim Gespräch anwesend ist, aber dennoch der Schwerpunkt auf einer direkten Befragung der Eltern liegt, sollte dem Kind die Möglichkeit eingeräumt werden, sich selbstständig zu beschäftigen oder etwas spielen zu können. Dennoch sollte das Kind nicht zwanghaft ausgeschlossen werden und sich bei einzelnen Fragen in das Gespräch einbringen dürfen. Mit zunehmendem Alter wird die **Autonomie des Kindes** immer wichtiger. Insbesondere sind es im **Jugendalter** andere Belange und Interessen, die für das jugendliche Kind in den Vordergrund treten. Jugendliche sind bereits urteilsfähig und sollten als gleichberechtigte Partner am Gespräch teilhaben und selbstständig die eigenen Wünsche, Bedürfnisse oder Sorgen mitteilen dürfen.

Nicht immer ist es aus organisatorischen oder zeitlichen Gründen möglich, dass **beide Elternteile** zum Anamnesegespräch erscheinen. Die Sichtweisen beider Elternteile können jedoch dazu beitragen, ein umfassendes Gesamtbild von dem betroffenen Kind und seinem Familiengefüge zu erhalten. Daher empfiehlt es sich, einen Termin mit möglichst allen Beteiligten zu planen.

6.5.3 Setting

Eine angenehme und freundliche Atmosphäre trägt wesentlich zum Gelingen des Gesprächs zwischen Therapeutin und Eltern bei. Die Gestaltung der äußeren Bedingungen darf daher nicht unterschätzt werden. Die Therapeutin sollte darauf achten, dass das Erstgespräch in einem ruhigen Raum stattfindet und nicht durch Telefonate oder andere Störungen unterbrochen wird.

Sitzposition während der Therapie
Bei der Wahl der Sitzposition am Tisch während der Therapie empfiehlt sich z. B. eine Konstellation über Eck oder gegenübersitzend, bei der die Therapeutin den Mikrophonen der Hörsysteme zugewandt ist, die nach vorne ausgerichtet sind. Gleichzeitig sollte das Kind die Möglichkeit haben, das Mundbild der Therapeutin zu sehen.

Dies gilt auch für die Durchführung der Anamnese mit Eltern, die z. B. ebenfalls hörgeschädigt sind.

In der Therapiesituation kann später auch zuweilen eine andere Sitzposition eingenommen werden, bei der das Kind das Mundbild der Therapeutin während der Übungen explizit nicht sieht (z. B. seitlich neben dem Kind, der einen oder anderen mit Hörsystemen versorgten Seite zugewandt o. Ä.).

6.5.4 Gesprächstechniken

Eine gelungene Gesprächsführung bildet die Basis für eine vertrauensvolle Beziehung und konstruktive Zusammenarbeit zwischen Therapeutin und Eltern, die auf gegenseitiger Wertschätzung beruht (Lange 2012). Zu Beginn der Hör- und Sprachtherapie sind Eltern oft noch damit beschäftigt, die Diagnosestellung der Hörstörung bei ihrem Kind zu verarbeiten (Hintermair 2006). Vor allem in dieser Zeit benötigen Eltern ein Vertrauensverhältnis zu der Therapeutin, in dem sich die Eltern gut und kompetent beraten fühlen. Damit sich die Eltern mitteilen können, ihre Ängste und Sorgen anbringen und die benötigten Informationen für die Anamnese preisgeben, muss die Therapeutin viel Geduld und Zeit ansetzen. Unter Umständen fällt es den Eltern schwer, sich detailliert an bestimmte

Sachverhalte zu erinnern oder sich bei mehrsprachigem Hintergrund entsprechend mit der Therapeutin zu verständigen.

Grundsätzliche Überlegungen zur Gesprächsführung zeigen, dass vor allem für den Gesprächseinstieg und den Vertrauensaufbau aber auch für den Abschluss ein **offenes Gespräch** gewählt werden soll. Ein wertschätzender und respektvoller Umgang ermöglicht es den Eltern und Bezugspersonen, ihre Anliegen und Wünsche zu kommunizieren und gibt ihnen die Sicherheit, dass man ihre Sorgen und Fragen ernst nimmt. Offene Fragen (Wie erleben Sie die Hörstörung bei Ihrem Kind im Alltag?) geben den Eltern weitreichendere Möglichkeiten ihr Anliegen deutlich zu machen, bergen aber gleichzeitig die Gefahr abzuschweifen. Geschlossene Fragen (Hat Ihr Kind bereits Sprachtherapie erhalten?) schränken die Antwortmöglichkeiten stark ein und können dazu führen, dass sekundäre Informationen, die dennoch wichtige Hinweise beinhalten, nicht angegeben werden (Weinrich und Zehner 2017).

> Die wichtigen Grundprinzipien der Gesprächsführung sind Offenheit und Aufmerksamkeit.

Nachfolgende werden wichtige Techniken skizziert, die zu einer gelungenen Gesprächsführung beitragen können (vgl. Weinrich und Zehner 2017; Gordon 2012; von Schlippe und Schweitzer 2013):

- **Strukturierung des Gesprächs**
  - Eröffnung des Gesprächs
  - Ziele und Inhalte des Gesprächs skizzieren
  - zeitlichen Rahmen des Gesprächs festlegen
  - Inhalte des Gesprächs zusammenfassend wiedergeben
  - Abschluss des Gesprächs ankündigen
- **Neutrale Formulierung von Fragen**
  - Offene Fragen/W-Fragen stellen
- **Aktiv Zuhören**
  - Störfaktoren ausschalten (z. B. Handy, Rufumleitung)
  - offene, zugewandte Körperhaltung
  - aufmerksam-interessierte Körpersprache
  - Blickkontakt aufbauen und halten
  - Fragen, um das Thema besser zu erfassen und Interesse zu bekunden
  - Gesprächspausen zulassen, um Zeit für Nachfragen und Ergänzungen einzuräumen
  - Gesprächspartner nicht unterbrechen, sondern ausreden lassen
  - Informationen zusammenfassen und wiederholen
- **Allparteilichkeit und Neutralität**
  - Keine Wertungen gegenüber Gesprächspartnern vornehmen
  - Fragen jeweils an beide Elternteile stellen
  - Verständnis für unterschiedliche Auffassungen und Ansichten zeigen
- **Empathisch sein**
  - Unvoreingenommen zuhören
  - Gleichgewicht von Nähe und Distanz wahren
  - Nicht kritisieren
  - Versuchen, sich in die Lage der Gesprächspartner hineinzuversetzen
  - Ggf. Angebot eines Dolmetschers bei mehrsprachigen Eltern (auch telefonisch), alternativ (da Kostenübernahme für einen professionellen Dolmetscher ggf. schwierig) ein Familienmitglied einladen, das bei der Übersetzung des Gesagten unterstützen kann. Berücksichtigt werden muss hier allerdings, dass eine Übersetzung möglicherweise nicht vollständig fehlerfrei und auch nicht objektiv ist
  - Mehr Zeit für das Gespräch einplanen, falls Verständigungsprobleme vermutet werden

Therapeutinnen sollten sich stets darüber bewusst sein, dass der Weg bis zur Sprachtherapie bereits durch zahlreiche Termine bei Ärzten oder in Kliniken geprägt ist und Eltern zum wiederholten Male über die Hörstörung des eigenen Kindes berichten. Jedes Mal müssen sich die Eltern wieder mit der Behinderung des Kindes auseinandersetzen und sich die Folgen und Therapiebedürftigkeit bewusst machen. Aus diesem Grund dürfen emotionale Situationen aufgegriffen und verbalisiert werden und können auch dazu führen, dass die eigentliche Zielsetzung des Gesprächs für einige Zeit in den Hintergrund tritt. Therapeutinnen sollten diese emotionalen Haltungen ernst nehmen und nicht übergehen. Auch wenn die Therapeutin bereits über ein hohes Maß an Erfahrung auf dem Gebiet verfügt, sollten voreilige Ratschläge oder Prognoseversprechen vermieden werden. Wichtig erscheint vielmehr, dass den Eltern Zeit, Geduld und Verständnis eingeräumt wird, das eigene Anliegen, Erwartungen, Sorgen und Ängste anzubringen.

Das Gespräch zwischen Eltern oder Jugendlichen und der Therapeutin wird dann gelingen, wenn alle Gesprächspartner offen und aufmerksam miteinander kommunizieren und auch Anliegen und Fragen der Eltern genügend Raum finden, gestellt und ausreichend beantwortet zu werden. Gerade zu Beginn ihrer Berufstätigkeit kann es für Therapeutinnen hilfreich sein zu wissen, welche Verhaltensweisen zu einer gelungenen Gesprächsführung beitragen und welche das Gespräch negativ beeinflussen.

Folgende Möglichkeiten zur Gestaltung der Anamnese sind denkbar (Weinrich und Zehner 2017):

- Anamnesedurchführung im Beisein/in Abwesenheit des Kindes
- Anamnese in Form eines strukturierten/freien Gesprächs/Fragebogens (Kap. Serviceteil)

- Erfassung aller Themenbereiche im ersten Termin
- Zunächst Erfassen der wichtigsten Themenbereiche und Daten,
- Spätere Ergänzung der fehlenden Informationen

In Kürze

Ein Anamnesegespräch kann unterschiedlich stark strukturiert sein. Welche Form der Strukturierung in der jeweiligen Situation sinnvoll ist, entscheidet die Therapeutin. Die Frage danach, ob das Gespräch im Beisein oder in Abwesenheit des Kindes oder mit dem Kind alleine geführt werden sollte, kann nicht pauschal, sondern muss individuell beantwortet werden. Beide Varianten bergen Vor- und Nachteile. Grundsätzlich empfiehlt es sich aber immer, die Sichtweise des Kindes unter Berücksichtigung seines Alters zu erfassen und zu berücksichtigen. Die Anwendung von Gesprächstechniken in Form von sprachlichen Verhaltensweisen begünstigt den positiven Verlauf des Anamnesegesprächs. Die Analyse der gesammelten Daten und Informationen über das Kind leitet die Therapierenden zur sprachtherapeutischen Diagnose, die zum einen den diagnostischen Prozess beendet und zum anderen den Einstieg in den therapeutischen Prozess bildet.

Literatur

DIMDI (2005) ICF – Internationale Klassifikation der Funktionsfähigkeit, Behinderung und Gesundheit. Deutsches Institut für Medizinische Dokumentation und Information DIMDI, Genf. ► http://www.dimdi.de. Zugegriffen: 31. Dez. 2015

Gordon T (2012) Familienkonferenz in der Praxis: Wie Konflikte mit Kindern gelöst werden. Heyne, München

Gumpert M, Korntheuer P, Vogt S (2010) Der Anamneseleitfaden zum Sprach- und Sprecherwerb. Forum Logopädie 24(5):14–19

Güthoff S, Rosenecker J (2008) Anamneseerhebung. In: Rosenecker J, Schmidt H (Hrsg) Pädiatrische Anamnese, Untersuchung, Diagnose. Springer, Heidelberg, S 3–15

Hintermair M (2006) Parental ressources, parental stress and socio-emotional development of deaf and hard-of-hearing children. J Deaf Stud Deaf Educ 11:493–513

Korntheuer P, Gumpert M, VOGT S (Hrsg) (2014) Anamnese in der Sprachtherapie. Reinhardt, München

Lange S (2012) Kommunikationskompetenz in den Therapieberufen: Gemeinsam ans Ziel. Schulz-Kirchner, Idstein

Schrey-Dern D (2006) Sprachentwicklungsstörungen. Logopädische Diagnostik und Therapieplanung. Thieme, Stuttgart

von Schlippe A, Schweitzer J (2013) Lehrbuch der systemischen Therapie und Beratung I: Das Grundlagenwissen, 2. Aufl. Vandenhoeck & Ruprecht, Göttingen

Weinrich M, Zehner H (2017) Phonetische und phonologische Störungen bei Kindern, 3. Aufl. Springer Medizin, Heidelberg

6

Sprachtherapeutische Diagnostik und Monitoring

Inhaltsverzeichnis

Elektronisches Zusatzmaterial Die elektronische Version dieses Kapitels enthält Zusatzmaterial, das berechtigten Benutzern zur Verfügung steht ▶ https://doi.org/10.1007/978-3-662-61126-5_7.

© Springer-Verlag GmbH Deutschland, ein Teil von Springer Nature 2020
V. Hoffmann, K. Schäfer, *Kindliche Hörstörungen*, Praxiswissen Logopädie,
https://doi.org/10.1007/978-3-662-61126-5_7

Im Folgenden werden allgemeine Hinweise zur sprachtherapeutischen Diagnostik und des Monitorings bei hörgeschädigten Kindern gegeben, die insbesondere das Setting und die generelle Zielsetzung betreffen. Es werden einige Verfahren vorgestellt, die spezifisch für hörgeschädigte Kinder entwickelt wurden. Darüber hinaus werden in einer Tabelle Verfahren dargestellt, zu denen entweder bereits Erfahrungen bei hörgeschädigten Kindern vorliegen oder deren Einsatz von den Autorinnen im Kontext von Hörstörungen empfohlen wird. In ▶ Kap. 15 finden sich weitergehende Beschreibungen und Informationen zu den Verfahren, die hier nicht ausführlich dargestellt werden.

7.1 Einführung und Begriffsklärung

Sprachtherapeutische diagnostische Verfahren, die ganz speziell auf hörgeschädigte Kinder zugeschnitten sind und den Stand der Hör-, Sprach- und Kommunikationsentwicklung der Kinder darstellen, existieren im deutschen Sprachraum nahezu nicht. Aufgrund der großen Heterogenität der Personengruppe hörgeschädigter Kinder hinsichtlich Alter, Hörfähigkeit und sprachlicher sowie kommunikativer Fähigkeiten und Kommunikationsformen bzw. -modalitäten könnte ein solches Instrument auch nicht allen hörgeschädigten Kindern gleichermaßen gerecht werden bzw. in einigen Fällen sogar unklare oder falsche Ergebnisse liefern.

Derzeit werden in der sprachtherapeutischen Diagnostik bei lautsprachlich kommunizierenden Kindern häufig Verfahren eingesetzt, die auch bei guthörenden Kindern zum Einsatz kommen. Dies ist insbesondere hilfreich, um die Fähigkeiten des hörgeschädigten Kindes im Vergleich zur guthörenden Normstichprobe zu betrachten.

Bei der Auswahl geeigneter diagnostischer Verfahren gilt es, die individuelle Entwicklungssituation des Kindes hinsichtlich Hörstatus und Sprach- bzw. Kommunikationsfähigkeit zu berücksichtigen und durch eine ausführliche Anamnese zu ergänzen. Zusätzlich sollte ein sprachtherapeutischer Befund durch Informationen erweitert werden, die im Rahmen von Beobachtungen, Spontansprachanalysen, Kommunikationsprotokollen und Elternfragebögen erhoben wurden.

Bei den Altersangaben sprachtherapeutischer diagnostischer Verfahren sollte sowohl das chronologische Alter des Kindes als auch insbesondere bei CI-versorgten Kindern das **Höralter** (▶ Abschn. 1.2.7) berücksichtigt werden.

> Es steht der Leserin frei, das jeweilige Diagnostikverfahren zur Einschätzung der sprachlichen Fähigkeiten des Kindes frei zu wählen. Es wird generell darauf verzichtet, eine grundsätzliche Eignung oder Nichteignung einzelner Verfahren im Kontext von Hörstörungen festzustellen. Aufgrund der hohen Heterogenität der Personengruppe wären allgemeine Aussagen zu den Verfahren ohnehin nicht in allen Fällen zutreffend. Hinweise zur qualitativen Bewertung von Testverfahren finden sich in der AWMF-Leitlinie zur Diagnostik von Sprachentwicklungsstörungen (de Langen-Müller et al. 2016). Eine neue Version der AWMF-Leitlinie erscheint im Jahr 2021.

Bei **hochgradig hörgeschädigten oder gehörlosen Kindern ohne apparative Versorgung, die gebärdensprachorientiert sind,** können Tests zum Sprachentwicklungsstand mit rein lautsprachlichen Anweisungen durch die untersuchende Person in der Regel nicht durchgeführt werden. Es muss an dieser Stelle auch deutlich betont werden, dass eine sprachtherapeutische Diagnostik und lautsprachorientierte Behandlung nicht sinnvoll ist, wenn sie bei einem unversorgten hochgradig hörgeschädigten oder gehörlosen Kind versucht, Lautsprache

z. B. isoliert durch Artikulations- oder Nachsprechübungen o. Ä. herzustellen.

Angaben aus dem Audiogramm, der Aufblähkurve (▶ Abschn. 2.3) und der Sprachaudiometrie sollten bereits vor der Durchführung der sprachtherapeutischen Diagnostik vorhanden und bekannt sein, damit der aktuelle **Hörstatus und das Hör-Sprach-Verstehen** des Kindes eingeschätzt werden können.

> Ziel einer sprachtherapeutischen Diagnostik ist es nicht, das **Hörverständnis** des Kindes zu ermitteln oder zu überprüfen, da dies im Rahmen der **Sprachaudiometrie** (▶ Abschn. 2.3) erfolgt.

Eine gute Aufblähkurve ist noch kein Indiz dafür, dass das Hör-Sprach-Verstehen des Kindes ebenfalls gut ausfallen wird. Das Sprachverständnis ist alters- und sprachentwicklungsabhängig und auch abhängig von anderen Faktoren wie Erwerbszeitpunkt der Hörstörung, Mehrsprachigkeit im Elternhaus, Zusatzbeeinträchtigungen o. Ä.

Bei hörgeschädigten Kindern können Hörmissverständnisse bei Aufgabenstellungen dazu führen, dass eine Handlung in der diagnostischen Situation nicht korrekt ausgeführt oder eine Frage nicht verstanden wird. Fehler, die auf diese Weise entstehen, können das Ergebnis einer sprachtherapeutischen Diagnostik verfälschen. Bei hörgeschädigten Kindern mit einem mehrsprachigen Hintergrund gilt dies in vielen Fällen umso mehr.

7.2 Setting und Zielsetzung sprachdiagnostischer Verfahren und Monitoring-Instrumente

Mithilfe einer sprachtherapeutischen Diagnostik kann der sprachliche Entwicklungsstand des Kindes ermittelt und ein konkreter Therapiebedarf abgeleitet

werden. Auf diese Weise kann auch festgestellt werden, ob sich das Kind höraltersgemäß entwickelt oder ob zusätzliche Unterstützungsbedarfe z. B. hinsichtlich unterstützender und/oder alternativer Kommunikationsformen bzw. -modalitäten (z. B. Gebärdensprache) (▶ Kap. 13) bestehen.

Im Folgenden werden Maßnahmen und Zielsetzungen der sprachtherapeutischen Diagnostik formuliert. Des Weiteren wird das therapeutische Setting beschrieben.

Mit den sogenannten **Monitoring-Instrumenten** (z. B. in Form von Elternfragebögen) können Hör-, Sprach-, Sprech- und Kommunikationsentwicklung im Verlauf der sprachtherapeutischen Behandlung weiter beobachtet und reflektiert werden. Monitoring-Instrumente können auch eingesetzt werden, um die Wirksamkeit sprachtherapeutischer Maßnahmen und weiterer Interventionen in regelmäßigen Abständen zu überprüfen.

Bei einem Einsatz klassischer sprachtherapeutischer Diagnostikverfahren gelten ähnliche Rahmenbedingungen wie bei guthörenden Kindern. Die Umgebung, in der das Testverfahren durchgeführt wird, sollte möglichst **frei von störenden Umgebungsgeräuschen** und **visuell reizarm** sein (Thiel 2000).

Während der Untersuchung sollte das **Mundbild** der Therapeutin nach Möglichkeit die ganze Zeit über sichtbar sein. Es muss darauf geachtet werden, dass das künstliche Licht oder die von außen kommende Sonne in dem Raum, in dem die Diagnostik durchgeführt wird, das Kind oder das Mundbild der Therapeutin nicht blenden. Die Therapeutin sollte dem Gesicht des Kindes und damit auch den Mikrophonen der Hörsysteme zugewandt sein. Vereinzelte diagnostische Verfahren werden auch ohne Sichtbarkeit des Mundbildes durchgeführt (z. B. Ling-Laute Test, ▶ Abschn. 7.5).

Sofern die Diagnostik zum Sprachentwicklungsstand bewusst hinter dem

Rücken des Kindes oder mit verdecktem Mundbild durchgeführt wird, werden die **Kompetenzen Hör- und Sprachverstehen** auf unzulässige Weise miteinander vermischt. Sofern das Kind in Gesprächssituationen viele Informationen aus dem Mundbild des Sprechers entnimmt um das Gesagte zu erschließen, handelt es sich um eine Kompetenz, die im Alltag eine sehr positive Rolle spielen kann. Wenn gewünscht ist, nähere Informationen über das Hör-Sprach-Verstehen des Kindes ohne gleichzeitige visuelle Hinweise zu erhalten, kann alternativ ein sprachaudiometrisches Verfahren (in der Regel durchgeführt durch die Pädaudiologie) oder ein Verfahren zur Überprüfung der auditiven Wahrnehmung/ phonologischen Bewusstheit (z. B. von CD) eingesetzt werden. Die sprachtherapeutische Diagnostik sollte sich jedoch auf die Sprach- und Kommunikationsentwicklung des Kindes fokussieren.

Sprachtherapeutische Diagnostik
- Es ist wichtig, dass die Sprachtherapeutin während der sprachtherapeutischen Diagnostik **Folgendes vermeidet:**
  - Unangemessene Erhöhung der Sprechlautstärke: Lautes Sprechen trägt in der Regel nicht dazu bei, dass das Kind besser versteht.
  - Übertriebene Verlangsamung der Sprechgeschwindigkeit: Ein zu langsames Sprechen führt zu einer Entstellung der Prosodie (Sprachmelodie) der Sprachinformationen.
  - Überartikulation: Eine übertriebene Betonung führt zu einer Entstellung des Mundbildes sowie der natürlichen Mimik und Prosodie, was nicht dazu beiträgt, das Gehörte verständlicher zu machen.
- **Förderlich** hingegen ist:
  - Sichtbarkeit des Mundbildes
  - Deutliche, aber nicht übertriebene Aussprache

  - Angemessene Sprechgeschwindigkeit ohne übertriebene Verlangsamung
  - Möglichkeit für das Kind, sich an die Sprechweise und Stimme der Therapeutin zu gewöhnen (durch einleitendes Vorgespräch, Spiel o. Ä.) (Thiel 2000)

In Kürze

Eine sprachtherapeutische Diagnostik dient der Einschätzung des Sprachentwicklungsstandes eines Kindes. Begleitend zur anschließenden sprachtherapeutischen Behandlung können fortlaufend Monitoring-Instrumente eingesetzt werden, um die Fortschritte des Kindes zu dokumentieren und die eingesetzten Maßnahmen und das eigene Handeln kritisch zu reflektieren.
Bei der Durchführung der Diagnostik sollte auf eine reizarme und ruhige Umgebung geachtet werden. Das Mundbild der Therapeutin sollte während der sprachtherapeutischen Diagnostik sichtbar sein, da u. a. das Sprachverständnis des Kindes überprüft werden soll, nicht ausschließlich das Hörverstehen. Hinweise zum Hörverstehen unter verschiedenen Bedingungen (z. B. bei Störlärm) ohne weitere visuelle Hinweise durch einen Sprecher werden in der Sprachaudiometrie ermittelt.

7.3 Beobachtungsverfahren

Beobachtungsverfahren (z. B. Beobachtung der Eltern-Kind-Interaktion) eignen sich hervorragend zur Ergänzung einer sprachtherapeutischen Diagnostik insbesondere bei jüngeren Kindern, da sie wichtige Hinweise zum Einsatz von Lautsprache in konkreten Handlungssituationen liefern.
Wissenschaftliche Beobachtungsverfahren sind durch Zielgerichtetheit gekennzeichnet und umfassen verschiedene Formen

(z. B. teilnehmend vs. nicht-teilnehmend, offen vs. verdeckt, natürliche Umgebung vs. Labor). In der Sprachtherapie ist die Beobachtung hilfreich, um umfassende und weiterführende Hinweise über das Sprach- und Kommunikationsverhalten des Kindes im Alltag zu erhalten.

Die Therapeutin kann in einer Beobachtungssituation sowohl den Blick auf die **Eltern-Kind-Kommunikation** richten als auch selbst spielerisch mit dem Kind agieren und dabei verschiedene Verhaltensweisen des Kindes registrieren, die für die Einschätzung des Hör-, Sprach-, Sprech- und Kommunikationsstatus wichtig sind und Hinweise für die Gestaltung der weiteren Therapie bieten. Durch die Beobachtung wird eine **neutrale und gleichzeitig unauffällige** Erfassung von Verhalten möglich, wobei jedoch nicht ermittelt werden kann, warum ein Kind ein bestimmtes Verhalten in der Situation zeigt oder eben nicht zeigt. Mögliche Gründe können gegebenenfalls. durch die Ergebnisse der Anamnese (► Kap. 6) ergänzt werden und bieten ebenfalls eine Grundlage für die Erstellung eines individuellen Förderplans.

Im Rahmen der Beobachtung der Eltern-Kind-Kommunikation kann sowohl das Verhalten des Kindes als auch das des anwesenden Elternteils betrachtet werden. Auch **Wechselwirkungen** können in den Fokus der Aufmerksamkeit rücken. Bei **mehrsprachigen Familien** empfiehlt sich die Beobachtung einer kommunikativen Situation in der Sprache, die auch zu Hause vorwiegend von dem anwesenden Elternteil mit dem Kind gesprochen wird. Selbst wenn hier der Inhalt des Gesagten von der Therapeutin nicht verstanden wird, können z. B. wertvolle Hinweise aus den **familiären Interaktionsmustern** aufseiten eines oder beider Kommunikationspartner hinsichtlich verschiedener Parameter gewonnen werden.

Beobachtungskriterien (bei ein- und mehrsprachigen hörgeschädigten Kindern)

- Vitalität (Aktivierung und Wachheit) der Interaktion
- Reaktivität (Folgeverhalten, Kontingenz) seitens der Eltern und des Kindes
- Initiative, Stimulation, Aufrechterhaltung und Beendigung von Spielsituationen seitens der Eltern und des Kindes
- Gestaltung Kontaktaufnahme (visuell, verbal, taktil) seitens der Eltern und des Kindes
- Verhalten bei Übergängen, Lenkung der Aufmerksamkeit seitens der Eltern
- Ermunterung und Aufforderung zum Spiel oder Ermahnung durch die Eltern (z. B. durch verbale Restriktion, direktives Verhalten)
- Responsivität (Bereitschaft, auf Angebote und Kommunikation einzugehen) seitens der Eltern
- Authentizität (Angemessenheit bzw. Passung von Verhalten hinsichtlich Mimik, Gestik, Prosodie und Spracheinsatz) seitens der Eltern
- Variabilität (Abwechslungsreichtum) der Interaktion
- Affektausdruck und -sharing (Spiegelung und Abstimmung, Aufmerksamkeit, gegenseitiges Interesse, liebevolle Gesten und Erleben von lustvoller Kommunikation oder Unsicherheit, Irritation Ärger, Abbruch etc.) seitens der Eltern und des Kindes
- Gebrauch von Modellierungstechniken, Feedbackverfahren, Scaffolding (► Abschn. 11.3) seitens der Eltern
- Validierung des eigenen Verhaltens (Reflexion und Selbstkorrektur) seitens der Eltern (Jacob 2016).

Bei der Beobachtung durch die Therapeutin können verschiedene Strukturierungsgrade hilfreich sein.

Die Therapeutin kann:

- mit einer konkreten Fragestellung beobachten, z. B.: Stellt das Kind Blickkontakt zur Bezugsperson her?
- Beobachtungen in zuvor formulierte Kategorien einordnen, z. B.: Blickkontaktverhalten des Kindes, Reaktion auf Geräusche, initiative lautsprachliche Äußerungen o. Ä.
- umfassend, d. h. alles Mögliche beobachten, z. B.: Wie verhält sich das Kind/die erwachsene Bezugsperson in der Spielsituation?
- Verhalten quantifizieren, z. B.: Wie oft nimmt das Kind Blickkontakt auf? (Strichliste führen)

Darüber hinaus können folgende Bewertungsaspekte betrachtet werden:

- **Quantität,** d. h. Auftretenshäufigkeit eines Verhaltens (z. B. Bewertung in Form einer Rating-Skala: häufig, manchmal, selten, nie),
- **Modus,** d. h. vorwiegend auditiv-verbal, mimisch-gestisch o. Ä.,
- Angemessenheit, d. h. altersentsprechendes Verhalten, um z. B. ein Ziel zu erreichen,
- **Kontinuität,** d. h. Durchgängigkeit bzw. auch Reproduzierbarkeit eines Verhaltens (verlässlich, selten oder ambivalent) (Jacob 2016).

Die **unterschiedlichen Strukturierungsgrade einer Beobachtungssituation** haben **Vor- und Nachteile.** Wenn mit einer konkreten Fragestellung beobachtet wird oder zuvor formulierte Kategorien genutzt werden, besteht die Gefahr, dass etwas Wichtiges übersehen wird. Sofern jedoch global bzw. unspezifisch beobachtet wird, fällt es schwer, alle Verhaltensweisen aufseiten des Kindes und der Bezugsperson gleichzeitig zu erfassen und das Beobachtete später zu gewichten. Nichtsdestotrotz haben alle Formen ihre Berechtigung, je nachdem ob man in der Beobachtungssituation gegebenenfalls **kategoriengeleitet oder eher explorativ** vorgehen möchte.

Beobachtungsverfahren spielen auch bei der Verlaufskontrolle und beim Monitoring, also der fortlaufenden Beobachtung der kindlichen Sprachentwicklung eine wichtige Rolle. Im Bereich der Hörgeschädigtenpädagogik ist für jüngere Kinder u. a. das Beobachtungsinstrument der **Videoanalyse nach Margaret Tait** bekannt, dessen Reliabilität (d. h. Zuverlässigkeit) in verschiedenen Untersuchungen bestätigt wurde (Tait et al. 2001, 2007). Die Videoanalyse nach Tait umfasst die Quantifizierung vorsprachlicher kommunikativer Kompetenzen in den Bereichen Turn-taking, (triangulärer) Blickkontakt, Höraufmerksamkeit und Eigeninitiative bzw. Intentionalität. Je öfter und sicherer das Kind die o. g. Kompetenzen in einem altersgerechten Maße zeigt, desto positiver wird die Hör- und Kommunikationsentwicklung beurteilt.

Beobachtungen sollten systematisch protokolliert und dokumentiert werden, um Veränderungen festzustellen und Fortschritte zu erfassen.

7.3.1 Beobachtung im freien Spiel

Die Beobachtung im freien Spiel eignet sich vor allem dazu, das Kommunikationsverhalten des Kindes in einer weitgehend natürlichen Situation zu erfassen und zu reflektieren. Dabei sollte Spielmaterial ausgewählt werden, dass das Kind interessiert und zu einer möglichst langen und differenzierten Dialogsituation führt.

Sofern in der Beobachtung kategoriengeleitet vorgegangen werden soll, kann der folgende Fragenkatalog als Grundlage genutzt werden (Thiel 2000):

- Reaktionen des Kindes auf Geräusche in der Spielsituation, Sprache, zufällige externe Geräusche der Umgebung (z. B. Auto, Telefon, Türknallen o. Ä.)

- Reaktionen des Kindes auf den eigenen Namen
- Blickkontaktverhalten (mit Personen und/oder auf Objekt sowie pendelnder triangulärer Blickkontakt zwischen Person und Objekt)
- Je nach Entwicklungsstand: Beobachtung vorsprachlicher Verhaltensweisen wie Turn-taking, Objektpermanenz, Joint Attention
- Spontane Imitation von Geräuschen und Gesagtem, intentionale Äußerungen vs. Echolalie (d. h. Nachsprechen ohne Sinnentnahme)
- Eigene Lautierung, lautsprachliche Äußerungen, Mimik, Gestik, Gebärden (▶ Kap. 13) (Mehrwortäußerungen?)
- Je nach Entwicklungsstand: Erzählfähigkeit (narrative Fähigkeiten) (▶ Abschn. 11.3), Grammatikeinsatz (▶ Abschn. 12.3)
- Beobachtung der Muskelspannung im Mundbereich (Hypotonie/Hypertonie?)
- Stimmeinsatz, Atmung, Prosodie, Stimmklang (▶ Abschn. 12.5)
- Auffälligkeiten in der Wahrnehmung (z. B. auch visuell, taktil)
- Auffälligkeiten im Verhalten (externalisierend vs. internalisierend)

❯ Objektpermanenz
Verständnis, dass Gegenstände und Personen auch dann noch existieren, wenn sie sich nicht im Wahrnehmungsbereich des Kindes befinden.

❯ Turn-Taking
Wechsel der Sprecher- und Zuhörerrolle in der Interaktion, beginnend bei Protodialogen zwischen Kind und Bezugsperson.

❯ Triangulierung/triangulärer Blickkontakt
Pendelnder (auch referenzieller) Blickkontakt eines Kindes zwischen der Bezugsperson und einem Objekt bzw. einer (Spiel-)Handlung, über die kommuniziert wird (Friederici und Hahne 2000).

❯ Joint Attention
Fähigkeit zur gemeinsam gerichteten Aufmerksamkeit zweier sozialer Partner (Kind und Bezugsperson) auf ein Objekt (Zollinger 2007).

❯ Intentionalität, intentionale Äußerungen
Übergang von einem gezielten Verhalten zu einer gezielten Kommunikation, häufig gekennzeichnet durch den begleitenden triangulären Blickkontakt, Zeigebewegungen und gezielte Lautäußerungen in Richtung der Bezugspersonen, um auf etwas aufmerksam zu machen.

7.3.2 Beobachtung vorsprachlicher Kommunikation im Kontext von Mehrfachbehinderung

Hilfreich zur Einschätzung der vorsprachlichen Kommunikationsentwicklung – insbesondere bei Kindern mit peripherer Hörstörung und komplexen Zusatzbeeinträchtigungen bzw. Mehrfachbehinderung – ist die Förderdiagnostik nach Leber (2009), die für den Bereich der Unterstützten Kommunikation entwickelt wurde. Die Diagnostik erscheint für hörgeschädigte Kinder geeignet, da neben expressiven Fähigkeiten insbesondere die Meilensteine der vorsprachlichen Kommunikationsentwicklung beschrieben und anhand von Verhaltensweisen, Einsatz von Gesten, Mimik u. Ä. beobachtet werden können.

Nachfolgend werden die Inhalte der Förderdiagnostik nach Leber (2009) dargestellt. Den ausführlichen Diagnostikbogen zum Ausfüllen können Sie unter folgendem Link herunterladen und ausdrucken: ▶ https://link.springer.com/book/10.1007/978-3-662-61126-5.

Förderdiagnostik nach Leber in der Unterstützten Kommunikation (Leber 2009)
- **Stufe 1: Ich**
  - Nicht-intentionale Kommunikation, Entwicklung eines Ursache-Wirkungs-Verständnisses

- Das Kind äußert Empfindungen vornehmlich durch angeborene Verhaltensweisen (soziales Lächeln, Weinen, Mund verziehen). Bezugspersonen deuten diese Äußerungen als Mitteilungen und zeigen der Person auf diese Weise, dass sie ihre Umwelt beeinflussen kann.
- **Stufe 2: Ich und Du**
  - Protodialoge mit Turn-taking, auf dem Weg zur intentionalen Kommunikation
  - Das Kind nimmt aktiv Kontakt zu Bezugspersonen auf und oder manipuliert Gegenstände gezielt. Es kann aber noch keine Verbindung zwischen Beidem herstellen.
- **Stufe 3: Ich, Du und die Dinge**
  - Joint Attention, Triangulierung, Beginn der intentionalen Kommunikation
  - Das Kind weiß, dass es mit anderen über etwas kommunizieren kann. Dies wird deutlich durch den pendelnden Blickkontakt zwischen Kommunikationspartner und Spielobjekt, aber z. B. auch durch das Verfolgen der Blickrichtung der Bezugspersonen. Das Kind zeigt auf Objekte, die es haben möchte und macht andere durch Zeigen und Lautieren auf Dinge in der Umgebung aufmerksam, die es interessieren.
- **Stufe 4: Ich, Du, die Dinge und ein Symbol**
  - Symbolische Kommunikation
  - Das Kind weiß, dass es mit anderen Personen über Symbole (z. B. Lautsprache, aber auch Gebärden oder Kommunikationshilfen) situationsunabhängig kommunizieren kann.
- **Stufe 5: Explosion des Vokabulars**
  - Wortschatzspurt
  - Das Kind kommuniziert mit anderen Personen über Wünsche, Bedürfnisse und Erlebtes. Es weiß, dass es mit anderen Personen über Symbole (z. B. Lautsprache, aber auch Gebärden oder Kommunikationshilfen) zeit- und raumunabhängig über etwas kommunizieren kann. Das expressive Vokabular vergrößert sich explosionsartig.

Leber, Irene: Kommunikation einschätzen und unterstützen. Poster mit Begleitheft. Karlsruhe: von Loeper. ▶ https://inklusiv-shop.ariadne.de/themenwelten/diagnostik/8030/leber-kommunikation-einschaetzen-und-unterstuetzen-n/000-201/.

In Kürze

Bei den diagnostischen Beobachtungsverfahren wird zwischen Beobachtungsinhalten, -zielen, -formen und Graden der Strukturiertheit unterschieden. Darüber hinaus können verschiedene Situationen beobachtet werden und z. B. auch per Video festgehalten werden, um die Entwicklung zu dokumentieren und gemeinsam mit Eltern und anderen Bezugspersonen des Kindes Entwicklungsschritte zu reflektieren.

7.4 Spontansprachanalyse und Kommunikationsprotokolle

Die spontanen Äußerungen des Kindes können im Rahmen einer Spontansprachanalyse und eines Kommunikationsprotokolls dargestellt werden. Dabei spielen Kamera- oder Tonaufnahmen eine große Rolle, da die geäußerten Laute bzw. gesprochenen Worte ansonsten zumeist nicht in der entsprechenden Schnelligkeit bzw. Genauigkeit mitgeschrieben werden können.

Bei der **Spontansprachanalyse** werden kindliche Äußerungen in natürlichen Spielsituationen erfasst, ohne dass die Kinder zuvor dazu aufgefordert werden, etwas Bestimmtes zu sagen oder das Gesagte nachzusprechen. Geeignete Spielsituationen sind z. B. Rollenspiele wie Einkaufen, Puppentheater oder die dialogische Bilderbuchbetrachtung.

Spontansprachanalysen können mittels **Kamera- oder Tonaufnahme** erfasst werden. Anschließend wird ein Transkript der Situation erstellt, das u. a. Auskunft über die folgenden Eigenschaften der kindlichen Äußerungen geben kann (Thiel 2000):

- Länge der verbalen Äußerungen (Ein- oder Mehrwortsätze),
- Satzbau (z. B. Verbzweitstellung, Verbendstellung, Verbflexion),
- Anzahl der gesprochenen Wörter nach Wortarten (z. B. Adverbien, Verben, Substantive etc.).

Für eine Spontansprachanalyse eher weniger relevant sind artikulatorische Besonderheiten, die besser im Rahmen eines **Lautbefunds** erhoben werden können. Grobe Beobachtungen können jedoch auch schon in der Spontansprachanalyse notiert werden.

Ein **Kommunikationsprotokoll** bezieht neben der Spontansprachanalyse auch weitere Beobachtungen zum kommunikativen Verhalten des Kindes oder der erwachsenen Bezugsperson mit ein. Notiert werden allgemeine Beobachtungen, die z. B. auch im freien Spiel erfasst werden (► Abschn. 7.2) oder zusätzliche Informationen über das spezifische kommunikative Verhalten des Kindes in der Situation (z. B. Zeigeverhalten, Reaktion auf auditive Stimuli, Mimik und Gestik o. Ä.).

Die Spontansprachanalyse und das Kommunikationsprotokoll sind wertvolle Instrumente, um qualitative Hinweise über das Verhalten des Kindes in Interaktionssituationen zu erhalten. Bei einem alleinigen Einsatz standardisierter Verfahren kann häufig nur der quantitative Abstand des Kindes im Vergleich zu einer guthörenden Normstichprobe erfasst werden. Dies bietet nur wenig konkrete Angaben darüber, wie gut das Kind im Alltag zurechtkommt oder an welchem Punkt eine Förderung genau ansetzen könnte, damit auch tatsächlich Kommunikation und Interaktion (bzw. langfristig auch

Aktivitäten und Teilhabe ► Kap. 5) wirksam gefördert und verbessert werden können.

> **In Kürze**
> Spontansprachanalyse und Kommunikationsprotokoll stellen ein Abbild der lautsprachlichen Äußerungen des Kindes in einer konkreten Situation dar. Die Darstellung erfolgt in Form eines Transkripts, in dem im Falle eines Kommunikationsprotokolls noch zusätzliche Informationen zu Gestik, Mimik, Hörreaktionen o. Ä. eingetragen werden können.

7.5 Elternfragebögen zur Erfassung der Hör- und Sprachentwicklung

Man unterscheidet in der sprachtherapeutischen Diagnostik zwischen Hör- und Sprachfragebögen, die vor allem bei jüngeren Kindern zum Einsatz kommen und in der Regel von den Eltern ausgefüllt werden sollen. Fragebögen bilden die Einschätzung der Bezugspersonen zu Hör-, Sprach-, Sprech- und Kommunikationsverhalten des Kindes ab.

Im Folgenden werden Elternfragebögen vorgestellt, die spezifisch für den Einsatz bei hörgeschädigten Kindern entwickelt wurden. Die Fragebögen eignen sich insbesondere für sehr junge Kinder mit einem chronologischen Alter oder Höralter bis etwa drei Jahre.

Für sehr junge Kinder muss eine Untersuchungssituation zeitlich überschaubar sein, damit eine Diagnostik gelingt. Viele Kinder zeigen in einer Untersuchungssituation zunächst eine geringe Compliance, wenn sie die Therapeutin noch nicht kennen oder wenn die Umgebung unvertraut ist (Sachse und von Suchodoletz 2008).

In diesen Fällen und auch als zusätzliche Informationsquelle bietet der Einsatz von Elternfragebögen eine gute

Ergänzungsmöglichkeit zu gängiger sprachtherapeutischer Diagnostik oder Beobachtung im freien Spiel, in der Spontansprachanalyse sowie durch Kommunikationsprotokolle.

7.5.1 LittlEARS® Hörfragebogen

Der LittlEARS®-Hörfragebogen (LittlEARS® auditory questionnaire, LEAQ) (Coninx 2004; Weichbold et al. 2005; Coninx et al. 2009) ist ein Elternfragebogen mit insgesamt 35 Fragen zur Hörentwicklung des Kindes (◘ Abb. 7.1). Der Fragebogen eignet sich für Kinder bis zu einem Höralter von ca. 24 Monaten. Ursprünglich wurde der LittlEARS®-Hörfragebogen für das Monitoring von Kindern mit einer bekannten Hörstörung entwickelt. Auf diese Weise sollte festgestellt werden, ob das Kind von einer Hörsystemversorgung profitiert und ob Fortschritte in der Hörentwicklung seit dem Versorgungszeitpunkt beobachtet werden können. Deshalb kann der Fragebogen zu unterschiedlichen Zeitpunkten in der Entwicklung des Kindes wiederholt ausgefüllt werden.

Die Fragen auf dem Bogen werden von Eltern mit „Ja" oder „Nein" beantwortet. Eltern sollen beurteilen, ob sie das auf dem Fragebogen beschriebene Hörverhalten bei ihrem Kind innerhalb der letzten sechs Monate zumindest einmal beobachtet haben. Die Summe aller Ja-Antworten bildet den Score des Fragebogens und erlaubt unter Rückbezug auf Normwerte hörender Kinder aus einer Vergleichsstichprobe eine Aussage über den Hörentwicklungsstand.

Mittlerweile wurde der Fragebogen in mehr als 20 weitere Sprachen übersetzt und validiert. Die verschiedenen Sprachversionen des Fragebogens finden ihren Einsatzbereich sowohl in anderen Ländern als auch im deutschen Sprachraum bei Eltern mit einer anderen Muttersprache als Deutsch.

Die Fragen auf dem LittlEARS®-Hörfragebogen sind alterschronologisch angeordnet, sodass Eltern jüngerer Kinder die letzten Fragen vermutlich nicht mehr mit „Ja" beantworten werden. Es wird davon ausgegangen, dass sich das Hörverhalten des Kindes nicht allein in der Hörreaktion auf auditive Stimuli zeigt, sondern dass das Kind mit zunehmendem Alter die Bedeutung von Hörereignissen besser erfasst und dies auch durch spezifisches kommunikatives Verhalten zeigt (Weichbold et al. 2005; Bagatto et al. 2010).

Der LittlEARS®-Hörfragebogen wird im Rahmen einer Leitlinie zur Einschätzung des audiologischen Outcomes für Kinder mit apparativer Hörsystemversorgung ausdrücklich empfohlen (Bagatto et al. 2011).

Im Rahmen der Früherkennungsuntersuchung U6 in Kinderarztpraxen kann der Fragebogen als Screeninginstrument für die Entdeckung von Auffälligkeiten in der frühkindlichen Hörentwicklung eingesetzt werden (Schäfer et al. 2019). Bei

9	Reagiert das Kind betroffen, wenn es eine zornige Stimme hört?	o ja o nein	z.B. wird traurig, fängt an zu weinen
10	Sind bestimmte „akustische Rituale" für ihr Kind von Bedeutung?	o ja o nein	Spieluhr am Bett; Gute-Nacht-Lied; Einlaufen des Wassers in der Badewanne
11	Sucht und findet das Kind Schallquellen, die sich links, rechts oder hinten befinden?	o ja o nein	Sie rufen oder sagen etwas, der Hund bellt, usw., und das Kind sucht und findet diese

◘ **Abb. 7.1**   LittlEARS®-Hörfragebogen. (Mit freundl. Genehmigung von Prof. Conicx)

der Verwendung als Screeninginstrument wird ein kritischer Wert für jedes Alter in Monaten zugrunde gelegt, sodass ein Score unterhalb dieses Grenzwertes dazu führt, dass ein Ergebnis als auffällig gewertet wird.

Der LittlEARS®-Hörfragebogen ist auch sensitiv für weitere Entwicklungsstörungen (z. B. Autismus-Spektrum-Störung, geistige Behinderung, allgemeine Entwicklungsverzögerung, rezidivierende Otitiden innerhalb des ersten Lebensjahres mit Hörverlust über einen längeren Zeitraum), eignet sich aber nicht für die Früherkennung von Sprachentwicklungsstörungen. Der Einsatz des Fragebogens als Screening- oder Diagnostikinstrument wird bei Kindern mit bekannter Zusatzbeeinträchtigung oder Mehrfachbehinderung nicht empfohlen, da z. B. eine Verzögerung oder Beeinträchtigung der körperlich-motorischen Entwicklung ebenfalls dazu führen kann, dass die Kinder aufgrund eingeschränkter motorischer Fähigkeiten weniger in der Lage dazu sind, den Kopf in Richtung einer Schallquelle zu drehen oder nach der Quelle auditiver Stimuli zu suchen (Schäfer et al. 2019). Als Monitoringinstrument im Sinne einer Verlaufs- und Entwicklungsdokumentation kann der LittlEARS®-Hörfragebogen hier jedoch durchaus eingesetzt werden.

7.5.2 LittleEARS® Sprachproduktionsfragebogen

Der LittleEARS® Early Speech Production Questionnaire (LEESPQ) (Wachtlin et al. 2017) erfasst die präverbale Sprachproduktion in den ersten 18 Monaten nach CI- oder HG-Versorgung (bis Höralter 18 Monate) bzw. bei hörenden Kindern vom 1. bis zum 18. Lebensmonat. Der Fragebogen besteht aus 22 altersabhängigen Fragen, die mit Ja oder Nein zu beantworten sind und mit Erwartungswerten verglichen werden können.

Fragebeispiele

Der erste Teil des Fragebogens beschäftigt sich mit den reflektorischen Lautäußerungen (z. B. Schreit Ihr Kind, um sich bemerkbar zu machen?) und Äußerungen des Wohlbefindens (Gibt Ihr Kind Glückslaute [Juchzen] von sich, z. B. beim Spielen, beim Baden?).

Es folgen Fragen zu vokalischen (Bildet Ihr Kind Selbstlaute [= Vokale]? Beispiel: „a", „e", „i", „o", „u") und kanonische Äußerungen (Bildet Ihr Kind Silbenverbindungen? Beispiel: „baba", „mamam", „dadad").

Im weiteren Verlauf werden Fragen zur Produktion einzelner Wörter und Sätze angeführt (Verwendet Ihr Kind bedeutungstragende Wörter, die für andere Menschen verständlich sind?, z. B. „Auto", „Mama" oder verbindet Ihr Kind zwei Wörter zu kurzen Phrasen?, z. B.: „Mama weg", „Ball da").

Der LEESPQ Fragebogen bezieht sich auf die ersten 18 Monate der typischen Sprachproduktionsentwicklung bei Kindern. Bei guthörenden Kindern sind das die ersten 18 Lebensmonate nach der Geburt und bei Kindern mit Hörbeeinträchtigung sind es die ersten 18 Monate nach der Anpassung der Hörversorgung.

Zur Auswertung wird die Anzahl der Ja-Antworten aufsummiert. Dieser Gesamtscore wird mit dem vorgegebenen kritischen Wert (Erwartungs- und Mindestwert) der jeweiligen Altersgruppe verglichen. Der vollendete Lebensmonat definiert dabei die Zugehörigkeit zur jeweiligen Alterskategorie. Wenn ein Kind einen Gesamtscore über dem Mindestwert erzielt, ist mit 95 %-er Wahrscheinlichkeit anzunehmen, dass sich die Sprachproduktionsfähigkeit des Kindes „normal (= altersentsprechend) entwickelt". Liegt der Gesamtscore des Kindes unter dem Mindestwert, ist dies jedoch nicht zwingend ein Hinweis darauf, dass sich die Sprachproduktionsfähigkeit des Kindes nicht altersentsprechend entwickelt. In diesem Fall sollte der Test noch einmal zur Überprüfung des ersten Ergebnisses durchgeführt werden.

7.5.3 MAIS und IT-MAIS

Die Fragebögen MAIS (Meaningful Auditory Integration Scale) (Robbins et al. 1991) und IT-MAIS (Infant-Toddler Meaningful Auditory Integration Scale) (Zimmerman-Philips et al. 2014) finden ihren Einsatzbereich ebenfalls im Bereich des Monitorings bei Kindern mit Hörsystemversorgung.

Eltern bzw. weitere Bezugspersonen sollen auf einer mehrstufigen Rating-Skala beurteilen, ob sie ein bestimmtes Hörverhalten bei ihrem Kind schon einmal beobachtet haben und in welcher Häufigkeit bzw. Intensität dies auftritt („nie" bis „immer"). Zusätzlich sind auch Fragen zur Akzeptanz und Handhabung der Hörsysteme enthalten. Der MAIS umfasst einen Eltern- sowie einen Lehrerfragebogen.

MAIS und IT-MAIS enthalten mit jeweils zehn Items insgesamt deutlich weniger Fragen als der LittlEARS®-Hörfragebogen. Während der MAIS bei Kindern jeden Alters anwendbar ist, handelt es sich beim IT-MAIS um eine Modifikation des ursprünglichen Fragebogens, der sich speziell an Kleinkinder richtet und ausschließlich als Interview mit den Bezugspersonen durchgeführt werden soll. Der IT-MAIS ist als Freiversion im Internet verfügbar, allerdings ausschließlich in englischer Sprache (Zimmerman-Philips et al. 2014).

Beide Verfahren eignen sich zur Evaluation des Outcomes bezogen auf die Hörentwicklung bei Kindern mit Hörgeräten oder Cochlea-Implantaten (Zhong et al. 2017).

7.5.4 MUSS

Der MUSS (Meaningful Use of Speech Scale) (Robbins und Osberger 1991) ist ein Einschätzungsbogen zum Lautspracheinsatz bei hörgeschädigten Kindern. Er ähnelt in seinem Aufbau den Fragebögen MAIS und IT-MAIS und soll bei der ersten Durchführung als Interview erfolgen. Bei einer Verwendung als Monitoring-Instrument in wiederkehrenden Intervallen kann der Fragebogen auch von Eltern und weiteren Bezugspersonen selbstständig ausgefüllt werden. Es existieren eine Version für Eltern und eine weitere Version für Lehrpersonen. Die Antworten auf die zehn vorhandenen Items werden ebenso wie beim MAIS und IT-MAIS in Form einer Rating-Skala erfasst, die die Häufigkeit von beobachteten lautsprachlichen Äußerungen des Kindes misst („nie" bis „immer").

Der Fragebogen eignet sich auch für Kinder, die bereits im Schulalter sind, wobei er eine sprachtherapeutische Diagnostik nicht ersetzt. Mit dem MUSS wird vor allem der pragmatisch-kommunikative Einsatz von Lautsprache an sich erfasst, ohne dass näher auf weitere linguistische Sprachebenen eingegangen wird.

Es existieren darüber hinaus weitere Elternfragebögen, die sich prinzipiell für den Einsatz bei hörgeschädigten Kindern eignen und vergleichbare Fähigkeiten (insbesondere hinsichtlich Spracheinsatz) erfassen wie die oben genannten hörgeschädigtenspezifischen Fragebögen. ◨ Tab. 7.1 bietet einen zusammenfassenden Überblick.

◘ Tab. 7.1 Elternfragebögen zur Erfassung der Hör- und Sprachentwicklung

Name	Altersbereich	Erfassungsbereiche
LittlEARS®	0–24 Monate	Hörentwicklung
LittlEARS Sprach-produktionsfragebogen	0–18 Monate	Präverbale Sprachentwicklung
IT-MAIS	k. A.	Hörentwicklung, Geräteakzeptanz
MAIS	k. A.	Hörentwicklung, Geräteakzeptanz
MUSS	k. A.	Lautspracheinsatz
ELFRA 1	12 Monate	Sprachproduktion, Sprachverständnis, gestisches Verhalten und Feinmotorik
ELFRA 2	24 Monate	Produktiver Wortschatz, frühe Grammatikentwicklung
FRAKIS und FRAKIS-K	18–30 Monate	Sprachentwicklungsstand, Wortschatz, Grammatikeinsatz
SBE-2-KT	21–24 Monate	Produktiver Wortschatz, erste syntaktische Strukturen
SBE-3-KT	32–40 Monate	Produktiver Wortschatz, Grammatikentwicklung

In Kürze

Es existieren verschiedene Fragebögen, mit deren Hilfe insbesondere das kindliche Hörverhalten und die Sprachentwicklung des Kindes von den unmittelbaren Bezugspersonen eingeschätzt werden können. Einige Fragebögen können auch als Screeningverfahren eingesetzt werden und damit zwischen unauffälliger und auffälliger Entwicklung unterscheiden. Der Einsatzbereich der Fragebögen ist vor allem bei sehr jungen Kindern geeignet, die in einer diagnostischen Situation unter Umständen noch nicht kooperieren oder bei Kindern und Jugendlichen, bei denen z. B. das Trageverhalten der Hörhilfen und der Lautspracheinsatz im Alltag eingeschätzt werden soll. Für die Sprachtherapie stellen Fragebögen eine sehr gute Ergänzung zu der eigenen durchgeführten sprachtherapeutischen Diagnostik am Kind dar.

7.6 Testverfahren

Neben dem Einsatz von Fragebögen kann der Sprachentwicklungsstand von Kindern mit einer Hörstörung auch basierend auf standardisierten Diagnostikverfahren überprüft, erfasst und eingestuft werden. Dabei liegt der Vorteil in der individuellen Erfassung und Analyse differenzierter sprachlicher Fähigkeiten (z. B. Sprachverständnis für Wörter und Sätze), unter anderem mit Vergleichswerten für das jeweilige Alter.

Ausführliche Beschreibungen zu sprachtherapeutischen Diagnostikverfahren, die sehr häufig bei guthörenden Kindern eingesetzt werden und daher im Falle des Einsatzes bei hörgeschädigten Kindern gut als Vergleich zur guthörenden Normstichprobe dienen können oder zu denen bereits spezifische Erfahrungen bei hörgeschädigten Kindern vorliegen, finden sich in (► Kap. 15).

Bei der Auswahl eines geeigneten Verfahrens sollte die Frage im Vordergrund stehen, ob das Kind das Verfahren absolvieren kann und ob die Ergebnisse der Diagnostik zur Therapieplanung und -ausgestaltung beitragen.

Sofern bei der Diagnostik von der Standardisierung des Testverfahrens abgewichen wird, indem z. B. Visualisierungshilfen zur Erläuterung von z. B. Untertests genutzt werden oder Aufgabenstellungen wiederholt bzw. anders dargeboten werden, muss beachtet werden, dass diese Abweichung dazu führt, dass die Ergebnisse der Normstichprobe nicht mehr ohne Weiteres zum Vergleich herangezogen werden können.

Wird der Test abweichend von der Standardisierung durchgeführt, so muss er informell ausgewertet werden. Die Normstichprobe kann dann nur noch zur groben Orientierung dienen.

Bevor ein Test aber gar nicht durchgeführt werden kann oder aufgrund von Hörmissverständnissen abgebrochen werden muss, kann ggf. über eine Veränderung der Darbietung der Aufgaben nachgedacht werden – dies sollte aber nur ein Ausnahmefall sein.

> In der Diagnostik von Kindern mit Hörstörungen sollten bei der Testauswertung Hör- und Lebensalter nach Möglichkeit nicht gleichgesetzt werden. Da die meisten prälingual ertaubten, mit CI versorgten Kinder um das erste Lebensjahr implantiert werden, kann beim Einsatz von Diagnostikverfahren meist eine Differenz von ca. 12 Monaten zwischen Hör- und Lebensalter angenommen werden. Dies muss jedoch immer individuell geprüft werden. Es ist Aufgabe der Therapeutin, das genaue Höralter zu ermitteln und hinsichtlich der Normwerte anzupassen.

Einen Überblick über verschiedene Testverfahren, geordnet nach Altersgruppen, bietet ◻ Tab. 7.2.

Im Folgenden werden zwei diagnostische Verfahren beschrieben, die spezifisch für hörgeschädigte Kinder entwickelt wurden.

7.6.1 EARS® Testbatterie

Die EARS® Testbatterie (MED-EL) erfasst die Entwicklung der Hörfähigkeiten bei Kindern vor und nach der Cochlea-Implantation. Die Testbatterie basiert auf den Hörlernstufen nach Erber (1982): Wahrnehmen, Unterscheiden, Erkennen, Nachsprechen und Verstehen (▶ Abschn. 11.2). Sie erfasst die Langzeitentwicklung der Hörwahrnehmungsfähigkeiten bei prä-, peri- und postlingual ertaubten Kindern im Alter zwischen 3–18 Jahren. Die Testbatterie umfasst offene und geschlossene Tests zum Sprachverstehen und Fragebögen für verschiedene sprachliche Entwicklungsbereiche (MAIS, IT-MAIS, MUSS) (▶ Abschn. 7.4) die von Eltern und Pädagogen ausgefüllt werden. Ziel ist die entwicklungsbegleitende Untersuchung der Hörentwicklung bei prä-, peri- und postlingual ertaubten Kindern.

7.6.2 TeenEARS® Testbatterie

TeenEARS (MED-EL) ist eine speziell für Teenager mit Cochlea-Implantaten entwickelte Testbatterie. Sie kann als Fortsetzung der MED-EL EARS® Testbatterie oder als eigene Testbatterie verwendet werden. Die Testbatterie beinhaltet einen Fragebogen zur psychosozialen Situation und den Erwartungen des Jugendlichen an das Hören mit Cochlea-Implantat. Sieben weitere Tests, darunter reine offene und geschlossene Tests, erfassen verschiedenen Sprachkompetenzstufen und Hörfähigkeiten. Die Aufgaben beinhalten grundlegende Aspekte (z. B. Umweltgeräusche) bis hin zu komplexen (z. B. Speechtracking) Anforderungen. Die TeenEARS®-Testbatterie kann als Fortsetzung der MED-EL EARS® Testbatterie oder als eigene Testbatterie verwendet werden.

Normen liegen für die TeenEARS® Testbatterie nicht vor, aber die Tests geben Therapeutinnen wertvolle zusätzliche Hinweise, welche Bereiche der Hörentwicklung und des Lebens mit dem Implantat für die Heranwachsenden im Fokus stehen.

▢ Tab. 7.2 Testverfahren im Überblick (in alphabetischer Reihenfolge) (▶ Kap. 15 Weitere Diagnostikverfahren)

Name des Testverfahrens	Altersbereich	Erfassungsbereiche
AWST-R 3-5	3;0–5;5 Jahre	Bildbenennung
BAKO 1-4	1.-4. Schulklasse	Pseudowort-Segmentierung, Restwortbestimmung, Vokalersetzung, Lautkategorisierung, Vokallängenbestimmung, Phonemvertauschung und Wortumkehr
BISC	Letztes Kindergartenjahr	Phonologische Bewusstheit, Schnelles-Benennen-Wissen, Pseudowörter-Nachsprechen, visuelle Aufmerksamkeitssteuerung
EARS® Testbatterie	3–18 Jahre	Sprachverstehen, Wahrnehmen, Unterscheiden, Erkennen, Nachsprechen, Verstehen
ELFE II	1.-7. Schulklasse	Leseverständnis, -flüssigkeit und -genauigkeit auf Wort-, Satz- und Textebene sowie Schwellenmessung der Worterkennung (nur Computerversion)
H-LAD	1.-4. Schulklasse	Lautdifferenzierung und Lautanalyse
HSET	3–9 Jahre (oder älter)	Syntax, Morphologie, Satzbedeutung, Wortbedeutung, Interaktive Bedeutung, Textgedächtnis und – verarbeitung
HSP 1-10	1.-10. Schulklasse	Rechtschreibkompetenz, orthografisches Wissen
Mottier-Test	Ab 4 Jahre	Auditive Lautdifferenzierungsfähigkeit, Kapazität des auditiven Kurzzeitgedächtnisses
MSVK	5–7 Jahre	Rezeptive Sprachleistungen, Semantik, Syntax, Pragmatik
NRDLS (Englisch)	3;0–7;6 Jahre	Sprachproduktion, Sprachverständnis (Wortschatz und Grammatik)
PDSS	2;0–6;11 Jahre	Phonologie, Lexikon/Semantik, Grammatik
PET	3–10 Jahre	Wortverständnis, Grammatik-Test, Wörter ergänzen, Laute verbinden, Zahlenfolgen-Gedächtnis, Symbolfolgen-Gedächtnis
PLAKSS II	2;6–8;0 Jahre	Bildbenennung
PPVT-4	3;0–16;11 Jahre	Rezeptiver Wortschatz, Hörverständnis
Rundgang durch Hörhausen	1. Schulklasse	Silbensegmentierung, Silbenzusammensetzung, Reimerkennung, Phonemanalyse, Lautsynthese mit Umkehraufgabe, An- und Endlauterkennung
SETK 2-3	24–35 Monate	Sprachverständnis und Sprachproduktion für Wörter und Sätze
SETK 3-5	3;0–5;11 Jahre	Sprachverständnis, Sprachproduktion, Sprachgedächtnis
SET 5-10	5–10 Jahre	Wortschatz, Semantische Relation, Verarbeitungsgeschwindigkeit, Sprachverständnis, Sprachproduktion, Grammatik/Morphologie, auditive Merkfähigkeit
TeenEARS®Testbatterie	Teenager	Psychosoziale Situation, Sprachkompetenz, Hörfähigkeit
TROG-D	3;0–10;11 Jahre	Grammatikverständnis (Verbflexion, Funktionswörter, Satzbau)
WWT	5;6–10;11 Jahre	Aktiver Wortschatz, Wortabruf

7

In Kürze

Für Kinder mit einer Hörstörung können zur Beurteilung des Sprachentwicklungsstandes grundsätzlich Verfahren eingesetzt werden, die ansonsten auch bei guthörenden Kindern zum Einsatz kommen. Dabei sollte jedoch stets sorgfältig überlegt werden, ob mithilfe des Verfahrens tatsächlich diejenigen Fragen beantwortet werden können, die für die Therapieplanung relevant erscheinen und ob das Kind in der Lage ist, das Verfahren zu absolvieren.

Durch den Einsatz eines sprachtherapeutischen Tests kann eingeschätzt werden, wie sich das Kind im Vergleich zu gleichaltrigen guthörenden Kindern entwickelt. Dies hat eine hohe Relevanz für die Planung der sprachtherapeutischen Förderung.

Das Höralter sollte insbesondere bei CI-versorgten Kindern dokumentiert und bei der Auswertung des Tests berücksichtigt werden. Auch das chronologische Alter hat eine hohe Relevanz bei der Interpretation von Testergebnissen, wenn die Ergebnisse des Kindes mit guthörenden gleichaltrigen Kindern verglichen werden sollen.

7.6.3 Ling-Laute-Test

Die Durchführung des Ling-Laute-Tests (Ling 1976) stellt eine sehr gute Möglichkeit für die Sprachtherapeutin dar, schnell und einfach die Funktionsfähigkeit der Hörsysteme zu überprüfen; sofern das Kind bereits über die Fähigkeit zur sicheren Detektion eines Hörereignisses verfügt.

Darüber hinaus können Ling-Laute (◘ Abb. 7.2) sowohl diagnostisch als auch spielerisch in der Therapie für kleine Übungseinheiten eingesetzt werden.

Ziel ist die Sicherstellung der Detektionsfähigkeit von Phonemen unterschiedlicher Frequenz und damit auch die für die Therapeutin ausgesprochen relevante

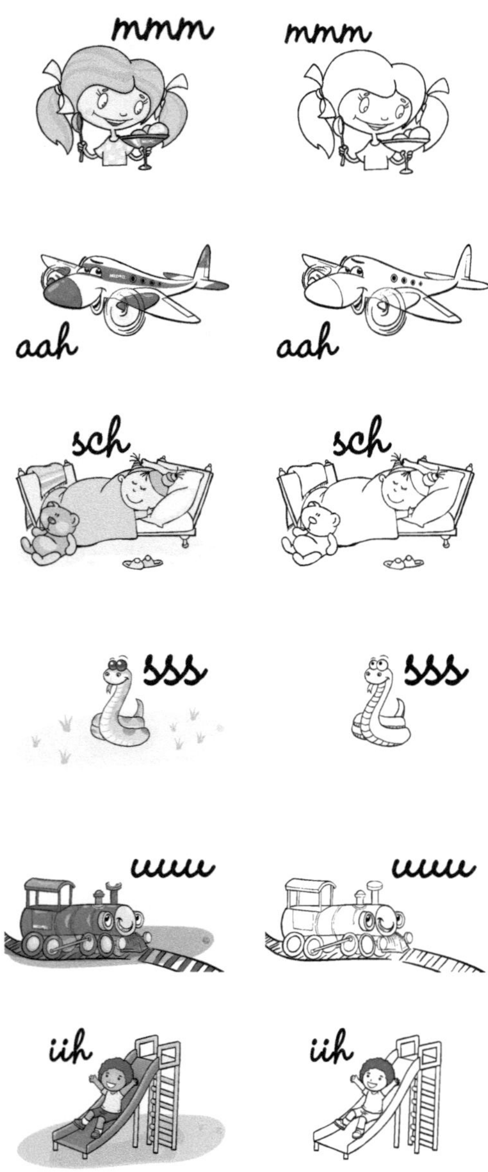

◘ **Abb. 7.2**   Ling-Laute. (Mit freundl. Genehmigung von MED-EL)

Antwort auf die Frage, ob das Kind in der Lage dazu ist, gesprochene Sprache mit den Hörsystemen wahrzunehmen.

Die Ling-Laute umfassen sechs Phoneme, die sich von links nach rechts über die gesamte Sprachbanane (▶ Abschn. 1.1.) verteilen und mit deren Hilfe u. a. festgestellt werden kann, ob das Kind die betreffenden Laute entweder wahrnehmen, unterscheiden oder ggf. auch identifizieren oder zuordnen kann (Ling 1976).

Sofern alle sechs Ling-Laute in normaler Sprechlautstärke vom Kind wahrgenommen werden, kann man mit einer gewissen Wahrscheinlichkeit davon ausgehen, dass alle in der Sprachbanane befindlichen Laute der gesprochenen Sprache von dem Kind grundsätzlich gehört werden. Dies heißt allerdings noch nicht, dass die Laute vom Kind auch unterschieden oder identifiziert, d. h. verstanden werden.

Bei sehr jungen oder frisch versorgten Kindern entwickeln sich die Detektionsfähigkeit sowie alle nachfolgenden Hörlernstufen (▶ Abschn. 11.2) noch und sind in der Regel nicht direkt nach der Anpassung von Hörsystemen vorhanden.

Ling-Laute
Für den deutschen Sprachraum wurden folgende Laute festgelegt:
- /m/
- /u:/
- /a:/
- /i:/
- /ʃ/ (sch stimmlos)
- /s/ (s stimmlos)

Das Üben zur Wahrnehmung und Unterscheidung der Ling-Laute ist möglich, ohne dass eine spätere Diagnostik eingeschränkt wird.

Zur Durchführung des sogenannten Ling-Laute-Tests empfiehlt sich das folgende Vorgehen:

Das Kind sollte das Mundbild der Therapeutin während der Durchführung (auch in der Diagnostik!) nicht sehen. Die Therapeutin kann das Mundbild mit einem durchlässigen Gegenstand temporär verdecken. Hierfür eignet sich z. B. der Einsatz eines Stickrahmens (erhältlich in Kurzwarengeschäften), in den ein dünnes Stück blickdichter Baumwollstoff eingespannt wird.

- **Detektion mit Ling-Lauten**

Die Therapeutin artikuliert einen Laut in normaler Sprechlautstärke und das Kind zeigt an, dass es den Laut gehört hat. Dies kann spielerisch wie bei einer Spielaudiometrie (▶ Abschn. 2.2) erfolgen, indem das Kind z. B. einen Bauklotz bewegen und manipulieren darf (z. B. aufstapeln, in eine Kiste werfen o. Ä.), sobald es einen Laut gehört hat.

Die Therapeutin sollte während der Detektionsaufgaben manchmal auch lange abwarten können (z. B. länger als 5–10 s), bevor sie einen der sechs Ling-Laute artikuliert. Das Mundbild sollte während dieser „Wartezeiten" nicht sichtbar sein. Ansonsten besteht die Gefahr, dass das Kind automatisch immer dann einen gehörten Laut anzeigt, wenn der Stickrahmen vor den Mund gehalten wird oder einfach nach einer gewissen Zeit eine Reaktion zeigt, weil es davon ausgeht, dass dies von ihm erwartet wird.

Eine verlängerte Reaktionszeit ist bei hörgeschädigten Kindern zu Beginn häufig zu beobachten, ebenso wie eine rasche Hörermüdung.

Eine Diagnostik mit Ling-Lauten kann schnell und informell am Anfang jeder Therapieeinheit gestaltet werden, ebenso wie eine kurze Fördereinheit mit selbigen. Jedoch sollten Ling-Laute auf keinen Fall den einzigen Inhalt der Therapiestunde bilden und auch nicht wie ein „Trainingsprogramm" bei sehr jungen Kindern angewandt werden, da sonst schnell der Spaß und die Freude an der Therapie verloren gehen.

Ling-Laute können dennoch, wenn sie z. B. als Einstieg in die Therapie durchgeführt werden, motivierend sein und sinnvoll in eine Spielhandlung eingebunden werden.

Sofern die Therapeutin feststellt, dass das Kind bestimmte Ling-Laute nicht hören bzw. wahrnehmen kann, kommen verschiedene Erklärungen in Betracht:

- Das Kind muss sich noch an die Höreindrücke gewöhnen (z. B., wenn die [Erst-] Anpassung einer Hörsystemversorgung noch nicht lange zurückliegt) und wird ggf. mit der Zeit lernen, die entsprechenden Laute wahrzunehmen.
- Die Einstellungen des Hörgerätes oder Cochlea-Implantats müssen überprüft werden. Ggf. ist die derzeitige Verstärkung bzw. Anpassung nicht ausreichend oder passend.
- Die bestehende Versorgung (bezogen z. B. auf Hörgeräte) ist ggf. unzureichend. Sollte die Versorgung mit Hörgeräten ausgereizt, aber ein Cochlea-Implantat nicht erwünscht sein, so ist in der Therapie das Verweilen auf der Ebene der Diskrimination hochfrequenter Laute wie /s/ und /ʃ/ nicht sinnvoll, da es mit der bestehenden, nicht mehr ausreichenden Hörsystemversorgung nicht erreicht werden kann. Es sollten dann andere Modalitäten und Formen zur Unterstützung des Kindes beim Hörverstehen in Betracht (► Kap. 13) gezogen werden.

■ **Diskrimination mit Ling-Lauten**

Die Therapeutin artikuliert zwei gleiche oder verschiedene Ling-Laute direkt hintereinander und das Kind muss entscheiden, ob diese beiden Laute gleich oder unterschiedlich waren.

Unterscheidung von Ling-Lauten

Wenn die Unterscheidung von Ling-Lauten (noch) schwerfällt, sollte bei den ungleichen Lauten mit großen Oppositionen begonnen werden, z. B.

- /m/ – /ʃ/ (tieffrequenter vs. hochfrequenter Laut, in der Sprachbanane weit voneinander entfernt)
- /a:/ – /s/ (Vokal vs. stimmloser Zischlaut mit deutlichem Klangunterschied)

Geringe Oppositionen sind zu Beginn schwierig und sollten daher vermieden werden, z. B.

- /s/ – /ʃ/ (zwei hochfrequente stimmlose Zischlaute)
- /u:/ – /a:/ (zwei Vokale)

■ **Identifikation mit Ling-Lauten**

Die Therapeutin artikuliert einen Ling-Laut und das Kind wiederholt diesen lautsprachlich oder zeigt auf ein Symbol oder Schriftbild, das diesem Laut zuvor zugeordnet wurde (z. B. /s/ für den zischenden Laut einer Schlange und /ʃ/ für ein schlafendes Kind). Alternativ kann das Kind auch immer dann ein Signal geben, wenn es einen bestimmten, zuvor festgelegten Laut gehört hat, während die Therapeutin verschiedene Laute hintereinander artikuliert. In diesem Fall wird die auditive Vigilanz des Kindes gefördert, d. h. die erhöhte Aufmerksamkeit für einen bestimmten Laut bei ansonsten eintöniger Reizfrequenz.

Die Übung zur Identifikation kann mit einem, zwei oder maximal drei Lauten beginnen und schrittweise auf alle sechs Ling-Laute erweitert werden.

Entweder soll das Kind immer dann eine Reaktion zeigen, wenn es einen bestimmten Laut gehört hat (auditive Vigilanz) oder es soll den Laut wiederholen (nachsprechen) bzw. auf ein Bild zeigen, das mit dem Laut assoziiert wurde. Bei älteren Kindern ist auch die schriftsprachliche Darbietung von Lauten möglich.

Die Ling-Laute stellen ein closed set dar (Abschn. 2.2).

> Eine Verschlechterung der Wahrnehmung der Ling-Laute bzw. bestimmter Laute aus dem Ling-Repertoire ist ein Alarmzeichen, insbesondere, wenn plötzlich bestimmte Laute nicht mehr gehört werden, die von dem Kind zuvor sicher angezeigt wurden.

In diesem Fall sollte die Therapeutin mit dem Akustiker, dem Pädaudiologen bzw. dem CI-Centrum Kontakt aufnehmen bzw. die Eltern zu bitten, sich dort zur Überprüfung des Gehörs bzw. der Hörsysteme und deren Einstellung vorzustellen. Es ist möglich, dass sich das Gehör verschlechtert hat oder dass die Einstellung der Hörsysteme nicht (mehr) passend ist.

In Kürze

Zu den wenigen diagnostischen Verfahren, die spezifisch für hörgeschädigte Kinder entwickelt wurden, gehören z. B. die EARS® und die TeenEARS® Testbatterie. Diese fokussieren vor allem auf CI-versorgte Kinder, auf die Entwicklung der Hörfähigkeit nach der Implantation und das Hör-Sprach-Verstehen bzw. die Sprachproduktion im Alltag.
Für eine differenzierte sprachtherapeutische Diagnostik empfiehlt sich die Verwendung von Verfahren, die auch bei guthörenden Kindern eingesetzt werden und zu denen teilweise auch Erfahrungen mit hörgeschädigten Kindern vorliegen (▶ Kap. 15).
Zur Überprüfung der Lautwahrnehmung in unterschiedlichen Frequenzbereichen und der Sicherstellung der tagesaktuellen Funktionsfähigkeit der Hörsysteme kann der Ling-Laute-Test als zeitökonomische Möglichkeit z. B. zu Beginn einer Therapiesitzung eingesetzt werden.

7.7 Entwicklungsdiagnostik

Eine allgemeine Entwicklungsdiagnostik dient dazu, die Entwicklung eines Kindes im Vergleich zu anderen Kindern seiner Altersgruppe zu beurteilen und erlaubt damit eine Aussage über seinen Entwicklungsstand (Lohaus und Vierhaus 2013). Für die Entwicklungsdiagnostik sind Kenntnisse aus der Entwicklungspsychologie, klinischen Entwicklungspsychologie, der Neuropsychologie und Psychodiagnostik sowie der klinischen Psychologie und Psychotherapie erforderlich. Daher wird eine Entwicklungsdiagnostik in der Regel im Sozialpädiatrischen Zentrum und durch Psychologen durchgeführt.

Insbesondere bei Kindern mit Hörstörungen ist dieser Bereich äußerst wichtig, da häufig zusätzliche Beeinträchtigungen neben einer Hörstörung auftreten. Die frühe allgemeine Entwicklungsdiagnostik kann dann entscheidende Hinweise darauf geben, warum die Sprachentwicklung trotz Hörhilfenversorgung und Frühförderung ggf. keine oder nur geringe Fortschritte zeigt. Zudem zeigen Studien, dass Kinder mit Beeinträchtigungen in der Sprachentwicklung häufig auch Schwierigkeiten haben, soziale Kontakte zu Gleichaltrigen ohne Beeinträchtigung zu knüpfen. Durch die eingeschränkten sprachlichen Fähigkeiten verpassen sie möglicherweise relevante Erfahrungen im sozial-emotionalen Bereich (Petermann und Wiedebusch 2008; Petermann et al. 2002).

Neben der Sprachentwicklungsdiagnostik gehört die allgemeine Entwicklungsdiagnostik bei Kindern mit Hörstörungen in regelmäßigen Abständen vor und nach einer Versorgung mit Hörsystemen zur klinischen Routine. Werden Auffälligkeiten erkannt, werden eine Ergotherapie, Physiotherapie oder allgemeine heilpädagogische Frühförderung eingeleitet. Auch hier gilt es, die Beobachtungen und Beurteilungen von verschiedenen Fachleuten des interdisziplinären Teams in den diagnostischen Prozess einzubeziehen. Zusätzlich sollten Einschätzungen der Eltern- und Bezugspersonen sowie weitere Verhaltensbeobachtungen bei der Entwicklungseinschätzung berücksichtigt werden, um Verzögerungen frühzeitig zu erkennen und einer möglichen Entwicklungsstörung entgegenzuwirken.

Es erfolgt eine allgemeine Unterteilung der Testverfahren in der Entwicklungsdiagnostik in **Entwicklungs-Screenings, allgemeine Entwicklungstests,** die sich auf die gesamte Entwicklung beziehen, oder **spezielle Entwicklungstests,** welche spezifische Teilbereiche (Kognition, Sprache, Motorik etc.) erfassen. ◘ Tab. 7.3 gibt eine Übersicht über häufig verwendete entwicklungsdiagnostische Verfahren.

◘ **Tab. 7.3** Entwicklungsdiagnostische Verfahren im Deutschen

Name	Altersbereich	Erfassungsbereiche
Neuropsychologisches Entwicklungs-Screening (NES) (Petermann und Renziehausen 2005)	(U4-U7) 3–24 Monate; Zusätzlich 17.-19. Lebensmonat	Grob-/Feinmotorik, Wahrnehmung, kognitive Leistungen, Visuomotorik, Explorationsverhalten, Sprache
Erweiterte Vorsorgeuntersuchung (EVU) (Melchers et al. 2003)	(U4-U9) 3.-64. Lebensmonat	Motorik, Sprache, kognitive Leistungen, Verhalten
Denver- Entwicklungsskalen, deutsche Fassung (Flehmig et al. 1973)	0–6 Jahre	Grobmotorik, Sprache, Feinmotorik-Adaptation, Sozialkontakt
Münchener Funktionelle Entwicklungsdiagnostik erstes Lebensjahr (MFED 1) (Hellbrügge 2001)	0;1–0;11 Jahre	Körperdrehung und Kriechen, Sitzen, Stehen und Gehen, Greifen und Handbeherrschung, Sinnesorgane und Spielverhalten, Sprachäußerungen, Sprachverständnis, Sozialentwicklung
Münchener Funktionelle Entwicklungsdiagnostik zweites und drittes Lebensjahr (MFED 2-3) (Hellbrügge 1994)	1;0–2;11 Jahre	Körperbewegung, Handgeschicklichkeit, Erfassen von Zusammenhängen, aktive Sprache, Sprachverständnis, Sozialentwicklung, Selbstständigkeit
Griffiths- Entwicklungsskalen (GES) (Brandt und Sticker 2001)	0;1–1;11 Jahre	Motorik, persönlich-soziale Fähigkeiten, Hören und Sprechen, Auge und Hand, Leistungen
Entwicklungstest 6 Monate – 6 Jahre (ET 6-6) (Petermann et al. 2008)	0;6–5;11 Jahre	Körpermotorik, Handmotorik, kognitive Entwicklung (Gedächtnis, Handlungsstrategien, Kategorisieren, Körperbewusstsein); Sprachentwicklung (rezeptiv, expressiv), Sozialentwicklung, emotionale Entwicklung; zusätzlich im Vorschulalter: Subtest Nachzeichnen
Wiener Entwicklungstest (WET) (Kastner-Koller und Deimann 2002)	3;0–5;11 Jahre	Motorik, Visuomotorik/visuelle Wahrnehmung, Lernen und Gedächtnis, kognitive Entwicklung und Sprache, sozialemotionale Entwicklung
Bayley Scales of Infant and Toddler Development (Bayley-II) (Reuner et al. 2007)	0;1–3;6 Jahre	Kognitive und die motorische Skala; zusätzlich Verhaltensbeobachtung (Behavior Rating Scale)
Bayley Scales of Infant and Toddler Development (Bayley-III) (Bayley 2006)	0;1–3;6 Jahre	Kognitive Entwicklung, Sprache (rezeptiv und expressiv), Motorik (Grobmotorik, Feinmotorik); sozial-emotionale Entwicklung und Alltagsverhalten (Adaptive Behavior)

In Kürze

Idealerweise vereint die sprachtherapeutische Diagnostik quantitative Angaben (d. h. Ergebnisse aus standardisierten Testverfahren) und qualitative Hinweisen (z. B. aus Spontansprachanalysen und Kommunikationsprotokollen) über das allgemeine Interaktions- und Kommunikationsverhalten des Kindes. Bei CI-versorgten Kindern bietet die Orientierung am Höralter eine Möglichkeit, das Kind entsprechend seiner Hörerfahrung zu beurteilen. Bei einer Orientierung am chronologischen Alter des Kindes kann überprüft werden, ob das Kind in seiner Hör- und Sprachkompetenz zu guthörenden Altersgenossen aufschließen kann.

In der sprachtherapeutischen Diagnostik können je nach Alter und Hör- bzw. Sprach-/Sprech- und Kommunikationsentwicklungsstand des Kindes unterschiedliche Verfahren zum Einsatz kommen. Generell empfiehlt sich die Kombination verschiedener Verfahren, um ein möglichst differenziertes Bild zum Entwicklungsstand des Kindes zu erhalten.

Beobachtungsverfahren eignen sich bei jüngeren Kindern, bei denen z. B. die Eltern-Kind-Interaktion in den Fokus genommen werden kann, aber auch bei älteren Kindern, wenn die Spontansprache, insbesondere bezogen auf semantisch-lexikalische und syntaktisch-morphologische Fähigkeiten oder pragmatisch-kommunikatives Verhalten in Kommunikationssituationen dokumentiert werden sollen. Ein Lautbefund kann mithilfe eines Beobachtungsverfahrens nicht erstellt werden.

Bei Kindern mit zusätzlichen Beeinträchtigungen können Beobachtungsverfahren auch in einem höheren Lebensalter eine wichtige Rolle spielen, sofern die Kinder vorwiegend vorsprachlich, d. h. prä-intentional kommunizieren oder einen Bedarf an Unterstützter Kommunikation (▶ Kap. 13) aufweisen.

Mit Fragebögen zum Hör-/Sprach- und Kommunikationsverhalten können zusätzliche Einschätzungen und Meinungen der Bezugspersonen des Kindes (in der Regel Eltern) eingeholt und ggf. Fortschritte dokumentiert werden. Auf diese Weise erhalten Therapeutinnen z. B. auch Auskunft über das Trageverhalten der Hörsysteme und das Hörverhalten und die Kommunikation des Kindes im Alltag. Fragebögen eignen sich darüber hinaus gut für das Monitoring der Entwicklung des Kindes und der Reflexion der eigenen sprachtherapeutischen Maßnahmen.

Für die konkrete Erfassung des Sprachentwicklungsstandes hörgeschädigter Kinder eignen sich v. a. mit zunehmendem Alter Einzeltestverfahren aus der klassischen Sprachtherapie, die auch zur Einordnung des Kindes im Vergleich zu seiner guthörenden Altersgruppe hinsichtlich der linguistischen Sprachebenen Semantik-Lexikon, Syntax-Morphologie, Phonetik-Phonologie und Pragmatik-Kommunikation dienen können. Idealerweise eröffnet ein Diagnostikverfahren auf den unterschiedlichen Ebenen direkt konkrete Hinweise für die sich anschließende Förderung für das Kind.

Bei hörgeschädigten Kindern muss generell berücksichtigt werden, dass Testergebnisse durch Hörmissverständnisse, fehlende Sicherstellung der Aufgabenstellung oder durch phonetisch-phonologische Störungen bzw. Artikulationsstörungen verfälscht werden können. Auch sollte nicht unterschätzt werden, dass z. B. Kinder mit einem mehrsprachigen Hintergrund Schwierigkeiten haben können, ein deutschsprachiges Verfahren zu absolvieren.

Bei einer Adaption oder bewussten Veränderung der Testdurchführung durch die Therapeutin (z. B. Vereinfachung, Hilfestellung, Wiederholung, Darbietung in anderer Sprache) muss beachtet werden, dass die Abweichung von der Standardisierung dazu führt, dass die Ergebnisse nicht mehr mit der Normstichprobe verglichen werden können. Für informelle Hinweise kann eine veränderte Testsituation (z. B. zusätzliche Hinweise zur Aufgabenstellung, Visualisierung, Unterstützung mit Bildkarten o. Ä.) jedoch trotzdem hilfreich sein.

Literatur

Bagatto MP, Moodie ST, Scollie SD (2010) Beyond matching targets: an approach to outcome evaluation in pediatric hearing aid fitting. A sound foundation through early amplification: International pediatric audiology conference, Nov 8–10, Chicago, USA, Chapter 18, 229–244

Bagatto MP, Moodie ST, Seewald RC, Bartlett DJ, Scollie SD (2011) A critical review of audiological outcome measures for infants and children. Trends in amplification 15:23–33. ► http://tia.sagepub.com/content/early/2011/08/03/1084713811412056. Zugegriffen: 26. Febr. 2020

Bayley N (2006) Bayley scales of infant and Toddler development, 3. Aufl. Psychological Corporation, San Antonio

Brandt I, Sticker EJ (2001) Griffiths Entwicklungsskalen zur Beurteilung der Entwicklung in den ersten beiden Lebensjahren. Beltz Test, Göttingen

Coninx F (2004) Die Hörentwicklung in den ersten zwei Jahren. In: Horsch U (Hrsg) Frühe Dialoge – Früherziehung hörgeschädigter Säuglinge und Kleinkinder. Ein Handbuch. Hörgeschädigte Kinder, Hamburg

Coninx F, Weichbold V, Tsiakpini L, Autrique E, Bescon G, Tamas L, Comernol A, Georgescu M, Koroleva I, Le Maner-Idrissi G, Liang W, Madell J, Mikić B, Obrycka A, Pankoska A, Pascu A, Popescu R, Radulescu L, Rauhamäki T, Rouev P, Kabatova Z, Spitzer J, Thodi C, Varžic F, Vischer M, Wang L, Zavala JS, Brachmaier J (2009) Validation of the LittlEARS® auditory questionnaire in children with normal hearing. Int J Pediatr Otorhinolaryngol 73:1761–1768

De Langen-Müller U, Kauschke C, Kiese-Himmel C, Neumann K, Noterdaeme M (2016) Diagnostik von Sprachentwicklungsstörungen (SES), unter Berücksichtigung umschriebener Sprachentwicklungsstörungen (USES) –Interdisziplinäre S2k-Leitlinie S2k-Leitlinie. ► https://www.awmf.org/uploads/tx_szleitlinien/049-0061_S2k_Sprachentwicklungsstoerungen_Diagnostik_2013-06-abgelaufen_01.pdf. Zugegriffen: 28. Febr. 2020

EARS®-Batterie. Innsbruck, München, MED-EL. ► http://www.medel.com/support-rehabilitation/

Erber NP (1982) Auditory training. Alexander Graham Bell Association, Washington DC, S 92–94

Flehmig I, Schloon M, Uhde J, von Bernuth H (1973) Denver-Entwicklungsskalen. Harburger Spastikerverein verlag, Hamburg

Friederici AD, Hahne A (2000) Neurokognitive Aspekte der Sprachentwicklung. In: Grimm H (Hrsg) Enzyklopädie der Psychologie. Themenbereich C: Theorie und Forschung, Serie III: Sprache, Band 3: Sprachentwicklung. Hogrefe, Göttingen, S 273–310

Hellbrügge T (Hrsg) (1994) Münchener Funktionelle Entwicklungsdiagnostik. Zweites und drittes Lebensjahr, 4. korr. u. erw Aufl. Deutsche Akademie für Entwicklungsrehabilitation, München

Hellbrügge T (2001) Münchener Funktionelle Entwicklungsdiagnostik. Erstes Lebensjahr, 6. unverä. Aufl. Hansisches Verlagskontor, Lübeck

Jacob A (2016) Interaktionsbeobachtung von Eltern und Kind. Methoden – Indikation – Anwendung. Ein Praxisbuch. Kohlhammer, Stuttgart

Kastner-Koller U, Deimann P (2002) Der Wiener Entwicklungstest, 2. überarb. u. neu norm. Aufl. Hogrefe, Göttingen

Leber I (2009) Förderdiagnostik Unterstützte Kommunikation. In: Birngruber C, Arendes S (Hrsg) Werkstatt Unterstützte Kommunikation. von Loeper, Karlsruhe, S 89–97

Ling D (1976) Speech and the hearing-impaired child: Theory and practice. Alexander Graham Bell Association for the Deaf, Washington DC

Lohaus A, Vierhaus M (2013) Entwicklungspsychologie des Kindes- und Jugendalters für Bachelor. Lesen, Hören, Lernen im Web, 2. Aufl. Springer, Berlin

Melchers P, Floß S, Brandt I, Esser KJ, Lehmkuhl G, Rauh H, Sticker E (2003) Erweiterte Vorsorgeuntersuchung (EVU). PITS, Leiden

Petermann F, Renziehausen A (2005) Neuropsychologisches Entwicklungsscreening. Huber, Bern

Petermann F, Wiedebusch S (2008) Emotionale Kompetenz bei Kindern. Hogrefe, Göttingen

Petermann U, Reinartz H, Petermann F (2002) IDL 0-2: Ein Explorationsbogen zur Identifikation differenzieller Lernwege in der Sozialentwicklung. Zeitschrift für Klinische Psychologie, Psychiatrie und Psychotherapie 50:427–457

Petermann F, Stein IA, Macha T (2008) Entwicklungsdiagnostik mit dem ET 6-6, 3., veränd. Aufl. Harcourt Test Services, Frankfurt a. M.

Reuner G, Rosenkranz J, Pietz J, Horn R (Hrsg) (2007) Bayley Scales of Infant Development, Second Edition – Deutsche Fassung. Harcourt Test Services, Frankfurt a. M.

Robbins A, Osberger MJ (1991) Meaningful use of speech scale (MUSS). Indiana University School of Medicine, Indianapolis

Robbins AM, Renshaw JJ, Berry SW (1991) Evaluating meaningful auditory integration in profoundly hearing impaired children. American journal of otology 2(Suppl.):144–150

Sachse S, von Suchodoletz W (2008) Early identification of language delay by direct language assessment or parent report. J Dev Behav Pediatr 29:34–41

Schäfer K, Coninx F, Fischbach T (2019) LittlEARS® auditory questionnaire as an infant hearing screening in Germany after the newborn hearing screening. Int J Audiol 58:468–475

Tait ME, Nikolopoulos TP, Lutman ME, Wilson D, Wells P (2001) Video analysis of pre-verbal communication behaviours: use and reliability. Deafness & Education International 3(1):38–43

Tait ME, Nikolopoulos TP, Wells P, White A (2007) The use and reliability of Tait video analysis in assessing preverbal language skills in profoundly deaf and normally hearing children under 12 months of age. Int J Pediatr Otorhinolaryngol 71(9):1377–1382

Teen EARS®. Innsbruck, München, MED-EL. ► http://www.medel.com/support-rehabilitation/

Thiel M (2000) Logopädie bei kindlichen Hörstörungen – Ein mehrdimensionales Konzept für Therapie und Beratung. Springer, Berlin

Wachtlin B, Brachmaier J, Amann E, Hoffmann V, Keilmann A (2017) Development and evaluation of the LittlEARS® Early Speech Production Questionnaire – LEESPQ. Int J Pediatr Otorhinolaryngol 94:23–29. ► https://doi.org/10.1016/j.ijporl.2017.01.007

Weichbold V, Tsiakpini L, Coninx F, D'Haese P (2005) Development of a parent questionnaire for assessment of auditory behaviour of infants up to two years of age. Laryngorhinootologie 84:328–334

Zhong Y, Xu T, Dong R, Lyu J, Liu B, Chen X (2017) The analysis of reliability and validity of the IT-MAIS, MAIS and MUSS. Int J Pediatr Otorhinolaryngol 96:106–110

Zimmerman-Philips S, Oberger MJ, Robbins AM (2014) Administration instructions. IT-MAIS. ► http://c324175.r75.cf1.rackcdn.com/IT-MAS_20brochure_20_2.pdf. Zugegriffen: 26. Febr. 2020

Zollinger B (2007) Die Entdeckung der Sprache. Beiträge zur Heil- und Sonderpädagogik. Erziehung, Unterricht, Diagnostik, Therapie, 4. Aufl. Paul Haupt, Bern

Hörgeschädigtenspezifische Frühförderung

Inhaltsverzeichnis

© Springer-Verlag GmbH Deutschland, ein Teil von Springer Nature 2020
V. Hoffmann, K. Schäfer, *Kindliche Hörstörungen*, Praxiswissen Logopädie,
https://doi.org/10.1007/978-3-662-61126-5_8

Der Begriff „Frühförderung" bezeichnet ganz allgemein ein umfassendes Hilfesystem und pädagogische sowie therapeutische Maßnahmen für Kinder ab der Geburt bis zum Schuleintritt, die von Behinderung betroffen oder bedroht sind (Sohns 2010). Zu den Hilfsangeboten der Frühförderung gehören auch die Beratung und Begleitung der Eltern und anderer Personen, die Elternfunktionen übernehmen (Thurmair und Naggl 2010). Allgemeine frühpädagogische Angebote für Kinder ohne Beeinträchtigung wie musikalische Früherziehung, frühes Sprachenlernen etc. sind keine Angebote der Frühförderung.

8.1 Einführung und Begriffsklärung

❯ **Frühförderung**
Die Frühförderung hörgeschädigter Kinder fokussiert spezifisch auf Themen im Kontext von Hören, Hörschädigung und Kommunikation.

In der Hörgeschädigtenpädagogik hat Frühförderung eine lange Tradition und einen ganz besonderen Stellenwert (Hintermair und Sarimski 2014). Insbesondere die flächendeckende Einführung des **Neugeborenenhörscreenings** im Jahr 2009 (▶ Abschn. 2.1) hat wesentlich dazu beigetragen, dass sich die Anforderungen und Aufgaben der Frühförderung hörgeschädigter Kinder in den letzten Jahren gewandelt haben, indem Kinder bei der **Diagnosestellung** mittlerweile deutlich jünger sind als zuvor.

Innerhalb der ersten Lebensmonate und Jahre vollziehen sich entscheidende Entwicklungsschritte im Bereich der **Hörbahnreifung** und der **Sprachentwicklung,** die zu einem späteren Zeitpunkt nicht ohne Weiteres mühelos aufgeholt werden können (▶ Abschn. 1.2). Darüber hinaus besteht Konsens, dass eine **Versorgung mit Hörsystemen**

allein nicht ausreichend ist, damit sich Hören und Lautsprache störungsfrei entwickeln. Auch die individuelle, früh einsetzende **Förderung, Begleitung, Beratung und Unterstützung** des Kindes bzw. seiner Familie und weiterer professioneller Bezugspersonen durch Fachkräfte mit Kenntnissen in den Bereichen Hören und Kommunikation ist von großer Bedeutung für den Hör- und Spracherwerb.

Die Frühförderung hörgeschädigter Kinder ist so organisiert, dass im Idealfall bereits kurz nach der Diagnosestellung eine **Mitteilung an die zuständige Frühförderstelle** erfolgt, damit diese daraufhin Kontakt zu der Familie aufnehmen kann. Die Frühförderung hörgeschädigter Kinder wird durch speziell geschulte Fachkräfte, meist **Lehrkräfte mit dem Förderschwerpunkt Hören und Kommunikation,** durchgeführt. Es handelt sich um eine **freiwillige Leistung,** die von den Eltern in Anspruch genommen werden kann, aber nicht muss. Die Annahme des Angebots der Frühförderung bedeutet ebenfalls nicht, dass das Kind später automatisch in einer speziellen Fördereinrichtung beschult wird.

Sofern Kinder beim Neugeborenenhörscreening einen auffälligen Befund hatten und nicht zu Folgeuntersuchungen erscheinen oder eine weiterführende Diagnostik aus anderen Gründen ausbleibt, erhält die regionale Frühförderung in der Regel keine Kenntnis darüber und kann auch nicht zeitnah tätig werden.

❯ Die Frühförderung hörgeschädigter Kinder ist keine sprachtherapeutische Aufgabe und auch kein Arbeitsfeld allgemeiner Frühförderstellen, sondern wird in den meisten deutschen Bundesländern durch Hörgeschädigtenpädagoginnen bzw. sonderpädagogische Lehrkräfte des Förderschwerpunkts Hören und Kommunikation angeboten. Die Zusammenarbeit und der regelmäßige Austausch mit der Frühförderung ist für die sprachtherapeutische Arbeit ausgesprochen wichtig.

Frühförderung nimmt im Bereich der Hörgeschädigtenpädagogik einen **sekundärpräventiven** Charakter ein, indem negative Auswirkungen einer bereits vorhandenen und bekannten peripheren Hörstörung auf die Sprach-, Kommunikations-, Kognitions- und psychosoziale Entwicklung verhindert oder zumindest abgemildert werden sollen. Inhaltlich unterscheidet sich die Frühförderung hörgeschädigter Kinder von der allgemeinen Frühförderung für Kinder mit anderen Beeinträchtigungen.

Langfristig sollen durch die Frühförderung die **Teilhabe und Partizipation** (▶ Kap. 5) des hörgeschädigten Kindes in der Gesellschaft unterstützt und gesichert werden (BDH 2015; Hintermair und Sarimski 2014). Dazu gehört, dem Kind zu einer möglichst ungestörten **Entfaltung seiner Persönlichkeit** zu verhelfen und sein unmittelbares Lebensumfeld in diesem Prozess zu begleiten.

Zu den Zielgruppen von hörgeschädigtenspezifischer Frühförderung gehören neben hörgeschädigten Kindern hörender oder gehörloser Eltern auch hörgeschädigte Kinder mit zusätzlichen (ggf. komplexen) Beeinträchtigungen und in einigen Fällen auch guthörende Kinder gehörloser Eltern (CODAS, children of deaf adults) (▶ Abschn. 13.1) (BDH 2015). Bei Letzteren geht es im Rahmen der Frühförderung vor allem um das Angebot spezifischer Unterstützung zum Hör- und Lautspracherwerb der Kinder, die durch ihre Eltern die Gebärdensprache (▶ Kap. 13) als Erstsprache erlernen.

Kinder mit einer **auditiven Verarbeitungs- und Wahrnehmungsstörung (AVWS)** werden in der Regel nicht in die hörgeschädigtenspezifische Frühförderung eingeschlossen, da eine AVWS meist erst zu einem späteren Zeitpunkt, teilweise auch erst nach Schuleintritt, auffällt und diagnostiziert werden kann. In den schulischen Bildungseinrichtungen für hörgeschädigte Kinder können allerdings durchaus auch Kinder mit AVWS aufgenommen und unterrichtet werden. Auch eine Betreuung durch die Frühförderung bei Verdachtsfällen einer AVWS und in der Schule im **Gemeinsamen Lernen bzw. im Gemeinamen Unterricht (d. h. inklusive oder integrative Beschulung)** durch den **Mobilen Dienst** der zuständigen Förderschule für Hören und Kommunikation (auch: Mobiler Sonderpädagogischer Dienst, ambulante oder mobile Lehrkräfte, Integrationslehrkräfte) ist denkbar.

Frühförderung bei hörgeschädigten Kindern kann sowohl **mobil zu Hause** oder in der **Frühfördereinrichtung,** die in vielen Fällen an eine Bildungseinrichtung für Hören und Kommunikation angegliedert ist, stattfinden (BDH 2015). Auch Besuche im Kindergarten des Kindes bzw. in der Krippe oder Kindertagesstätte sind üblich. Die **enge Anbindung** der Frühförderung an eine Bildungseinrichtung für Hören und Kommunikation hat den Vorteil, dass die Eltern mit anderen Eltern hörgeschädigter Kinder in Kontakt kommen und die Kinder **Peer-group-Erfahrungen** (▶ Abschn. 11.2.4) mit anderen hörgeschädigten Kindern sammeln können.

Die **Frequenz,** in der die Besuche durch eine Frühförderfachkraft bei dem Kind stattfinden, ist nicht zwangsläufig festgelegt. Die Termine können ein bis zweimal wöchentlich, monatlich oder seltener stattfinden. Auch telefonische Kontakte sind möglich. Bei Übergängen (z. B. Eintritt des Kindes in einen Kindergarten, Wechsel einer Einrichtung, Umzug, Vorbereitung und Beratung zum Schuleintritt o. Ä.) können häufigere Termine vereinbart werden. Anders als bei der CI-Rehabilitation nimmt die Frequenz der Besuche durch die Frühförderung nicht zwangsläufig mit zunehmendem Alter der Kinder ab.

Die Erstellung eines **Gutachtens zur Feststellung des sonderpädagogischen Unterstützungsbedarfs** für die Frühförderung oder Schule obliegt in den meisten deutschen Bundesländern ebenfalls den sonderpädagogischen Lehrkräften aus dem Bereich Hören und Kommunikation. Sofern ein Unterstützungsbedarf festgestellt wurde und das Kind eine reguläre bzw. inklusive Grundschule besucht, übernimmt der Mobile Dienst der zuständigen Förderschule bzw. Bildungseinrichtung die weitere Betreuung des Kindes. Dazu gehören regelmäßige Besuche in der Regelschuleinrichtung oder im Gemeinsamen Lernen und die Begleitung sowie Beratung der zuständigen Lehrkräfte und Eltern.

Systeme der Frühförderung

In Deutschland ist das System der Frühförderung hörgeschädigter Kinder geprägt durch den Föderalismus der einzelnen Bundesländer, sodass die Organisation und die Rahmenbedingungen je nach Bundesland sehr verschieden ausfallen. Die Angebote unterscheiden sich regional voneinander und können sogar innerhalb eines Bundeslandes voneinander abweichen.

Die gesetzliche Grundlage für Frühförderung hörgeschädigter Kinder ist in den Sozialgesetzbüchern SGB IX und SGB XII festgelegt. Die Finanzierung wird in Deutschland durch verschiedene Kostenträger geregelt und ist für die Eltern des hörgeschädigten Kindes grundsätzlich kostenfrei. Für die Abrechnung der Frühfördermaßnahmen wird im Gegensatz zur Sprachtherapie keine Heilmittelverordnung vom behandelnden Kinderarzt, HNO-Arzt oder Pädaudiologen benötigt.

Nicht in allen deutschen Bundesländern sind Rahmenvereinbarungen zur Organisation und Qualitätssicherung von Frühförderung vorhanden (BDH 2015).

In der Schweiz spricht man von Heilpädagogischer Früherziehung, als Synonym zur Frühförderung in Deutschland. Es ist eine Maßnahme der Sonderschulung nach Art. 62 Abs. 3 BV Teil des öffentlichen Bildungsauftrages. Die einzelnen Kantone tragen die gesamte Verantwortung für die besondere Schulung von Kindern und Jugendlichen und für die sonderpädagogischen Maßnahmen (Sonderpädagogik-Konkordat).

Die Heilpädagogische Frühförderung in Österreich wird in den einzelnen Bundesländern von unterschiedlichen Trägern durchgeführt und ist in § 7 CGW (Chancengleichheitsgesetz Wien) „Frühförderung" beschrieben.

8.2 Historische Entwicklung

Das Kapitel bietet einen kurzen Einblick über die historische Entwicklung der schulischen und später auch vorschulischen Förderung hörgeschädigter Kinder und greift auch Themen wie den Methodenstreit in der Hörgeschädigtenpädagogik auf.

Schulen für hörgeschädigte Kinder gehörten zu den ersten institutionalisierten Einrichtungen für Behinderte überhaupt. Aufzeichnungen über die Geschichte der Hörgeschädigtenpädagogik reichen bis ins Altertum zurück, wobei diese bis zu Beginn des 20. Jahrhunderts eher eine Geschichte der schulischen „Taubstummenbildung" war (Leonhardt 2019). Mit dem Begriff „taubstumm" wurden in der Vergangenheit gehörlose oder hochgradig hörgeschädigte Personen bezeichnet, die die Lautsprache nicht über einen akustisch-imitativen Zugang erwerben konnten und daher für guthörende Außenstehende auf den ersten Blick „stumm", also nicht-sprechend, blieben. Kinder mit leicht- bis mittelgradigen Hörverlusten besuchten in der Regel die regulären schulischen Einrichtungen und wurden nicht spezifisch gefördert.

Zu den bekanntesten frühen Vertretern der schulischen Förderung gehörloser Kinder gehörte u. a. **Abbé de l'Epée** (Frankreich), der in seiner

1770 gegründeten Schule nicht nur ein gebärdensprachorientiertes Zeichensystem verwendete, sondern auch ein Fingeralphabet zur Erleichterung des Erlernens der Schriftsprache. Gesprochene Sprache hatte im Unterricht von l'Epée eine eher untergeordnete Bedeutung (Leonhardt 2019).

Etwa zeitgleich eröffnete **Samuel Heinicke** im Jahr 1778 seine Schule für gehörlose Kinder in Leipzig. Sein Unterricht umfasste die Vermittlung von Lautsprachkompetenz und nutzte dabei u. a. die Anbahnung der Artikulation über den Geschmackssinn durch Gabe unterschiedlicher Getränke wie Zuckerwasser („o"), reines Wasser („a") und scharfen Essig („i"). Daneben wurden Sprechbewegungen auch durch den Tastsinn taktil-kinästhetisch angebahnt.

Aus den unterschiedlichen Ansätzen, die darauffolgend auch als „Französische Methode" und „Deutsche Methode" (auch: orale Methode) in die Geschichte eingingen, entwickelte sich der sogenannte **Methodenstreit,** bei dem es um die Frage ging, ob gehörlose Kinder eher gebärden- oder lautsprachorientiert gefördert werden sollten. Die Entscheidung führender europäischer Gehörlosenlehrer auf dem **Mailänder Kongress 1880** fiel zugunsten der Lautsprache aus, obwohl entsprechende hörtechnische Versorgungen zu dieser Zeit noch gar nicht zur Verfügung standen und gehörlose Kinder Lautsprache daher nicht oder nur sehr eingeschränkt über das Gehör wahrnehmen und erlernen konnten.

Dass hörgeschädigte Kinder in den Folgejahren immer früher einer hörgeschädigtenspezifischen Förderung zugeführt werden konnten, wurde auch durch die kontinuierliche **Vorverlegung des Diagnosezeitpunkts** sowie durch die **Entwicklung von technisch zunehmend leistungsfähigen Hörsystemen** begünstigt.

1959 gründete **Armin Löwe** in Heidelberg die deutschlandweit erste pädoaudiologische Beratungsstelle für Eltern hörgeschädigter Kinder. In der Folge entwickelten sich zunehmend Konzepte der **frühen häuslichen Hör- und Sprecherziehung** für jüngere Kinder mit einem Alter von bis zu drei Jahren (Diller et al. 2000). Die Rolle der Eltern als wichtigste Begleiter und Experten für ihre Kinder rückte auf diese Weise immer weiter in den Vordergrund.

Ab den 80er Jahren entstanden weitere Ansätze der Frühförderung hörgeschädigter Kinder, die explizit auch **Gebärdensprache** in die Förderung einbezogen (Prillwitz et al. 1991). Nichtsdestotrotz war das 20. Jahrhundert in der Frühförderung weitestgehend geprägt durch die Förderung der Hörfähigkeit und der lautsprachlichen Kompetenzen hörgeschädigter Kinder.

Eine der wesentlichen Veränderungen der heutigen Zeit ist die zunehmende **Berufstätigkeit der Mütter** nach der zumeist ein- bis zweijährigen Elternzeit und die damit einhergehende **frühere außerhäusliche Betreuung** der Kinder u. a. in inklusiven Einrichtungen, in denen möglicherweise nur sehr wenige hörgeschädigtenspezifische Kenntnisse vorhanden sind. Dies bedeutet, dass **neue Modelle der Begleitung** geschaffen werden müssen und dass ein zunehmender **Beratungsbedarf bei dem Fachpersonal in Einrichtungen des Elementarbereichs** besteht.

Zu den immer häufigeren Aufgaben der Frühförderung hörgeschädigter Kinder gehören heutzutage die Elternberatung und –begleitung von zunehmend mehr Familien mit einem **mehrsprachigen Hintergrund, Familien mit Fluchterfahrung** und hörgeschädigten Kindern mit z. T. **komplexen Zusatzbeeinträchtigungen** (▶ Abschn. 12.6).

In Kürze

Das Bildungssystem innerhalb der Hörgeschädigtenpädagogik kann auf eine lange Geschichte zurückblicken. Konzepte der Frühförderung hörgeschädigter Kinder sind jedoch erst im 20. Jahrhundert entstanden. Zuvor begann eine hörgeschädigtenspezifische Förderung durch Lehrkräfte häufig erst ab dem Schulalter.

Die Möglichkeit, eine periphere Hörstörung in einem immer früheren Alter zu diagnostizieren und mit adäquaten Hörsystemen zu versorgen, hat wesentlich dazu beigetragen, dass hörgeschädigte Kinder immer früher von einer Hörfrühförderung profitieren können. Die Chancen, Lautsprache überhaupt über einen akustisch-imitativen Zugang zu erwerben, haben sich in den letzten Jahrzehnten durch die technische Weiterentwicklung von Hörsystemen stetig gebessert.

Gehörlose bzw. hochgradig hörgeschädigte Kinder ohne Hörsystemversorgung wurden in der Vergangenheit häufig mit der sogenannten „oralen Methode" gefördert, die auf den alleinigen Erwerb von Lautsprache fokussierte. Der Einsatz von Gebärdensprache wurde häufig nicht spezifisch unterstützt oder sogar unterbunden. Diese Haltung hat sich heute grundlegend geändert, wobei es immer noch vereinzelte Kontroversen zu der Thematik gibt.

Die heutigen Aufgaben der Frühförderung unterliegen weiterhin dem gesellschaftlichen Wandel. Da die außerhäusliche Betreuung von Kindern unter drei Jahren immer weiter zunimmt, ist ein wichtiges neues Aufgabengebiet die Beratung und Unterstützung von Fachpersonal in Institutionen im Elementarbereich, in denen die Kinder tagsüber viel Zeit verbringen.

Frühförderung wird heute auch stark geprägt durch die Beratung und Begleitung von Familien mit einem mehrsprachigen Hintergrund, Familien mit Fluchterfahrung und Familien mit Kindern mit z. T. komplexen Zusatzbeeinträchtigungen.

8.3 Aufgaben der Frühförderung im Kontext von Hören und Kommunikation

Ein ganz wesentliches Ziel der Frühförderung ist, die Eltern nach der Diagnose einer peripheren Hörstörung darin zu unterstützen, dem Kind eine Teilhabe am Alltagsgeschehen und im familiären Kontext zu ermöglichen (Hintermair und Sarimski 2014).

Des Weiteren soll das Kind, sofern es mit Hörsystemen versorgt ist, spielerisch an die Sinnesmodalität Hören herangeführt werden. Aufgabe der Frühförderung ist es außerdem, dem Kind eine Kommunikation zu ermöglichen, die sich an seinem Alter und seinen Fähigkeiten orientiert. Die Förderung durch die Frühförderkraft findet im stetigen Dialog mit dem Kind und den Eltern statt und sollte grundsätzlich nicht auf eine bestimmte Kommunikationsmodalität festgelegt sein (BDH 2015).

Im Folgenden werden Aufgaben, Ziele und Inhalte einer hörgeschädigtenspezifischen Frühförderung vorgestellt und näher erläutert.

In den meisten Fällen stehen in der Frühförderung zunächst die Themen Hören und Lautsprache im Vordergrund, da die meisten hörgeschädigten Kinder in Familien mit hörenden Eltern aufwachsen, welche zunächst häufig keinerlei Kenntnisse über Hörstörungen im Kindesalter und deren Auswirkungen haben.

Auch **Gebärdensprachkenntnisse** sind in den allermeisten Familien zunächst nicht vorhanden. Sofern hier Bedarf und Interesse an der Weiterbildung bestehen, müssen Eltern häufig erst an andere Modalitäten bzw. Unterstützungssysteme (► Kap. 13) sowie deren Vermittlung herangeführt werden.

Im Vordergrund der Bemühungen einer Frühförderung stehen außerdem häufig die Verarbeitung der Diagnose Hörschädigung und die Stärkung der **familiären Bewältigungskompetenz** (Sarimski und Hintermair 2017). Die Maßnahmen der Frühförderung orientieren sich grundsätzlich am Wohl des Kindes und seiner Familie und deren Lebenswirklichkeit bzw. Bedürfnissen.

Das übergeordnete und langfristige Ziel der Frühförderung ist die Partizipation des Kindes in der Gesellschaft, wobei zu Beginn der Förderung zunächst das Kind selbst und dessen unmittelbares Umfeld (Eltern, Familie, familiäres Umfeld, vorschulische Einrichtungen etc.) im Vordergrund stehen. Die Frühförderung soll den **Entwicklungsprozess** des Kindes in Zusammenarbeit mit der Familie und anderen Bezugspersonen begleiten. Dabei fokussiert Frühförderung nicht allein auf die Hör- und Sprachentwicklung des Kindes, sondern auch auf die **allgemeine und sozial-emotionale Persönlichkeitsentwicklung,** die Entwicklung eines **stabilen Bindungsverhaltens** und die Unterstützung der Eltern in allen aufkommenden Fragen (Hintermair und Sarimski 2014).

Die Diagnose einer peripheren Hörstörung kommt für viele Eltern nach der Geburt überraschend. Etwa 90 % aller hörgeschädigten Kinder werden in hörende Familien hineingeboren (List 2006), nur bei etwa 50 % aller hörgeschädigten Kinder waren zuvor Risikofaktoren für den Erwerb einer Hörstörung bekannt (Dalzell et al. 2000). Untersuchungen haben gezeigt, dass der sogenannte „Diagnoseschock" unmittelbare Auswirkungen auf die natürliche elterliche Didaktik (Papousek 1994) hat (Hintermair und Sarimski 2014). Insbesondere das frühe Bindungserleben und -verhalten sowie die Kommunikation mit dem Kind können schon allein durch das Wissen über die Hörschädigung beeinträchtigt werden, indem Eltern z. B. ihre Äußerungen stark vereinfachen, Kinder häufig und einseitig zum Nachsprechen animieren und ihr Sprachangebot stark auf Substantive begrenzen (Diller 2009). Auch die Kinder reagieren aufgrund ihrer Hörstörung möglicherweise nicht oder anders als erwartet auf die Interaktionsangebote der Eltern (Horsch 2008). Dies führt zu Unsicherheiten, die sich bereits in den sehr frühen Dialogen zwischen Kindern und Eltern manifestieren können.

> Hörgeschädigte Kinder nehmen die Beteiligung ihrer Eltern beim gemeinsamen Spiel oft nicht wahr, sodass Gelegenheiten zum triangulären Austausch nicht ausreichend genutzt werden. Die Kinder reagieren außerdem seltener auf sprachliche Zuwendung im wechselseitigen Turn-taking (Sarimski und Hintermair 2017).

Für Eltern können die verzögerten oder fehlenden Hörreaktionen und Kommunikationsimpulse der Kinder verunsichernd sein (Thompson und Thompson 1991) und dazu führen, dass sie entweder seltener Kommunikations- und Interaktionsangebote unterbreiten oder ihr natürlich-förderliches Verhalten hin zu einem direktiven, weniger förderlichen Sprachangebot verändern (Diller 2009). Dies wiederum hat negative Auswirkungen auf die frühe vorsprachliche Kommunikationsentwicklung der Kinder, das Bindungsverhalten zu den Eltern und die Entwicklung des Hörens und Sprechens.

Der Aufbau eines stabilen Bindungsverhaltens zwischen Eltern und Kind bildet die Basis für das **positive Erleben von Kommunikation und Sprache.** Sofern frühe

Dialoge von Eltern und Kind als erfolgreich und lustvoll erlebt werden, kann sich langfristig ein **tragfähiges Kommunikationssystem** entwickeln. Fehlende adäquate Reaktionen auf beiden Seiten und häufige Kommunikationsabbrüche führen hingegen zu Missverständnissen und unangenehmen Gefühlen, die zu Vermeidungsverhalten oder übertrieben direktiver Sprache aufseiten der Eltern beitragen (Diller 2009).

Eine wichtige Aufgabe der Frühförderung ist es daher, die Eltern in ihrem **natürlichen elterlichen Verhalten** zu bestärken, indem sie auf Hörreaktionen und Kommunikationsversuche des Kindes bewusst aufmerksam gemacht und in ihren vorhandenen Ressourcen bestärkt werden (Batliner 2004). Dazu gehört insbesondere, dass den Eltern aufgezeigt wird, was sie schon gut machen und wie das Kind auf diese Impulse positiv reagiert. Auf diese Weise sollen Eltern sich im Sinne eines **Empowermentprozesses** als selbstwirksam erleben und (wieder) Vertrauen in die eigenen Fähigkeiten gewinnen (Hintermair und Sarimski 2014).

Zu einem „natürlichen" Elternverhalten gehören **Lächeln, die Grußreaktion, Turn-taking-Dialoge, Körperkontakt mit dem Kind, Mimik, Gestik und Einsatz von Motherese/Fatherese.**

Motherese/Fatherese

Motherese/Fatherese oder auch: an das Kind gerichtete Sprache (KGS) bzw. „child directed speech" bezeichnet die kommunikative Kompetenz bzw. Eigenschaft oder Angewohnheit von Eltern, mit Babys und Kleinkindern in einer prosodisch veränderten und stärker modulierenden Stimmfarbe zu sprechen. Die Verwendung von Motherese/Fatherese enthält verschiedene, förderliche Aspekte:

■ **Beziehungsaspekt**
- Die Stimme klingt lebendig, tröstend, warmherzig.
- Motherese/Fatherese bezieht sich vollkommen auf das Kind als Kommunikationspartner.
- Motherese/Fatherese ist dialogisch wie keine andere Sprachform.

■ **Inhaltsaspekt**
- Hohe Tonlage, Stimmhöhe steigt an bis ca. 10.000 Hz und umfasst ca. zwei Oktaven
- Ausgeprägte Intonationsstruktur
- Viele auffordernde Sätze mit Bezug auf die Gegenwart
- Sätze sind kürzer, einfacher, manchmal elliptisch, d. h. grammatisch richtig, jedoch unvollständig
- Wichtige Wörter werden öfter und wiederholend verwandt
- Stark modulierende Prosodie
- Deutliches Sprechen, längere Pausen
- Vokale werden z. B. in die Länge gezogen und sind daher besonders gut zu hören (Dittmann 2010; Szagun 2007)

In der Frühförderung werden **Alltagssituationen** erfasst, in denen das Kind bereits erfolgreich partizipiert und weitere Situationen beschrieben, die ggf. als schwierig erlebt werden. Außerdem wird besprochen, wie **Übergänge** gestaltet werden können und welche unterstützenden Rahmenbedingungen notwendig sind, damit das Kind erfolgreich an verschiedenen Situationen teilhaben kann (z. B. bei Beginn einer außerhäuslichen Betreuung). Dazu gehören auch Überlegungen zur Anschaffung von technischem Zubehör, z. B. **Übertragungsanlagen** (► Abschn. 3.4), die es dem Kind erleichtern können, in einer neuen und herausfordernden Umgebung Gehörtes gut zu verstehen.

Wichtige Aufgaben der Frühförderung
- Diagnostik und Förderplanung
- Unterstützung des Hörenlernens und der Sprach-/Sprech- sowie Kommunikationsentwicklung durch individuelle Förderung des Kindes,
- Angebot alternativer Kommunikationsmodalitäten und unterstützender Kommunikationsformen im Bedarfsfall (d. h. Gebärdensprache, Lautsprachunterstützende Gebärden, Unterstützte Kommunikation (▶ Kap. 13), Anleitung der Eltern zur Nutzung derselben,
- Sicherstellung der Funktionstüchtigkeit der Hörsysteme, Hilfe für die Eltern beim Handling der Hörsysteme, regelmäßige Überprüfung der Angemessenheit der Versorgung durch Monitoring der Hör- und Sprachentwicklung,
- ressourcen- und familienorientierte Beratung und Begleitung der Familie, Unterstützung und Förderung der Eltern-Kind-Interaktion, Unterstützung bei Fragen und Problemen, Hilfe zur Selbsthilfe sowie
- interdisziplinäre Zusammenarbeit mit anderen Einrichtungen und professionellen Bezugspersonen, Teamentwicklung und -organisation.

Am Anfang einer Förderung steht zunächst immer die Frage, welche Unterstützung die Eltern wünschen. Die Begleitung der Eltern und des Kindes sollte immer **ganzheitlich** und an den **individuellen Bedürfnissen aller Beteiligten** ausgerichtet sein. Durch die häufige Anbindung der Frühförderung an die Bildungseinrichtungen für Hören und Kommunikation soll auch der spätere **Schuleintritt** des Kindes durch die Expertise vor Ort vorbereitet und erleichtert werden (BDH 2015).

Ein **interdisziplinärer Austausch** mit weiteren Einrichtungen (z. B. Kindergärten, Fördereinrichtungen, Therapieeinrichtungen, Hörgeräteakustiker, Pädaudiologen, CI-Centren, Kliniken etc.) ist ebenfalls Aufgabe der Frühförderung.

Häufig wird ein **Förderplan** gemeinsam mit den Eltern erstellt, der sowohl Inhalte der Frühförderung, Nah- und Fernziele sowie weitere notwendige Hilfen für das Kind enthält.

Unabdingbare Voraussetzungen und Anforderungen der Frühförderung hörgeschädigter Kinder sind laut des Positionspapiers des Berufsverbands Deutscher Hörgeschädigtenpädagogen (BDH 2015):
- Professionalität, umgesetzt durch Lehrkräfte (Sonderpädagoginnen) mit dem Förderschwerpunkt Hören und Kommunikation,
- fachspezifisches Wissen über die Bereiche Hören und Kommunikation unter Berücksichtigung der Gesamtentwicklung des Kindes,
- (sonder-)pädagogische Kompetenzen,
- eine dialogische Haltung,
- die Anbindung an eine Bildungseinrichtung Hören und Kommunikation (im Sinne eines Kompetenzzentrums und Ortes der Begegnung),
- das Vorhandensein einer Pädagogischen Audiologie,
- das Vorhandensein von Kooperationspartnern in einem interdisziplinären Netzwerk,
- kontinuierliche Fortbildung der beteiligten Fachkräfte sowie das Angebot von Fortbildungen/Freizeitangeboten für Kinder und deren Bezugspersonen (z. B. Spielgruppen, Ausflüge etc.),
- Familien- und Lebensweltorientierung sowie
- die Begleitung von Übergängen (z. B. vom Kindergarten zur Schule, aber auch zwischen verschiedenen Schulformen, z. B. Förderschule und inklusive Beschulung).

In Kürze

Frühförderfachkräfte aus dem Bereich Hören und Kommunikation verfügen über spezifische Kenntnisse in den Bereichen

- Ätiologie von Hörstörungen und deren Auswirkungen auf die Persönlichkeitsentwicklung,
- frühe Hör-, Sprach- und (vorsprachliche) Kommunikationsentwicklung bei hörgeschädigten Kindern,
- die Wichtigkeit der Eltern-Kind-Bindung,
- (systemische) Beratung und Elternbegleitung (▶ Abschn. 11.3) und
- Pädaudiologie und Hörsystemversorgungen.

Sie begleiten Familien mit hörgeschädigten Kindern vom Zeitpunkt der Diagnose der Hörstörung bis hin zum Schuleintritt der Kinder. Zu den übergeordneten Aufgaben der Frühförderung gehören die Teilhabe und Partizipation des Kindes in der Gesellschaft.

Frühförderung im Kontext von Hörgeschädigtenpädagogik beinhaltet zusammengefasst

- die Förderung des Kindes in den Bereichen Hören, (Laut-)Sprache und Kommunikation,
- das Handling der Hörsysteme,
- die familienorientierte Elternberatung und -begleitung und
- die interdisziplinäre Zusammenarbeit.

Die Frühförderung im Förderschwerpunkt Hören und Kommunikation ist keine sprachtherapeutische Tätigkeit, sondern wird stattdessen in der Regel durch sonderpädagogische Lehrkräfte mit dem Förderschwerpunkt Hören und Kommunikation oder andere spezifisch qualifizierte Personen angeboten.

8.4 Prinzipien einer hörgerichteten und lautsprachorientierten Frühförderung

Der hörgerichtete und lautsprachorientierte Ansatz in der Frühförderung folgt in seinen Prinzipien der Annahme, dass hörgeschädigte Kinder durch die Verwendung von Hörsystemen Hören und Lautsprache ebenso wie guthörende Kinder im kommunikativen Dialog mit ihren Bezugspersonen erwerben können. Der Einsatz von Gebärdensprache oder anderen manualen Zeichen (▶ Kap. 13) zur Unterstützung des Spracherwerbs wird nicht zwingend als notwendig erachtet (Batliner 2004; Diller et al. 2000).

Der folgende Abschnitt bietet einen Überblick über die Prinzipien einer hörgerichteten Frühförderung. Die Inhalte einzelner (natürlich) hörgerichteter und lautsprachorientierter Konzepte werden in (▶ Kap. 10) beschrieben.

Forschungsergebnisse zeigen, dass hörgeschädigte Kinder, die früh mit einer adäquaten Hörsystemversorgung versorgt wurden, grundsätzlich dieselben **neurophysiologischen Entwicklungsschritte** durchlaufen wie guthörende Kinder (Diller et al. 2000). Außerdem können sie **vergleichbare Hör- und Lautsprachfähigkeiten** erreichen. Die Entwicklung des **Cochlea-Implantats** als Versorgungsmöglichkeit für Kinder mit hochgradigen oder an Taubheit grenzenden Hörverlusten hat ganz wesentlich zu dieser Entwicklung beigetragen.

Obwohl hörgerichtete und lautsprachorientierte Frühförderungsansätze Gebärdensprache nicht grundsätzlich ablehnen, wird diese auf der anderen Seite auch nicht explizit von Anfang an als Angebot in die Frühförderung hörgeschädigter Kinder einbezogen. Als Voraussetzung für eine hörgerichtete und lautsprachorientierte Frühförderung werden ein früher **Diagnose- und Versorgungszeitpunkt** sowie die **Ausnutzung des Resthörvermögens** durch eine Hörsystemversorgung gesehen.

Ansätze der hörgerichteten und lautsprachorientierten Frühförderung sind keinesfalls gleichzusetzen mit der früher praktizierten Deutschen bzw. oralen Methode oder mit Artikulationsübungen mittels Spatel, die z. T. bis in die 70er Jahre des vorigen Jahrhunderts in vielen schulischen Einrichtungen praktiziert wurden und vielen gehörlosen Erwachsenen in schlechter Erinnerung geblieben sind. Mit der oralen Methode zusammenhängend war die Tendenz hörender Fachleute, die eigenen Normen in den Vordergrund zu stellen (Leven 2018) und Gebärdensprache und Gehörlosenkultur (▸ Abschn. 13.1) weniger wertzuschätzen.

Die Voraussetzungen für Kinder, die heute geboren und hörgerichtet und lautsprachorientiert gefördert werden, sind nicht vergleichbar mit den damaligen Voraussetzungen gehörloser bzw. hochgradig hörgeschädigter Kinder, deren Hörstörung z. T. spät erkannt wurde und die entweder gar nicht oder mit weniger leistungsfähigen Hörsystemen versorgt waren.

Dennoch befindet sich die hörgerichtete und lautsprachorienterte Frühförderung derzeit wieder in einem Wandel. Aufgrund der zunehmenden Informiertheit von Eltern, der zunehmenden Wertschätzung der Gebärdensprache, den vielversprechenden Forschungsergebnissen der Vorteile einer bimodal-bilingualen Erziehung und der positiven Berichte über den Einsatz von Methoden aus dem Spektrum der Unterstützten Kommunikation genießen Gebärden gerade einen zunehmend größeren Stellenwert in der Frühförderung hörgeschädigter Kinder. Angebote und Inhalte einer gebärdenorientierten bzw. bimodal-bilingualen Förderung sowie deren

Qualität bzw. Nachhaltigkeit unterscheiden sich jedoch stark voneinander. Ein Überblick über unterstützende und alternative Kommunikationsformen bietet (▸ Kap. 13).

Aufgrund der hohen Heterogenität der Personengruppe hörgeschädigter Kinder und der nicht immer eindeutigen Angaben, welche Inhalte in der Frühförderung im Vordergrund standen, fällt es z. T. schwer, Studienergebnisse und Aussagen über Wirksamkeit einer hörgerichteten Frühförderung zu beurteilen. Darüber hinaus fehlen häufig Informationen darüber, wie oft, wie lange und in welcher Frequenz eine Frühförderung stattgefunden hat und welche Angebote in Anspruch genommen wurden.

Zu den wichtigsten Erkenntnissen über (hörgerichtete) Frühförderung hörgeschädigter Kinder gehören:

- Ein enger Einbezug der Eltern in Maßnahmen der Frühförderung korreliert mit dem späteren schulischen Erfolg der Kinder und den schriftsprachlichen Fähigkeiten (DesJardin und Eisenberg 2007; Calderon und Naidu 2000).
- Sofern Eltern sich selbst als kompetent und selbstwirksam erleben, kommunizieren sie mehr und erfolgreicher mit ihren Kindern (Moeller 2000; Lederberg und Everhart 1998).
- Eltern mit einem höheren Zutrauen in die eigene Selbstwirksamkeit verfügen über ein größeres Kompetenzerleben in Bezug auf die Hörbehinderung des Kindes (Hintermair und Sarimski 2014).
- Ein früher Beginn der Frühförderung ist ein wichtiger Indikator für das spätere (laut-)sprachliche Outcome der Kinder (McLean et al. 2019).
- Der Kommunikationsstil der Eltern beeinflusst die Lautsprachentwicklung von Kindern auch dann, wenn sie nur von einer vorübergehenden Hörstörung betroffen sind (Roberts et al. 1995; Wallace et al. 1996).
- Der Wissensstand der Eltern über die Hörbeeinträchtigung des Kindes hat

Einfluss auf den Langzeiterfolg der Kinder (Calderon et al. 1998), ebenso wie die Einstellung der Eltern zur Hörstörung (Calderon et al. 1991).

- Das Belastungserleben der Eltern sinkt mit zunehmender Kompetenz des Kindes (Hintermair und Sarimski 2014).
- Eine hohe Motivation der Eltern wirkt sich positiv auf die Fortschritte des Kindes aus (McTurk et al. 1993).
- Die Teilnahmebereitschaft der Eltern an Frühfördermaßnahmen (Meadow-Orlans 1994) sowie die Länge, Intensität und Qualität der Frühförderung haben Einfluss auf das sprachliche Outcome des Kindes (Carney 1996).
- Die Unterstützung der Eltern der durch weitere Personen des unmittelbaren Umfelds wirkt sich positiv auf das Familienleben aus (Meadow-Orlans und Steinberg 1993; Hintermair und Sarimski 2014).

In Kürze

Maßnahmen einer Frühförderung für hörgeschädigte Kinder folgen bis heute häufig einem hörgerichteten und lautsprachorientierten Ansatz, der aufgrund des immer früheren Diagnosezeitpunktes und der positiven Effekte einer frühen Versorgung mit adäquaten Hörsystemen in den letzten Jahrzehnten immer erfolgreicher wurde. Da der überwiegende Teil der Eltern hörgeschädigter Kinder selbst nicht hörgeschädigt ist, entspricht dies in vielen Fällen auch dem Wunsch der Eltern. Hörgerichtete und lautsprachorientierte Frühförderung hörgeschädigter Kinder ist nicht mit der früher praktizierten oralen Methode gleichzusetzen und ist auch keine Fortsetzung derselben. Gebärdensprachorientierte Inhalte bzw. Ansätze einer bimodal-bilingualen Förderung spielen heute in der Frühförderung und schulischen Bildung hörgeschädigter Kinder eine immer größere Rolle.

Die Organisation der Frühförderung ist in verschiedenen europäischen Ländern unterschiedlich. Dennoch sind in allen Ländern Frühförderdienste und -angebote für Kleinkinder (ab der Geburt) und ihre Familien vorhanden.

Literatur

Batliner G (2004) Hörgeschädigte Kinder spielerisch fördern – Ein Elternbuch zur frühen Hörerziehung, 2. Aufl. Reinhardt, München

BDH (Berufsverband Deutscher Hörgeschädigtenpädagogen) (2015) Frühförderung im Kontext von Hörschädigung – Ein Beitrag zur Sicherung von Teilhabe. Bundesarbeitskreis Frühförderung. ▶ http://www.b-d-h.de/images/pdf/BDH_Brosch_FF_web.pdf. Zugegriffen: 25. Febr. 2020

Calderon R, Naidu S (2000) Further support for the benefits of early identification and intervention for children with hearing loss. Volta Rev 100(5):53–84

Calderon R, Greenberg MT, Kusche C (1991) The influence of family coping on the cognitive and social skills of deaf children. In: Martin D (Hrsg) Advances in cognition, education and deafness. Gallaudet press, Washington, S 195–200

Calderon R, Bargones J, Sidman S (1998) Characteristics of hearing families and their young deaf and hard of hearing children: early intervention follow-up. Am Ann Deaf 143:347–362

Carney AE (1996) Early intervention and management of the infant with hearing loss: what's science got to do with it? Semin Hear 17(2):185–194

Dalzell L, Orlando M, MacDonals M, Berg A, Bradley M, Cacace A, Campbell D, DeChristofaro J, Gravel J, Greenberg E, Gross S, Pinheiro J, Regan J, Spivak L, Stevens F, Prieve B (2000) The New York State universal newborn hearing screening demonstration project: ages of hearing loss identification, hearing aid fitting, and enrollment in early intervention. Ear Hear 21:118–130

DesJardin JL, Eisenberg LS (2007) Maternal contributions: supporting language development in young children with cochlear implants. Ear Hear 28:456–469

Diller G (2009) Hörgerichtete Früherziehung und Förderung in Theorie und Praxis. Frühförd Interdiszip 28:169–178

Diller G, Graser P, Schmalbrock C (2000) Hörgerichtete Frühförderung hochgradig hörgeschädigter Kleinkinder. Winter, Heidelberg

Dittmann J (2010) Spracherwerb des Kindes. Verlauf und Störungen. Beck, München

Hintermair M, Sarimski K (2014) Frühförderung hörgeschädigter Kinder – Stand der Forschung, empirische Analysen und pädagogische Konsequenzen. Median, Heidelberg

Horsch U (2008) Frühe Dialoge – frühe Bildung. Zur Notwendigkeit einer Bildungsdiskussion in der Frühpädagogik. In: Horsch U, Bischoff S (Hrsg) Bildung im Dialog. Median, Heidelberg, S 16–42. ► http://content.schweitzer-online.de/static/catalog_manager/live/media_files/representation/zd_std_orig__zd_schw_orig/019/701/009/9783922766964_content_pdf_2.pdf. Zugegriffen: 26. Febr. 2020

Lederberg A, Everhart V (1998) Communication between deaf children and their hearing mothers: the role of language, gesture, and vocalization. J Speech Lang Hear Res 41:887–899

Leonhardt A (2019) Grundwissen Hörgeschädigtenpädagogik, 4., vollständig überarbeitete Aufl. utb, München

Leven R (2018) Gehörlose und schwerhörige Menschen mit psychischen Störungen. von Loeper, Karlsruhe

List G (2006) Hörschädigung und Sprache – Geschichte des pädagogischen Deutungssystems. In: Hintermair M (Hrsg) Ethik und Hörschädigung. Median, Heidelberg, S 75–119

McLean TJ, Ware RS, Heussler HS, Harris SM, Beswick R (2019) Barriers to engagement in early intervention services by children with permanent hearing loss. Deaf Educ Int 21(1):25–39

McTurk R, Meadow-Orlans K, Koester L, Spencer P (1993) Social support, motivation, language and interaction: a longitudinal study of mothers and deaf infants. Am Ann Deaf 138:19–25

Meadow-Orlans KP (1994) Stress, support, and deafness: perceptions of infants' mothers and fathers. J Early Interv 18:91–102

Meadow-Orlans KP, Steinberg AG (1993) Effects of infant hearing loss and maternal support on mother-infant interaction at 18 months. J Appl Dev Psychol 14:407–426

Moeller M (2000) Early intervention and language development in children who are deaf and hard of hearing. Pediatrics 106:1–9

Papousek M (1994) Vom ersten Schrei zum ersten Wort – Anfänge der Sprachentwicklung in der vorsprachlichen Kommunikation. Huber, Bern

Prillwitz S, Wisch FH, Wudtke H (1991) Zeig mir Deine Sprache! Elternbuch Teil 1: Zur Früherziehung gehörloser Kinder in Lautsprache und Gebärden. Signum, Hamburg

Roberts JE, Burchinal M, Medley LP, Zeisel SA, Mundy M, Roush J, Hooper S, Bryant D, Henderson FW (1995) Otitis media, hearing sensitivity, and maternal responsiveness in relation to language during infancy. Pediatrics 126:481–489

Sarimski K, Hintermair M (2017) Eltern-Kind-Interaktion bei hörgeschädigten und gut hörenden Kleinkindern – eine vergleichende Beobachtungsstudie. Hörpäd 1(17):6–12

Sohns A (2010) Frühförderung. Ein Hilfesystem im Wandel. Kohlhammer, Stuttgart

Szagun G (2007) Das Wunder des Spracherwerbs – So lernt ihr Kind sprechen. Beltz, Weinheim

Thompson MD, Thompson G (1991) Early identification of hearing loss: listen to parents. Clin Pediatr 30(2):77–80

Thurmair M, Naggl M (2010) Praxis der Frühförderung – Einführung in ein interdisziplinäres Arbeitsfeld, 4. überarbeitete Aufl. utb Rheinhardt, München

Wallace IF, Gravel JS, Schwartz RG, Ruben RJ (1996) Otitis media, communication style of primary caregivers, and language skills of 2-year-olds: a preliminary report. J Dev Behav Pediatr 17:27–35

Sprachtherapieplanung

Inhaltsverzeichnis

© Springer-Verlag GmbH Deutschland, ein Teil von Springer Nature 2020
V. Hoffmann und K. Schäfer, *Kindliche Hörstörungen*, Praxiswissen Logopädie,
https://doi.org/10.1007/978-3-662-61126-5_9

Zur Vorbereitung einer Hör- und Sprachförderung bzw. -therapie gehört u. a. die Festlegung der Priorität und Reihenfolge möglicher sprachtherapeutischer Therapieinhalte und -bausteine.

9.1 Einführung

Grundsätzlich haben Anamnese und Ergebnisse aus der Erstdiagnostik bei der Sprachtherapieplanung mehr einen orientierenden als definitiven Charakter (Thiel 2000), sodass die Ausgestaltung der Inhalte einer Hör- und Sprachförderung ein fortlaufender Prozess ist.

Dass es keine generelle Empfehlung zu einer bestimmten Vorgehensweise oder zu einem Verfahren gibt, welches bei allen hörgeschädigten Kindern gleichermaßen eingesetzt werden kann, ist auch der großen Heterogenität der Voraussetzungen der Kinder geschuldet. Dies betrifft auch die Reihenfolge, in der Maßnahmen zum Einsatz kommen können oder sollten.

Im Folgenden werden wichtige vorbereitende und begleitende Maßnahmen für den Verlauf der Therapie genannt, die über die kindbezogene Intervention hinausgehen und für den Erfolg einer therapeutischen Behandlung ausgesprochen wichtig sind.

9.2 Vorbereitende und begleitende Maßnahmen

Bei der Überlegung, welches therapeutische Vorgehen besonders sinnvoll erscheint, spielt vor allem die Alltagsrelevanz für das Kind eine entscheidende Rolle. Im Vordergrund stehen also zunächst diejenigen Faktoren, die sich am meisten förderlich auf die Kommunikation und den Dialog zwischen Kind und Bezugspersonen auswirken (Thiel 2000).

Dabei müssen förderliche Faktoren nicht zwangsläufig nur kindbezogen sein (z. B. Hör- und Sprachkompetenz, kognitive Faktoren), sondern können auch durch Bezugspersonen (z. B. enge Beziehung zu den Eltern, positives Familienklima) oder weitere Umweltfaktoren des Kindes (z. B. gewinnbringende Kontakte zu Gleichaltrigen, förderliche Schulumgebung) positiv verstärkt werden.

> Therapeutische Ansätze, die sich auf das **Nachsprechen und Artikulieren** von Lauten, Wörtern und Sätzen beschränken, ohne dass das Kind deren Inhalt hörend erfassen kann, erscheinen bei hörgeschädigten Kindern grundsätzlich nicht geeignet. Ebenso wenig ist es angebracht, in der Therapie ausschließlich auf die **Rezeption von gesprochener Sprache oder Geräuschen bzw. Musik** zu fokussieren, ohne dass das Kind selbst aktiv kommunikative Impulse setzen kann.

Für die Sprachtherapie, die auf die Verbesserung der Hör- und Lautsprachkompetenz abzielt, ist generell ausschließlich die Hörfähigkeit des Kindes mit seinen Hörsystemen als Bezugssystem wichtig. Eine sprachtherapeutische Diagnostik ohne Verwendung der Hörsysteme oder eine Sprachtherapie bei unversorgten Kindern mit hochgradiger bzw. an Taubheit grenzender Schwerhörigkeit, die ausschließlich auf den Erwerb von Lautsprachkompetenzen fokussiert, ist nicht sinnvoll.

Sprachtherapeutische Interventionen finden bei hörgeschädigten Kindern häufig in einem wöchentlichen Rhythmus oder zweimal pro Woche für jeweils 45 oder 60 min statt. Bevor eine Therapiesequenz beginnen kann, ist es wichtig, das therapeutische Setting hörgeschädigtenspezifisch zu gestalten und sicherzustellen, dass die Hörsysteme des Kindes funktionsfähig sind (▶ Abschn. 7.1).

9.2.1 Therapeutisches Setting

Eine angenehme Atmosphäre trägt wesentlich zum Gelingen einer Therapiesequenz bei. Dabei spielt auch die Gestaltung der äußeren Rahmenbedingungen, insbesondere unter Berücksichtigung der jeweiligen Hörsituation, eine entscheidende Rolle. Folgende Hinweise zur Vorbereitung und Durchführung sollten vor jeder Therapieeinheit berücksichtigt werden:

- ruhiger, reizarmer Raum (kein Störlärm)
- gute Raumakustik
- günstige Lichtverhältnisse
- auf Einsehbarkeit des Mundbildes achten (Absehen)
- Anordnung der Sitzposition unter Berücksichtigung der Hörsituation (z. B. einseitige Hörstörung)
- Kontaktaufnahme und -gestaltung stehen im Vordergrund (Aufbau einer therapeutischen Beziehung)

Weitere Ausführungen zur Gestaltung des sprachdiagnostischen und anamnestischen Settings, welche auch für die Therapie selbst von Bedeutung sind, finden sich in ▶ Abschn. 6.5 und 7.1.

> Bei der Anordnung der Sitzposition empfiehlt es sich, dem mit Hörsystemen versorgten Ohr zugewandt zu sein, damit das auditive Sprachverstehen erleichtert wird (▶ Abschn. 6.5). Es muss allerdings angemerkt werden, dass in einem fortgeschrittenen Therapiestadium alltagsnahe Bedingungen dadurch abgebildet werden, dass Hilfestellungen nach und nach reduziert werden. Ferner empfiehlt es sich im weiteren Therapieverlauf, eine natürlich wechselnde Sitzposition einzunehmen, um alltägliche Kommunikationssituationen nachzustellen.

9.2.2 Überprüfung der Hörsysteme

Vor Beginn einer Therapieeinheit sollte die Energieversorgung der Hörsysteme überprüft werden. Es muss sichergestellt sein, dass das Gerät eingeschaltet und die Batterien funktionsfähig oder die Akkus aufgeladen sind. Zur Überprüfung der Funktionsfähigkeit des Systems stellen die Hersteller sogenannte **Troubleshooting Guides** zur Verfügung. Diese können direkt beim Hersteller oder über dessen Homepage bezogen werden und bieten Hinweise zur Überprüfung der Hörsysteme sowie Anleitungen zum Umgang mit Fehlermeldungen.

> Bitten Sie die Eltern, eine Packung Ersatzbatterien bei Ihnen zu deponieren. Lassen Sie sich zeigen, wie Sie die Batterie des Hörsystems wechseln, damit Sie das Kind dabei unterstützen können.

In Kürze

Die Ergebnisse aus Anamnese und Diagnostik bilden eine wichtige Orientierung für die Gestaltung der Therapie. Es ergibt sich jedoch kein festgelegter Therapieverlauf daraus, sondern es können allenfalls Hinweise auf die sinnvolle Gestaltung der Inhalte abgeleitet werden, deren Effektivität und Sinnhaftigkeit immer wieder geprüft werden sollten. Die Therapieplanung ist daher ein fortlaufender Prozess.

Zu den vorbereitenden Maßnahmen einer Therapiesequenz gehört die Gestaltung des therapeutischen Settings, das hörgeschädigtenspezifische Besonderheiten berücksichtigen sollte.

Wichtig ist außerdem, dass die Hörsysteme des Kindes eingeschaltet und funktionstüchtig sind. Dies sollte durch die Sprachtherapeutin vor jeder Sitzung sichergestellt werden.

9.3 Sprachtherapeutische Therapieziele

Zu den Inhalten einer sprachtherapeutischen Behandlung bei hörgeschädigten Kindern zählen im Sinne des mehrdimensionalen Therapie- und Behandlungskonzeptes nach Thiel (2000):

— Elternberatung, Beratung zur Eltern-Kind-Kommunikation
— Hörförderung/Hörtraining
— Aufbau und Verbesserung des Sprachverstehens, Wortschatzaufbau
— Aufbau und Verbesserung von Syntax und Morphologie
— Verbesserung der Artikulation
— Tonus – Atmung – Stimme
— Interdisziplinäre Zusammenarbeit.

Eine Orientierung am mehrdimensionalen Konzept erleichtert die Planung verschiedener Therapieinhalte.

Die genannten Bereiche des mehrdimensionalen Konzepts bauen nicht hierarchisch aufeinander auf, sondern werden in der Regel zu gleichen oder zumindest ähnlichen Anteilen von der Therapeutin in unterschiedlicher Gewichtung in den Fokus der sprachtherapeutischen Intervention gestellt. Dabei können bestimmte Schwerpunkte über einen gewissen Zeitraum besonders betont bzw. weniger intensiv betrachtet oder sogar vorerst ausgespart werden.

Einzig der Austausch mit den Eltern und die interdisziplinäre Zusammenarbeit bilden eine Konstante, die über die gesamte Zeit – neben der Arbeit mit dem Kind und der allgemeinen Therapieorganisation – stabil im Vordergrund stehen (Thiel 2000).

In den letzten Jahren haben über die genannten mehrdimensionalen Inhalte hinaus Elemente aus den Bereichen **Pragmatik und Kommunikation** zunehmende Bedeutung in der sprachtherapeutischen Behandlung erlangt. Daher sollten auch die Förderung **sozial-kognitiver und sozial-emotionaler Fähigkeiten** (Hintermair und Sarimski 2016) sowie die Anwendung von Wissen über den Einsatz von Sprache und das angemessene Verhalten in kommunikativen Situationen sinnvollerweise in die Therapie integriert werden.

In der Sprachtherapie stehen häufig der Erwerb und **kontinuierliche Ausbau des auditiven Sprachverstehens und der Lautsprachkompetenz** im Vordergrund. Es empfiehlt sich, mit den Eltern bzw. Bezugspersonen und dem Kind (sofern es sich um ein älteres Kind oder einen Jugendlichen handelt), über **Nah- und Fernziele sowie Erwartungen** an die Therapie zu sprechen.

> ▶ **Beispiel: Ziele**

Nahziele sind konkret, überschaubar, kleinschrittig, für das Kind passend und erscheinen prinzipiell in Kürze erreichbar.

— z. B. Nahziel: Das Kind lernt, sich vier Items in der korrekten Reihenfolge (Sequenz) zu merken.
— **Inhalt/Methode:**
  – Dem Kind werden in der Therapie Strategien und Methoden gezeigt, wie es sich mehrere Stimuli hintereinander merken kann.
  – Die Strategien beziehungsweise Methoden werden gemeinsam erarbeitet, verinnerlicht und automatisiert, z. B. mithilfe von Memotechniken wie
  – Visualisierung durch Miniaturgegenstände, Symbolkarten, schnelle Verschriftlichung (bei älteren Kindern), sofortige Wiederholung durch mehrmaliges Sprechen, um die Informationen im Arbeitsgedächtnis aufrechtzuerhalten.
  – Verknüpfung der Items mit einer Geschichte, mit Assoziationen, Merkhilfen.

– Visualisierung und weitere Merkhilfen werden schrittweise wieder ausgeblendet und ersetzt durch die „innere Stimme", d. h., dass Visualisierung durch Vorstellung ersetzt und dass die verbale Wiederholung oder die Assoziation nur noch innerlich (also gedanklich) vollzogen wird.

▬ **Länge der Interventionen:**

– Vorerst über 8–10 Therapieeinheiten (d. h. Wochen) mit Option auf Verlängerung bei Folgeverordnungen.

– Wichtig: In der Therapie werden parallel selbstverständlich auch weitere Inhalte behandelt, sodass hier nur ein Nahziel von mehreren betrachtet wird.

Fernziele sind undatiert, allgemein und beschreiben generelle Ziele:

▬ z. B. Fernziel: generelle Verbesserung der auditiven Merkfähigkeit/Arbeitsgedächtniskapazität (► Abschn. 12.1).◄

Während die Formulierung von Nah- und Fernzielen sinnvoll und wichtig ist, ist die Vereinbarung eines Zeitpunkts, wann das Ziel erreicht werden soll, nicht immer sinnvoll. Stattdessen könnte vereinbart werden, wie lange an dem einen oder anderen Nahziel gearbeitet werden soll, bis die nächste diagnostische Überprüfung und das Feedback an die Eltern erfolgen.

Kinder mit Hörstörungen werden häufig über lange Zeiträume sprachtherapeutisch begleitet, sodass ein langfristiger Plan häufig gut erstellt werden kann. Dieser versteht sich jedoch nicht als unveränderlich, sondern bedarf fortwährender Prüfung und ggf. Korrektur. Möglich ist, dass plötzlich ganz andere Themen in der Therapie in den Vordergrund treten, sodass die Nahziele kurzfristig geändert werden müssen.

■ **Kinder mit komplexen Zusatzbeeinträchtigungen/Mehrfachbehinderung**

Bei Kindern mit **Zusatzbeeinträchtigung/Mehrfachbehinderung** wird in der Literatur häufig angegeben, dass gemeinsam mit den Eltern als Zielsetzung eine **realistische Erwartungshaltung** über die Entwicklung der Hörfähigkeit und Lautsprachentwicklung besprochen werden sollte. Darüber hinaus müssen Eltern von mehrfachbeeinträchtigten Kindern mit behinderungsbedingten Einschränkungen bei der Akzeptanz von Hörsystemen rechnen. Dies ist auch in entsprechenden Leitlinien zur CI- und Hörgeräteversorgung festgehalten (DGPP 2013; MDS 2004).

Als Fernziele werden bei Kindern mit Zusatzbeeinträchtigungen häufig **Lebensqualität und gesellschaftliche Teilhabe** und **räumliche Orientierung** (GBA 2018) angegeben.

Diese Fernziele sind jedoch z. T. so weit von der Lebenswirklichkeit der Kinder entfernt, dass entsprechende Nahziele für Therapeutinnen schwer zu formulieren sind und für Eltern kaum greifbar erscheinen. Es besteht die Gefahr, dass mit Blick auf das Ziel „räumliche Orientierung" ausschließlich an der Lokalisation von Schallquellen gearbeitet wird, wobei dies sprachlich-kommunikativ für die Kinder kaum hilfreich ist.

In diesen Fällen wird empfohlen, **kommunikative Fernziele** zu formulieren, die insbesondere bei nicht-sprechenden Kindern bzw. Kindern mit Bedarf nach Unterstützter Kommunikation (► Kap. 13) die vorsprachlichen Kompetenzen umfassen sollten, wie z. B.

▬ Selbstwirksamkeitserfahrungen sammeln, Ursache-Wirkungs-Prinzip verstehen,

▬ Turn-Taking-Wechsel vollziehen,

- Joint Attention herstellen und halten, triangulären (pendelnden) Blickkontakt zwischen Person und Spielzeug zeigen,
- möglichst lange Dialogsituationen (ggf. in Form von „Protodialogen") führen,
- eine Auswahl tätigen, ein Bedürfnis ausdrücken, o. Ä. (durch körpereigene oder körperexterne Kommunikationsform, z. B. auch auf etwas zeigen können, mit Zeigefinger oder Zeigeblick),
- eigeninitiativ eine Interaktion beginnen,
- kontinuierliche Wortschatzerweiterung in der langfristig passenden Kommunikationsform/-modalität,
- Grammatikerwerb durch Modellierungstechniken in Form von kompetenter Mitnutzung der Kommunikationsform/-modalität des Kindes (Leber 2009; Hüning-Meier und Pivit 2011).

In Kürze

Die sprachtherapeutische Planung sollte mehrdimensional ausgestaltet sein, sodass verschiedene Inhalte und Ziele gleichzeitig in den Fokus rücken können. Die Inhalte betreffen jedoch nicht allein die Hör- und Sprachkompetenz des Kindes, sondern auch die Elternberatung und die allgemeine Therapieorganisation. Sprachtherapeutische Therapieziele lassen sich in Nah- und Fernziele untergliedern, wobei das Erreichen des jeweiligen Ziels nicht an einen konkreten Zeitpunkt gebunden sein muss. Während Nahziele konkret sind und in Kürze erreicht werden können, sind Fernziele eher allgemein und liegen in der Zukunft. Um erfolgreich an interaktiven Situationen teilhaben zu können, ist darüber hinaus nicht allein die Hör- und Sprachkompetenz des Kindes entscheidend, sondern auch das Wissen über den pragmatisch-kommunikativen Einsatz derselben. Somit kommt dieser Dimension in der Therapie eine weitere wichtige Rolle zu.

9.4 Interdisziplinäre Zusammenarbeit

Interdisziplinarität stellt ein zentrales Arbeitsprinzip in der Betreuung und Behandlung hörgeschädigter Kinder dar und zeichnet sich durch die gleichzeitige Zusammenarbeit unterschiedlicher Disziplinen in der individuellen Versorgung eines Kindes und seiner Familie aus.

Zur Entwicklung einer optimalen Behandlungs- und Therapiestrategie für ein Kind und seine Familie bedarf es unterschiedlicher fachlicher Blickwinkel, die in einer fachübergreifenden Teamarbeit realisiert werden müssen (Hollweg et al. 2016; Walkenhorst 2016). In einem interdisziplinären Team lassen sich viele unterschiedliche Informationen und Befunde sicherer und treffender auswerten und einschätzen. Zudem wird der Abstimmung der Fachdisziplinen untereinander und der Verfolgung gleicher Therapie- und Behandlungsziele nur durch ein interdisziplinäres Konzept Rechnung getragen. Auf diesem Weg kann auch Sorgen, Nöten und Ängsten von Familien in Bezug auf diagnostische, medizinische und apparative Maßnahmen aber auch im Hinblick auf die Gesamtentwicklung des Kindes adäquat begegnet und die Eltern können im Rahmen des interdisziplinären Frühförder- und Therapieprozesses bestärkt werden. Der ganzheitliche (▶ Abschn. 11.2) und interdisziplinäre Ansatz ermöglichen eine umfassende Betreuung des Kindes und seiner Familie durch einen intensiven Austausch zwischen den verschiedenen Berufsgruppen. Nur so ist es möglich, einem Kind mit einer Hörstörung optimale Hör- und Sprachlernbedingungen zu ermöglichen. Ein gelungener interdisziplinärer Austausch ermöglicht es zudem, auf Veränderungen flexibel und schnell zu reagieren (Hoffmann 2019).

> Zu den Berufsgruppen, die im Kontext hörgeschädigter Kinder tätig sind, gehören u. a.
> - Mediziner, Pädaudiologen
> - Hörgeschädigtenpädagoginnen
> - Pädakustiker
> - Pädagoginnen, Lehrerinnen
> - Therapeutinnen
> - Erzieherinnen

Interdisziplinärer Kontakt bedeutet nicht, dass ein ständiger Kontakt mit allen anderen beteiligten Berufsgruppen bestehen muss, da auch nicht alle das Kind regelmäßig sehen oder gleichermaßen gut kennen. Ein schneller Austausch kann dann erforderlich sein, wenn sich neue Erkenntnisse ergeben oder ein akuter Handlungsbedarf auftritt (Thiel 2000).

Der Kontakt zu professionellen Bezugspersonen, die das Kind regelmäßig sehen und daher wichtige Hinweise über das sprachlich-kommunikative Verhalten in alltäglichen Situationen geben können, sollte jedoch sehr regelmäßig erfolgen. Sofern das Kind z. B. noch den Kindergarten besucht, sind die Erzieherinnen aus der Tageseinrichtung und die Pädagoginnen aus der Hörfrühförderung (▶ Kap. 8) wichtige Ansprechpartnerinnen. Ein **regelmäßiger Austausch** erscheint hier besonders wichtig, ist allerdings kein Therapieinhalt und fällt daher zumeist in die Vor- bzw. Nachbereitungszeit der Therapie.

Exemplarisch für einen strukturierten interdisziplinären Austausch sei hier das **Konzept der Moderierten Runden Tische (MoRTi)** genannt (Giel und Liehs 2016), das ursprünglich für den Bereich der Unterstützten Kommunikation entwickelt wurde. Die Moderierten Runden Tische bringen möglichst viele Personen aus dem Umfeld des Kindes zusammen an einen Tisch, um gemeinsame Ziele zu formulieren und im Alltag Bedingungen für eine gelingende Kommunikation zu schaffen.

In Kürze

Die fachübergreifende Zusammenarbeit bietet Raum für einen interkollegialen Austausch und ermöglicht es, individuelle Problemstellungen und spezifische Beobachtungen im Team zu besprechen und Gelingensbedingungen zu formulieren bzw. individuelle Fördermaßnahmen zum Wohle des Kindes abzuleiten.

Literatur

DGPP: Deutsche Gesellschaft für Phoniatrie und Pädaudiologie (Hrsg) (2013) 049/010 – S2k-Leitlinie: Periphere Hörstörungen im Kindesalter. AWMF online. Das Portal der wissenschaftlichen Medizin. ▶ http://www.dgpp.de/cms/media/download_gallery/Hoerstoerungen%20Kinder%20lang.pdf. Zugegriffen: 26. Febr. 2020

GBA – Gemeinsamer Bundesausschuss (2018) Beschluss des Gemeinsamen Bundesausschusses über eine Änderung der Hilfsmittel-Richtlinie (HilfsM-RL). Versorgung von Menschen mit Hörbeeinträchtigungen und Menschen mit mehrfachen Behinderungen sowie Versorgung mit Übertragungsanlagen, 1–3. ▶ https://www.g-ba.de/downloads/39-261-3409/2018-07-19_HilfsMRL_Versorgung_bei_Hoerbeeintraechtigungen_Mehrfachbehinderungen_BAnz.pdf. Zugegriffen: 26. Febr. 2020

Giel B, Liehs A (2016) „Moderierte Runde Tische" (MoRTi) in der Inklusion. Schwerpunktthema: Sprachtherapie Inkl 3(1):1–7 (e2016-04)

Hintermair M, Sarimski K (2016) Entwicklung hörgeschädigter Kinder im Vorschulalter. Stand der Forschung, empirische Analysen und pädagogische Empfehlungen. Median, Heidelberg

Hoffmann V (2019) Die Bedeutung der interdisziplinären Zusammenarbeit in der hörgerichteten Frühförderung. Prax Sprache 1:15–22

Hollweg W, Beck E-M, Schulenburg K, Trock S, Räbiger J, Kraus E, Borde T (2016) Interprofessionelle Versorgung – ein Studiengebiet mit Zukunft und Herausforderungen. Int J Health Prof 3:37–46

Hüning-Meier M, Pivit C (2011) Wie lernt ein Kind unterstützt kommunizieren? Allgemeine Prinzipien der Förderung und Prinzipien des Modellings. In: von Loeper Literaturverlag und Gesellschaft für

Unterstützte Kommunikation (Hrsg) Handbuch der Unterstützten Kommunikation, 3. Aufl. von Loeper, Karlsruhe, S 01.032.001–01.037.008

Leber I (2009) Förderdiagnostik Unterstützte Kommunikation. In: Birngruber C, Arendes S (Hrsg) Werkstatt Unterstützte Kommunikation. von Loeper, Karlsruhe, S 89–97

MDS – Medizinischer Dienst der Spitzenverbände (Hrsg) (2004) Begutachtungsanleitung Schwerhörigkeit. Begutachtungsanleitung zur apparativen Versorgung bei Funktionsstörungen des Ohres, 4. Aufl.

► https://www.mds-ev.de/fileadmin/dokumente/Publikationen/GKV/Begutachtungsgrundlagen_GKV/09_BGA_Schwerhoerigkeit_2004.pdf. Zugegriffen: 26. Febr. 2020

Thiel M (2000) Logopädie bei kindlichen Hörstörungen – Ein mehrdimensionales Konzept für Therapie und Beratung. Springer, Berlin

Walkenhorst U (2016) Die Relevanz Interprofessioneller Lern- und Arbeitsprozesse im Kontext der Akademisierung der Gesundheitsberufe. Int J Health Prof 3(1):21–28

9

Gängige Therapie- und Förderansätze

Inhaltsverzeichnis

© Springer-Verlag GmbH Deutschland, ein Teil von Springer Nature 2020
V. Hoffmann und K. Schäfer, *Kindliche Hörstörungen*, Praxiswissen Logopädie,
https://doi.org/10.1007/978-3-662-61126-5_10

Bei den Therapie- und Förderansätzen, die speziell für hörgeschädigte Kinder entwickelt wurden, handelt es sich vorwiegend um Ansätze, die auf die Förderung sehr junger Kinder oder kürzlich mit Hörsystemen versorgte Kinder ausgerichtet sind. Ihren Einsatz finden sie daher häufig in der Frühförderung hörgeschädigter Kinder und fokussieren auf das Hörenlernen und die Lautsprachentwicklung, während Verfahren für ältere Kinder, die schon länger mit Hörsystemen versorgt sind, nicht existieren bzw. passende Inhalte aus den Frühförder- oder Sprachtherapiekonzepten gezielt übertragen werden müssen.

- **Begriffsklärung Sprachförderung und Sprachtherapie (Appelbaum 2018)**
- **Sprachförderung**
  - Man unterscheidet zwischen ganzheitlichen Sprachförderkonzepten (alltagsintegrierter Sprachförderung) und sprachstrukturellen Förderprogrammen (additive Sprachförderung).
  - Maßnahmen der Sprachförderung sind in der Regel Aufgabe des Bildungswesens.
- **Spezifische Sprachförderung bzw. Sprachtherapie**
  - Bei spezifischen Störungen des Spracherwerbs ist eine alltagsintegrierte oder additive Sprachförderung nicht ausreichend. Die spezifische Sprachförderung/Sprachtherapie ist eine medizinische Heilmaßnahme, die dem Gesundheitswesen zugeordnet ist und durch die Krankenkassen finanziert wird.
  - Bei hörgeschädigten Kindern ist nach den Heilmittelrichtlinien eine Erfolgskontrolle notwendig, von der die Fortsetzung der Sprachtherapie abhängig gemacht wird. Dies ist ein wesentlicher Unterschied zur Sprachförderung.

10.1 Hör- und Sprachförderung bzw. -therapie im Kontext von Hören und Kommunikation

Bei älteren hörgeschädigten Kindern können in der Sprachtherapie häufig bewährte Verfahren aus dem Bereich der Behandlung von Kindern mit Sprachentwicklungsstörungen bzw. -verzögerungen eingesetzt werden. Bei der Auswahl gilt es zu überprüfen, ob das Verfahren für das hörgeschädigte Kind und für die Ziele, die erreicht werden sollen, passend ist. Des Weiteren sollten hörgeschädigtenspezifische Besonderheiten bei der Durchführung berücksichtigt werden.

Die hörgerichteten und lautsprachorientierten Ansätze haben viele Elemente gemeinsam, die sich z. T. überschneiden (z. B. Aufmerksamkeitslenkung auf auditive Stimuli), andere Anteile sind wiederum sehr unterschiedlich (z. B. Grad der Strukturierung der Förderung/Therapie).

Hörgerichtete und lautsprachorientierte Ansätze unterscheiden sich insbesondere in der Art der Gestaltung. Man unterscheidet im Wesentlichen die folgenden Ausrichtungen:

Hörgerichtete und lautsprachorientierte Ansätze (Schäfer 2021, in press)
- Einsatz der Therapie/Förderung gezielt oder spontan,
- orientiert an einem Curriculum oder den momentanen Interessen des Kindes folgend,
- Ausrichtung unisensorisch (d. h. auf das Gehör beschränkt) oder multisensorisch (unter Einbezug weiterer Sinneskanäle),
- analytisch oder global (Übung mit einzelnen Items oder eingebunden

in einen weiteren sprachlich-kommunikativen Kontext),

- durch gezielte Aufmerksamkeitslenkung des Kindes oder weitgehend frei,
- in passiver oder aktiver Form (gezielte Hörübungen oder natürlicher Dialog),
- in Einzel- oder Gruppensituationen,
- in optimierter, möglichst reizarmer Umgebung oder bewusst flexibel in unterschiedlichen, nicht vorbereiteten Settings sowie
- nach langfristiger Planung und Zielsetzung oder kurzfristiger Entscheidung (entweder orientiert an hörgerichteten/sprachlich-linguistischen Entwicklungszielen oder vorwiegend pragmatisch-kommunikativ).

10.1.1 Auditiv-verbale Therapie (AVT)

Die Auditiv-verbale Therapie (AVT) ist ein Therapieansatz, der auf die Hör-, Sprach-, Sprech- und Kommunikationsentwicklung hörgeschädigter Kinder im Rahmen ihrer Möglichkeiten fokussiert. Das übergeordnete Ziel der AVT ist die **Orientierung an den Meilensteinen der regulären Sprachentwicklung** und das **Erreichen eines hörgerichteten und lautsprachlichen Niveaus,** das den Normwerten guthörender gleichaltriger Kinder entspricht. Auf Gebärdensprache und weitere visuelle Hinweise („Clues") wie Lautsprachunterstützende Gebärden (LUG) oder zusätzliche Visualisierung (▶ Abschn. 13.1) wird bei der AVT verzichtet. Dafür werden hörgerichtete Inhalte als Basis für die Lautsprachentwicklung gezielt und verstärkt in den Vordergrund gerückt.

Eine wichtige Voraussetzung für den Einsatz von AVT ist die **optimale Verstärkung und Ausnutzung des (Rest-)**

Hörvermögens durch eine **frühe Versorgung** des Kindes mit Hörsystemen und der **frühe Beginn der therapeutischen Maßnahmen,** da nur auf diese Weise die Sprachentwicklung über den Gehörsinn gestaltet werden kann. Eine wichtige Rolle nehmen die **Eltern und weiteren Bezugspersonen** des Kindes ein, da sie im Verlauf der Therapie engmaschig beraten und begleitet werden.

> Um zertifizierte AV-Therapeutin zu werden, ist eine mehrjährige Zusatzausbildung notwendig, die über die US-amerikanische a.g.bell (Alexander Graham Bell)-Academy auch in Deutschland angeboten wird. Die Ausbildung kann z. B. von berufserfahrenen Audiologen, Sprachtherapeutinnen mit Hochschulabschluss und sonderpädagogischen Lehrkräften aus dem Förderschwerpunkt Hören und Kommunikation absolviert werden.

Der Ansatz der Auditiv-verbalen Erziehung (auch: hörgerichtet unisensorischer auditiv-verbaler Ansatz) ist im deutschsprachigen Raum insbesondere durch die Arbeiten von **Susan Schmid-Giovannini** bekannt geworden, die einen vorwiegend unisensorischen Zugang zur Hör- und Sprachkompetenz hörgeschädigter Kinder prägte, indem in den Übungssituationen zeitweise gezielt das Mundbild als zusätzliche visuelle Information zum Gehörten verdeckt wurde. Auf diese Weise sollten andere Sinneseindrücke für das Kind zumindest temporär ausgeblendet werden, damit eine Konzentration auf das Hören besser gelingt. Weitere bekannte Vertreter des Auditiv-verbalen Ansatzes sind u. a. **Doreen Pollack** und **Warren Estabrooks.**

Zu den Prinzipien der Auditiv-verbalen Therapie gehören in Anlehnung an Pollack et al. (1997) die folgenden, von der AG Bell-Academy im Jahr 2007 (a.g.bell 2007) formulierten Grundlagen:

Prinzipien der Auditiv-verbalen Therapie

1. Frühe Diagnostik, Versorgung mit Hörsystemen und direkter Einsatz von AVT.

2. Die Hörsysteme müssen auf dem neuesten Entwicklungsstand sein, das Resthörvermögen sollte optimal ausgenutzt werden.

3. Die Eltern werden beraten und dazu angeleitet, dass das Kind optimale Bedingungen vorfindet, um Lautsprache über den Gehörsinn zu erwerben. Auf Gebärdensprache sollte verzichtet werden, ebenso auf das vorwiegende Absehen vom Mund.

4. Die Eltern sind zentrale Ansprechpartner im Prozess der Hör- und Sprachentwicklung des Kindes und nehmen regelmäßig und aktiv an den AVT-Sitzungen teil.

5. Das Umfeld wird so gestaltet, dass Hören optimal möglich ist. Dabei ist die Alltagsausrichtung elementar.

6. Hören und Sprechen sollen in alle Lebensbereiche des Kindes integriert werden.

7. Alle beteiligten Personen orientieren sich an der regulären Hör-, Sprach-, Sprech-, Kommunikations- und Kognitionsentwicklung.

8. Das Kind lernt, seine Lautsprache durch den Hörsinn zu kontrollieren.

9. Es finden regelmäßig Status-, Verlaufs- und Zieldiagnostikgespräche zur Entwicklung des Kindes statt, um die Effektivität der Behandlung zu gewährleisten.

10. Das Kind wird darin unterstützt, Regeleinrichtungen zu besuchen und dort gemeinsam mit hörenden Kindern zu lernen.

AVT orientiert sich an der regulären Sprachentwicklung guthörender Kinder und bezieht als Basis und Voraussetzung für das Hören- und Sprechenlernen die chronologisch aufeinander aufbauenden **Hörlernstufen nach Erber** (1982) ein (▶ Abschn. 11.2). Die Funktionsfähigkeit und aktuelle Anpassung der Hörsysteme werden regelmäßig mit den **Ling-Lauten** (▶ Kap. 8) überprüft.

Darüber hinaus existieren auch sogenannte **Hörlernlaute,** bei denen Spielgegenständen bestimmte Laute oder Worte zugeordnet werden, z. B. Glocke: „Bim-bam", Ente: „Ga-ga", Hase: „Hoppel", Eisenbahn: „sch-sch-sch", Schere: „Schnipp-schnapp" (Wachtlin 2017). Der spielerische Einsatz von Hörlernlauten eignet sich allerdings vornehmlich für jüngere Kinder, denen diese ersten Laute und Worte häufig angeboten werden sollen, damit sie diese kennenlernen, entdecken und langfristig auch imitieren.

Ein sehr wichtiges Ziel der AVT ist das **Zuhörenlernen** (▶ Abschn. 11.2) als Basis für weitere Hör- und Sprachfortschritte (Estabrooks 1999). Schmid-Giovannini empfiehlt, dass hörgeschädigte Kinder im Rahmen der AVT in der **Einzeltherapie** gefördert werden sollen. Gruppentherapie eigne sich bei der Entwicklung auditiv-verbaler Kompetenzen nicht (Schmid-Giovannini o. J.).

In der Therapie wird die Umgebung für das Kind hörgerichtet gestaltet. Dies beinhaltet, dass die Therapeutin (Schmid-Giovannini o. J., S. 16)

— gemeinsam mit den Eltern nahe beim Kind sitzt und in Richtung der Mikrophone der Hörsysteme spricht,

— eine normale Sprechlautstärke einhält, Sprache nicht vereinfacht, eine reichhaltige Prosodie verwendet,

— alltägliche Aktivitäten im Elternhaus aufgreift und Beispiele zur Anregung des Hörens gibt,

— Störgeräusche vermeidet,

— das Kind durch Zeigen und Betonen auf besondere Höreindrücke der Umgebung aufmerksam macht,

- die Äußerungen des Kindes aufgreift und in einer korrekten Form bestätigend wiederholt,
- einen Plan entwickelt, der Nah- und Fernziele enthält und alle Besprechungen mit den Eltern dokumentiert,
- Die Eltern in ihrer natürlichen elterlichen Didaktik und in ihrem Selbstvertrauen bestärkt.

Übungen der AVT finden zu Beginn häufig im **closed-set** statt (mit Anschauungsmaterial bzw. bekannter, eingegrenzter Auswahl an Items) und später zunehmend im **open-set** (offenes Material ohne zusätzliche Hinweise) (▶ Abschn. 2.2).

Die Vorgehensweise in der AVT folgt einem **hierarchischen, aufeinander aufbauenden Prinzip,** beginnend beim Entdecken von akustischen Stimuli bis hin zu einem offenen Sprachverständnis und umfasst somit einen mehr oder weniger **festgelegten Plan bzw. ein Curriculum.** Die AVT ist in den USA und Kanada, aber auch in vielen europäischen Ländern ein sehr bekannter und populärer hörgerichteter und lautsprachorientierter Therapieansatz.

> **In Kürze**
>
> Bei der Betrachtung der AVT muss beachtet werden, dass sie sich kontinuierlich weiterentwickelt. So ist ein stark unisensorischer Ansatz, bei dem in der Übungssituation gezielt weitere Sinnesinformationen über einen längeren Zeitraum vorenthalten oder ausgeblendet werden, heute nicht mehr typisch.

10.1.2 Natürlich hörgerichteter Ansatz

Der Natürlich hörgerichtete Ansatz geht davon aus, dass hörgeschädigte Kinder Hören und Sprechen in alltäglicher Kommunikation, d. h. **intuitiv und auf natürlichem Wege** lernen können. Ein wesentliches Ziel ist es daher, die Eltern in ihrer **natürlichen elterlichen Didaktik** (Papousek 1994) zu bestärken und ihnen die Zuversicht zu vermitteln, dass ein „mehr vom Normalen" (Clark 2006) für ihr Kind hilfreich ist, um seinen individuellen Weg zu gehen (Batliner 2004). Eltern stellen also die Bedingungen bereit, die die Kinder dazu motivieren, mit ihnen zu kommunizieren. Spezifische Förder- oder Therapieeinheiten bzw. -materialien sind beim Natürlichen hörgerichteten Ansatz nicht vorgesehen, da die Inhalte **alltags- und handlungsorientiert** sind. Wichtige Vertreterinnen des Ansatzes sind **Morag Clark** und **Gisela Batliner.**

Der Natürliche hörgerichtete Ansatz folgt den Grundsätzen und Erkenntnissen über **frühe Eltern-Kind-Kommunikation** und **frühe Dialoge** (Horsch 2004), sodass im Alltag und im natürlichen Spiel sehr viele Hör- und Interaktionssituationen identifiziert werden sollen, in denen Eltern und Kind **spielerisch und lustvoll kommunikativ** miteinander agieren können. Diese Situationen sollten das **momentane Interesse des Kindes** betreffen und damit zu einer **möglichst langen Dialogsituation** zwischen Kind und Eltern führen (Batliner 2004).

Es geht also beim Natürlichen hörgerichteten Ansatz nicht darum, einem Kind mit einer bestimmten Methode oder einem Spielmaterial etwas beizubringen, sondern Hör- und Sprach- bzw. Kommunikationsförderung **pragmatisch-kommunikativ** über den natürlichen Dialog zu gestalten. Da der Verlauf eines natürlichen Dialogs nicht immer geplant werden kann, gibt es **keinen zuvor festgelegten Plan und keine vorgeplanten Übungen,** wohl aber viele praktische Anregungen, wie Kommunikationssituationen positiv und anregend gestaltet werden können (u. a. Batliner 2004; Clark 2009). Im Allgemeinen gilt, dass Alltagsgeräusche und -kommunikation bedeutungsvoller für das Kind sind als geräuschproduzierendes

Spielzeug oder hörgeschädigtenspezifisches Therapiematerial.

Da hörgeschädigte Kinder die Kommunikation ihrer Eltern häufig nicht so beiläufig und mühelos mitbekommen wie guthörende Kinder, bedarf es einer **spezifischen Beratung und Begleitung der Eltern,** damit diese in ihren natürlichen Kompetenzen bestärkt werden, anstatt aus Verunsicherung weniger förderliche Verhaltensweisen zu zeigen (z. B. direktive Sprache, reduziertes Sprachangebot o. Ä.) (▶ Abschn. 8.2). Auf diese Weise soll auch die frühe Eltern-Kind-Bindung gefördert und stabilisiert werden. Ziel ist die Teilhabe des Kindes an der hörenden und lautsprachlich kommunizierenden Umwelt (Clark 2009).

Die Förderung soll beim Natürlichen hörgerichteten Ansatz im Alltagsgeschehen und Eltern-Kind-Spiel gestaltet werden. Dazu eignen sich je nach Alter und Sprachentwicklungsstand des Kindes:

- Räumspiele, z. B. Kisten aus- und einpacken, etwas suchen, in Kisten sortieren,
- Suchspiele, z. B. Guck-Guck-Spiele, Versteckspiele,
- Bewegungsspiele, z. B. Toben, Schaukeln, Hoppe Reiter usw.,
- Spiele mit verschiedenen Materialien wie Papier, Farbe, Knete, Sand,
- Rollenspiele, z. B. Einkaufen, Krankenhaus, Vater-Mutter-Kind, Kasperle-Theater, Kochen usw.,
- Großmutters Sprachspiele, z. B. Topfschlagen, Ich sehe was, was Du nicht siehst, Abzählverse etc.,
- Bilderbücher, z. B. Wimmelbücher, Aktionsbücher, Klappenbücher, Geschichtenbücher, Bilderlexika mit dem Kind betrachten, eigene Erlebnis- und Erzähltagebücher erstellen,
- Geräuschespiele, z. B. Rassel, Geräusche-Memory (Filmdöschen), gemeinsam Geräusche aufnehmen und lauschen,
- Sprachspiele, z. B. Reimwörter finden, Quatschwörter ausdenken, Wortketten bilden (Batliner 2004).

Ebenso wie bei der AVT macht die Bezugsperson das Kind zunächst auf Geräusche in der Umgebung aufmerksam und zeigt deren Ursprung und Bedeutung, noch bevor das Kind dies selbst beherrscht. Ebenso wie die AVT verzichtet auch der Natürliche hörgerichtete Ansatz ganz bewusst auf den Einsatz von Gebärden zur Unterstützung der Sprachentwicklung. Ausnahmen bestehen bei Kindern gehörloser Eltern, bei Kindern ohne Hörsystemversorgung und hörgeschädigten Kindern mit Mehrfachbehinderung. Das **Mundbild** wird beim Natürlich hörgerichteten Ansatz ganz explizit in die Förderung einbezogen, ebenso wie natürliche Gesten und Mimik. Eine isolierte Förderung der Artikulationsfähigkeit, noch bevor das Kind über Lautsprach- und Kommunikationskompetenz verfügt, wird nicht empfohlen (Batliner 2004).

Im Gegensatz zur AVT ist der Natürlich hörgerichtete Ansatz keine Therapie. Im Vordergrund stehen die Elternanleitung und Begleitung der Eltern mit ihrem hörgeschädigten Kind.

Eltern mit einem **mehrsprachigen Hintergrund** werden darin bestärkt, mit ihrem Kind in der **Muttersprache** zu kommunizieren, da über die Muttersprache wichtige Emotionen transportiert und weitere prosodische Informationen vermittelt werden, die in einer Fremd- bzw. Zweitsprache häufig weniger gut gelingen (Batliner 2004).

10.1.3 Muttersprachlich-reflektierende Methode

Die Muttersprachlich-reflektierende Methode (M.R.M) wurde ab den 1950er Jahren zu einem Zeitpunkt durch **Antonius van Uden** (Niederlande) entwickelt, als Hörsysteme noch nicht so leistungsfähig waren wie heutzutage. Für die damalige Zeit war der Ansatz insofern **innovativ,** als dass erstmalig der **natürliche Dialog** zwischen Kind und Eltern in den Vordergrund gestellt wurde, anstatt dass Sprachaufbau bei hörgeschädigten

Kindern systematisch über die Anbahnung einzelner Laute bis hin zu Worten und Sätzen erfolgte. Van Uden schuf einen **aktiv-handlungsorientierten, dialogischen** Ansatz, der das Mundbild und die Mimik des Sprechers in Form einer Antlitzgerichtetheit, d. h. gezielten Sprecherzugewandtheit, einbezog. Das Prinzip der Hörgerichtetheit, bei dem Kinder vermehrt oder sogar ausschließlich über den Gehörsinn Sprache aufnehmen und verarbeiten sollen, stand bei der Muttersprachlich-reflektierenden Methode aufgrund des weniger ausgereiften hörtechnischen Standards noch nicht sehr stark im Vordergrund. Es wurden daher auch viele zusätzliche **Visualisierungs-hilfen** wie Erzähltagebücher, Erlebnishefte, Lautsprachunterstützende Gebärden (LUG), Phonembestimmte Manualsysteme (PMS) und Verschriftlichung (Kap.13) genutzt (van Uden 1999).

Zu den zentralen Prinzipien der M.R.M. gehört die sogenannte **Doppelrolle,** bei der die erwachsene Bezugsperson die Äußerungen des Kindes in einer korrekten Form und bestätigend wiederholt, ebenso wie bei einer **Modellierungstechnik** (z. B. korrektives Feedback) (▶ Abschn. 11.3.2). Außerdem sollte die Bezugsperson des Kindes die basalen und unvollständigen Äußerungen (z. B. Lallmonologe) des Kindes mit der sogenannten **Fangmethode** aufgreifen und wiederholend lautsprachlich verstärken, damit das Kind frühe **Selbstwirksamkeitserfahrungen** sammeln kann und langfristig erkennt, dass es durch den Einsatz von Lautsprache eine Reaktion bei anderen auslösen kann (van Uden 1987).

Die Prinzipien der M.R.M. spielen noch heute eine durchaus **wichtige Rolle** im Bereich der frühen Hör- und Sprachförderung hörgeschädigter Kinder, da die Chancen für hörgeschädigte Kinder aufgrund der veränderten Voraussetzungen (frühe Versorgung mit leistungsfähigen Hörsystemen) gestiegen sind, auf die o. g.

Methoden besser reagieren zu können und von ihrem Einsatz zu profitieren.

Es finden sich daher in den anderen hörgerichteten und lautsprachorientierten Ansätzen ebenfalls Elemente, die an Doppelrolle und Fangmethode erinnern.

Antonius van Uden war auch ein wichtiger Vertreter der **Rhythmisch-musikalischen Erziehung** (▶ Abschn. 11.3) für hörgeschädigte Kinder, bei der die Schallwahrnehmung und die räumliche und zeitliche Wahrnehmung (Rhythmus) mit Bewegungserfahrungen (Grob- und Feinmotorik, auch Sprechmotorik) verknüpft werden sollten (Leonhardt 2019).

> **In Kürze**
> Zu den wichtigen hörgerichteten und lautsprachorientierten Ansätzen der Hörerziehung gehören die Auditiv-verbale Therapie, der Natürlich hörgerichtete Ansatz und die Muttersprachlich-reflektierende Methode.
> Unterschiede bestehen insbesondere in der Struktur und Gestaltung der drei Ansätze. Gemeinsam ist allen, dass eine frühe und adäquate Versorgung mit Hörsystemen als unabdingbare Voraussetzung für den Einsatz der Therapie bzw. Förderung angesehen wird.
> Alle Ansätze sind keine Fortsetzung der oralen Methode (▶ Abschn. 8.1), da hörgeschädigte Kinder heute durch den Einsatz moderner Gerätetechnologie ganz andere Voraussetzungen haben als dies früher der Fall war. Alle drei Ansätze gehen davon aus, dass hörgeschädigte Kinder durch eine Hörsystemversorgung in die Lage versetzt werden können, Hören und Sprechen auf einem natürlichen Weg, d. h. über den Gehörsinn, zu erwerben.
> Gebärdensprache oder der zusätzliche unterstützende Einsatz von Gebärden spielen bei den hörgerichteten und lautsprachorientierten Ansätzen in der Regel keine Rolle.

Literatur

a.g.bell (Academy for Listening and Spoken Language) (2007) Principles of certified LSL specialists. ► https://agbellacademy.org/certification/principles-of-lsl-specialists/. Zugegriffen: 28. Febr. 2020

Appelbaum B (2018) Sprachförderung und Sprachtherapie – versuch einer begrifflichen und inhaltlichen Klärung im Kontext von Unterstützter Kommunikation (UK). Unterst Kommuni 4(2018):37–40

Batliner G (2004) Hörgeschädigte Kinder spielerisch fördern – ein Elternbuch zur frühen Hörerziehung, 2. Aufl. Reinhardt, München

Clark M (2006) A practical guide to quality interaction with children who have a hearing loss. Plural Publishing, San Diego

Clark M (2009) Interaktion mit hörgeschädigten Kindern. Der Natürliche Hörgerichtete Ansatz in der Praxis. Reinhardt, München

Erber NP (1982) Auditory training. Alexander Graham Bell Association, Washington DC, S 92–94

Estabrooks W (1999) Die auditiv-verbale Praxis. In: Auditiv-verbale Erziehung beinhaltet kognitive Förderung vom Baby bis zum Erwachsenen. 4. Auditory Verbal Kongress vom 08.–10.10.99, Berchtesgaden. Internationals Beratungszentrum Schmid Giovannini Meggen, 74–103

Horsch U (2004) (Hrsg) Frühe Dialoge – früherziehung hörgeschädigter Säuglinge und Kleinkinder. Ein Handbuch. Verlag hörgeschädigte Kinder, Hamburg

Leonhardt A (2019) Grundwissen Hörgeschädigtenpädagogik, 4. Aufl. Reinhardt, München

Papousek M (1994) Vom ersten Schrei zum ersten Wort – anfänge der Sprachentwicklung in der vorsprachlichen Kommunikation. Huber, Bern

Pollack D, Goldberg D, Caleffe-Schenck N (1997) Educational audiology for the limited hearing infant and pre-schooler. An auditory-verbal program, 3. Aufl. Charles C Thomas, Springfield

Schäfer K (2021) Hör- und Sprachförderung. In: Leonhardt A, Kaul T (Hrsg) Handlexikon Hörgeschädigtenpädagogik (im Druck)

Schmid-Giovannini S (o. J.) Studienanleitung 7 – auditiv-verbale Therapie. In: Comenius 2.1 Action-qualification of educational staff working with hearing-impaired children (QESWHIC). ► http://www.monsana.ch/uploads/media/letter07de_1_.pdf. Zugegriffen: 26. Febr. 2020

van Uden A (1987) Das gehörlose Kind – fragen zu seiner Entwicklung und Förderung – untersuchungen zur Körpersprache, Phonetik, Psycholinguistik und Soziologie. Hörgeschädigtenpädagogik, Beiheft 5. Julis Groos, Heidelberg

van Uden A (1999) Lautspracherwerb und Muttersprachlich reflektierende Method (M.R.M.) im CI-Zeitalter. In: Auditiv-verbale Erziehung beinhaltet kognitive Förderung vom Baby bis zum Erwachsenen. 4. Auditory Verbal Kongress vom 08.–10.10.99, Berchtesgaden. Internationales Beratungszentrum Schmid-Giovannini Meggen, 9–33

Wachtlin B (2017) Einführung in die Thematik Frühförderung mit dem Schwerpunkt auditiv-verbale Therapie unter der Betrachtung der Wirksamkeit auditiv-verbaler Therapie bei Kindern mit Hörschädigungen. Forschung Sprache 2:62–72

Hörgeschädigtenspezifische Therapiebausteine

Inhaltsverzeichnis

© Springer-Verlag GmbH Deutschland, ein Teil von Springer Nature 2020
V. Hoffmann und K. Schäfer, *Kindliche Hörstörungen*, Praxiswissen Logopädie,
https://doi.org/10.1007/978-3-662-61126-5_11

Im Folgenden werden verschiedene hörgeschädigtenspezifische Therapiebausteine vorgestellt und erläutert, die in der Sprachtherapie bei hörgeschädigten Kindern relevant sein können und sich speziell auf die Ebenen Hören, Hörschädigung, Umgang mit Hörsystemen und hörspezifische Elternberatung beziehen.

11.1 Spezifische Therapieinhalte

11.1.1 Hörerziehung und Hörtraining

Hörerziehung meint grundsätzlich alle pädagogischen Maßnahmen, die prälingual ertaubte Kinder in die Lage versetzen sollen, über ihre vorhandenen Hörkapazitäten Lautsprache zu erwerben und sich in der akustischen Umwelt zu orientieren (Leonhardt 2019). Eine Hörerziehung richtet sich daher prinzipiell an Kinder, die sich in der Sprachentwicklung befinden und basiert auf der grundlegenden Annahme, dass hörgeschädigte Kinder alle neurophysiologischen Entwicklungsschritte ebenso durchlaufen wie guthörende Kinder, sodass die Hör- und Lautsprachentwicklung bei optimaler Ausnutzung der sensiblen Phasen grundsätzlich vergleichbar ist (▶ Abschn. 8.3). Häufig wird auch der Begriff (frühe) Hör- und Sprachförderung synonym zur Hörerziehung verwandt (Schäfer 2021).

Der Begriff **Hörtraining** umfasst hingegen Übungen für postlingual ertaubte Kinder, Jugendliche und Erwachsene, die nach einem Hörverlust mit Hörsystemen versorgt wurden und an vorhandene Hör- und Lautspracherfahrungen anknüpfen können (Leonhardt 2019).

Das Ziel beider Maßnahmen ist die **langfristige Teilhabe** hörgeschädigter Personen an einer lautsprachlich kommunizierenden Umwelt. Die Begriffe Hörerziehung und Hörtraining werden in der Literatur z. T. synonym genannt, wobei der Begriff des „Trainings" eher für ältere Kinder, Jugendliche und Erwachsene verwendet wird, häufig unabhängig vom Zeitpunkt des Erwerbs der Hörstörung.

11.1.2 Hörlernstufen nach Erber

Die Hörlernstufen nach Erber (1982) (siehe Overview) folgen dem Gedanken bzw. Aufbau einer hierarchischen Hörentwicklung von der **Grob- zur Feindifferenzierung** und stellen in den hörgerichteten und lautsprachorientierten Ansätzen die Basis für die Lautsprachentwicklung dar. Voraussetzung für den Erwerb der Hörlernstufen ist die Weckung der auditiven Aufmerksamkeit beim Kind, das durch Übungen auf den einzelnen Stufen eine allgemeine **Hörgerichtetheit,** d. h. Offenheit und Sensibilität für akustische Stimuli erwerben soll.

Hörlernstufen nach Erber (1982)
1. **Detektion**
   Das Kind entdeckt, ob ein auditiver Stimulus vorhanden ist oder nicht. Es muss noch nicht erkennen oder wissen, was es gehört hat.
2. **Diskrimination, Differenzierung**
   Das Kind unterscheidet zwischen zwei oder mehreren akustischen Stimuli, z. B. hinsichtlich der Eigenschaften gleich – anders, laut – leise, lang – kurz.
3. **Identifikation, Erkennung**
   Das Kind erkennt einen akustischen Stimulus und kann ihn seiner Quelle zuordnen, z. B. Geräusch zu Gegenstand, Wort zu Objekt.
4. **Sprachverständnis**
   Das Kind versteht das Gehörte und Gesagte zunächst situationsabhängig (closed-set) und später auch situationsunabhängig (open set).

Bei hörgeschädigten Kindern mit **Mehrfachbehinderung bzw. Kindern mit Bedarf** an Unterstützter Kommunikation muss beachtet werden, dass ein Verweilen auf der Hörlernstufe „Detektion" eine fortwährende Beobachtung von Hörreaktionen und damit eine Prüf- und Diagnostiksituation darstellt, anstatt Förderinhalt zu sein.

Kinder, die noch nicht über die Fähigkeit der Joint Attention verfügen, können noch nicht sicher anzeigen, ob sie ein akustisches Ereignis wahrgenommen haben oder nicht, da ihnen die Einsicht fehlt, dass eine andere Person einen anderen Bezug auf den gleichen Gegenstand oder das (Hör-) Ereignis haben kann. Häufig können in der Folge Hörreaktionen nicht beobachtet werden, sondern allenfalls Reflexe bei plötzlich eintretenden oder lauten akustischen Stimuli (Schäfer 2019).

Kinder mit (schwerer) Beeinträchtigung der körperlichen und motorischen Entwicklung können unabhängig von der Joint Attention häufig nicht durch Kopfdrehen, Zeigen o. Ä. bestätigen, dass sie ein Hörereignis wahrgenommen haben, sodass Hörreaktionen schwer zu beobachten sind.

In einem ungünstigen Fall werden fehlende oder nicht-eindeutige Reaktionen als **Desinteresse oder Unfähigkeit** gedeutet, obwohl keinesfalls sicher ist, was das Kind wahrnimmt und was nicht.

Werden bei diesen Kindern nicht die **Meilensteine der (vorsprachlichen) Kommunikationsentwicklung** beachtet und entsprechende Angebote zur Förderung unterbreitet, so besteht die Gefahr der Stagnation der Entwicklung auf einer sehr basalen Hörentwicklungsstufe. **Methoden der Unterstützten Kommunikation** (▶ Kap. 12) zur Förderung des Ursache-Wirkungs-Verständnisses und der Möglichkeit zur Triangulierung sollten hier möglichst früh zum Einsatz kommen. Die Detektionsfähigkeit ist in diesen Fällen nur scheinbar unabdingbare Voraussetzung für weitere (Hör-)Fortschritte, die häufig

erst in einem viel späteren Entwicklungsstadium (und in manchen Fällen langfristig gar nicht) beobachtet werden können.

11.1.3 Musikalische Früherziehung

Neben den funktionellen Bereichen sind musikalische Aktivitäten ein ständiger Begleiter in der Sprachtherapie von Kindern und Jugendlichen mit Hörstörung. Musikerziehung verbessert die musikalischen Fähigkeiten und wirkt sich positiv auf die Entwicklung der linguistischen, kognitiven und motorischen Fähigkeiten aus. Zudem unterstützt die Musikerziehung Kinder in ihrer sozialen und emotionalen Entwicklung (Weinberger 1994).

Die **Kommunikationsfähigkeit** von Kleinkindern, die eine Voraussetzung für den Spracherwerb darstellt, wird durch das gemeinsame Singen und Aufsagen von Reimen mit den Eltern gestärkt. Während dieser Interaktionen lernen die Kinder:

- Blickkontakt aufzubauen,
- sich zu konzentrieren,
- die Erwachsenen zu imitieren und
- sich abzuwechseln.

Lieder und Reime mitzusingen bzw. -sprechen, unterstützt Kinder dabei, die eigene **Stimme** zu kontrollieren, **Emotionen** auszudrücken, eine Vielzahl von Lauten zu artikulieren und regt die Sprachproduktion an. Galicia (2006) berichtet über eine Erweiterung des **Wortschatzes** bei Kindern, die an musikalischen Aktivitäten, bei denen Rhythmus, Melodie und Tonlagen unterschieden wurden, teilnahmen, und im Vergleich zu Kindern, die in ein Standardprogramm mit Rhythmus, Liedern und Spielen oder auch in kein Musiktraining eingebunden waren. Studien zeigen zudem, dass es für die Entwicklung des kindlichen Gehirns förderlich ist, wenn das Kind bereits früh an das

Musikhören herangeführt wird (Torppa und Huotilainen 2019). Die Fähigkeiten, die für das **räumliche Denken** erforderlich sind, entsprechen denen, die Kinder beim Musikhören benötigen. Kinder wenden diese Fähigkeiten an, wenn sie die Töne oder Klänge, die sie hören, ordnen und in ihrem Kopf zu einer Melodie formen. Darüber hinaus werden über Musik auch **mathematische** Konzepte (▶ Abschn. 12.6) leichter verstanden. Experten gehen davon aus, dass beim Musikhören dieselben Teile des Gehirns beansprucht werden, die auch in der Mathematik, Logik und bei komplexen Denkvorgängen aktiv sind. Eine Studie (N = 31) belegt, dass dreijährige Kinder, die für zwei Jahre Klavierunterricht erhielten, in räumlich-zeitlichen und arithmetischen Testaufgaben selbst zwei Jahre nach dem Klavierunterricht noch kontinuierlich besser abschneiden (Rauscher und LeMieux 2003). Rauscher et al. (1993) zeigten, dass Kinder, die an einem Musikprogramm (Singen und Klavierunterricht) teilnahmen, über ein besseres räumliches Denkvermögen verfügen. Kinder lernen Konzepte durch Lieder und Reime. Das Wiederholen von Liedern und Reimen hilft ihnen, sich Wortfolgen, Phrasen und Handlungen einzuprägen. Hurwitz et al. (1975) berichten, dass Musikerziehung Kindern dabei hilft, das **Lesen** zu erlernen, denn flüssiges Lesen wird mit der Fähigkeit verknüpft, Tonhöhen unterscheiden zu können, da diese Fähigkeit Kindern dabei hilft, Symbole wie Buchstaben mit Klängen zu verbinden. Das Singen von einfachen Liedern und Reimen, das Klatschen von Rhythmen, das Spielen von Instrumenten und die Bewegung zu Musik helfen Kindern, ihre **fein- und grobmotorischen Fähigkeiten,** ihre **Koordination** sowie ihren **Gleichgewichtssinn** weiterzuentwickeln. Die Teilnahme an einem Musiktraining und an musikalischen Aktivitäten schult das **Sozialverhalten** der Kinder. Kinder entwickeln ein Gefühl dafür, wie man sich in der Gruppe verhält, und lernen, dass es Spaß macht, Teil einer Gruppe zu sein. Die **emotionale Entwicklung** von Kindern wird gefördert, indem man sie dazu ermutigt, aktiv Musik zu hören, zu singen, zu tanzen und ihre Gefühle durch ihre Stimme und Handlungen auszudrücken. Musik kann eine wichtige Rolle in unserem Leben spielen. Sie kann starke Emotionen auslösen und unsere psychische Gesundheit erhalten bzw. wiederherstellen (Brockmeier et al. 2002).

■ **Musikwahrnehmung bei Kindern mit CI**

Die meisten Kinder mit CI können Sprache wahrnehmen. Die Musikwahrnehmung hingegen ist eine größere Herausforderung (Limb 2006; McDermott 2004). Aufgrund der Komplexität des akustischen Signals hat Musik zwar sehr viele Gemeinsamkeiten mit der Sprache, aber es gibt auch ganz wesentliche Unterschiede:

> **Unterschiede von Musik und Sprache**
> - Musik besteht aus verschiedenen Komponenten:
>   - **Rhythmus** – bezieht sich auf das Schlagmuster
>   - **Tempo** – bezieht sich auf die Geschwindigkeit
>   - **Tonhöhe** – bezieht sich auf die Frequenz (Melodie ist eine Reihe von verschiedenen Tonhöhen)
>   - **Harmonie** – bezieht sich auf den Klang der gemeinsam gespielten Tonhöhen
>   - **Timbre/Klangfarbe** – bezieht sich auf die Klangqualität unabhängig von der Tonhöhe
> - Zudem ist die Frequenzspanne von Musik weiter als die der Sprache.

Die gegenwärtige Implantattechnologie ermöglicht die Übertragung der Sprachkomponenten, die für das gegenseitige Verstehen notwendig sind, sowie die Übertragung von Rhythmen und Grundtakten der Musik. Mit Cochlea-Implantaten bestehen im Allgemeinen wenige oder keine Schwierigkeiten, zwischen verschiedenen Rhythmen zu unterscheiden und die Dauer von Tönen herauszuhören. Trotz der technischen Weiterentwicklungen von CIs bestehen jedoch noch immer technische Grenzen bei der Übertragung der Tonhöhe, Intervall, Melodie und Klangfarbe (Timbre). Dies erschwert es, zwischen einzelnen Noten und Melodien zu unterscheiden. Neue **Kodierungsstrategien** ermöglichen mit einem in den tiefen Lagen erweiterten Frequenzbereich eine verbesserte Kodierung der feinen Strukturen und somit eine verbesserte Musikwahrnehmung. Dadurch werden mehr Informationen über schnelle Wechsel in der Tonhöhe verarbeitet, wodurch eine genauere Musikwahrnehmung möglich ist.

Übungen mit musikalischen Elementen
Die Hör- und Sprachtherapie hörgeschädigter Kinder kann sinnvoll durch musikalische Elemente ergänzt werden, z. B. bei Übungen zur

- Detektion (das Vorhandensein oder Fehlen eines Klanges bemerken, begleitende Spiele wie z. B. Stopptanz, die Reise nach Jerusalem o. Ä.),
- Diskrimination (Lautstärken, Tonhöhen bzw. -längen unterscheiden, Rhythmen und Klänge unterscheiden),
- Identifikation (ein Instrument z. B. in einem Stück erkennen, das Gehörte zuordnen).

Bei Diskriminationsübungen sollte bei CI-Kindern auf große Oppositionen zwischen den auditiven Stimuli geachtet werden, da die Unterscheidung von z. B. Tonhöhen und Melodien für die Kinder gerade zu Beginn sehr herausfordernd sein kann. Es gilt auch

hier, kompensatorische Strategien zu erarbeiten, die die Wahrnehmung und Unterscheidung erleichtern können (z. B. Rhythmus beachten).

In die Therapie können darüber hinaus verschiedene musikalische und rhythmische Elemente eingesetzt werden wie Klatsch- und Reimverse, Lieder singen, Musik mit dem Körper machen, Geräusche produzieren, Rhythmen erfinden oder imitieren, gemeinsam musizieren etc.

Entsprechende Anregungen für die Praxis finden sich z. B. bereits zahlreich in Veröffentlichungen aus dem Bereich Auditiver Verarbeitungs- und Wahrnehmungsstörungen (Chermak 2010; Scheffner et al. 2017).

11.1.4 Sprachverstehen im Störgeräusch

Das Sprachverstehen unter erschwerten Bedingungen, insbesondere bei Störgeräuschen, stellt für hörgeschädigte Kinder eine große **Herausforderung** dar. Während guthörende Menschen Störschall ebenfalls als lästig empfinden und bei langfristiger Beschallung Konzentrationsprobleme zeigen können, ist dies bei hörgeschädigten Kindern deutlich schneller und häufiger der Fall.

Hörgeschädigte Kinder können Störgeräusche schlechter ausblenden als guthörende Kinder und zeigen in der Folge eine schnellere **Hörermüdung, einen Aufmerksamkeits- und Leistungsabfall bzw. „Hörstress" oder „Höranstrengung".** Insgesamt beschreiben hörgeschädigte Grundschulkinder, die inklusiv beschult werden, Störlärm als den Faktor, der ihre **Hörqualität** am meisten einschränkt (Bogner 2017). Dies gilt auch für Kinder, die von einer **einseitigen Hörschädigung** (▶ Abschn. 1.2) betroffen sind.

Man unterscheidet zwischen Nutzschall (z. B. Sprache) und Störschall (Nebengeräusche, Lärm). Der Alltag ist generell gekennzeichnet durch eine **Mischung beider Schallformen.** Um Alltagssituationen abbilden zu können, prüfen viele sprachaudiometrische Verfahren daher bei hörgeschädigten Kindern nicht alleine das Sprachverständnis in Ruhe, sondern auch unter Störgeräuschbedingungen (▶ Kap. 2). Die positive Lautstärkedifferenz zwischen Nutz- und Störschall muss bei hörgeschädigten Kindern deutlich größer sein als bei guthörenden Kindern (d. h., dass der Nutzschall lauter sein muss als der Störschall), damit sie das Gesagte gut verstehen können.

Viele hörgeschädigte Kinder verwenden daher in der Schule **Übertragungsanlagen** (▶ Abschn. 3.4) die den Nutzschall (z. B. die Sprache der Lehrkraft oder Erzieherin) durch die direkte Übertragung an das Hörsystem optimieren.

Sofern das Kind bereits mit einer Übertragungsanlage ausgestattet ist, kann die Sprachtherapeutin diese sinnvollerweise ebenfalls in der Therapie verwenden, wenn z. B. über **größere Distanzen** (Bewegungsraum) oder unter **ungünstigen akustischen Bedingungen** (halliger Raum, Gruppenangebote) kommuniziert werden soll. Wenn keine Übertragungsanlage vorhanden ist und auch in der Schule keine genutzt wird, sollte die Sprachtherapeutin die Eltern unbedingt über die Möglichkeit der Anschaffung informieren.

Bei Kindern im Vorschulalter und in Regelschulen ist die Krankenkasse **Kostenträger** für Übertragungsanlagen, bei Kindern in Förderschulen entweder der Schulträger oder die Krankenkasse, sofern die Anlage außerhalb der Schule zur „Befriedigung von allgemeinen Grundbedürfnissen des täglichen Lebens" (Hilfsmittelrichtlinie 2019, § 25 (1); G-BA 2020) eingesetzt wird. Bei Jugendlichen oder Erwachsenen in der Ausbildung (z. B. Studium) oder im Beruf kann eine Übertragungsanlage ggf. über die Eingliederungshilfe/das Sozialamt oder in einigen Fällen auch über die Krankenkasse beantragt werden. Hier handelt es sich jedoch zumeist um eine Einzelfallentscheidung.

Umweltfaktoren, die das Sprachverstehen erschweren
- Distanz zum Sprecher
- Bauliche Gegebenheiten, z. B. Raumgröße und Raumgestaltung
- Störschall (verursacht durch andere Personen, Geräusche von draußen, z. B. Autoverkehr, Geräusche drinnen, z. B. verursacht durch das Brummen elektronischer Geräte o. Ä.)
- Nachhall (Nachklingen von Geräuschen durch die wiederholte Reflexion von Schallwellen an Wänden, Fußboden und Decke eines Raumes) (Bogner 2009).

Während einige Faktoren kaum durch die Therapeutin beeinflusst werden können (z. B. bauliche Gegebenheiten eines Therapieraums) kann die **Ausstattung des Raumes** durch Teppiche, Wandbehänge, Vorhänge, Raumabtrenner, Filzgleiter unter Tisch- und Stuhlbeinen bei Laminat- oder Parkettböden hörgeschädigtenspezifisch verändert werden. Es sollte auch darauf geachtet werden, dass Geräte wie Ventilatoren, Beamer, Lüftungen von Computern, Uhren, Aquarienfilter etc. keine Geräusche verursachen (Gräfen und Pospischill 2018). Von einer solchen spezifischen Ausstattung des Raumes profitieren auch Kinder mit einer Auditiven Verarbeitungs- und Wahrnehmungsstörung (AVWS).

In der Therapie können mit dem Kind **spezifische Strategien** erarbeitet werden, wie es in herausfordernden Hörsituationen besser zurechtkommt (z. B. indem es aktiv eine günstige Sitzposition einnimmt, gezielt nachfragt, auf das Mundbild des Sprechers und auf Lichtverhältnisse achtet etc.) (► Abschn. 6.5 und 7.5). Die **eigene Sprechweise** sollte von der Therapeutin regelmäßig überprüft werden und Anweisungen nicht vom Kind abgewandt bzw. hinter dem Rücken des Kindes oder quer durch den Therapieraum erfolgen.

Es empfiehlt sich darüber hinaus auch das **bewusste Training des Sprachverstehens unter ungünstigen Bedingungen,** die z. B. durch ein eingeschaltetes Radio, das bewusste Öffnen des Fensters oder Tür etc. kurzfristig herbeigeführt werden können. Wenn es darum geht, **Aufgabenstellungen zu erklären** und das **gegenseitige Verständnis zu sichern,** ist Störlärm stets hinderlich. In Gruppensituationen sollte **pädagogisches Schallmanagement** zum Einsatz kommen (z. B. klare Ablaufschemata, Themenwechsel deutlich ankündigen, Zwischenfragen des hörgeschädigten Kindes erlauben, bewusste Ruhephasen eingeleitet durch Handzeichen, Klangschale etc.).

> Es sollte berücksichtigt werden, dass bei einem beidohrigen Hörverlust die **beidseitige Hörsystemversorgung** eine Voraussetzung dafür ist, dass Sprachverstehen unter Störgeräuschbedingungen überhaupt möglich ist.

Bei einem vergleichbaren Hörverlust auf beiden Seiten hat die **bilaterale Versorgung** (z. B. CI bds.) gegenüber einer bimodalen Versorgung (z. B. CI links und Hörgerät rechts) offenbar Vorteile (Schafer et al. 2011; Choi et al. 2017; Blamey et al. 2015).

11.1.5 Telefontraining

Obwohl Kommunikation z. B. mit dem **Smartphone** zu einem großen Anteil in Form von Schriftnachrichten stattfindet, ermöglicht die Fähigkeit, mit anderen Menschen telefonieren zu können, für viele hörgeschädigte Menschen Autonomie und Selbstbestimmung. Zunächst einmal sind Telefonate oder Sprachnachrichten deutlich schneller als Textnachrichten. Im Berufsleben stellt der **Telefonkontakt** mit Kollegen und Kunden darüber hinaus einen zentralen Bereich innerhalb vieler Arbeitsprozesse in Unternehmen dar.

Untersuchungen haben gezeigt, dass CI-versorgte Kinder im Alter von fünf bis 17 Jahren **deutlich seltener Telefone nutzen** als guthörende gleichaltrige Kinder (Carmel et al. 2011). Wenn Telefonate stattfinden, geben die Kinder häufig an, bekannte Personen (z. B. Familienmitglieder) besser verstehen zu können als fremde Personen. Telefonate mit unbekannten Personen werden daher häufiger vermieden.

Aufgrund des technischen Fortschritts ist die Möglichkeit für Nutzer von Hörsystemen, Gespräche mit Mobilfunkgeräten zu führen, in den letzten Jahren kontinuierlich besser geworden (Castro et al. 2006). Anschlussmöglichkeiten von Zubehör sind bei Smartphones häufig besser als bei Festnetzgeräten.

Das sogenannte **Telefontraining** kann dabei unterstützen, sich in einem zunächst kontrollierten und sicheren Rahmen an das Telefon und den Umgang damit zu gewöhnen. Auf diese Weise können z. B. auch das **Telefonprogramm** des Hörsystems oder **Zubehör wie Bluetooth** o. Ä. getestet und das Handling damit geübt werden. Dies ist insbesondere für ältere Kinder und Jugendliche wichtig.

> Je nach Hör- und Sprachstatus des Kindes hat das Telefontraining unterschiedliche Relevanz. Der Wunsch des Kindes, ob es gerne telefonieren möchte, ist entscheidend. Im Telefontraining sollen Ängste abgebaut und keinesfalls geschürt werden.

Nicht alle Kinder erreichen eine Kompetenz, mit fremden Personen frei telefonieren zu können.

> Die Sprachtherapie sollte den Rahmen bieten, Telefonieren in einem geschützten Setting und ohne Erfolgsdruck ausprobieren zu dürfen.

Es muss beachtet werden, dass Träger von Hörsystemen das Telefon nicht wie guthörende Personen auf die Ohrmuschel halten können, sondern den Hörer in Nähe des Mikrophons des Gerätes bewegen müssen. Dabei kann es bei Hörgeräten zu **Rückkopplungspfeifen** kommen, wenn die richtige Position noch nicht gefunden wurde.

Es kann für die hörgeschädigte Person stressig sein, wenn das Telefon klingelt und vor der Annahme des Gespräches zunächst das richtige Programm am Hörsystem eingestellt, der Hörer abgenommen und schnell ans Ohr gehalten werden muss. Daher ist eine systematische Übung, bevor „echte" Telefonate mit möglicherweise unbekannten Personen geführt werden, für viele Kinder und Jugendliche sehr sinnvoll.

Ziele von Telefontraining
- Positive Erfahrungen mit dem Telefon machen.
- Gewöhnung an das Telefon und dessen Nutzung.
- Automatisierung der notwendigen Handlungsschritte zur Annahme von Gesprächen.
- Erwerb und Nutzung von Strategien zur Selbsthilfe, wenn Inhalte nicht verstanden werden.
  - gezieltes Nachfragen („Können Sie das noch mal sagen?", „Worum geht es jetzt genau?").
  - Erläuterung der eigenen Bedürfnisse, um besser verstehen zu können (z. B. „Ich habe Hörgeräte und kann Sie besser verstehen, wenn Sie langsamer sprechen/deutlicher sprechen/an einen ruhigen Ort gehen", z. B. bei zu vielen Nebengeräuschen).
  - Strategien nutzen bei Nicht-Verständnis („Ich habe nicht alles verstanden, sage aber xy Bescheid, dann können Sie um 16 Uhr bitte noch einmal anrufen", „Können Sie das stattdessen in einer E-Mail/SMS schreiben?").

Um Kinder und Jugendliche an den Umgang mit dem Telefon zu gewöhnen und schrittweise an die Nutzung heranzuführen, können zunächst Telefonate durch die Therapeutin mit dem Kind geführt werden, bei denen das Kind selbst nicht aktiv werden muss, sondern nur **lauschen** soll. Die Therapeutin geht in einen Nebenraum und ruft das Kind auf dem Praxistelefon oder einem Smartphone an. Daraufhin liest sie ein bekanntes Gedicht oder einen Text vor, welchen das Kind auswendig kennt oder gleichzeitig als **Schriftversion** vorliegen hat. Aufgabe des Kindes ist es nur, das Gesagte zu verfolgen (zu lauschen) und nach dem Telefonat eine Rückmeldung darüber zu geben, ob es den gesprochenen Inhalten gut folgen konnte.

In einem weiteren Schritt können auch **Hörübungen** (z. B. Diskriminationsübungen, Identifikationsübungen) im closed-set (▶ Abschn. 2.2) einfach am Telefon gestaltet werden, ohne dass schon ein offenes Gespräch über unbekannte Themen stattfinden muss.

Im weiteren Verlauf der Therapie können schließlich auch **simulierte Telefonate** geführt werden, bei denen das **Thema vorher bekannt** (closed set) ist. Z. B. kann die Therapeutin zuvor mit dem Kind besprechen, dass sie am Telefon Fragen über den Urlaub stellen wird, eine Pizza bestellen möchte oder ein Taxi rufen wird. Auch hier geht es weniger darum, dass das Kind den Inhalt korrekt versteht und später exakt wiedergeben kann, sondern einfach das Handling mit dem Telefon lernt und sich an die Nutzung gewöhnt. Das Stellen geschlossener Fragen, bei denen das Kind mit „Ja" oder „Nein" antworten kann, ist einfacher als offene Fragen zu beantworten.

■ **Telefontraining**

Das Telefontraining kann folgende Inhalte umfassen, beginnend bei einfachen Inhalten bis hin zu fortgeschrittenen Themen:

- Vorlesen einer bekannten Geschichte am Telefon, die das Kind auf einer Vorlage (schriftlich) mitverfolgen kann. Ziel ist hier vornehmlich das Handling des Telefons und des Hörsystems (Gespräch annehmen, ggf. Hörsystemeinstellung vornehmen, Platzierung des Telefons am Ohr, Zuhören).
- Vorlesen einer Geschichte, die dem Kind (schriftlich) vorliegt. Mitten im Satz stoppt die Therapeutin. Ziel ist hier, dass das Kind angibt, an welcher Stelle die Therapeutin stehengeblieben ist.
- Hörübungen am Telefon in Anlehnung an die Hörlernstufen nach Erber (1982):
  - Detektion (z. B. angeben, wann ein Geräusch erfolgt, ansonsten keine weiteren Stimuli),
  - Diskrimination (z. B. Unterschiede zwischen zwei Stimuli angeben: gleich – ungleich, langes Wort – kurzes Wort),
  - Identifikation (z. B. Wörter erkennen, die auf einer Vorlage schriftlich oder symbolisch dargestellt sind (closed set), später z. B. Wörter aus zuvor vereinbarten Themenfeldern erkennen und wiederholen: Küchengeräte, Möbel, Kleidungsstücke, Sportarten o. Ä.) (quasi-closed set),
  - Interpretation, Sprachverständnis (freies Gespräch, z. B. zunächst über ein bekanntes Thema (Urlaub, Schule), simulierte Gespräche (Essensbestellung, Taxiruf), abschließend freie Themen

ohne vorherige Absprache (open set). Telefonate mit unbekannten Personen (z. B. Kolleginnen in der Praxis, andere).

Bei kleinen Kindern kann das einfache „Lauschen" am Telefon Neugier wecken und erster Inhalt eines Telefontrainings sein.

Positive Erfahrungen stehen beim Telefontraining im Vordergrund und können auch schon bei sehr jungen Kindern in die Therapie integriert werden, die auch erst einmal nur lauschen dürfen, was da am Telefon passiert – genauso wie guthörende Kinder im entsprechenden Alter.

Für Erwachsene mit Telefoniererfahrung selbstverständlich, für Kinder hingegen zunächst neu ist der typische Ablauf eines Telefonats:

- Telefonate sind gekennzeichnet durch einen Anfang, einen Mittelteil und ein Ende.
- Der Ablauf von Telefonaten ist häufig vorhersehbar (Im Gegensatz zum Inhalt!).
- Mit dem Wissen über den Ablauf eines typischen Telefonats können Kinder sich besser orientieren, was passiert und was evtl. gesagt werden könnte.

Ablauf eines Telefonats
- Anfang
  - Begrüßung und gegenseitige Identifikation („Hallo", „Guten Tag", „Hier ist…", „Ich heiße…" etc.).
  - Erste Fragen und Abschätzung der Stimmung des Gesprächspartners, Informationsaustausch („Wie geht es Dir?", „Hast Du gerade Zeit?", „Wo bist Du gerade?").
- Mittelteil
  - Grund des Anrufs („Ich habe eine Frage…", „Wann kommst Du?", „Kannst Du etwas mitbringen?", „Bitte denke daran, dass…",

„Ich wollte Dir etwas Wichtiges sagen…").
- Ende
  - Beenden des Gesprächs, Verabschiedung („Bis später", „Tschüss", „Dann bis gleich", „Alles Gute", „Danke, auf Wiederhören") (Erber 1985).

In Kürze

Zu den spezifischen Inhalten einer Sprachtherapie bei Kindern mit Hörstörung gehört zunächst die grundlegende Unterscheidung der Begriffe Hörerziehung (bzw. Hör- und Sprachförderung) und Hörtraining und deren unterschiedliche Inhalte. Musikalische Früherziehung zur Unterstützung des Hör- und Spracherwerbs sowie Übungen zum Sprachverstehen im Störgeräusch und spezifische Anregungen zum Telefontraining können bei hörgeschädigten Kindern sinnvoll sein.
Die Hörlernstufen nach Erber (1982) bilden dabei eine Konstante in der hörgerichteten Förderung hörgeschädigter Kinder sowie eine sinnvolle Möglichkeit zur Orientierung am aktuellen Leistungsstand des Kindes.

11.2 Ganzheitlicher Ansatz in der Therapie

Das ganzheitliche Vorgehen in der Therapie ist zunehmend gängiger Grundgedanke in der Arbeit mit unterschiedlichen Störungsbildern. Dabei steht nicht die alleinige und isolierte Verbesserung eines Symptoms, sondern die Entwicklung der Gesamtpersönlichkeit des Kindes im Vordergrund und erlaubt eine individuelle Ausrichtung der Therapie auf die jeweiligen Bedürfnisse des Kindes und seiner Familie.

Ganzheitliche Konzepte beziehen auch nichtsprachliche Bedingungsfaktoren in die Hör-Sprachtherapie mit ein. Hier wird den jeweiligen Umweltbedingungen Beachtung geschenkt und eine Verbesserung des zu behandelnden Symptoms durch das therapeutische Wirken auch in anderen, umfassenderen Entwicklungsbereichen (z. B. durch Elternberatung) erwartet.

> Die ICF 2001 (International Classification of Functioning, Disability and Health) rückt die Aspekte der „Teilhabe und Aktivität" bewusst in den Vordergrund der Therapie (▶ Kap. 5).

Ein ganzheitlicher Ansatz in der Sprachtherapie hörgeschädigter Kinder berücksichtigt darüber hinaus, dass sich die therapeutische Intervention nicht allein auf die Hör- und Sprachkompetenz des Kindes fokussiert, sondern dass die Therapeutin in der Lage ist, weitere Dimensionen zu berücksichtigen, und damit auch ein Bewusstsein für die Grenzen der eigenen sprachtherapeutischen Arbeit zu entwickeln.

Dazu gehören das Wissen über hörgeschädigtenspezifische Themen sowie die **Würdigung anderer Kommunikationsformen und -modalitäten** ebenso wie die **Sensibilität** für Probleme, die im Zuge der **Behinderungsverarbeitung und Identitätsentwicklung** hörgeschädigter Kinder auftreten können.

Dies ist jedoch keineswegs der Fall – auch nach einer Versorgung mit Hörsystemen bleiben die Kinder hörbeeinträchtigt und haben z. B. deutlich mehr Schwierigkeiten, gesprochene Sprache in herausfordernden Hörsituationen (z. B. bei vielen Nebengeräuschen, bei abgewandten Sprechern, bei großen Distanzen) zu verstehen, die guthörende Kinder nicht in demselben Maße erleben.

Einschränkungen wie diese sollten bekannt sein und in der Therapie entsprechend berücksichtigt werden. Darüber hinaus sollten mit dem Kind Strategien entwickelt werden, in den herausfordernden Situationen besser zurechtzukommen bzw. andere Personen aktiv zu bitten, Rücksicht zu nehmen und zu erläutern, welche Verhaltensweisen der Gesprächspartner hilfreich oder weniger günstig für das auditive Sprachverstehen sind.

11.2.1 Eigener Umgang mit den Hörsystemen

Bis der selbstständige und eigenverantwortliche Umgang mit den Hörsystemen gelingt, benötigt das Kind kontinuierliche **Unterstützung und Hilfe.** Dies kann durch die Sprachtherapeutin sinnvoll begleitet werden. Je sicherer das Kind im Umgang mit dem Gerät wird, desto geringer ist die Wahrscheinlichkeit, dass das Gerät beschädigt wird oder verloren geht. Auch junge Kinder können zumindest eingeschränkt bei der Handhabung mitwirken, indem sie z. B. die Geräte selbst abends von den Ohren entfernen und in entsprechende Transport- und Trocknungstaschen legen dürfen. Schrittweise können ihnen dann weitere Aufgaben übertragen werden.

Tägliches Handling und Pflege von Hörsystemen
- An- und Ablegen der Geräte
- Ein- und Ausschalten der Geräte
- Auswahl des richtigen Programms
- Lautstärkeregelung
- Batterie- bzw. Akkuwechsel
- Reinigung der Geräte mit einem trockenen Tuch
- Reinigung der Ohrpassstücke mit Reinigungsflüssigkeit
- Bestimmung eines Ablageortes der Geräte für die Nacht

- Lagerung der Geräte über Nacht in einem Trocknungsbeutel (ohne Batterien!)
- Mitführen eines Geräte-Etuis, falls die Geräte abgelegt werden (z. B. im Schwimmbad)
- Mitführen von Ersatzbatterien
- Anschluss, Nutzung und Mitführen von Zubehör (z. B. Übertragungsanlage)

Überlegungen zur eigenständigen Handhabung und zur Pflege setzen voraus, dass das Kind das Hörsystem akzeptiert. Studien haben gezeigt, dass Kinder mit einseitigem Hörverlust (insbesondere im Falle von Ohrfehlbildungen), sehr junge Kinder, Kinder mit Zusatzbeeinträchtigungen/Mehrfachbehinderung oder Kinder aus primär nicht deutschsprachigen Elternhäusern **eine geringere Hörgerätetrageakzeptanz** zeigen, als andere Kinder. Die Trageakzeptanz hängt also nicht mit der Schwere des Hörverlusts zusammen (Kiese-Himmel und Kruse 2000), sondern mit anderen Faktoren.

Bei Hörsystemen zu beachten
Zum Handling der Hörsysteme gehört im weiteren Sinne auch das Wissen darüber, welche Faktoren die Funktionsfähigkeit und Lebensdauer der Geräte beeinträchtigen können. Dazu gehören
- Feuchtigkeit (z. B. starkes Schwitzen, Regen, Duschwasser)
- Herunterfallen des Gerätes, z. B. bei schnellen Bewegungen oder Sturz
- Hitze, pralle Sonne, Heizungsluft, Staub
- Starker Schmutz

Des Weiteren sollten die Geräte zu Hause über Nacht einen festen Platz haben und außerhalb der Reichweite von (kleinen) Geschwisterkindern oder Haustieren aufbewahrt werden.

11.2.2 Trageakzeptanz, Nutzung von Übertragungsanlagen

Es muss berücksichtigt werden, dass eine Gewöhnungsphase an das Hörsystem selbst und an die neuen Höreindrücke viel Zeit und Geduld erfordern. Erfahrungen aus der Praxis zeigen, dass insbesondere hörgeschädigte Kinder mit zusätzlicher komplexer Beeinträchtigung **Schwierigkeiten bei der Selektion ankommender Reize** haben und bei vielen gleichzeitig eintreffenden Reizen daher zunächst häufig schneller überfordert sind als Kinder ohne zusätzliche Beeinträchtigungen. Bei der Hörgeräte- und CI-Anpassung steht daher in vielen Fällen weniger die Maximierung der Hörbarkeit leiser Sprachlaute im Vordergrund, sondern die **generelle akustische Erreichbarkeit** des Kindes durch eine mittlere Verstärkung (Wiesner 2019). Viele mehrfachbehinderte Kinder werden aufgrund weiterer medizinischer Behandlungen erst zu einem späteren Zeitpunkt in ihrer Entwicklung mit Hörsystemen versorgt (Schäfer 2019), sodass die Trageakzeptanz zusätzlich negativ beeinflusst werden kann.

> Eine abwartende Haltung bei der Hörsystemversorgung von mehrfachbehinderten Kindern ist trotz möglicher Schwierigkeiten bei der Trageakzeptanz nicht zu empfehlen, sondern führt womöglich eher zu einer Verstärkung von Problemen nach der Versorgung.

Ziel bei Akzeptanzproblemen ist zunächst das Erleben von **positiven Hörerfahrungen,** die während der Tragezeit gesammelt werden und Lust auf „mehr" vermitteln.

Damit Geräte nicht verloren gehen oder durch willkürliche und unwillkürliche Bewegungen des Kindes immer wieder vom Kopf entfernt werden können, stehen für junge Kinder und Kinder mit Mehrfachbehinderung Lösungen wie spezielle **Baumwollstirnbänder** und ähnliche sanfte Kopfbefestigungen zur Verfügung, die in der Zeit nach der Erstversorgung vorübergehend getragen werden können. Stirnbänder spielen bei sportlichen Aktivitäten auch im weiteren Entwicklungsverlauf eine wichtige Rolle.

Das anfängliche Entfernen vom Kopf oder der **Wunsch nach „Hörpausen"** stellt einen natürlichen psychologischen Adaptionsvorgang dar und ist nicht zwangsläufig als Ausdruck von Ablehnung zu werten (Degive und Archinard 1992).

Die Trageakzeptanz kann im Alltag auch indirekt dadurch gefördert werden, indem andere Familienmitglieder sogenannte **Hörgeräte- oder Audioprozessor-Dummies** über einen längeren Zeitraum immer wieder selbst am Kopf tragen und damit signalisieren, dass das Tragen eines Hörsystems ganz natürlich ist (Schäfer 2015). Darüber hinaus gibt es auch Teddybären und andere Kuscheltiere, die Hörgeräte- bzw. CI-versorgt sind, mit denen das Kind spielerisch agieren kann. Diese werden häufig von den Hörgeräte- und CI-Firmen angeboten.

Verschiedene Untersuchungen und Beobachtungen in der Praxis zeigen, dass nicht alle hörgeschädigten Kinder ihre Hörsysteme **regelmäßig** tragen. Dies gilt in einem noch höheren Maße für **Zubehör wie Übertragungsanlagen** (Bringmann 2013; Gräfen 2015; Lindner 2007). Die Tragedauer des Hörsystems hat nicht nur erheblichen Einfluss auf das **Hörenlernen und die Sprachentwicklung,** sondern bei hörgerichteten und lautsprachorientierten Kindern auch auf das Sprachverständnis in der Schule und damit auf den **Bildungserwerb.**

Trageakzeptanz

Auf die Trageakzeptanz von Hörsystemen nehmen folgende Faktoren Einfluss:

- Technische Aspekte, wie z. B. Funktionstüchtigkeit und Angemessenheit der Versorgung sowie passende Einstellung des Hörsystems bzw. Zubehörs.
- Zustand des Hörsystems, z. B. Alter und Beschaffenheit des Ohrpassstücks (Bogner 2009).
- Kritische Phasen wie Pubertät, Identitätsfindung, in denen Hörsysteme und Zubehör zeitweise abgelehnt werden können (Lönne 2009), Wunsch nach „Unsichtbarkeit" der Hörbeeinträchtigung.
- Umfeld, z. B. Freunde, Peer-Group, Lehrkräfte, die durch ihre Haltung und ihr Verhalten die Trageakzeptanz beeinflussen können.
- Sichtbarkeit des Hörsystems/der Übertragungsanlage, Sonderrolle, „Stigma".

Eine **Ablehnung durch das Kind** sollte ernst genommen und nicht einfach nur unterbunden werden. Es erscheint wichtig, die Hintergründe für die Ablehnung oder geringe Nutzung zu erfragen und das Kind zu ermuntern, seine Beweggründe und ggf. Sorgen aktiv mitzuteilen.

Förderung der Trageakzeptanz

Die Trageakzeptanz und -dauer eines Hörsystems kann gefördert werden durch:

- eine passende Versorgung und Einstellung des Hörsystems
- einen offenen Umgang mit der Hörbeeinträchtigung
- die Aufklärung des Umfelds
- Entlastung des Kindes durch Engagement der Bezugspersonen,

die das System zur Verfügung stellen und Übertragungsanlagen ungefragt nutzen
- durch Kontakte zu anderen hörgeschädigten Peers, die ihre Hörsysteme sowie eine Übertragungsanlage (▶ Abschn. 3.4) regelmäßig nutzen

11.2.3 Raumakustik, Hörumgebung

Die Raumakustik und Hörumgebung haben erheblichen Einfluss auf das Sprachverstehen. Eine ungünstige Umgebung sorgt dafür, dass das Kind mehr **Energie und Höranstrengung** aufwenden muss, um Gesagtes zu verstehen (Truckenbrodt und Leonhardt 2015).

Mit einer ungünstigen Umgebung können große, **schallintensive Räumlichkeiten** gemeint sein, wie z. B. Turnhallen o. Ä., aber auch Umgebungen mit **vielen Störgeräuschen,** wie z. B. volle Restaurants, volle Kindergruppen, viel Straßenverkehr, laute Musik o. Ä.

In Situationen wie diesen, bei denen gleichzeitig viele Menschen vor Ort sind, kann es zum sogenannten **Lombard-Effekt** kommen, bei dem die Sprecher bei Hintergrundgeräuschen automatisch ihre eigene Sprechlautstärke und Tonhöhe erhöhen. Die stimmliche Geräuschkulisse schaukelt sich in diesen Fällen immer weiter hoch, das Verstehen wird für alle Beteiligten immer herausfordernder (Silverman 2006).

In der Elternberatung können auch Aspekte der häuslichen Umgebung einbezogen werden, wie z. B. **vermeidbare Geräuschkulissen** wie der laufende Fernseher, permanente Musikbeschallung o. Ä., die das Hör-Sprach-Verstehen erschweren.

Damit das Hör- und Sprachverstehen erleichtert werden, sollte der Störschall etwa 10 dB leiser sein als der Nutzschall, für Kinder gilt eine höhere Differenz. Für hörgeschädigte Kinder sollte der Nutzschall im Alltag generell 20–25 dB lauter sein als der Störschall, damit Sprachverstehen erleichtert wird (Flexer 2004; Kiupel und Ruhe 2016; Tchorz 2013).

Eine normale Sprechlautstärke liegt bei etwa 65 dB. Es muss berücksichtigt werden, dass in großen Räumen bereits konstante Störgeräusche von 30–40 dB alleine durch das Surren von Lampen, Beamern und Heizgeräten entstehen können. Plötzliche Geräusche wie Türenklappen, das Verrücken von Stühlen, Räuspern etc. kommen hinzu.

Das Verhältnis von Nutz- und Störschall wird als **signal-to-noise ratio (SNR-Wert)** (Signal-Rausch-Verhältnis) bezeichnet. Bei sprachaudiometrischen Verfahren (▶ Abschn. 2.2) wird häufig der SNR-Wert ermittelt, der angibt, wie groß die Differenz zwischen einem Störgeräusch mit 65 dB und dem Sprachsignal sein muss, damit 50 % der gesprochenen Sätze verstanden werden. Der Wert kann sowohl positiv (d. h. dass das Sprachsignal lauter als der Störschall präsentiert werden muss) als auch negativ ausfallen (d. h. dass das Sprachsignal leiser als der Störschall präsentiert werden kann). Diese Daten gelten jedoch nur für die sprachaudiometrische Messung. Im Alltag sollte der SNR-Wert etwa +20–+25 dB betragen, damit hörgeschädigten Kindern das Verstehen erleichtert wird.

Damit in Einrichtungen wie Kindergärten, Schulen und therapeutischen Praxen das Sprachverstehen leichter fällt, werden häufig schallabsorbierende Materialien verbaut oder bereitgestellt, wie z. B. Lochplatten an Wandverkleidungen, Textilien wie Teppiche, Vorhänge, Raumteiler, Schaumstoffe, Kissen o. Ä.

> **Nachhall**

Nachteilig für das Hörverstehen ist eine verlängerte Nachhallzeit, bei der es zu verstärkten Reflexionen im Raum an z. B. großflächigen und glatten Wänden kommen kann.

Wird ein Raum hingegen mit schallabsorbierenden Materialien ausgestattet, so wird dem Schallfeld die Energie entzogen und die Nachhallzeit verkürzt. Dies hat wesentliche Vorteile für hörgeschädigte Kinder.

- **Schallmanagement**

Man unterscheidet zwischen

– **Raumakustik**
  Gezielte Lenkung und Verringerung sowie Verkürzung der Nachhallzeiten durch architektonische Gestaltung, z. B. schallisolierende Decken, Auswahl von Materialien der Innengestaltung (z. B. Vorhänge, Filzgleiter unter Stühlen, Pantoffeln, Teppich), Raumgröße und Form, Platzierung von Schallquellen und Empfängern (z. B. im Klassenraum).

– **Angebotsqualität**
  Qualität des sprachlichen Inputs, an das Kind gerichtete Sprache (KGS), Beziehungsaspekte, Fokussierung der Aufmerksamkeit.

– **Pädagogisches Schallmanagement**
  Klassenregeln, Ruhezeichen, Lärmampel, Sitzposition des Kindes z. B. in der Schule in der Nähe der Lehrperson, Drehstuhl für das schnelle Hinwenden zur Geräuschquelle, Einsatz von Übertragungsanlagen.

– **Hörsensibilisierung**
  Zuhörförderung, Anregung zur Reflexion des Gehörten, Spaß am Hören erfahren, Hörgerichtetheit, Förderung der Konzentration und Orientierung etc.

11.2.4 Soziale Integration und Peer-Kontakte

Eine periphere Hörstörung wirkt sich nicht allein auf die Hörfähigkeit und die Lautsprachkompetenz eines Kindes aus, sondern hat auch Einfluss auf die **Konzentrationsfähigkeit** und die **Beziehungen des Kindes zu anderen Kindern** und weiteren Bezugspersonen (Truckenbrodt und Leonhardt 2015). Generell ist das physische Zusammensein mit guthörenden Kindern und Erwachsenen noch kein Garant für gelingende soziale Beziehungen (Hintermair 2012). Das hängt damit zusammen, dass soziale Beziehungen maßgeblich über Kommunikation gestaltet werden, die beim hörgeschädigten Kind eingeschränkt sein kann.

Untersuchungen haben gezeigt, dass hörgeschädigte Kinder unabhängig vom Förderort zum Ende der Grundschulzeit **niedrigere Werte in den Bereichen Akzeptanz und Beliebtheit** erzielen als guthörende Kinder in derselben Klasse (Wolters et al. 2011). Positive Vorhersagefaktoren für die Akzeptanz in einem integrativen Setting sind **prosoziales Verhalten, Verträglichkeit und die Fähigkeit der Improvisation bei der Kommunikation** (Marschark und Knoors 2012). **Rückzugsverhalten** trägt dazu bei, dass die Kinder weniger beliebt sind und auch weniger von ihren Mitschülern akzeptiert werden. Sofern das Kind im Alltag häufig Ablehnung und Ausgrenzung erlebt, hat dies gravierende Auswirkungen auf die **psychosoziale Befindlichkeit** (Hintermair 2010).

Eine Unsicherheit des Kindes, ob es alles richtig gehört und verstanden hat, kann bereits im Falle einer einseitigen Hörschädigung oder bei beidseitigem geringgradigen Hörverlust auftreten und hängt daher nicht mit der Schwere des Hörverlusts zusammen. Das Kind erlebt in diesen Fällen, dass es häufiger nachfragen muss, dass es negative Rückmeldungen bekommt,

dass es offenbar unangemessen oder verzögert reagiert und dass etwas passiert, was es nicht durchschauen kann (Leonhardt 2009). Möglich ist, dass dieses Verhalten von anderen Kindern nicht als Folge der Hörstörung eingeordnet, sondern als unangemessenes oder begriffsstutziges Verhalten gedeutet wird. In der Folge können Kontaktprobleme entstehen, die zur Ausgrenzung des hörgeschädigten Kindes führen.

> **Soziale Integration**
> Soziale Integration bezogen auf Bildungsprozesse meint, dass alle Menschen in ihrer jeweiligen (Lern-) Umgebung integriert sind und sich selbst auch als integriert wahrnehmen (Martschinke et al. 2012). Eine gelungene soziale Integration basiert u. a. auf gegenseitiger Toleranz und Akzeptanz.

Eine inklusive Beschulung kann zwar in vielen Fällen zur sozialen Integration von Menschen mit Behinderung beitragen (Klemm und Preuss-Lausitz 2011), ist allerdings kein Selbstläufer.

Der Prozess der sozialen Integration sollte durch geschulte Fachkräfte im Blick behalten und aktiv begleitet werden. Sofern die Verantwortung für eine gelingende Kommunikation mit anderen Personen ausschließlich dem hörgeschädigten Kind zugeschrieben wird, stellt das eine fast nicht zu leistende Aufgabe dar. Wird dem Kind zusätzlich vermittelt, es müsse sich beim Hören und Sprechen einfach nur mehr anstrengen oder besser werden, um von anderen akzeptiert zu werden, so kann dies negative Auswirkungen auf die gesamte **Persönlichkeitsentwicklung** des Kindes haben.

Aufgabe der Sprachtherapeutin ist daher, diesen Eindruck durch die eigene Arbeit mit dem Kind durch alleinige Fokussierung auf das Hören- und Sprechen lernen nicht noch zu verstärken, sondern stattdessen Strategien zu vermitteln, die dem Kind den kommunikativen Umgang mit anderen Kindern erleichtern können (z. B. Möglichkeiten des Nachfragens, Erläuterung der eigenen Hörbeeinträchtigung etc.). Dazu kann auch im weiteren Sinne die Aufklärung anderer, guthörender Kinder im Umfeld des hörgeschädigten Kindes (z. B. im Kindergarten, in der Schulklasse) gehören.

Für hörgeschädigte Kinder ist die **Teilhabe an der hörenden Welt** ein Thema, das sie in vielen Fällen kontinuierlich und lebenslang begleiten wird – im positiven Fall lernen sie, offensiv mit der Hörstörung und den einhergehenden Einschränkungen umzugehen, indem sie andere aktiv informieren und Rücksicht oder Unterstützung einfordern. Es kann aber auch passieren, dass die Hörbeeinträchtigung versteckt und weitgehend geleugnet bzw. ignoriert wird. Einen großen Einfluss auf die soziale Integration hat auch die Haltung der Eltern zu der Hörstörung ihres Kindes. Sprachtherapeutinnen haben hier die Gelegenheit, zu vermitteln und mit ihrem Wissen über die Auswirkungen einer peripheren Hörstörung schwierige Tendenzen und negative Entwicklungen zu verhindern.

Sofern das hörgeschädigte Kind viele positive kommunikative Erfahrungen innerhalb seines unmittelbaren Umfelds (Elternhaus, Kindergarten, Schule) sammeln darf und Verständnis durch andere Personen erfährt, können die psychosozialen Auswirkungen der Hörstörung abgemildert werden. Das Kind sollte im Sinne eines **Empowermentprozesses** langfristig in die Lage versetzt werden, sein eigener Fürsprecher zu werden und seine Wünsche und Bedürfnisse bezogen auf die Hörstörung selbstbewusst zu vertreten. Empowerment bedeutet die (Wieder-) Gewinnung von Kontrolle über die eigenen Lebensbedingungen durch eine Ressourcen- und Kompetenzperspektive anstelle einer defizit-

orientierten Sicht auf das Individuum (Keupp 2008).

Zusätzlich hilfreich ist auch der Kontakt zu anderen Kindern, die ebenfalls hörgeschädigt sind (gleichbetroffene „**Peers**") (Audeoud et al. 2016; Hintermair et al. 2017). Dies sollte insbesondere im Zuge von Inklusion beachtet werden, wenn Kinder z. T. allein in einer Klasse oder sogar in der gesamten Einrichtung sind, ohne jemals andere Kinder mit Hörsystemen gesehen oder kennengelernt zu haben. Die Sprachtherapeutin kann, sofern sie mehrere Kinder mit Hörsystemversorgung betreut, Kontakte zwischen Kindern und Eltern herstellen oder ggf. zusätzliche Gruppenangebote gestalten. Um Peer-Kontakte zu ermöglichen, kann die Sprachtherapeutin die Eltern auch an entsprechende Eltern- oder Kinder- bzw. Jugendgruppen verweisen, sofern diese noch nicht durch den Kontakt zum Förderzentrum Hören und Kommunikation bekannt sein sollten.

Soziale Integration ist grundsätzlich nicht mit dem Kindergarten- oder Schulbesuch abgeschlossen, sondern spielt auch später beim **Übergang von der Schule ins Berufsleben** und auch im Beruf selbst weiterhin eine wichtige Rolle (Strauß 2012).

11.2.5 Beschulung, schulische Integration, Inklusion

Die Art des (schulischen) Förder- und Bildungsangebots spielt für hörgeschädigte Kinder eine offenbar wichtigere Rolle für die **Entwicklung sozialer Beziehungen** als für guthörende Kinder (Marschark und Knoors 2012).

In den vergangenen Jahren hat sich der Anteil der hörgeschädigten Kinder, die Regelschulen besuchen, kontinuierlich erhöht (Leonhardt 2018). Dies hängt einerseits damit zusammen, dass viele Kinder durch die frühe Identifizierung, Versorgung und Förderung immer häufiger bei Schuleintritt über vergleichbare Hör- und Sprachfähigkeiten verfügen wie guthörende gleichaltrige Kinder. Auf der anderen Seite sollen auch die Forderungen der UN-Behindertenrechtskonvention umgesetzt werden, deren Leitbild **Inklusion** ist. Daher ist die Hör- und Sprachkompetenz des Kindes grundsätzlich keine Voraussetzung, um Zugang zu einer Regelschule zu erhalten. Es gibt daher auch Modelle **inklusiver Förderung für gehörlose gebärdensprachorientiere Schüler** (Gräfen und Wessel 2018). Inklusive Konzepte setzen in der Hörgeschädigtenpädagogik bereits im Elementarbereich an (Diller 2009), sodass viele hörgeschädigte Kinder reguläre Kindergärten und Krippen besuchen.

> **Integration**
> Der Begriff **Integration** meint die Einbindung einer oder mehrerer Personen mit Behinderung/Beeinträchtigung in eine Mehrheitsgruppe unbeeinträchtigter Menschen. Die Menschen mit Behinderung müssen sich an die Mehrheitsgruppe anpassen, um dazuzugehören.

> **Inklusion**
> Bei dem Begriff **Inklusion** wird von einer natürlichen Vielfalt und Heterogenität der Personen in der Gesellschaft ausgegangen, sodass Rahmenbedingungen so flexibel gestaltet werden müssen, dass sich die Systeme den Bedürfnissen der Kinder öffnen müssen, damit jede einzelne Person an demselben System teilhaben kann.

> **Separation**
> Die Begriffe **Separation**/Segregation/Exklusion meinen hingegen die bewusste Trennung von Individuen in unterschiedliche Gruppen, um daraus kleinere, vermeintlich homogene Gruppen zu bilden.

Dies soll für die einzelne Person eine möglichst individuelle und spezifische Förderung ermöglichen.

Die 1995 veröffentlichten **Empfehlungen der Kultusministerkonferenz (KMK)** zur gemeinsamen Beschulung haben hörgeschädigten Kindern mit sonderpädagogischem Förderbedarf die Möglichkeit eröffnet, Regelschulen zu besuchen und dabei weiterhin eine sonderpädagogische Unterstützung zu erhalten (Kaul 2018a). Hörgeschädigte Kinder, die eine Regelschule besuchen, werden in der Regel vom **Mobilen Dienst** betreut, der häufig an ein Förderzentrum bzw. eine Fördereinrichtung für Hören und Kommunikation angebunden und für den entsprechenden Einzugsbereich zuständig ist (► Abschn. 8.2). Der Mobile Dienst wird durch eine sonderpädagogische Fachkraft gestaltet, die das Kind regelmäßig in der Einrichtung besucht, die Lehrkräfte für das Thema Hörbeeinträchtigung sensibilisiert, zu organisatorischen und didaktischen Themen sowie zur Unterrichtsgestaltung und Raumakustik berät (Leonhardt 2007).

Hörgeschädigte Schüler haben das Recht darauf, einen **Nachteilsausgleich** zu erhalten. Dieser soll dazu dienen, die durch die Hörbehinderung/-beeinträchtigung entstandenen Einschränkungen so auszugleichen, dass hörgeschädigte Kinder bei Prüfungen die gleichen Chancen haben wie ihre guthörenden Mitschüler (Kaul 2018b). Der Nachteilsausgleich kann bei der Schulleitung oder dem zuständigen Prüfungsausschuss beantragt werden. Grundsätzlich besteht bei einem Nachteilsausgleich kein Beurteilungs- oder Ermessensspielraum über dessen Gewährung, sodass schon alleine durch die Diagnose der Hörstörung das Recht auf den Nachteilsausgleich festgelegt ist. Der Nachteilsausgleich darf also keinesfalls abgelehnt werden. Wie er jedoch konkret ausgestaltet wird, ist unterschiedlich.

> Ein Nachteilsausgleich kann folgende Bereiche betreffen (Kaul 2018b):
> - Die Präsentation einer Prüfungsaufgabe (z. B. schriftlich anstatt mündlich oder umgekehrt, Aufgabenstellung mit graphischen Symbolen unterstützt etc.)
> - die Durchführung einer Prüfung (z. B. durch Zeitverlängerung, Einbezug von Dolmetschern, andere Prüfungsform, Nachfragen erlauben, zusätzliche Hilfsmittel gestatten [z. B. Lexika] etc.)
> - Bewertung einer Prüfung (z. B. sprachliche Fehler, die auf die Hörbeeinträchtigung zurückzuführen sind, nicht in die Bewertung einbeziehen etc.)

Besonders häufig ist im Elementar- oder schulischen Bereich das Modell der sogenannten **Einzelinklusion** anzutreffen. Hier ist das hörgeschädigte Kind die einzige Person mit einer Hörbeeinträchtigung in einer Klasse oder Kindergartengruppe. Die Einzelinklusion wird häufig **wohnortnah** gestaltet, was auch dem Wunsch vieler Eltern entspricht (Gräfen und Wessel 2018).

Da die Prävalenz kindlicher Hörstörungen verhältnismäßig gering ist, begegnen viele Kinder keinen hörgeschädigten Peers, die gleichaltrig sind oder dieselbe Schule oder Schulklasse besuchen. Kontakte zu gleichaltrigen Kindern mit peripherer Hörstörung kommen nicht natürlich z. B. im unmittelbaren Wohnumfeld (Nachbarschaft) zustande und müssen daher häufig aktiv initiiert werden.

Ob das Kind im Rahmen einer Einzelinklusion tatsächlich inklusiv oder eher integrativ beschult und gefördert wird, kann häufig nur durch einen näheren Einblick in die Einrichtung festgestellt werden. Bei einer integrativen Beschulung würde man davon ausgehen, dass sich das Kind den anderen Kindern anpassen und dieselben Leistungen ohne weitere Unterstützung erbringen muss.

Weitere Konzepte der Inklusion stellen sogenannte **kooperative Außenklassen (auch: Gruppeninklusion)** (Leonhardt 1999) dar, in denen ausschließlich hörgeschädigte Schüler unterrichtet werden. Außenklassen sind im Gebäude einer Regelschule untergebracht, aber die hörgeschädigten Kinder werden entweder komplett räumlich getrennt oder nur in bestimmten Fächern zusammen mit den guthörenden Schülerinnen und Schülern unterrichtet. Für gebärdensprachorientierte Kinder bietet dieses Modell die Chance, von gebärdensprachkompetenten Lehrkräften unterrichtet zu werden. In der Einzelinklusion sind in der Regel Dolmetscher notwendig.

In den sogenannten **integrativen Außenklassen** werden hörgeschädigte Kinder gemeinsam mit guthörenden Kindern von zwei Lehrkräften unterrichtet.

Darüber hinaus gibt es auch wenige **Inklusionsschulen für den Förderschwerpunkt Hören und Kommunikation,** die neben guthörenden Kindern auch hörgeschädigte Kinder aufnehmen und diese in den verschiedenen Klassen inklusiv beschulen (Gräfen und Wessel 2018). Die Fokussierung auf einen bestimmten Förderschwerpunkt bietet die Chance, die Klassenräume entsprechend baulich hörgeschädigtenspezifisch zu gestalten und einzurichten, spezielles Equipment anzuschaffen (z. B. Übertragungsanlagen), Dolmetscher oder gebärdensprachkompetente Lehrkräfte zu beschäftigen und eng mit einem Förderzentrum bzw. einer Fördereinrichtung mit dem Förderschwerpunkt Hören und Kommunikation zu kooperieren.

Darüber hinaus gibt es auch die **Förderschulen mit dem Förderschwerpunkt Hören und Kommunikation.** In den Förderschulen werden ausschließlich Kinder mit peripheren Hörstörungen unterrichtet, aber in einigen Fällen auch Kinder mit einer AVWS (▶ Abschn. 1.2). Der Anteil von hörgeschädigten Kindern und Jugendlichen mit **Migrationshintergrund** an den Förderschulen für Hören und Kommunikation ist prozentual deutlich höher als an Regelschulen (Tsirigotis 2012; Leonhardt 2019).

Für Sprachtherapeutinnen ist die Form der Beschulung und vorschulischen Betreuung eines Kindes insofern relevant, als dass hier wichtige Erkenntnisse über das kommunikative Umfeld des Kindes gewonnen werden können. Sollte die Therapeutin bemerken, dass das Kind **Anzeichen von Überforderung** zeigt, generell unglücklich oder frustriert ist oder die sprachtherapeutischen Interventionen unwirksam erscheinen (z. B. weil der Lautspracherwerb stark erschwert ist), sollten Gespräche mit den beteiligten Lehrkräften geführt werden, um hier einen guten Weg für alle Beteiligten zu finden.

11.2.6 Identität und eigener Umgang mit der Hörschädigung

Die Identitätsentwicklung hörgeschädigter Menschen spielt für die Personen selbst und auch in der Forschung eine sehr große Rolle. Im Kontext von Identitätsentwicklung werden häufig auch Begriffe wie „Persönlichkeitsentwicklung" und „Selbstkonzept" verwendet.

> **Identität**
>
> Identität meint das Verhältnis einer Person zum sozialen Umfeld und die bewusste Annahme einer Rolle in der Gesellschaft (Kraus 2000). Das Individuum versucht, im Rahmen der Identitätsfindung eine Passung von seiner inneren zur äußeren Welt zu erreichen (Keupp et al. 2006). Durch Identität entsteht ein Zugehörigkeitsgefühl zu einer bestimmten Gruppe bzw. zu verschiedenen Gruppen. So kann sich eine Person gleichzeitig mit mehreren Gruppen identifizieren und z. B. eine

kulturelle, sprachliche, nationale, religiöse und/oder politische Identität annehmen, ohne dabei seine Individualität aufzugeben (Mummendey 2010).

Identitätsentwicklung und Selbstkonzepterleben hängen eng mit dem **emotionalen Empfinden** und der **psychischen Gesundheit** zusammen. Hörgeschädigte Kinder hörender Eltern haben häufig ein **geringeres Selbstbewusstsein** als hörgeschädigte Kinder mit ebenfalls hörgeschädigten Eltern (Hintermair 2008). Während hörgeschädigte Eltern offenbar besser auf die kommunikativen Bedürfnisse ihrer Kinder eingehen können, weil sie um die Besonderheiten einer Hörbeeinträchtigung wissen oder eine andere Kommunikationsmodalität verwenden, sind hörende Eltern in vielen Fällen zunächst in ihrer **natürlichen elterlichen Didaktik** (Papousek 1994) stark verunsichert. Dies hat mitunter gravierende Auswirkungen auf die frühe **Eltern-Kind-Interaktion** und **Eltern-Kind-Bindung**.

Zu den häufig beobachteten Störungen in der frühen Eltern-Kind-Kommunikation gehören **Missverständnisse, fehlende Reaktionen** seitens des Kindes auf elterliche Angebote sowie die fehlende oder **unzuverlässige Wahrnehmung** von bestätigendem Verhalten durch die Eltern (Hintermair 2005) (▶ Kap. 8). Hörgeschädigte Kinder können sich auch außerhalb der Familie durch Kommunikationsprobleme ausgeschlossen und einsam fühlen (Leonhardt 2007).

Identität entwickelt sich in einem Wechselspiel von **Selbst- und Außenwahrnehmung** (Hintermair 1999). Störungen in der Kommunikation und im Dialog mit anderen Menschen können zu Verunsicherungen auf beiden Seiten führen, die im schlimmsten Fall in einer **Identitätskrise** des Kindes gipfeln.

Da Identität stark mit der **Sprache und Kommunikationsform und -modalität** zusammenhängt, die die Person als „Erstsprache" oder „Muttersprache" identifiziert (auch wenn diese nicht von Geburt an angeboten wurde), können hörgeschädigte Kinder später grundsätzlich eine hörende, eine hörgeschädigte bzw. gehörlose oder eine bikulturelle Identität annehmen. Dies ist stark von der Sprache abhängig, in der sich die Kinder verständigen bzw. wohlfühlen und weniger von der Art der Hörsystemversorgung.

Eine **„hörende" Identität** wird mit einer CI-Versorgung in jungen Jahren nicht festgelegt. So können auch Kinder, die mit Cochlea-Implantaten versorgt sind und hörende Eltern haben, einen Zugang zur Gebärdensprache finden und feststellen, dass sie in der Gehörlosenkultur (▶ Abschn. 13.2) die für sie passende sprachliche und kulturelle Identität finden oder sich flexibel zwischen beiden Welten bewegen möchten, indem sie beide Sprachen lernen und verwenden. Ohne gelingende Kommunikation fehlt die Möglichkeit der auf Sprache basierenden **Selbstreflexion und Auseinandersetzung mit der Umwelt** (Grawe 2004).

Früher oder später beginnen viele Kinder, Fragen zu ihrer Hörbeeinträchtigung zu stellen und sich mit den Themen **Behinderung, Identität und Kommunikation** auf unterschiedliche Art und Weise auseinanderzusetzen.

Sprachtherapeutinnen werden mit dem Thema Identitätsentwicklung konfrontiert, wenn sie bei dem Kind Frustration oder Traurigkeit bzw. internalisierendes oder externalisierendes Verhalten feststellen.

Dass das Kind sich mit seiner Hörbeeinträchtigung und Identität auseinandersetzt, können Sprachtherapeutinnen beobachten, wenn das Kind z. B. folgende Fragen stellt bzw. Aussagen tätigt:

— Warum höre ich schlecht? Warum genau ich?

— Warum habe ich Hörgeräte und meine Eltern/Geschwister nicht?

— Ich will nicht, dass jemand meine Hörgeräte sieht.

— Ich will keine Übertragungsanlage. Ich will nicht, dass andere denken, dass ich das brauche.

— Warum muss ich in der Schule immer in der ersten Reihe sitzen?

> Sprachtherapeutinnen sollten sensibel auf diese Themen eingehen und keinesfalls die Bedenken und Fragen der Kinder ignorieren oder herunterspielen. Auf der anderen Seite ist die Auseinandersetzung mit der eigenen Behinderung und Identität Teil der kindlichen Entwicklung hörgeschädigter Kinder und bedarf nur dann einer psychologischen Beratung oder Behandlung, wenn der Leidensdruck auf Seiten des Kindes oder der Eltern sehr ausgeprägt ist.

Die Identitätsentwicklung kann unterstützt werden durch die Förderung von **Empowermentfähigkeiten** (Hintermair und Tsirigotis 2008), d. h. dass das Kind ermutigt wird, seine Talente und Kompetenzen zu entdecken, seine Interessen selbstbewusst zu vertreten und sein eigener Fürsprecher zu werden.

Außerdem ist die **Sprach- und Kommunikationskompetenz** ein entscheidender Faktor für die Entwicklung einer stabilen Identität. Sprachtherapeutinnen sollten ihre eigenen Grenzen erkennen, wenn der Lautspracherwerb bei einem Kind nicht gelingt oder sehr beschwerlich ist bzw. von dem Kind abgelehnt wird. Es ist wichtig, Eltern früh über **gebärdensprachliche Alternativen und Möglichkeiten der Unterstützung** in den Bereichen Sprache und Kommunikation zu informieren (▶ Kap. 13).

> **In Kürze**
>
> Der ganzheitliche Ansatz in der Sprachtherapie bezieht das Kind in seiner Gesamtpersönlichkeit ein und berücksichtigt hörgeschädigtenspezifische Erkenntnisse aus Forschung und Praxis, die über die Förderung der sprachlichen und kommunikativen Fähigkeiten des Kindes hinausgehen.
>
> Faktoren wie die Art der Beschulung, das Erleben von sozialer Integration und der eigene Umgang mit der Hörbeeinträchtigung haben Auswirkungen auf die sozialen Kontakte und Beziehungen des Kindes.
>
> Ausschlaggebend für die positive Identitätsentwicklung ist u. a. die Auseinandersetzung mit der eigenen Behinderung bzw. Beeinträchtigung und das Erleben einer gelingenden Kommunikation mit anderen Menschen.

11.3 Elternarbeit und Beratung in der Therapie

Die Elternberatung ist in der Sprachtherapie ein wichtiger Baustein und Teil des Empowerment-Prozesses, bei dem Familien in die Lage versetzt werden sollen, sich selbst als kompetent und handlungsfähig zu erleben.

Die Beratung baut dabei auf ein gegenseitiges Vertrauensverhältnis und die gleichberechtigte Kooperation zwischen Therapeutin und Familie. Die Therapeutin bietet darüber hinaus Aufklärung zu Fragen des Hörens und der Sprachentwicklung sowie Hilfe bei praktischen Fragen an (z. B. bezüglich der Hörsystemversorgung) (Thiel 2000). Die Therapeutin sollte unvoreingenommen und zugewandt gegenüber den Eltern sein. Auch kultursensibles Denken kann bei mehrsprachigen Familien eine wichtige Rolle in der Elternberatung spielen.

Neben der Beobachtung und Begleitung der Eltern-Kind-Interaktion gehören auch **alltagspraktische Empfehlungen zu Elternhilfegruppen, Verbänden, Beratungsstellen** und im Bedarfsfall Informationen über **zusätzliche Förderangebote** (z. B. Ergotherapie).

Damit Eltern nachvollziehen können, was in der Sprachtherapie passiert, ist die transparente Erläuterung der **Nah- und Fernziele** (▶ Kap. 9) sowie der **Therapieinhalte** von entscheidender Wichtigkeit. Eltern sollten von Anfang an als kompetente Partner in die Therapie einbezogen werden. Damit ist nicht gemeint, dass Eltern als **Co-Therapeuten** fungieren sollen, indem sie z. B. Übungsaufgaben für die häusliche Förderung erhalten. Da Hör- und Sprachförderung im Alltag stattfindet, ist das Einüben von Wörtern und Satzmustern oder das isolierte Hörtraining junger Kinder im häuslichen Rahmen nicht sinnvoll. Außerdem können Eltern unter Druck geraten, wenn sie regelmäßig Übungsaufgaben mit dem Kind absolvieren müssen, obwohl sie sich selbst schon stark belastet und gefordert fühlen.

Durch Elternberatung z. B. zur Eltern-Kind-Interaktion können intuitive elterliche Kompetenzen wie z. B. **Sensitivität und Responsivität** aktiviert werden, die wiederum positiven Einfluss auf das Hören- und Sprechenlernen des Kindes haben (Weiß 2017).

Die Sprachtherapie sollte für die Familie eine Bereicherung darstellen, die klare und transparente Ziele formuliert und für die Eltern eine bedeutsame Unterstützung im Alltag bietet. Die Elternberatung und -begleitung ist ein **stetiger Dialog,** in dem Beobachtungen übergreifend und nicht isoliert nach jeder einzelnen Therapieeinheit miteinander geteilt werden. Die Elternberatung sollte insofern familien- und ressourcenorientiert sein, als dass die Therapeutin erkennt, welche Möglichkeiten zur Unterstützung die Eltern ihrem Kind in der jetzigen Situation geben können. Es kann daher unrealistisch sein, den Eltern pauschale Empfehlungen zu geben (z. B. „Das Kind soll das Hörgerät mindestens acht Stunden pro Tag tragen"), wenn das Kind die Hörgeräte immer wieder vom Kopf entfernt. In diesen Fällen kann die Überlegung, welche Situationen eine besondere Hörqualität versprechen und in denen das Vorhandensein der Hörsysteme besonders wichtig ist, wesentlich sinnvoller sein, um die Tragezeit schrittweise zu erhöhen. Dieser Vorgang der Umdeutung einer Situation, sodass eine neue Perspektive entsteht, wird als **Reframing** bezeichnet (Greve 2013) und kann Teil einer **systemischen Beratung** sein.

> **Systemische Beratung**
> Systemische Beratung blickt auf das Individuum oder mehrere Personen in ihrer sozialen Vernetztheit und hilft der zu beratenden Person dabei, durch Aktivierung der eigenen Ressourcen eigenständig Lösungen für Probleme oder Fragen zu finden (Mücke 2019).

Im Idealfall entsteht bei den Eltern mit der Zeit eine **professionelle Selbst- und Fachkompetenz** u. a. für die Belange des Kindes (Ludwig und Wessel 2018). Ein **hohes Engagement** der Eltern ist förderlich, kann aber auch zu erhöhten Belastungen in der Familie führen und sollte von der Therapeutin nicht als selbstverständlich angesehen werden. Umgekehrt sollten Familien, die nach Einschätzung der Therapeutin derzeit oder langfristig nur unzureichend in der Lage dazu sind, ihr Kind angemessen in der Hör- und Sprachentwicklung zu unterstützen, dennoch immer wieder niedrigschwellige Beratungs- und Unterstützungsangebote seitens der Therapeutin erhalten.

Aus Sicht der Eltern ist eine **personelle Konstanz** von entscheidender Wichtigkeit (Diller und Graser 2005), da häufige oder plötzliche Wechsel der Therapeutin (z. B. durch Ausfallzeiten, Arbeitsplatzwechsel und Mutterschutz- und Elternzeiten) das Aufbauen einer Vertrauensbasis erschweren. Sofern möglich, ist eine Übergabe an die folgende Therapeutin ggf. durch einige gemeinsame Sitzungen sinnvoll. Die Annahme, dass eine neue Therapeutin sich erst einmal selbst unvoreingenommen und ohne Vorinformationen (z. B. hinsichtlich Hörverlust, Hörstatus, Kommunikationsstatus, bisherige Therapieinhalte) einen Eindruck vom Kind verschaffen sollte, ist in den seltensten Fällen zielführend und für die Eltern frustrierend, wenn sie das Gefühl haben, wieder von vorne beginnen zu müssen.

Familienzentriertes Linzer Interventionsprogramm (FLIP)

Im Sinne einer familienorientierten Therapie, Förderung und Elternberatung und -begleitung können Anregungen aus dem „Familienzentrierten Linzer Interventionsprogramm (FLIP)" entnommen werden (▶ https://www.barmherzigebrueder.at/dl/OoqoJmoJLOkJqx4KJKJmMJMmK/FLIP_ELTERNBUCH_2016.pdf; Letzter Zugriff 26.06.2020). Der ausführliche und prägnant gehaltene Überblick über die Bereiche Hören, Sprache/Sprechen und (multimodale) Kommunikation ist auch für die Eltern zur Lektüre geeignet.

Darüber hinaus finden sich zahlreiche Beobachtungsfragebögen zu verschiedenen Entwicklungsbereichen auch Buchtipps (Fachbücher/Bilderbücher) und Hinweise zur Elternberatung z. B. im Hinblick auf den Umgang mit guthörenden Geschwisterkindern.

11.3.1 Hörförderung im Alltagsgeschehen, Weltwissen

Für hörgeschädigte Kinder stellt der Erwerb von **Weltwissen,** d. h. dass Hintergrundwissen über Zusammenhänge bzw. das Allgemeinwissen, welches normalerweise intuitiv durch Alltagskommunikation und dazugehörige Beobachtungen erworben wird, eine größere Herausforderung dar als für guthörende Kinder.

Dies hängt damit zusammen, dass die Kinder Informationen nicht so **beiläufig** im Alltag hörend mitbekommen und daher darauf angewiesen sind, dass ihnen dieses Wissen ganz bewusst vermittelt wird und dass sie langfristig **Strategien** erlernen, sich selbst Wissen anzueignen und Vorwissen zu aktivieren.

Weltwissen wird u. a. auch als „externes Wissen" bezeichnet und hat z. B. Einfluss auf das Leseverständnis, wenn entsprechendes Vorwissen fehlt (Schründer-Lenzen 2013).

Erwerb von Weltwissen

In (vor-)schulischen Settings sollte bei hörgeschädigten Kindern Wert auf die folgenden inhaltlichen Gestaltungskriterien und Ausstattungen gelegt werden (Stecher 2011):

- Lebensweltbezug
- Strukturierung von Aufgaben (z. B. durch Visualisierung (▶ Kap. 13)
- Handlungsorientierung
- Dialogische Gesprächsführung
- Nutzung von technischem Zubehör
- Eigene Sprache/Stimmeinsatz
- Sicherstellung des Verständnisses von Aufträgen und Anweisungen
- Kooperatives Lernen (z. B. durch Ko-Konstruktion)
- Feedback

Grundsätzlich wird Weltwissen nicht isoliert in Fördersituationen, sondern vor allem im **Alltag** erworben. Bezugspersonen des Kindes sollten daher dazu ermuntert werden, das Kind bewusst auf wichtige Informationen aufmerksam zu machen und sicherzustellen, dass es diese verstanden hat. Dabei ist eine Orientierung am Alter und den Interessen des Kindes von entscheidender Wichtigkeit, damit das

Lerninteresse durch Überforderung oder Überfrachtung nicht negativ beeinflusst wird.

Aufgabe der Therapeutin ist es, das Kind dabei zu unterstützen, entsprechende Strategien zum Wissenserwerb zu erwerben.

Strategien zum Wissenserwerb

- Stärkung von Bottom-up- und Top-down-Prozessen (▶ Abschn. 12.2)
- Aktivierung von Vorwissen
- Erwerb von neuem Wissen
- Stärkung von (auditiver) Merkfähigkeit und Arbeitsgedächtniskapazität
- Stärkung des Langzeitgedächtnisses durch Mnemotechniken (▶ Kap. 9)
- Ermunterung, bei Lücken aktiv nachzuhaken
- Interesse und Motivation fördern
- Erfolgserlebnisse bieten

11.3.2 Sprachvorbild, Modellierungstechniken

Eltern guthörender Kinder passen ihr Sprachverhalten in der Regel **intuitiv und optimal** dem aktuellen Entwicklungsstand des Kindes an, indem sie das Kind in seiner Kommunikation bestärken und Zielmodelle schaffen, die dem Kind stets einen kleinen Schritt voraus sind (Papousek 1994).

Techniken, die Eltern dazu anwenden, werden als **Modellierungstechniken** bezeichnet.

Modellierungstechniken (Dannenbauer 1997)

Der kindlichen Äußerung vorausgehende Sprachmodelle:

- Präsentation (Bezugspersonen nutzen Zielformen wiederholt: „Der Teddy möchte das AUCH")

- Parallelsprechen (Bezugspersonen verbalisieren kindliche Intentionen: „Ach so, Du möchtest das AUCH haben!")

Der kindlichen Äußerung nachfolgende Sprachmodelle:
- Expansion (Bezugspersonen erweitern kindliche Äußerungen: Kind: „AUCH!", Bezugsperson: „Ja genau, Du willst AUCH etwas trinken!")
- Korrektives Feedback (Bezugspersonen geben kindliche Äußerungen mit korrekter Zielstruktur wieder: Kind: „Mama AUCH.", Bezugsperson: „Genau, Mama will AUCH etwas trinken.")

Mithilfe **ko-konstruktiver Prozesse** begleiten die Bezugspersonen die kindlichen Äußerungen, sodass nachher eine Mitteilung oder sogar eine zusammenhängende eine Erzählung entsteht, die das Kind ggf. alleine noch nicht hätte produzieren können. Bezugspersonen nutzen bei Kindern, die noch wenig sprechen, besonders häufig **verständnissichernde Reparaturen** sowie **Hint & Guess-Sequenzen.**

Ko-Konstruktion (Renner et al. 2019) erfolgt durch:
- **Verständnissichernde Reparaturen:** Die Bezugsperson zeigt an, dass zum Verständnis der Mitteilung eine weitere Information notwendig ist.
  Bsp.: Kind (zeigt auf Gegenstand) und verbalisiert: „Das muss da auch noch." Bezugsperson: „Was muss das da auch noch?"
- **Hint & Guess-Sequenzen:** Die Bezugsperson macht nach unvollständiger Information seitens des Kindes einen kontextbasierten Vorschlag, der in der Regel mit „Ja" oder „Nein" beantwortet werden kann.

Bsp.: Kind (zeigt auf Gegenstand) und verbalisiert: „Das muss da auch noch." Bezugsperson: „Muss das auch noch in die Kiste rein?"

Das Erstellen eines „Gerüsts", bei dem Bezugspersonen Kindern einen unterstützenden Rahmen bieten, damit es möglichst selbstständig von Erlebtem berichten kann, wird als **Scaffolding** bezeichnet (Willke 2018). Es umfasst:
- Schaffen von Formaten (z. B. gemeinsame, dialogische Bilderbuchbetrachtung als bekannte, vorstrukturierte Situation mit wiederkehrenden Abläufen)
- Passung der sprachlichen Anforderungen seitens der Bezugspersonen (z. B. durch spontane Beachtung der Interessen des Kindes, Ermutigung, seine Gedanken und Empfindungen mitzuteilen, Lücken in der Kommunikation schließen, das Kind in seinen Aussagen positiv bestärken und motivieren, Zuweisen einer aktiven Rolle)

Mit zunehmender Kompetenz des Kindes werden die Scaffolding-Techniken durch die Bezugspersonen schrittweise wieder **ausgeblendet** (Bünder et al. 2015).

Durch Scaffolding lernt das Kind die **Struktur eines Gesprächs** kennen und nimmt sich selbst als aktiven Gesprächspartner wahr, wobei es ohne Unterstützung durch die Bezugsperson noch nicht in der Lage dazu wäre, den Sachverhalt zusammenhängend mitzuteilen. Ein weiterer wichtiger Aspekt von Scaffolding ist, dass Kinder lernen, wichtige von redundanten Informationen zu unterscheiden und abzuschätzen, was die Bezugsperson schon weiß und was nicht (▶ Abschn. 12.4).

Während des Scaffoldings werden von den Bezugspersonen häufig ergänzend Modellierungstechniken eingesetzt.

> ▶ **Beispiel Scaffolding**

- *Bezugsperson:* „Und was habt ihr danach gemacht?"
- *Kind:* „Oma geht."
- *Bezugsperson:* „Ach, dann seid ihr zur Oma gegangen? Und habt ihr da auch etwas gespielt?"
- *Kind:* „Mit'n Bau… Mit'n Bauko."
- *Bezugsperson:* „Da habt ihr mit den Bauklötzen gespielt! Mit denen kann man ja toll bauen."
- *Kind:* „Ja."
- Bezugsperson: „Da habt ihr bestimmt was Schönes gebaut, oder?"
- *Kind:* „Ein Haus."
- *Bezugsperson:* „Bestimmt ein ganz großes und buntes Haus!"
- *Kind:* „Ja."
- *Bezugsperson:* „Ja, das habt ihr ja ganz prima gemacht mit dem Haus." ◀

Neben den genannten Techniken können ergänzend **Prompt Strategies** eingesetzt werden, die das förderliche Verhalten der Bezugspersonen beschreiben. Prompt Strategies sind (van Tatenhove 2008; nach Willke 2018):

- **Expectant delay:** Bezugspersonen bieten ein Sprachmodell an und zeigen dem Kind danach durch erwartungsvolles Abwarten, dass die Zeit für seinen „Turn" gekommen ist.
- Open-Ended Prompts: Bezugspersonen fordern das Kind zu Aussagen auf, indem sie allgemeine („Wie war der Kindergarten heute?") oder fokussierte Aufforderungen formulieren („Warst Du heute schaukeln im Kindergarten?").
- **Event-Cast:** Bezugspersonen begleiten eine Handlung des Kindes sprachlich („So groß baust Du den Turm!").
- **Open Questions:** Bezugspersonen stellen offene Fragen.
- **Recast:** Bezugspersonen wiederholen eine Aussage des Kindes und nutzen dazu eine Variation im Wortgebrauch oder der Syntax.

- **Redirect/Prompted Imitation:** Bezugspersonen fordern das Kind aktiv dazu auf, mit einem Peer in Kommunikation zu treten.
- **Scripted Narratives:** Bezugspersonen begleiten wiederkehrende Alltagssituationen sprachlich in einer festen Reihenfolge.

Bei den soeben genannten Strategien und Techniken handelt es sich um **natürliche kommunikative Verhaltensweisen** von Eltern und weiteren Bezugspersonen, die eigentlich nicht spezifisch erlernt werden müssen. Untersuchungen zeigen jedoch, dass Eltern hörgeschädigter Kinder diese Strategien weniger einsetzen, sobald sie die Diagnose der peripheren Hörstörung erfahren oder das Kind nicht adäquat auf die Angebote der Eltern eingeht.

Eine Möglichkeit, um die natürlichen elterlichen Verhaltensweisen zu fördern, stellt z. B. die (Video-) **Beobachtung der Eltern-Kind-Kommunikation** dar. Hier können verschiedene etablierte Programme wie **Videre, Marte Meo, Video-Home-Training** (▶ Abschn. 7.2) etc. gute Hinweise liefern, wie Eltern in der Kommunikation mit ihren Kindern bestärkt und gefördert werden können.

Grundprinzipien für einen guten Kontakt (z. B. im Rahmen von Videre) sind:

- **Beobachten und Erkennen:** Eltern folgen den Initiativen der Kinder durch Präsenz im gemeinsamen Spiel, durch Schauen, womit sich das Kind gerade befasst, was es möchte, was ihm ggf. fehlt.
- **Anerkennen und Reagieren:** Eltern bestätigen den Empfang von Mitteilungen durch bestätigendes Nicken, durch Worte, durch Mimik, Gestik und Blicke.
- **Zustimmung demonstrieren:** Eltern verbalisieren, was das Kind gerade macht, was sie selbst tun, was das Kind fühlt, was sie selbst denken etc.

= **Wechselseitigkeit:** Eltern sorgen dafür, dass das Kind Aufmerksamkeit erhält.
= **Leitung der Interaktion:** Eltern lenken die Kommunikation durch Lob und Verständnis.

Eine gelungene Interaktion besteht aus drei Phasen:
= Eröffnung (durch Folgen der Initiative des Anderen, Empfang der Mitteilung bestätigen),
= Aufrechterhaltung (durch zustimmendes Benennen, Wechselseitigkeit),
= Abschluss.

Es empfiehlt sich bei hörgeschädigten Kindern ganz besonders, Eltern **Strategien** zu vermitteln, wie sie die Aufmerksamkeit des Kindes in kommunikativen Situationen gewinnen können, wenn das Kind (noch) nicht konstant auf die Angebote der Eltern eingeht, weil es diese z. B. noch nicht zuverlässig wahrnimmt. Damit die Interaktion nicht an dieser Stelle ins Stocken gerät, können Eltern das Kind durchaus durch Antippen an der Schulter oder andere, z. B. **visuelle Zeichen** darauf aufmerksam machen, wenn sie etwas mitteilen möchten. Hilfen wie diese können mit der Zeit ausgeblendet werden, wenn das Kind zuverlässiger hörend auf kommunikative Impulse reagiert.

Eltern sollten darüber hinaus durch die Therapeutin bestärkt werden, wenn diese in der Interaktion etwas Wichtiges beobachtet, z. B. dass das Kind eine Hörreaktion oder Blickkontakt zeigt, die Aufmerksamkeit der Eltern sucht, etwas imitiert, verbalisiert oder erste Worte bzw. Mehrwortsätze spricht. Dies trägt dazu bei, dass **förderliches Verhalten** seitens der Eltern verstärkt wird und Verunsicherung abnimmt. Auf diese Weise wird nicht nur gelungene Kommunikation sichtbar gemacht, sondern auch Möglichkeiten und Gelegenheiten der Beziehungsgestaltung

(Sirringhaus-Bünder 2011). Es kann auch ganz allgemein mit den Eltern besprochen werden, welche Verhaltensweisen generell mehr oder weniger förderlich für den kindlichen Spracherwerb sind.

> **Basiselemente nach Marte Meo (Bünder et al. 2015)**
> = Wahrnehmen, z. B. kindliche Reaktionen und Initiativen beachten.
> = Bestätigen, z. B. Rückmeldung geben, dass das Verhalten gesehen wurde.
> = Benennen, z. B. dem Verhalten Worte geben („Du willst wissen, was in der Kiste ist!").
> = Sich abwechseln, z. B. durch Turn-taking in der Kommunikation.
> = Lenken und Leiten, z. B. durch Orientierung für das Kind durch Markieren von Anfangs- und Endsignalen für eine Kommunikationssituation.

Wenn die Reaktionen des Kindes anders ausfallen als erwartet oder gänzlich ausbleiben, können Eltern einen **Verlust von Handlungsfähigkeit und Hilflosigkeit** erleben (Tsirigotis 2015) und schließlich auch selbst verstummen (Hildmann 1998). Dies sollte durch Beratung seitens der Therapeutin entsprechend aufgefangen werden.

Viele der genannten Techniken werden auch durch die Hör- und Sprachförderung im Rahmen der hörgeschädigtenspezifischen Frühförderung (▶ Kap. 8) vermittelt. Eine Abstimmung mit der Frühförderung ist daher zwingend notwendig, damit sich Inhalte nicht unnötig überschneiden oder sogar entgegenstehen, indem Eltern z. B. widersprechende Informationen oder Hinweise aus der Frühförderung und Sprachtherapie erhalten.

11.3.3 Zuhören und Erzählen

Die Fähigkeit des Zuhörens hat einen hohen pädagogischen Stellenwert und wird zumeist als vorhanden bzw. als Bringschuld vorausgesetzt (Imhof 2003), obwohl auch guthörende Kinder Schwierigkeiten aufweisen können, konzentriert über einen längeren Zeitraum anderen Personen zuzuhören (Hagen 2006). Für hörgeschädigte Kinder ist Zuhören mit mehr **Höranstrengung** und **Konzentration** verbunden. Die Wichtigkeit der Fähigkeit des Zuhörens für den Wissenserwerb und die Sozialisation ist erheblich, sodass ihrer Förderung besondere Aufmerksamkeit gewidmet werden sollte.

Für das Zuhören wichtige Kompetenzen sind (Hagen 2006; Imhof 2003):
- Gerichtete Aufmerksamkeit, Aufmerksamkeitslenkung und Selektion über einen längeren Zeitraum (Vigilanz)
- Sprachverständnis und Sprecherwahrnehmung
- Kontrollaufmerksamkeit und Bewertungsinstanz, bezogen auf die aktuelle Tätigkeit und die Umgebung, falls Veränderungen auftreten
- Fähigkeit des dichotischen Hörens (d. h. das Hören gleichzeitig dargebotener, aber seitenunterschiedlicher akustischer Stimuli)
- Richtungshören und Lautheitsempfinden
- Konzentration, Gedächtnisleistungen und Vorhandensein von Vorwissen
- Wahrnehmung des situativen Kontexts

Zuhörförderung kann durch „pre-reading activities" gestaltet werden, bei denen es nicht nur um das Zuhören geht, sondern auch darum, Protagonisten zu identifizieren, auf Details zu achten, Zusammenhänge zu erkennen, Vorwissen zu aktivieren, gezielte Fragen bei Wissenslücken zu stellen, die Struktur einer Geschichte kennenzulernen und Hypothesen über deren Fortgang zu entwickeln sowie diese zu überprüfen (Imhof 2003). Mit den Aktivitäten ist nicht nur das **Vorlesen von Geschichten** gemeint, sondern auch das **gemeinsame Rollenspiel.**

Außerdem können **Aktivitäten** durch Zuhören angeregt werden, wie z. B. Bilder, Diagramme und Routen nach Instruktion zeichnen sowie Gegenstände zuordnen oder neu ordnen.

Viele Vorschläge zur Zuhörförderung sind **pragmatisch und praktisch** angelegt, sodass kaum empirische Fundierungen existieren. Eine isolierte Förderung des Zuhörens ohne Alltagsrelevanz erscheint wenig sinnvoll. Übergeordnete Ziele der Zuhörförderung sind die Bewusstmachung von gesprochener Sprache und die Würdigung der Zuhörfähigkeit als **aktive Leistung.**

Unter Berücksichtigung des Zuhörens rückt auch die **Erzählfähigkeit bzw. die Entwicklung narrativer Fähigkeiten** in den Vordergrund. Erzählen ist kein isolierter Monolog, sondern hat immer auch eine kommunikative Funktion, die sowohl Sprecher als auch Zuhörer gleichermaßen einschließt (Becker 2011). Die Förderung der Erzählfähigkeit fokussiert im therapeutischen Kontext nur selten auf eigene Erlebnisse bzw. Phantasiegeschichten, sondern häufig auf das Nacherzählen bekannter (Bilder-)Geschichten, damit die Richtigkeit des Gesagten von der Therapeutin überprüft werden kann. Dabei erscheint gerade die Möglichkeit der Exploration und die Reduzierung einer Fehlerwahrscheinlichkeit für hörgeschädigte Kinder sinnvoll, damit sie Freude am Erzählen entwickeln können. Mögliche Unterstützung kann durch die Bezugspersonen in Form von Modellierungstechniken wie **Scaffolding** und **Ko-Konstruktion** erfolgen.

11

> **Kompetenzen für den Zuhörprozess**
> Aufseiten des Sprechers und des Zuhörers (Katz-Bernstein und Schröder 2017):
> - Interaktionsfähigkeit
> - Sprachkompetenz
> - Vorwissen
> - Wissen über Handlung und Inhalt
> - Theory of Mind (▶ Abschn. 12.4)

Die Unterstützung beim Erwerb von Erzählfähigkeit bzw. narrativen Kompetenzen kann durch strukturierte Programme wie z. B. **Do-Tine** (Katz-Bernstein und Schröder 2017) unterstützt werden, bei denen u. a. ein **kommunikativer „Begleiter"** bzw. ein Modell durch die Verbalisierungen der Therapeutin eingeführt wird, welches die Handlungen beschreibt und kommentiert und später eine Distanzbildung vornimmt, indem die Hilfestellung immer weiter ausgeblendet wird. Auf diese Weise soll das Kind lernen, selbstständig von Erlebtem zu berichten. Im Vordergrund steht die alltagsorientierte und lustvolle Kommunikation der Interaktionspartner. Voraussetzung für das Programm ist ein ausreichendes Hör-Sprachverständnis und eine Lautsprachkompetenz aufseiten des Kindes, sodass es die Modellangebote der Therapeutin entsprechend wahrnehmen und nachvollziehen bzw. übernehmen kann.

In Kürze

Zu den hörgeschädigtenspezifischen Therapieinhalten gehören Elemente, die unabhängig vom Hör- und Sprachentwicklungsstand des Kindes wichtig sind.

Die Hörlernstufen nach Erber bieten eine gute Orientierung über den Hörentwicklungsstand des Kindes und können auch im Rahmen der musikalischen Förderung und beim Telefontraining relevant sein.

Wenn man dem Gedanken eines ganzheitlichen Ansatzes in der Therapie folgt, so müssen auch Themen wie der Umgang mit den Hörsystemen, die Nutzung von Zubehör sowie der eigene Umgang des Kindes mit der Hörbeeinträchtigung beachtet und thematisiert werden.

Die Elternberatung und -begleitung stellt einen weiteren wichtigen Baustein in der Therapie dar. Hier werden hörspezifische Themen angesprochen, wie z. B. die Hörförderung im Alltag und das elterliche Sprachvorbild.

Literatur

Audeoud M, Hennies J, Hintermair M (2016) Welche Rolle spielen gleichbetroffene Peers für die Entwicklung einzelintegrativ beschulter hörgeschädigter Kinder in der deutschsprachigen Schweiz? Schweiz Z Heilpädag 22:20–26

Becker T (2011) Kinder lernen erzählen – Zur Entwicklung der narrativen Fähigkeiten von Kindern unter Berücksichtigung der Erzählform. Schneider Verlag Hohengehren, Baltmannsweiler

Blamey PJ, Maat B, Başkent D, Mawman D, Burke E, Dillier N, Beynon A, Kleine-Punte A, Govaerts PJ, Skarzynski PH, Huber AM, Sterkers-Artières F, Van de Heyning P, O'Leary S, Fraysse B, Green K, Sterkers O, Venail F, Skarzynski H, Vincent C, Truy E, Dowell R, Bergeron F, Lazard DS (2015) A retrospective multicenter study comparing speech perception outcomes for bilateral implantation and bimodal rehabilitation. Ear Hear 36(4):408–416

Bogner B (2009) Hörtechnik für Kinder mit Hörschädigung. Ein Beitrag zur Pädagogischen Audiologie. Median, Heidelberg

Bogner B (2017) Hörqualität bei hörgeschädigten Grundschülern an allgemeinen Schulen – Erfassung der subjektiven Hörqualität bei hörgeschädigten Grundschülern an allgemeinen Schulen: Entwicklung und Erprobung eines bildgestützten Fragebogens. Median, Heidelberg

Bringmann M (2013) Einsatz technischer Hörhilfen bei der Unterrichtung von Schülern mit Hörschädigung an allgemeinen Schulen. Kovac, Hamburg

Brockmeier SJ, Nopp P, Vischer M, Baumgartner WD, Schön F, Müller J, Braunschweig T, Arnold W, Allum DJ (2002) Correlation of speech and music perception in combi 40/40+ users. In: Kubo T, Takahashi Y, Iwaki T (Hrsg) Cochlear implants – an update. Kugler Publications, The Hague, S 459–463

Bünder P, Sirringhaus-Bündner A, Helfer A (2015) Lehrbuch der MarteMeo-Methode. Entwicklungsförderung mit Videounterstützung, 4., überarbeitete Aufl., Vandenhock & Ruprecht, Göttingen

Carmel E, Kronenberg J, Wolf M, Migirov L (2011) Telephone use among cochlear implanted children. Acta Otolaryngol 131(2):156–159

Castro A, Lassaletta L, Bastarrica M, Prim MP, Sarriá De, Gavilán J (2006) Comparison of different mobile telephones in COMBI 40+ users. Acta Otolaryngol 126:714–717

Chermak GD (2010) Music and auditory training. Hear J 63(4):4–58

Choi JE, Moon IJ, Park H-S, Kim BK, Chung W-H, Cho Y-S, Kim EY, Brown DJ, Hong SJ (2017) Sound localization and speech perception in noise of pediatric cochlear implant recipients. Bimodal fitting versus bilateral cochlear implants. Ear Hear 38(4):426–440

Dannenbauer FM (1997) Grammatik. In: Baumgartner S, Füssenich I (Hrsg) Sprachtherapie mit Kindern. Reinhardt, München, S 123–203

Degive C, Archinard M (1992) Psychological adaptiations and emotional observations of eight multichannel cochlear implant patients. J Otorhinolaryngol Relat Sec 54(6):317–319

Diller S (2009) Integration hörgeschädigter Kinder in allgemeinen und integrativen Kindergärten. In: Leonhardt A (Hrsg) Hörgeschädigte Schüler in der allgemeinen Schule. Theorie und Praxis der Integration. Kohlhammer, Stuttgart, S 274–294

Diller G, Graser P (2005) CI-Rehabilitation prälingual gehörloser Kinder. Winter, Heidelberg

Erber NP (1982) Auditory training. Alexander Graham Bell Association, Washington DC

Erber NP (1985) Telephone communication and hearing impairment. Taylor and Francis, London

Flexer C (2004) The impact of classroom acoustics – listening, learning, and literacy. Semin Hear 25(2):131–140

Galicia M (2006) Implementing a music program to promote children's vocabulary development. ECRP 8:1

G-BA (Gemeinsamer Bundesausschuss) (2020) Richtlinie des Gemeinsamen Bundesausschusses über die Verordnung von Hilfsmitteln in der vertragsärztlichen Versorgung (Hilfsmittel-Richtlinie/HilfsM-RL), zuletzt geändert am 22.11.2019. ▶ https://www.g-ba.de/downloads/62-492-2042/HilfsM-RL_2019-11-22_iK_2020-02-15.pdf. Zugegriffen: 28. Febr. 2020

Gräfen C (2015) Die soziale Situation integriert beschulter Kinder und Jugendlicher mit Hörschädigung an der allgemeinen Schule. Kovac, Hamburg

Gräfen C, Pospischil M (2018) Sächliche Ressourcen. In: Leonhardt A (Hrsg) Inklusion im Förderschwerpunkt Hören. Kohlhammer, Stuttgart, S 126–135

Gräfen C, Wessel J (2018) Organisationsformen der Erziehung und Rehabilitation. In: Leonhardt A (Hrsg) Inklusion im Förderschwerpunkt Hören. Kohlhammer, Stuttgart, S 36–51

Grawe K (2004) Neuropsychotherapie. Hogrefe, Göttingen

Greve N (2013) Reframing. In: Senf W, Broda M, Wilms B (Hrsg) Techniken der Psychotherapie: Ein methodenübergreifendes Kompendium. Thieme, Stuttgart

Hagen M (2006) Förderung des Hörens und Zuhörens in der Schule. Vandenhoeck & Ruprecht, Göttingen

Hildmann A (1998) Möglichkeiten der apparativen Versorgung junger Säuglinge bei neonatalen Hörstörungen. In: Leonhardt A (Hrsg) Ausbildung des Hörens – Erlernen des Sprechens. Frühe Hilfen für hörgeschädigte Kinder. Luchterhand, Berlin, S 52–76

Hintermair M (1999) Identität im Kontext von Hörschädigung. Ein Beitrag zu einer struktur- und prozessorientierten Theoriediskussion. Beiheft 43 zur Hörgeschädigtenpädagogik. Median, Heidelberg

Hintermair M (2005) Familie, kindliche Entwicklung und Hörschädigung. Theoretische und empirische Analysen. Winter, Heidelberg

Hintermair M (2008) Self-esteem and satisfaction with life of deaf and hard-of-hearing people – a resource-oriented approach to identity work. J Deaf Stud Deaf Educ 13(2):278–300. ▶ https://doi.org/10.1093/deafed/enm054. Zugegriffen: 26. Febr. 2020

Hintermair M (2010) Lebensqualität integriert beschulter Kinder mit einer Hörschädigung – Ergebnisse einer Studie mit dem Inventar zur Erfassung der Lebensqualität bei Kindern und Jugendlichen (ILK). Z Kinder- Jugendpsychiatrie Psychother 38:189–199

Hintermair M (2012) Inklusion von gehörlosen und schwerhörigen Kindern und Jugendlichen – sozialwissenschaftliche und sozialisationspsychologische Betrachtungen. In: Hintermair M (Hrsg) Inklusion und Hörschädigung. Diskurse über das Dazugehören und Ausgeschlossensein im Kontext besonderer Wahrnehmungsbedingungen. Median, Heidelberg, S 83–108

Hintermair M, Tsirigotis C (Hrsg) (2008) Wege zu Empowerment und Ressourcenorientierung in der Zusammenarbeit mit hörgeschädigten Menschen. Median, Heidelberg

Hintermair M, Hennies J, Schleicher D (2017) Pädagogische Angebote für Kontakte mit gleichbetroffenen Peers in der inklusiven Beschulung – Ergebnisse einer bundesweiten Befragung. Hörgeschädigtenpädagogik 71:134–145

Hurwitz I, Wolff PH, Bortnick BD, Kokas K (1975) Nonmusical effects of the kodaly music curriculum in primary grade children. J Learn Disabil 8:45–51

Imhof M (2003) Zuhören – Psychologische Aspekte auditiver Informationsverarbeitung. Vandenhock & Ruprecht, Göttingen

Katz-Bernstein N, Schröder A (2017) Erzählen – Eine Aufgabe für Sprachtherapie und Sprachförderung?! Das Dortmunder Therapiekonzept zur Interaktions- und Narrationsentwicklung (DO-TINE). Sprachtherapie aktuell: Forschung – Wissen – Transfer. Schwerpunktthema: Intensive Sprachtherapie 4(1):e2017-10. ▶ http://sprachtherapie-aktuell.de/files/e2017-10_Katz-Bernstein_Schroeder.pdf. Zugegriffen: 26. Febr. 2020

Kaul T (2018a) Der Hörgeschädigtenpädagoge als Experte. In: Leonhardt A (Hrsg) Inklusion im Förderschwerpunkt Hören. Kohlhammer, Stuttgart, S 51–57

Kaul T (2018b) Nachteilsausgleich. In: Leonhardt A (Hrsg) Inklusion im Förderschwerpunkt Hören. Kohlhammer, Stuttgart, S 118–126

Keupp H (2008) Geleitwort. In: Hintermair M, Tsirigotiss C, Audeoud M (Hrsg) Wege zu Empowerment und Ressourcenorientierung in der Zusammenarbeit mit hörgeschädigten Menschen. Median, Heidelberg, S 7–10

Keupp H, Ahbe T, Gmür W, Höfer R, Mitzscherlich B, Kraus W, Straus F (2006) Identitätskonstruktionen: Das Patchwork der Identitäten in der Spätmoderne, 3. Aufl. Rowohlt, Hamburg

Kiese-Himmel C, Kruse E (2000) Zur Hörgeräte-Trageakzeptanz bei Kindern. HNO 48:309–313

Kiupel K, Ruhe C (Deutscher Schwerhörigenbund e. V., Hrsg) (2016) Hörgeschädigte Kinder in Regelschulen – Klassenraum-Akustik, Klassenraum-Gestaltung, Klassenraum-Organisation. refeRATgeber: 6

Klemm K, Preuss-Lausitz U (2011) Auf dem Weg zur schulischen Inklusion in Nordrhein-Westfalen. Empfehlungen zur Umsetzung der UN-Behindertenrechtskonvention im Bereich der allgemeinen Schulen. Gutachten im Auftrag des Ministeriums für Schule und Weiterbildung des Landes NRW. Essen und Berlin. ▶ http://www.jugendsozialarbeit.de/media/raw/KLEMM_klaus__auf_dem_weg_zur_schulischen_inklusion_in_nrw.pdf. Zugegriffen: 26. Febr. 2020

Kraus W (2000) Das erzählte Selbst. Die narrative Konstruktion von Identität in der Spätmoderne, 2. Aufl. Centaurus, Pfaffenweiler

Leonhardt A (1999) Einführung in die Hörgeschädigtenpädagogik. Reinhardt, München

Leonhardt A (2007) Hörgeschädigte Schüler in der allgemeinen Schule: Theorie und Praxis der Integration. Kohlhammer, Stuttgart

Leonhardt A (2009) Pädagogische Aspekte der einseitigen und minimalen Hörschädigung. Sprache – Stimme – Gehör 33:121–125

Leonhardt A (2018) Vergangenheit, Gegenwart und Zukunft der Inklusion. In: Leonhardt A (Hrsg) Inklusion im Förderschwerpunkt Hören. Kohlhammer, Stuttgart, S 194–229

Leonhardt A (2019) Grundwissen Hörgeschädigtenpädagogik. Reinhardt, München

Limb CJ (2006) Cochlear implant-mediated perception of music. Curr Opin Otolaryngol Head Neck Surg 14:337–340

Lindner B (2007) Schulische Integration Hörgeschädigter in Bayern – Untersuchung zu den Ursachen und Folgen des Wechsels hörgeschädigter Schüler von der allgemeinen Schule an das Förderzentrum Förderschwerpunkt Hören. Inaugural-Dissertation Zur Erlangung des Doktorgrades der Philosophie an der Ludwig-Maximilians-Universität München. ▶ https://edoc.ub.uni-muenchen.de/7941/1/Lindner_Brigitte.pdf. Zugegriffen: 26. Febr. 2020

Lönne J (2009) Integration hörgeschädigter Kinder und Jugendlicher aus Sicht der Lehrer des mobilen Dienstes. In: Leonhardt A (Hrsg) Hörgeschädigte Schüler in der allgemeinen Schule. Theorie und Praxis der Integration. Kohlhammer, Stuttgart

Ludwig K, Wessel J (2018) Zusammenarbeit mit den Eltern. In: Leonhardt A (Hrsg) Inklusion im Förderschwerpunkt Hören. Kohlhammer, Stuttgart, S 139–149

Marschark M, Knoors H (2012) Sprache, Kognition und Lernen – Herausforderungen an die Inklusion gehörloser und schwerhöriger Kinder. In: Hintermair M (Hrsg) Inklusion und Hörschädigung. Diskurse über das Dazugehören und Ausgeschlossensein im Kontext besonderer Wahrnehmungsbedingungen. Median, Heidelberg, S 129–176

Martschinke S, Kopp B, Ratz C (2012) Gemeinsamer Unterricht von Grundschulkindern und Kindern mit dem Förderschwerpunkt geistige Entwicklung in der ersten Klasse – Erste Ergebnisse einer empirischen Studie zu Effekten auf sozialen Status und soziales Selbstkonzept. Empir Sonderpädag 2:183–201

McDermott HJ (2004) Music perception with cochlear implants: a review. Trends Amplif 8(2):49–82

Mücke K (2019) Probleme sind Lösungen. Systemische Beratung und Psychotherapie – ein pragmatischer Ansatz, 5. Aufl. ÖkoSysteme, Berlin

Mummendey HD (2010) Psychologie des ‚Selbst'. Theorien, Methoden und Ergebnisse der Selbstkonzeptforschung. Hogrefe, Göttingen

Papousek M (1994) Vom ersten Schrei zum ersten Wort – Anfänge der Sprachentwicklung in der vorsprachlichen Kommunikation. Huber, Bern

Rauscher FH, LeMieux MT (2003) Piano, rhythm, and singing instruction improve different aspects of spatial-temporal reasoning in Head Start children. Poster presented at the annual meeting of the Cognitive Neuroscience Society, New York

Rauscher FH, Shaw GL, Ky KN (1993) Music and spatial task performance. Nature 365(6447):611

Renner R, Hörmeyer I, Hoffer L (2019) Ko-Konstruktion erkennen und verstehen – eine Analyse verschiedener Ko-Konstruktionstechniken in der Unterstützten Kommunikation. Sprache Stimme Gehör 43(02):e1–e7

Schäfer K (2015) „Hallo, kannst Du mich hören?!" UK bei Menschen mit Hör(wahrnehmungs)störungen. In: Antener G, Blechschmidt A, Ling K (Hrsg) UK wird erwachsen. Initiativen in der Unterstützten Kommunikation. von Loeper, Karlsruhe, S 439–463

Schäfer K (2019) Hören als Basis für Sprachentwicklung und Lernen von hörgeschädigten Kindern mit (komplexen) zusätzlichen Beeinträchtigungen. Z Audiol 22(4):34–37

Schäfer K (2021) Hör- und Sprachförderung. In: Leonhardt A, Kaul T (Hrsg) Handlexikon Hörgeschädigtenpädagogik (im Druck)

Schafer EC, Amlani AM, Paiva D, Nozari L, Verret S (2011) A meta-analysis to compare speech recognition in noise with bilateral cochlear implants and bimodal stimulation. Int J Audiol 50(12):871–880

Scheffner E, Vorwerk W, Vorwerk U (2017) Musikalische Fähigkeiten bei Kindern mit auditiver Verarbeitungs- und Wahrnehmungsstörung. Laryngo-Rhino-Otol 96:528–535

Schründer-Lenzen A (2013) Schriftspracherwerb, 4. Aufl. Springer, Wiesbaden

Silverman DD (2006) A Critical Introduction to phonology: of sound, mind and body. Continuum, London

Sirringhaus-Bünder A (2011) Marte Meo – videogestützte Beratung und systemische Perspektive. In: Hawellek C, von Schlippe A (Hrsg) Entwicklung unterstützen – Unterstützung entwickeln: Systemisches Coaching nach dem Marte-Meo-Modell, 2. Aufl. Vandenhock & Ruprecht, Göttingen, S 227–241

Stecher M (2011) Guter Unterricht bei Schülern mit einer Hörschädigung, 5. Aufl. Median, Heidelberg

Strauß HC (2012) Gehörlose und schwerhörige Arbeitnehmer und Arbeitnehmerinnen – Inklusion oder Illusion? In: Hintermair M (Hrsg) Inklusion und Hörschädigung. Diskurse über das Dazugehören und Ausgeschlossensein im Kontext besonderer Wahrnehmungsbedingungen. Median, Heidelberg, S 177–196

Tchorz J (2013) Das lärmende Klassenzimmer. Akustik in Schulen. Hörgeschädigtenpädagogik 67(3):100–103

Thiel M (2000) Logopädie bei kindlichen Hörstörungen – Ein mehrdimensionales Konzept für Therapie und Beratung. Springer, Berlin

Torppa R, Huotilainen M (2019) Why and how music can be used to rehabilitate and develop speech and language skills in hearing-impaired children. Hear Res 380:108–122

Truckenbrodt T, Leonhardt A (2015) Schüler mit Hörschädigung im inklusiven Unterricht. Reinhardt, München

Tsirigotis C (2012) „All inclusive" heißt nicht „Entweder – Oder", sondern „Sowohl als Auch" – Mit welchen professionellen Haltungen in Beratung und Schule gelingen Streifzüge ins Inklusions(träume)land? In: Hintermair M (Hrsg) Inklusion und Hörschädigung. Diskurse über das Dazugehören und Ausgeschlossensein im Kontext besonderer Wahrnehmungsbedingungen. Median, Heidelberg, S 197–220

Tsirigotis C (2015) „Er/Sie höre mich ja nicht" – Stärkung der elterlichen Stimme und Präsenz angesichts von Hörschaden und Behinderung. In: Tsirigotis C, von Schlipp A, Schweitzer-Rothers J (Hrsg) Coaching für Eltern. Mütter, Väter und ihr „Job". Carl-Auer, Heidelberg, S 172–183

Weinberger NM (1994) Music and cognitive achievements in children. MuSICA Research Notes 1(2):4–9

Weiß H (2017) Frühförderung im Kontext von Hörschädigung und Interdisziplinäre Frühförderung allgemein: Wechselseitige Anregungen. In: Leohnhardt A, Ludwig K (Hrsg) 200 Jahre Gehörlosen- und Schwerhörigenpädagogen(aus) bildung in Bayern – Vom Jahreskurs zum interdisziplinären Studium an der Universität. Median, Heidelberg, S 81–90

Wiesner T (2019) Hörgeräteversorgung bei Kindern. In: Götte K, Nicolai T (Hrsg) Pädiatrische HNO-Heilkunde, 2. Aufl. Elsevier, München, S 135–150

Willke M (2018) Scaffolding in der Unterstützten Kommunikation – Evaluation eines Fortbildungsprogramms zum Unterstützungsverhalten von Bezugspersonen unterstützt kommunizierender Kinder und Jugendlicher im Kontext von Erzählsituationen. Inaugural-Dissertation, Universität zu Köln. ► https://kups.ub.uni-koeln.de/8084/1/DissWillkeScaffoldingUK.pdf. Zugegriffen: 26. Febr. 2020

Wolters N, Knoors HET, Cillesen AHN, Verhoeven L (2011) Predicting acceptance and popularity in early adolescence as a function of hearing status, gender, and educational setting. Res Dev Disabil 32:2553–2565

11

Sprachspezifische Therapiebausteine

Inhaltsverzeichnis

© Springer-Verlag GmbH Deutschland, ein Teil von Springer Nature 2020
V. Hoffmann und K. Schäfer, *Kindliche Hörstörungen*, Praxiswissen Logopädie,
https://doi.org/10.1007/978-3-662-61126-5_12

Im Folgenden werden Aspekte und Besonderheiten des Spracherwerbs bei hörgeschädigten Kindern beschrieben und einzelnen Therapiebausteinen zugeordnet. Die Ausführungen beziehen sich auf Beobachtungen, die in der Literatur als häufig auftretende Aspekte beschrieben werden. Aufgrund der häufig nur kleinen und inhomogenen Probandengruppen sowie unterschiedlichen Untersuchungsmethoden sind die Repräsentativität und Vergleichbarkeit der Ergebnisse vorsichtig zu interpretieren und können nur Tendenzen aufzeigen.

12.1 Einführung

Vor allem Kinder mit hochgradigem Hörverlust und spät erfolgter oder unzureichender apparativer Versorgung oder pädagogischer bzw. therapeutischer Begleitung entwickeln häufig Sprachentwicklungsstörungen, die sich unter anderem durch Defizite im Sprachverständnis, im aktiven und passiven Wortschatz sowie in verminderten grammatischen Leistungen bemerkbar machen. Bei Kindern mit einem hochgradigen Hörverlust deuten die veränderte Prosodie und oft ein funktionelles offenes Näseln auf die Schwerhörigkeit hin.

Kinder mit hochgradiger an Taubheit grenzender Schwerhörigkeit, die innerhalb der ersten drei Lebensjahre mit Cochlea-Implantaten versorgt werden, haben eine gute Prognose, gesprochene Sprache zumindest höraltersgemäß zu entwickeln (Streicher et al. 2014; Streicher 2015; May-Mederake 2012; Quittner et al. 2012).

Für die dargestellten Entwicklungsverläufe ist zudem die Unterscheidung zwischen dem **Höralter** und dem **Lebensalter** der hörgeschädigten Kinder zu berücksichtigen (▶ Abschn. 1.2.7). Studien, welche die Sprachentwicklung guthörender und hörgeschädigter Kinder hinsichtlich ihres Lebensalters vergleichen, zeigen, dass Kinder mit peripherer Hörstörung häufig nicht die gleichen sprachlichen Leistungen und Entwicklungsschritte wie ihre Altersgenossen erzielen (Spencer und Guo 2013; Flipsen 2011; Tomblin et al. 2008).

Werden allerdings das Höralter der hörgeschädigten Kinder und das Lebensalter der guthörenden Kinder als Bezugsgröße herangezogen, lässt sich erkennen, dass Kinder mit Hörstörung ähnliche Entwicklungsfortschritte und Leistungen erreichen und sich diese sprachlichen Fähigkeiten relativ rasch der Norm annähern bzw. der Norm entsprechen können. Dafür existieren zahlreiche prädiktive Faktoren, die einen Einfluss auf den Lautspracherwerb haben, wie z. B.:

- Diagnosezeitpunkt der Hörstörung
- Versorgungszeitpunkt und Hörerfahrung, Tragedauer der Hörsysteme
- Restgehör vor der Versorgung
- Familiäre und soziale Unterstützung durch die Eltern und Bezugspersonen
- Sprachlicher Input und Interaktionsmuster durch die Eltern und Bezugspersonen

Individuelle Entwicklungsverläufe in der Schnelligkeit des Spracherwerbs sind grundsätzlich sowohl bei guthörenden als auch bei hörgeschädigten Kindern beobachtbar und werden der „normalen" Bandbreite von Entwicklungsverläufen zugeschrieben. Aufgrund der unzureichenden Möglichkeiten in der Sprachperzeption bei hörgeschädigten Kindern können Probleme und Verzögerungen bzw. Störungen auf allen sprachlichen Ebenen wie Phonetik/Phonologie, Semantik/Lexikon, Morphologie/Syntax, Pragmatik/Kommunikation, Artikulation und Stimmgebung auftreten.

12.2 Therapiebaustein: Phonetik und Phonologie

Die Perzeption und die Produktion von Sprachlauten sind stark vom Schweregrad und Erwerbszeitpunkt der Hörstörung sowie dem Zeitpunkt der Versorgung mit Hörsystemen abhängig. Auf Grundlage der beschriebenen Schwierigkeiten hörgeschädigter Kinder im Bereich der auditiven Wahrnehmung sind sowohl Verzögerungen als auch Störungen im Laut- und Phonemerwerb, dem Erwerb von Silbenstrukturen und Konsonatenverbindungen und den phonologischen Prozessen möglich.

12.2.1 Sprachentwicklungsverzögerungen oder -störungen im phonetisch-phonologischen Bereich bei hörgeschädigten Kindern

Bei gering ausgeprägten Hörverlusten und bei Kindern, die in ihrer Sprachentwicklung fortgeschritten sind, fallen vor allem Störungen des Lauterwerbs und der Lautbildung auf und scheinen damit typisch für eine „audiogene" Sprachentwicklungsstörung (Delage und Tuller 2007). Es wird vermutet, dass bestimmte Aussprachestörungen bei Hörstörungen häufiger sind, und dass ein frequenzspezifischer Zusammenhang zwischen der Hörstörung und den fehlgebildeten Sprachlauten besteht (Leonhardt 2019).

Die Betrachtung des Sprachfeldes (Steffens 2016) (▶ Abschn. 1.1) lässt erkennen, dass sich bereits ein leichtgradiger Hörverlust ab 20 dB HL auf die Sprachwahrnehmung auswirkt. Da der hörbare Frequenzbereich nur unzureichend übertragen wird, führt dies zu Verzerrungen in der Lautwahrnehmung und der phonematischen Differenzierungsfähigkeit (Rezeption). Die eingeschränkte Lautwahrnehmung (Perzeption) spiegelt sich sodann in einer fehlerhaften Lautbildung und -verwendung (Produktion) wider. Meistens ist ein Hörverlust jedoch nicht über alle Frequenzen gleich.

■ Phonetische Störungen
Besonders häufig sind die hohen Frequenzbereiche betroffen (Hochtonschwerhörigkeit). Aufgrund ihres geringen Schalldruckpegels sind dann vor allem **Konsonanten** störungsanfällig. Es können aber auch die Vokale betroffen sein (Ling 2002). Insbesondere die **hochfrequenten Zischlaute (Frikative)** wie /s/ und /z/, **Verschlusslaute (Plosive)** wie /p/ und /b/ und **Verschlusslaute mit folgendem Reibelaut (Affrikate)** wie /ts/ und /pf/ sowie die mit ihnen in Verbindung stehenden **Lautverbindungen** sind betroffen und werden häufig **fehlgebildet (Dystorsion)**, **ausgelassen (Elision)** oder **ersetzt (Substitution)**. Auch **Verwechslungen** ähnlich klingender Laute sind durch den eingeschränkten Frequenzbereich häufig (Leonhardt 2019).

Die Wahrnehmung von Konsonanten aus dem Hochtonfrequenzbereich ist für Kinder mit Hörstörung insbesondere dann deutlich erschwert, wenn sich diese am Wortende befinden (Hennies et al. 2012). Infolgedessen treten auch produktiv **Elisionen bzw. Tilgungen silbenfinaler** Konsonanten auf (Einholz et al. 2015; Kral et al. 2014).

Bei der **Artikulation** der Sprechlaute mangelt es an Präzision, die Sprache klingt verwaschen. Zur Überprüfung der Lautproduktion ist ein Lautbefund durchzuführen.

■ Phonologische Prozesse
Bei CI-versorgten Kindern treten die folgenden **phonologischen Prozesse** gehäuft auf: **Reduktionen von Konsonantenverbindungen, Vor- und Rückverlagerungen, Vokalfehler, Veränderungen der Stimmhaftigkeit/Stimmlosigkeit, Assimilationen (Angleichungen), Nasalisationen** (Phonem wird nasal ersetzt) und **Additionen** (Erweiterungen der Silbenstruktur um einen Konsonanten) (Fritz et al. 2011;

Kral et al. 2014; Peter 2011). Es bleibt zu beachten, dass Vokalfehler, Nasalierungen und Additionen in der Sprachentwicklung guthörender Kinder nicht vorkommen (Fox-Boyer 2016).

Im Zuge der frühen Diagnose und Versorgung der Hörstörung sowie der damit verbundenen umfassenden Abdeckung der Frequenzbereiche des Lautsprachbereichs sollten Auffälligkeiten beim Lauterwerb minimiert werden. Fehlbildungen oder Auslassungen bestimmter Laute oder Lautgruppen lassen möglicherweise Rückschlüsse auf ihre Frequenzbereiche und die Feinanpassung der Hörsysteme zu. Ferner begründet sich die Zusammenarbeit im interdisziplinären Team um Beobachtungen mit dem behandelnden Arzt und Audiologen oder Hörgeräteakustiker zu teilen und gegebenenfalls eine veränderte Einstellung des Audioprozessors vorzunehmen.

Buchtipps
- Grassegger H (2015) Phonetik/Phonologie (Basiswissen Therapie). Schulz-Kirchner
- Weinrich M, Heidrun Zehner H (2016) Phonetische und phonologische Störungen bei Kindern: Aussprachetherapie in Bewegung (Praxiswissen Logopädie). Springer, Berlin
- Penke et al. (2019): TraFiK – Ein Programm zum Training finaler Konsonanten. Prolog

12.2.2 Phonologische Bewusstheit

Phonologische Bewusstheit wird definiert als Sprachbewusstheit, d. h. als die Fähigkeit, bei der Aufnahme, der Verarbeitung, dem Abruf und der Speicherung von sprachlichen Informationen Wissen über die lautliche Struktur der Sprache heranzuziehen (Wagner und Torgesen 1987). Phonologische Bewusstheit ermöglicht den Einblick in die Lautstruktur der gesprochenen Sprache (Küspert 2018). Das folgende Kapitel bietet einen Überblick über die Förderung der phonologischen

Bewusstheit sowie Möglichkeiten und Grenzen bei hörgeschädigten Kindern.

In einem jungen Alter achten guthörende Kinder noch wenig auf die Eigenschaften von Sprache. Dies führt dazu, dass Wörter so gedeutet werden, wie das Kind sie schon kennt. Offensichtliche Ungereimtheiten fallen in dieser Zeit nicht auf (Butzkamm und Butzkamm 2004) und finden sich häufig in sogenannten **„Kindermund"**-Aufzeichnungen wieder.

> ► **Beispiel: Kindermund**
> Linda, 3,6 Jahre, singt zum Geburtstag: „Hoppe Reiter to you!" ◄

Für hörgeschädigte Kinder kann dieser Prozess eine Herausforderung darstellen, wenn sie noch nicht über einen ausreichenden Sprachentwicklungsstand verfügen.

Ab einem Alter von etwa drei bis vier Jahren beginnen Kinder ohne Hörbeeinträchtigung, sich mit einer weiteren Dimension der Lautsprache zu befassen. Nun sind nicht mehr nur **Inhalt und Sinn des Gesagten** bzw. die **Kommunikationsfunktion** von Sprache von Interesse, sondern auch die **Form**. Kinder erkennen, dass Sprache ebenso zerlegt und manipuliert werden kann wie Bauklötze (Butzkamm und Butzkamm 2004) und beginnen, spielerisch mit Sprache zu agieren.

Im Folgenden erwerben sie Fähigkeiten und Fertigkeiten, die dem Bereich der sogenannten **phonologischen Bewusstheit im weiteren Sinne** zugeordnet werden können, wie z. B. Reimen, Silbenklatschen, Wörter in Sätzen identifizieren **(Fertigkeiten auf Wort- und Satzebene)**. Diese Fähigkeiten werden durch Gruppenaktivitäten in Kindergärten und durch kulturelles Liedgut und Singen im häuslichen Bereich zusätzlich intuitiv durch Bezugspersonen gefördert (Bolduc und Lefebvre 2012).

Zur **phonologischen Bewusstheit im engeren Sinne** gehören die Erkennung von Anlauten und die Fähigkeit zur Lautsynthese, bei der Kinder einzelne Laute zu einem Wort zusammengefügt werden können **(Fertigkeiten auf Phonemebene)** (Stumpf 2007). Diese Fähigkeiten sind bei Vorschulkindern z. T. schon vorhanden und werden in der Schule mit dem Schriftspracherwerb weiter ausgebaut. Im vorschulischen Bereich entwickelt sich die phonologische Bewusstheit von den größeren zu den kleineren Einheiten von Lautsprache.

> Kinder mit peripherer Hörstörung entwickeln phonologische Bewusstheit vermutlich in der gleichen Reihenfolge wie hörende Kinder (Stumpf 2007). Der Erwerb ist jedoch im Vergleich zu guthörenden Kindern häufiger verzögert (Nittrouer et al. 2014) und zusätzlich abhängig von der Hörfähigkeit bzw. Hörkompetenz (Rakhshanfadaee und Salehi 2016; Ching und Cupples 2015).

Mit dem **Einblick in das orthographische System** entwickelt sich phonologische Bewusstheit sowohl bei guthörenden als auch bei hörgeschädigten Kindern weiter, indem die **phonemanalystische Kompetenz** durch die Verschriftlichung des analysierten Wortmaterials erweitert wird (Scheerer-Neumann 1996; Gombert 1992; Schneider 1997; Baddeley et al. 1998; Sprenger- Charolles et al. 2003; Ching und Cupples 2015).

Man erkennt, dass Kinder phonologische Bewusstheit erwerben, wenn sie Sprache unabhängig vom Sinninhalt eines Wortes als Sequenz von Einzellauten begreifen. Das ist z. B. der Fall, wenn sie die folgende Frage richtig beantworten (Stumpf 2007):

- „Welches Wort ist länger? Dreirad oder Zug?".
- Ein Kind, das noch nicht über phonologische Bewusstheit verfügt, wird angeben, dass der Zug länger sei als das Dreirad, weil es noch nicht von der Inhalts- zur Formebene der Sprache gelangt ist.

- Die Entwicklung phonologischer Bewusstheit lässt sich folgendermaßen „einfach" erklären:
- Womit fängt das Wort „Eisenbahn" an? Dann antwortet ein ganz kleines Kind: „mit der Lokomotive", ein größeres Kind „mit Ei" und ein noch größeres Kind „mit E", wenn es bereits über Schriftsprachkenntnisse verfügt.

Die Schwierigkeiten, die hörgeschädigte Kinder mit dem Erwerb phonologischer Bewusstheit haben können, sind vergleichbar mit denen von **Kindern mit einer Sprachentwicklungsstörung (SES)** (Briscoe et al. 2001). Jedoch ist die Heterogenität der Voraussetzungen und Leistungsstände bei den hörgeschädigten Kindern deutlich ausgeprägter als bei Kindern mit SES.

> Phonologische Bewusstheit erleichtert den Einstieg in die Schriftsprache (Goswami und Bryant 1990; Marx et al. 2005) und kann als grundlegende, wenn auch nicht hinreichende Bedingung des Erwerbs von Lesen und Schreiben in einer alphabetischen Schrift angesehen werden (Jansen et al. 2002).

Neben der phonologischen Bewusstheit sind für hörgeschädigte Kinder Bereiche wie **Wortschatz, (Arbeits-) Gedächtniskapazität und grammatische Kompetenz** sowie allgemein die **Beschäftigung mit geschriebenem Material** von großer Wichtigkeit für den späteren Lese- und Rechtschreiberwerb (Tractenberg 2002; Nielsen und Luetke-Stahlman 2002; Pixner 2012).

Arbeitsgedächtnisprozesse spielen bei der Entwicklung und Festigung phonologischer Bewusstheit eine besonders große Rolle. Sie können bei hörgeschädigten Kindern nicht nur verzögert, sondern auch anders gestaltet sein, da die Kinder z. T. andere Strategien als guthörende Kinder bei der Merkfähigkeit nutzen (Burkholder und Pisoni 2003).

Die Bereiche **„Schnelles Benennen-Wissen"** und **Arbeitsgedächtnis** hängen eng miteinander zusammen. CI-versorgte Kinder, die **schneller artikulieren** können, haben eine längere Gedächtnisspanne als langsam artikulierende CI-Kinder (Burkholder und Pisoni 2003). Um Prozesse insgesamt zu beschleunigen, spielt neben der Verbesserung der Artikulation und der phonologischen Bewusstheit auch die **Vermittlung von Mnemotechniken** (► Kap. 9), die das Arbeitsgedächtnis und die Merkfähigkeit unterstützen können, in der Therapie eine große Rolle.

Bei Kindern mit peripherer Hörstörung korreliert die **Lesefähigkeit** mit der **Sprachkompetenz** der Kinder, aber nicht mit dem Grad der phonologischen Bewusstheit (Izzo 2002). Dies hängt damit zusammen, dass viele hörgeschädigte Kinder beim Leselernprozess ihre **Buchstabenkenntnis** dafür nutzen (visuell-orthographisch), um Aussagen über phonologische Eigenschaften zu treffen (bezogen auf Wörter, Silben, Laute und Reime) (Nielsen und Luetke-Stahlman 2002). Über kurz oder lang kann dies jedoch zur **Stagnation im Lese-Rechtschreiberwerb** führen, wenn nicht weitere Strategien von den Kindern genutzt werden können.

Für Kinder mit Hörbeeinträchtigung scheint es von entscheidender Wichtigkeit zu sein, dass sie schon direkt zu Beginn des Leselernprozesses **Kenntnisse über Grapheme** erhalten (Duncan und Seymour 2000). Die Förderung der Lese- und Schreibfähigkeit hilft den Kindern ganz allgemein dabei, **phonologische Bewusstheit als Strategie** beim Lesen- und Schreibenlernen zu nutzen (James et al. 2005).

Eine Förderung der phonologischen Bewusstheit sollte bei hörgeschädigten Kindern grundsätzlich **multidimensional** gestaltet sein und nicht einseitig auf die Wahrnehmung und Unterscheidung kleiner Lauteinheiten fokussieren (Tractenberg 2002; Marx et al. 2005). Dies trägt auch dazu bei, dass die **metasprachliche Bewusst-**

heit gefördert wird, die das prozedurale Wissen über die Funktion von Schrift und Sprache und die Trennung von Inhalt und Form umfasst (Schmid-Barkow 1999).

Zur gezielten **Förderung** der phonologischen Bewusstheit im Gruppenkontext eignen sich Programme wie das Würzburger Trainingsprogramm Hören, Lauschen, Lernen (Küspert und Schneider 2018).

Buchtipp
- Küspert P und Schneider W (2018) Hören, lauschen, lernen. Sprachspiele für Kinder im Vorschulalter. Würzburger Trainingsprogramm zur Vorbereitung auf den Erwerb der Schriftsprache. Göttingen, Hogrefe

In Kürze

Die Förderung der ponologischen Bewusstheit hilft hörgeschädigten Kindern vor allem dann beim Lese- und Schreiberwerb, wenn sie über eine gute Hör- und Lautsprachkompetenz verfügen und ähnlich wie guthörende Kinder in der Lage dazu sind, Zugang zur Schriftsprache über das Gehör zu finden.

Kinder mit peripherer Hörstörung nutzen häufig auch visuelle Strategien beim Schriftspracherwerb, indem sie z. B. Grapheme in Wörtern vergleichen, um Aussagen über Reime o. Ä. zu treffen. Ein früher Einblick in das orthographische System hilft den Kindern dabei, phonemanalytische Kompetenzen weiterzuentwickeln.

Unterstützend sollten bei hörgeschädigten Kindern insbesondere die Bereiche Artikulationsgeschwindigkeit und -genauigkeit, Wortabrufgeschwindigkeit, grammatische Fähigkeiten und Arbeitsgedächtniskapazität (u. a. Merkfähigkeit) gefördert werden, da diese eng mit der phonologischen Bewusstheit in Verbindung stehen und im Lese- und Schreiberwerb für die Kinder eine wichtige Rolle spielen.

12.2.3 Ziele und Prinzipien in der Therapie

Eine Aussprachtherapie muss bei hörgeschädigten Kindern grundsätzlich nicht anders gestaltet werden als bei guthörenden Kindern. Es sollte jedoch beachtet werden, dass Kinder mit Hörbeeinträchtigung möglicherweise mehr **visuelle und taktile Unterstützung** bei der Lautanbahnung und Lautproduktion benötigen, da der rein auditive Zugang erschwert sein kann. Dies wird dadurch deutlich, dass hörgeschädigte Kinder häufig die Rachenlaute, deren Artikulationsstelle nicht oder nur eingeschränkt sichtbar ist, vorverlagern und Zischlaute, die sich im hochfrequenten Bereich befinden, nicht korrekt artikulieren. Dies gilt auch für Auslaute bzw. Wortendungen, die von den Kindern schlechter wahrgenommen und damit auch seltener korrekt produziert werden.

Die bewusste Auseinandersetzung mit den lautlichen Anteilen, die schlechter gehört bzw. erkannt werden, sowie die konsequente Unterstützung durch Visualisierung und taktil-kinästhetische Erfahrung können dazu beitragen, dass einerseits die Wahrnehmung auditiver Stimuli verbessert wird **(Bottom-up-orientiert)** und andererseits spezifische höhere mentale Funktionen aktiviert **werden (Top-down-orientiert)** (Vogt 2021), die wiederum zu einer Verbesserung der Artikulationsplanung und bewussten Ausführung führen.

Visuelle und taktile Unterstützung zur Lautanbahnung oder Visualisierung von Auslauten kann in Form von **phonembestimmten Manualsystemen (PMS)** (▶ Kap. 13), also sogenannten Lautgebärden, erfolgen. Die Anbahnung von Lauten, die von den Kindern nicht auditiv wahrgenommen werden, ist jedoch nicht sinnvoll. Lautgebärden dienen immer nur zur Unterstützung des Gesagten, nicht als visueller oder taktiler Ersatz für den Hörsinn.

Obwohl eine Störung der Aussprache häufig zu den ersten Symptomen gehört, die bei einem hörgeschädigten Kind auffallen können, erscheint die reine Fokussierung auf die Verbesserung der Artikulation einzelner Laute bei den meisten Kindern zunächst wenig zielführend, insbesondere dann nicht, wenn die Kinder noch sehr jung sind.

Sofern der Leidensdruck des Kindes jedoch sehr hoch ist oder die Beeinträchtigung der Aussprache dazu führt, dass es kaum zu verstehen ist, kann der Fokus auf eine **(spielerische) Aussprache- oder bei Bedarf myofunktionelle Therapie** sinnvoll sein. Ist es jedoch vor allem der Wunsch der Eltern, dass das Kind deutlicher sprechen soll, sollte dies von der Therapeutin kritisch reflektiert werden.

Bei hörgeschädigten Kindern kann es sinnvoll sein, andere Bereiche (Lexikon, Grammatik, Pragmatik) zunächst in den Vordergrund der Therapie zu stellen, sofern dort gravierende Einschränkungen bestehen.

Die ausschließliche Fokussierung auf die Verbesserung der Aussprache kann negativen Einfluss auf das **Störungsbewusstsein** des Kindes haben, indem es sich als unzulänglich erlebt, wenn es spricht. Dabei sollte gerade bei hörgeschädigten Kindern die Sprech- und Kommunikationsfreude kontinuierlich angeregt werden, da dies den Erwerb weiterer Kompetenzen begünstigt.

In Kürze

Insgesamt ist die Erwerbsreihenfolge der Laute und Phoneme denen von guthörenden Kindern sehr ähnlich. In Abhängigkeit verschiedener Einflussfaktoren (Zeitpunkt der Diagnose und Versorgung der Hörstörung, Schweregrad, Ursache etc.) kann die phonetische und phonologische Entwicklung auch unter Berücksichtigung des Höralters unterschiedlich stark verzögert oder eingeschränkt sein. Darüber hinaus können bei CI-versorgten Kindern ein abweichender Phonemerwerb und pathologische phonologische Prozesse auftreten, die zu einem strukturell veränderten oder fehlerhaften Spracherwerb führen.
Eine Aussprachetherapie muss bei Kindern mit peripherer Hörstörung nicht gänzlich anders gestaltet sein als bei guthörenden Kindern. Beachtet werden sollte allerdings, dass visuelle Hilfen zur Unterstützung sinnvoll sein können und dass eine alleinige Fokussierung auf die Aussprache in aller Regel nicht zielführend ist.

12.3 Therapiebaustein: Semantik und Lexikon

Die semantisch-lexikalische Entwicklung hörgeschädigter Kinder kann gegenüber derer gleichaltriger guthörender Kinder verspätet oder verzögert sein. Dies trifft sowohl für Kinder mit Hörgeräten als auch für Kinder mit Cochlea-Implantaten zu. Die semantisch-lexikalische Sprachentwicklung und ihre Besonderheiten bei hörgeschädigten Kindern lassen sich hinsichtlich quantitativer Aspekte (Wortschatzumfang) und qualitativer Aspekte (Wortformen) beschreiben.

12.3.1 Sprachentwicklungsverzögerungen oder -störungen im semantisch-lexikalischen Bereich bei hörgeschädigten Kindern

Gute sprachproduktive Fähigkeiten sind meist eng mit den rezeptiven sprachlichen Fähigkeiten eines Kindes verknüpft und lassen Rückschlüsse auf diese zu. Im Gegensatz dazu sind gute rezeptive Leistungen kein Garant für gute produktive Sprachleistungen.

In der Literatur wird über den zum Teil deutlich eingeschränkten Wortschatz hörgeschädigter Kinder und Jugendlicher berichtet (Lund 2016; Geers et al. 2016; Boons et al. 2012; Geers und Sedey 2011; Kosaner et al. 2013; Yoshinaga-Itano et al. 2010).

Die qualitative Betrachtung des Wortschatzes zeigt, dass nicht alle Wortarten in Semantik und Lexikon gleichermaßen durch die Hörstörung betroffen bzw. eingeschränkt sein müssen. So scheint bei hörgeschädigten Kindern der Anteil an **Inhaltswörtern,** v. a. Nomen gegenüber **Funktionswörtern** deutlich höher zu sein. In der Regel verfügen die Kinder über ein überwiegendes Repertoire an gegenstandsbezogenen **Nomen,** also Personen, Dinge etc. (Leonhardt 2019). Dies ist nicht zuletzt durch ihre Schlüsselfunktion und bildproduzierende Eigenschaft in der lautsprachlichen Äußerung begründet. Verben werden hingegen später erworben. Insbesondere **Verben** mit **inhaltlichem Bezug** auf erlebte und vorstellbare Vorgänge werden am ehesten erlernt. Besonders schwierig ist der Erwerb abstrakter Begriffe, wie Freude, Glück, Furcht. Ebenso werden Wörter mit bildhafter oder übertragener Bedeutung deutlich schwerer in den aktiven und passiven Wortschatz integriert. So auch

Wörter bzw. Äußerungen mit divergenter Konnotation, z. B. Ironie (Thiel 2000). Die Verwendung von **Präpositionen, Konjunktionen, Adjektiven und Adverbien** scheint besonders fehlerhaft zu sein, bzw. besonders häufig im Wortschatz hörgeschädigter Kinder zu fehlen. Jene Wortarten erfordern eine Betrachtung des Gesamtzusammenhangs der jeweiligen Situation, Handlung oder sprachlichen Äußerung. Zudem dienen sie dazu, Beziehungen einzelner Handlungen oder Vorgänge zueinander zu verdeutlichen und zwischen realen und fiktiven Zuständen zu unterscheiden. Eine Kategorisierung von **Ober- und Unterbegriffen** sowie deren korrekte sprachliche Verwendung sind meist zusätzlich erschwert.

Die mangelnden Fähigkeiten im semantisch-lexikalischen Bereich münden in Probleme beim Verstehen und Verwenden von Lautsprache und zeigen sich meist durch ein fehlendes oder **unvollständiges Erfassen und Verstehen von Sachverhalten.** Insgesamt ist zu beobachten, dass der sprachliche Ausdruck in Abhängigkeit von individuellen Faktoren eingeschränkt ist und durch teilweise falsche Wahl eines semantisch passenden Wortes in einem bestimmten oder situativen Kontext auffällt. Dafür scheinen insbesondere das **individuelle Weltwissen** sowie die Intelligenz verantwortlich zu sein. Einen direkten Zusammenhang zwischen dem Grad der Hörstörung und der Verwendung von Wörtern, die im situativen Kontext von der Bedeutung abweichen, konnten Reeh und Kiese-Himmel (2007) nicht beobachten.

Durch den Einsatz moderner hörgeschädigtenpädagogischer Konzepte und Methoden, aber auch durch die Früherkennung und Versorgung der Hörstörung, wurde diese Entwicklung in den letzten Jahren positiv beeinflusst.

Buchtipp

- Siegmüller J, Kauschke C (2016) Materialien zur Therapie nach dem Patholinguistischen Ansatz (PLAN): Lexikon und Semantik. Urban & Fischer/Elsevier GmbH
- Motsch HJ, Marks DK, Ulrich T (2018) Wortschatzsammler: Evidenzbasierte Strategietherapie lexikalischer Störungen im Kindesalter. Reinhardt
- Häußinger C (2017) Sprachtherapie mit hörgeschädigten Kindern und Jugendlichen: Die Wort-S(ch)atz-Lupe. Elsevier, München
- Rupp S (2013) Semantisch-lexikalische Störungen bei Kindern. Reihe: Praxiswissen Logopädie. Springer
- Amorosa H, Noterdaeme M (2003) Rezeptive Sprachstörungen: Ein Therapiemanual. Hogrefe, Göttingen
- Füssenich I (2002) Semantik. In: Baumgartner S, Füssenich I (Hrsg) Sprachtherapie mit Kindern. Grundlagen und Verfahren. Ernst Reinhardt, München, S 63–104

12.3.2 Zur Bedeutung von Bottom-up und Top-down-Prozessen

Neuere Modelle zur Konzeptualisierung auditiver Prozesse schließen sogenannte Bottom-up- und Top-down-Prozesse (▶ Abschn. 12.2) ein. Bei diesen sensorischen Prozessen werden einfache Reizmerkmale mithilfe von datengesteuerten Bottom-up-Prozessen (Empfindung, Wahrnehmung, Klassifikation) analysiert und in höhere, mentale Kognitionsprozesse (Erwartung, Wissen, Motivation) eingebunden. Gleichzeitig ist die auditive Wahrnehmung abhängig von konzeptgesteuerten Top-down-Prozessen, insbesondere Funktionen und Zuständen wie Aufmerksamkeit, Vigilanz, Wissen, Gedächtnis oder Emotionen, die von einer höheren Ebene auf tiefe Abschnitte der Hörbahn einwirken (Silman et al. 2000; Nickisch et al. 2007).

Betrachtet man die Aufnahme eines akustischen Signals, dessen Verarbeitung als Geräusch und die Wahrnehmung sprachlicher Anteile als hierarchische Funktionsabfolge komplexer Prozesse, so wird deutlich, dass eine Störung des peripheren Hörvermögens auch eine Störung des Sprachverstehens zur Folge haben kann. Ferner können aufgrund einer peripheren Hörstörung Symptome von Hörwahrnehmungsdefiziten in Erscheinung treten, obgleich die zentralen Prozesse des Hörens gänzlich intakt sind.

12.3.3 Ziele und Prinzipien in der Therapie

Basierend auf den o. g. Forschungsergebnissen erscheint es wichtig, in der sprachtherapeutischen Praxis nicht unspezifisch auf die Wortschatzerweiterung in bestimmten **semantischen Themenfeldern** zu fokussieren, wie z. B. Bauernhoftiere, Tiergeräusche, Farben, Obst und Gemüse, Möbel o. Ä. Die genannten Themenfelder enthalten eine Ansammlung von Worten bestimmter Wortarten (Substantive, Adjektive oder Geräusche), die weder kurz- noch langfristig zu einer verbesserten Kommunikationsfähigkeit der Kinder beitragen. Auch lernen die Kinder bei der Beschäftigung mit isolierten semantischen Feldern keine Strategien, wie sie selbst Lücken im Wortschatz schließen können.

Eine Beschränkung auf bildproduzierende Worte bzw. Miniaturobjekte führt außerdem dazu, dass **„kleine Worte"** wie Adverbien, Konjunktionen, Präpositionen etc., die eine sehr wichtige Rolle in der Alltagskommunikation spielen und zu den Top 100 der gesprochenen Worte einer jeden Sprache gehören, unverhältnismäßig vernachlässigt werden. Diese kleinen Worte sind prinzipiell situations- und themenunspezifisch, aber für

das Verstehen eines Satzes (oder später auch Textes) elementar. Hörgeschädigte Kinder haben häufig mehr Schwierigkeiten als guthörende Kinder, diese bedeutungstragenden Worte in komplexen Sätzen zu identifizieren (z. B. „als", „von", „bis", „noch", „dazu", „mehr" etc.) und zu verstehen (Hintermair und Sarimski 2016).

In der **Unterstützten Kommunikation** (▶ Abschn. 13.4), in der die Vokabularauswahl für die Erstellung von Kommunikationstafeln und elektronischen Hilfen eine deutlich größere Rolle spielt als in anderen Bereichen, sind die Begriffe **Kern- und Randvokabular** geprägt worden (Sachse und Boenisch 2009), wobei das Kernvokabular die situationsunspezifischen, kleinen Worte einschließt. Mittlerweile spielen die Erkenntnisse aus der Kern- und Randvokabularforschung auch eine Rolle bei Kindern ohne Beeinträchtigungen, die in der Schule **Deutsch als Zweitsprache (DaZ)** erwerben (Lingk et al. 2019).

Wortschatzerwerb findet im Alltag und eingebettet in Gesprächen statt – ein isoliertes Training, bei dem Wörter auswendig gelernt werden, ist nicht sinnvoll.

Für hörgeschädigte Kinder spielen vor allem **hochfrequente Wiederholungen, Modellierungstechniken und prägnante Präsentation von Zielitems** eine wichtige Rolle (Häußinger 2017), möglicherweise sogar mehr als bei guthörenden Kindern.

❯ Es ist wichtig, dass die Kinder kognitive und handlungsorientierte Strategien erlernen, wie sie selbst neue, unbekannte Wörter erschließen können.

Dies kann z. B. geschehen durch:
- Aktivieren von Vorwissen (sieht aus wie…, klingt wie…, gehört zu…, so ähnlich wie…),
- Versuche, auditive Lücken schließen (Bottom-up verbessern),

- Erschließen von Zusammenhängen z. B. durch Satzgefüge und andere Informationen (top-down unterstützen),
- Nachfragen bei Lücken, Hilfe holen (Hilfe zur Selbsthilfe),
- Überprüfung eigener Annahmen durch Fragen (Ist das so etwas wie xy?, Kann man auch xy sagen? etc.).

Hörgeschädigte Kinder nehmen Neues nicht so beiläufig und nebenbei hörend wahr wie guthörende Kinder. Es bedarf daher immer wieder einer gezielten **Aufmerksamkeitslenkung, einer Sicherung der geteilten Aufmerksamkeit und einer Wiederholung mit Variation** zur Festigung des Gelernten.

Hier spielt insbesondere die **Beratung der Eltern und weiterer Bezugspersonen** eine wichtige Rolle, damit diese ebenfalls zur handlungsorientierten Erweiterung der semantisch-lexikalischen Fähigkeiten im Alltag beitragen können. Ganz allgemein gesehen ist die **Lebensweltorientierung** bei der Überlegung, wie eine Unterstützung im sematisch-lexikalischen Bereich ausgestaltet werden kann, ausgesprochen wichtig.

Bei einem Einbezug von **Handpuppen** in die Therapie (wie z. B. beim Konzept des Wortschatzsammlers, siehe Buchtipp, Motsch et al. 2018) muss berücksichtigt werden, dass hörgeschädigte Kinder möglicherweise stark auf das Mundbild des Sprechers angewiesen sind und daher Schwierigkeiten haben können, gleichzeitig bzw. abwechselnd eine Handpuppe und das begleitende Mundbild der Therapeutin zu beachten. In diesen Fällen sollte darüber nachgedacht werden, ob die Puppe tatsächlich selbst sprechen muss oder ob die Therapeutin stattdessen erklären kann, was die Puppe gerade denkt oder ihr ins Ohr geflüstert hat, um nur einige Möglichkeiten eines variablen Einsatzes von Handpuppen zu nennen.

In Kürze

Die semantisch-lexikalische Entwicklung hörgeschädigter Kinder kann im Vergleich zu ihren guthörenden Altersgenossen verspätet oder verzögert und der Wortschatzumfang reduziert sein. Die qualitative Betrachtung des Wortschatzes zeigt, dass überwiegend Nomen gebraucht werden. Verben werden hingegen später erworben. Die Verwendung von Präpositionen, Konjunktionen, Adjektive und Adverbien scheint besonders eingeschränkt und fehleranfällig zu sein.

Dies sollte in der sprachtherapeutischen Behandlung bei der Wortschatzerweiterung und dem Erschließen neuer semantischer Felder berücksichtigt werden.

12.4 Therapiebaustein: Syntax und Morphologie

Bei Kindern, die mit Hörgeräten oder Cochlea-Implantaten versorgt sind, treten in Abhängigkeit vom Schwergrad der Hörstörung mehr oder weniger starke Verzögerungen in der Grammatikentwicklung auf. Schwierigkeiten auf sprachlicher Ebene zeigen sich ebenso beim Erlernen syntaktischer Strukturen und grammatischer Formen.

12.4.1 Sprachentwicklungsverzögerungen oder -störungen im syntaktisch-morphologischen Bereich bei hörgeschädigten Kindern

Aufgrund der Hörstörung sind insbesondere syntaktisch-morphologische, wenig prominente Strukturen anfällig dafür, auditiv unvollständig oder gar nicht wahrgenommen zu werden. Zudem handelt es sich bei ihnen vor allem um unbetonte morphologische Merkmale der Lautsprache.

Die linguistische Betrachtung legt nahe, dass freie Morpheme leichter zu detektieren sind, wohingegen die Wahrnehmung gebundener Morpheme schwieriger zu sein scheint. Eine mögliche Erklärung hierfür könnte sein, dass es sich bei freien Morphemen um in sich selbst inkorrekte Elemente handelt, wohingegen gebundene Morpheme nicht zwingend detaillegetreu wahrgenommen werden müssen, um den Inhalt eines Satzes zu verstehen. Die Detektion freier Morpheme erfordert damit zwingend eine Verarbeitung auf syntaktisch-morphologischer Ebene, wohingegen die Detektion gebundener Morpheme durch vorrangige Verarbeitung semantischer vor syntaktischer Information vollzogen werden kann und den Inhalt des Satzes nicht hinreichend verändern. Jedoch sind gerade morphologische Markierungen für das Verständnis von Kausalzusammenhängen und Sachbezügen (Leonhardt 2019) von Bedeutung.

Ganz konkret zeigen sich bei Kindern mit Hörstörung Unsicherheiten bei:
- der Deklination von Substantiven/ Nomen,
- der Verwendung der korrekten Endungen von Plural- und Personalmarkierungen
- und der Konjugation von Verben

Infolgedessen werden die syntaktischen Strukturen häufig vereinfacht und damit unvollständig aufgezeigt, fehlerhaft gebildet oder ausgelassen. Dadurch treten Probleme beim Verstehen und Verwenden von W-Fragen, Relativsätzen oder anderen komplexen Satzstrukturen, sowie zeitlichen Strukturen auf. Dittmann (2010) fand heraus, dass hörgeschädigte Kinder erst verspätet (mit zehn oder elf Jahren) eigeninitiierte situationsbezogen Fragestrukturen anwenden. Während guthörende Kinder Passivstrukturen in ihrer Syntaxentwicklung ungefähr im Alter von sechs Jahren aufgreifen, werden diese von hörgeschädigten Kindern erst im Alter von zehn Jahren entschlüsselt.

Funktionswörter scheinen ebenso Probleme zu bereiten. Neben **Konjugationen** sind vor allem v. a. **Pronomen** und **Präpositionen,** welche die syntaktischen Strukturen in Relation zueinander setzen, besonders fehleranfällig (Thiel 2000).

Der **Kasuserwerb** (insbesondere Dativ und Akkusativ) ist für Kinder mit Hörstörung besonders erschwert, denn dies erfordert eine bewusste Differenzierung zwischen den nasalen Lauten /m/ und /n/. Diese liegen in ihrem Frequenzbereich sehr eng beieinander und machen eine Diskrimination besonders schwer. Jedoch sind Kasusmarkierungen (Akkusativ und Dativ) besonders wichtig zur Unterscheidung am maskulinen Artikel. Artikel wiederum dienen dazu, den **Genus** eines Substantivs zu definieren, woraus sich wiederum der jeweilige Kasus und damit die morphologische Endung ableitet. Da aber gerade die Artikel im Satzgefüge eher unbetont und damit schwer wahrnehmbar sind, bereiten sie hörgeschädigten Kindern sowohl bei der korrekten Verwendung des Genus als auch des Kasus Schwierigkeiten.

> ▶ **Beispiel**

Akkusativ: „**Den** Jungen küsst die Frau."
Dativ: „**Dem** Jungen gibt er das Buch."◀

Infolge der beschriebenen syntaktisch-morphologischen Einschränkungen fällt die Sprache hörgeschädigter Kinder durch den Gebrauch kurzer, stark vereinfachter und teilweise unvollständiger Sätze auf (Leonhardt 2019). Der Fokus liegt auf der bevorzugten Verwendung von Nomen bis ins höhere Kindesalter (ca. fünf Jahre und darüber hinaus) (Dittmann 2010). Der Satzbau erscheint aufgrund fehlender und falscher morphologischer Markierungen **dysgrammatisch.**

Leonhardt (2019) betont, dass in diesem Kontext der reduzierten Anwendung des aktiven Wort- und Grammatikschatzes in Kommunikationssituationen hörgeschädigter Kinder eine besondere Bedeutung zukommt. Durch einen geringeren Anteil an lautsprachlichen Kommunikationssituationen fällt es diesen Kindern schwerer, morphologische und syntaktische Regeln zu verinnerlichen und zu festigen. In diesem Zusammenhang kommt auch der Qualität des sprachlichen Inputs eine besondere Bedeutung zu (Szagun 2011). Inhaltliche Wiederholungen und die Verwendung von Erweiterungen sind zentrale Aspekte der **kindgerichteten Sprache (KGS).** Zudem spielt die Äußerungslänge der Mutter in Abhängigkeit des Alters des Kindes nach Szagun (2010) eine wesentliche Rolle für die Grammatikentwicklung.

> Im Gegensatz zu guthörenden Kindern, die grammatische Regeln inzidentell (beiläufig) in unterschiedlichen Kommunikationssituationen lernen, bedürfen hörgeschädigte Kinder einer bewussten Unterstützung durch ihre Eltern, Bezugspersonen, die Therapeutin oder Pädagogin beim Erwerb syntaktischer Strukturen.

Die geringe Vielfalt des sprachlichen Ausdrucks sowie Probleme im Sprachverständnis können weitreichende Folgen haben: Einschränkungen in der Lautsprache können sich ebenso auf die Schriftsprachkompetenzen der Kinder auswirken. Nicht zuletzt sei die Teilhabe an Kommunikationssituationen auch mit guthörenden Gesprächspartnern genannt, in denen die Kinder beim Ausdruck ihrer kommunikativen Absicht eingeschränkt sind.

12.4.2 Ziele und Prinzipien in der Therapie

Ebenso wie beim Therapiebaustein Phonetik und Phonologie spielt die Visualisierung von grammatischen Merkmalen, die häufig von den Kindern schlechter wahrgenommen werden, eine wichtige Rolle in der Sprachtherapie. Die **Visualisierung** kann über eine körpereigene Betonung z. B. von Wortendungen gestaltet werden, indem z. B. **Phonembestimmte Manualsysteme** (▶ Kap. 13) lautsprachunterstützend eingesetzt werden. Dabei visualisiert die Therapeutin grammatische Strukturen (z. B. Verbflexionen, Pluralformen, Kasusmarkierungen) mit Lautgebärden zunächst bei sich selbst, um das Kind z. B. auf unterschiedliche Wortendungen in der Sprache aufmerksam zu machen. Ziel ist es, die Aufmerksamkeit des Kindes auf Elemente zu lenken, bei denen die Gefahr besteht, dass sie ansonsten nur reduziert oder überhaupt nicht als bedeutungsunterscheidend registriert werden.

Darüber hinaus erscheint für hörgeschädigte Kinder insbesondere die konkrete Hilfestellung im Bereich der **Metasprache** sinnvoll, z. B. bezogen auf
— Verb-Zweit-Stellung
  – Erläuterung: Das Verb steht immer an zweiter Stelle.
— Artikel
  – Alle Nomen/Namenworte haben einen Begleiter: der, die oder das als bestimmte Artikel oder unbestimmte Artikel: einer, eine, ein
  – Häufig kann man am Ende eines Namenwortes erkennen, welcher Begleiter richtig ist (Wortendung -e bringt häufig den Artikel „die" mit sich), aber nicht immer!
— Verben
  – Jedes Wort hat einen Stamm, der stehenbleibt.
  – Die Endungen können sich ändern, z. B. ich HA-be, du HA-st, er/ sie/ es HA-t, wir/ sie HA-ben, ihr HA-bt etc. (Häußinger 2017).

In diesem Fall fokussiert die Therapeutin auf Strategien des Regelwissens, über das hörgeschädigte Kinder Lücken in der auditiven Wahrnehmung schließen können.

Die Elternberatung spielt insofern eine wichtige Rolle, als dass grammatische Kompetenzen nicht isoliert in der Sprachtherapie erworben werden, sondern in einem reichhaltigen Sprachkontext und -angebot, welches durch die Umgebung gestaltet wird. Nicht allein Umfang und Inhalt des Sprachangebots spielen eine Rolle, sondern auch die Form der Darbietung, z. B. hinsichtlich der Parameter Geschwindigkeit, Aussprache, Stimmlage, Prosodie etc. (▸ Kap. 9).

In Kürze

Kinder mit peripherer Hörstörung erwerben syntaktisch-morphologische Kompetenzen häufig in derselben Reihenfolge wie guthörende Kinder. Viele CI-versorgte Kinder schließen im Laufe ihrer Sprachentwicklung zu den guthörenden Kindern auf und erreichen vergleichbare Resultate in den rezeptiven und expressiven grammatischen Fähigkeiten. Es gibt jedoch auch gänzlich abweichende Entwicklungsverläufe, die möglichst früh den Einsatz alternativer oder unterstützender Kommunikationsformen implizieren (▸ Kap. 13).
Eine wichtige Voraussetzung für den Grammatikerwerb ist das Erreichen eines gewissen Wortschatzumfangs, da nur dann überhaupt erste Wortkombinationen möglich sind. In der Förderung spielen Visualisierungshilfen und die Förderung metasprachlichen Wissens eine große Rolle, da hörgeschädigte Kinder Schwierigkeiten haben können, wenig prominente und unbetonte morphologisch-syntaktische Strukturen (z. B. in Form von Wortendungen, -flexionen etc.) auditiv zu erfassen.

12.5 Therapiebaustein: Pragmatik und Kommunikation

Hörgeschädigte Kinder benötigen in vielen Fällen eine spezifische Förderung in den Bereichen Pragmatik und Kommunikation, da sie aufgrund eingeschränkter Hör- und Sprachfähigkeit entweder **weniger erfolgreiche Interaktionserfahrungen** machen oder **Konversationen zwischen anderen Personen mit Modellcharakter** nicht so beiläufig mitbekommen und verfolgen können wie guthörende Kinder.

Sofern pragmatische Fähigkeiten als vorhanden vorausgesetzt oder erst relativ spät in der Therapie im Rahmen eines Transfers erlernter Fähigkeiten auf echte Alltagssituationen übertragen werden, haben die Kinder im ungünstigsten Fall schon schlechte Erfahrungen in der Alltagskommunikation gemacht, die ihre Motivation und emotionale Befindlichkeit nachhaltig negativ beeinflussen können. Pragmatisch-kommunikative Fähigkeiten spielen bereits in der **vorsprachlichen, d. h. präsymbolischen Kommunikation** eine zentrale Rolle und sollten daher auch in der Förderung basaler Kompetenzen nicht vernachlässigt werden.

12.5.1 Auswirkungen pragmatischer Störungen

Pragmatische Störungen werden häufig dann auffällig, wenn Kinder in Interaktionssituationen **nicht adäquat** mit anderen kommunizieren oder interagieren können. Dies hängt eng mit dem **Sprachentwicklungsstatus** zusammen, aber auch mit dem Erwerb **sprachstrukturellen und metasprachlichen Wissens.** Zusatzbeeinträchtigungen in den Bereichen Kognition und Motorik haben ebenfalls große Auswirkungen auf den Erwerb pragmatisch-kommunikativer Kompetenzen (Achhammer et al. 2016).

Pragmatische Fähigkeiten beeinflussen die Fähigkeiten von Kindern, z. B. **mit Gleichaltrigen kommunizieren zu können und Freundschaften zu schließen** (Peer-Kontakte). Während die Entwicklung von Pragmatik und Kommunikation z. B. bei Kindern mit Autismus-Spektrum-Störung, nicht-sprechenden Kindern oder Kindern mit Sprachentwicklungsstörungen deutlich besser erforscht ist, gab es in der Vergangenheit nur wenige Studien im Bereich hörgeschädigter Kinder (Goberis et al. 2012). In den letzten Jahren ist die Anzahl an Untersuchungen insbesondere im Bereich der Entwicklung der **Theory of Mind** stark gestiegen.

Bei hörgeschädigten Kindern kann ähnlich wie bei Kindern mit Bedarf nach Unterstützter Kommunikation der sogenannte **„lack of experience/exposure"-Effekt** beobachtet werden, der dazu führt, dass die Kinder über weniger direktes und indirektes Erfahrungswissen in Face-to-face-Situationen verfügen (Jeanes et al. 2000) und daher in Gesprächen z. T. „anders" reagieren, als dies von ihnen gemäß ihrem Alter oder ihrem Sprachentwicklungsstand erwartet wird.

> Für die sozial-emotionale Entwicklung und die Entwicklung und Aufrechterhaltung von Freundschaften hat die erfolgreiche Partizipation in Kommunikationssituationen eine ganz entscheidende Bedeutung.

Eine Studie mit acht hörgeschädigten Kindern im Alter von 42–65 Monaten zeigte, dass sich die Kinder in Spielsituationen mehr für das **Spielmaterial** als für den kommunikativen Austausch mit der Bezugsperson interessierten (Bobzien et al. 2012). Es fiel ihnen schwerer als guthörenden Kindern, ihre Aufmerksamkeit zwischen Person und Spielgegenstand zu teilen. In einer Untersuchung mit 18 Kindern im Alter von 6–16 Jahren wurde festgestellt, dass die Kinder häufig vergleichsweise **einfache Antworten** auf Fragen ihrer Lehrer gaben und dass sie selbst nur sehr **selten Fragen** an die Lehrer stellten (Toe et al. 2007). Eine andere Studie mit 27 hörgeschädigten Kindern stellte heraus, dass hörgeschädigte Jungen mehr Schwierigkeiten beim Erwerb pragmatisch-kommunikativer Kompetenzen haben als Mädchen (Shoeib et al. 2016).

Hörgeschädigte Kinder verfügen schon in einem sehr jungen Alter über signifikant **weniger effektive** und z. T. auch **unflexible Fähigkeiten** im Bereich von Pragmatik und Kommunikation als guthörende gleichaltrige Kinder (Goberis et al. 2012). Rückstände in der Entwicklung pragmatischer Fähigkeiten hängen eng mit dem **expressiven Wortschatzumfang** der Kinder zusammen (Rinaldi et al. 2013).

In einer Untersuchung mit 24 Kindern im Alter von 6,3–9,4 Jahren konnten **keine Unterschiede** in den pragmatischen Kompetenzen zwischen Kindern mit **Hörgeräten oder Cochlea-Implantaten** bemerkt werden. Die Kinder zeigten grundsätzlich viele verschiedene pragmatische Fähigkeiten in Gesprächssituationen, reagierten aber häufiger unangemessen in der Interaktion als guthörende gleichaltrige Kinder (Most et al. 2010).

Pragmatische Kompetenz scheint laut einer Untersuchung mit 81 hörgeschädigten Kindern weder mit dem **Grad des Hörverlusts, noch mit der Kommunikationsmodalität zusammenzuhängen, ggf. aber mit dem Schulerfolg der Kinder** (Thagard et al. 2011).

Andere Autoren sehen hingegen einen **Zusammenhang zwischen Hörverlust und Erwerb von pragmatischen Kompetenzen.** Kinder mit einem geringeren Hörverlust zeigen hier eine schnellere und mit guthörenden Kindern vergleichbare Entwicklung als Kinder mit einem hochgradigen Hörverlust (Yoshinaga-Itano 2015).

12.5.1.1 ToM-Entwicklung bei hörgeschädigten Kindern

Zahlreiche empirische Studien haben sich in den vergangenen Jahren mit der ToM-Entwicklung hörgeschädigter Kinder beschäftigt (Hoffmann und Hintermair 2019; Vissers und Hermans 2019; Hoffmann 2018; Peterson et al. 2016; Hintermair und Sarimski 2016; Hintermair et al. 2014). In Anbetracht der Verzögerungen in der Sprachentwicklung und der häufig geringeren Sprachkompetenz sowohl in Laut- als auch in Gebärdensprache bestätigen die meisten Studien, dass sich der erschwerte Zugang zur Sprache bei Kindern mit peripherer Hörstörung negativ auf die ToM-Entwicklung auswirken und eine deutliche Verzögerung in der ToM-Entwicklung bedingen kann (Netten et al. 2017; Ketelaar et al. 2012).

Nach Spencer und Marschark (2010) können hörgeschädigte Kinder die meisten Aufgaben, die zur Erfassung der ToM verwendet werden, erst im Alter von etwa sieben Jahren, zum Teil auch erst im Alter von 11 Jahren lösen, während – wie oben erwähnt – gut hörende Kinder zu einem großen Teil die erfragten Fähigkeiten bereits im Schnitt zwischen vier und sechs Jahren erwerben.

> Die durchschnittliche Verzögerung bei hörgeschädigten Kindern im Verständnis falsche Überzeugungen beträgt etwa vier Jahre (Courtin 2000; Schick et al. 2007; Woolfe et al. 2002).

Peterson et al. (2005) untersuchten die Entwicklungsverläufe der ToM bei vier verschiedenen Gruppen von Kindern (gehörlose Kinder mit gehörlosen Eltern, gehörlose Kinder mit hörenden Eltern, hörende Kinder mit hörenden Eltern sowie hörende Kinder mit Autismus-Spektrum-Störung). Sie fanden heraus, dass sich in den beiden Gruppen gehörloser Kinder sowie bei der Gruppe hörender Kinderein vergleichbares

Lösungsmuster zeigten. Die Autoren schließen daraus, dass die ToM-Entwicklung bei hörgeschädigten Kindern in der gleichen Abfolge von Entwicklungsschritten verläuft wie bei gut hörenden Kindern, allerdings eine zeitliche Verzögerung aufweist.

12.5.1.2 Bedeutung der frühen Kommunikation

Die beschriebenen Verzögerungen in der ToM-Entwicklung hörgeschädigter Kinder sind allerdings nicht alleine auf die Hörstörung zurückzuführen, sondern stehen in Zusammenhang mit dem sprachlichen Entwicklungsstand, dem sprachlichen Austausch und den sozialen Erfahrungen der Kinder (Hoffmann und Hintermair 2019; Macauly und Ford 2006; Moeller und Schick 2006; Schick et al. 2007; Peterson et al. 2005; Woolfe et al. 2002).

Bei der Einschätzung der gezeigten ToM-Leistungen ist festzuhalten, dass bessere sprachliche Fähigkeiten mit besseren Ergebnissen bei der Bewältigung von ToM-Aufgaben **unabhängig** von der in der Erziehung bevorzugt verwendeten sprachlichen **Modalität (Lautsprache oder Gebärdensprache)** korrelieren.

Schick et al. (2007) zeigten in ihrer Studie, dass hochgradig hörgeschädigte gebärdensprachorientierte Kinder (Deaf CODAs ▶ Abschn. 13.1), deren Eltern ebenfalls gehörlos waren und die bereits früh Gebärdensprache erlernten, signifikant besser in ToM-Aufgaben abschnitten als hochgradig hörgeschädigte Kinder hörender Eltern. Die Autoren vermuten die Begründung der Leistungsunterschiede in einem zeitlichen Vorsprung des **Sprachangebots,** welcher gehörlosen Kindern gehörloser Eltern dadurch zugutekommt, dass sie das Erstsprachsystem Gebärdensprache bereits von Geburt an erwerben. Dahingegen verliefe die Erstsprachentwicklung gehörloser Kinder hörender Eltern aufgrund der unterschiedlichen Kommunikationsmodi verzögert (Schick et al. 2007).

Im Zusammenhang mit der Verwendung von Gebärdensprache in der Erziehung gehörloser Kinder konnte zudem nachgewiesen werden, dass die Ergebnisse bei „native signers" stets besser ausfallen als bei „late signers". Jene Befunde untermauern den Stellenwert eines frühen sicheren sprachlichen Sprachsystems für hörgeschädigte Kinder (O'Reilly et al. 2014).

Es zeigt sich aber, dass auch Kinder, die mit Cochlea-Implantaten (CI) versorgt sind und über sehr gute lautsprachliche Fähigkeiten verfügen, ebenfalls gute Ergebnisse bei ToM-Aufgaben erzielten (Macauly und Ford 2006; Remmel und Peters 2009; Sundqvist et al. 2014). Dennoch ist in diesem Zusammenhang zu erwähnen, dass CI-versorgte Kinder trotz einer frühzeitigen Implantation oft nicht das Entwicklungsniveau guthörender gleichaltriger Kinder erreichen.

Ketelaar et al. (2012) untersuchten mehrere Aspekte der ToM bei früh implantierten hörgeschädigten Kindern und verglichen die Leistungen mit denen guthörender Kinder. Obgleich alle hörgeschädigten Kinder bereits frühzeitig mit CI versorgt waren, waren ihre komplexeren Fähigkeiten in der ToM (z. B. Lösen von False-Belief-Aufgaben) im Vergleich mit ihren guthörenden Altersgenossen eingeschränkt. Interessant war auch, dass das sprachliche Entwicklungsniveau beider Gruppen vergleichbar war und die Defizite in der ToM nicht alleine auf sprachliche Fähigkeiten der Kinder geführt werden konnten.

> Die Entwicklung der ToM ist abhängig von Sprachkompetenz und den sozialen und kommunikativen Erfahrungen, die das Kind in alltäglichen Interaktionen macht.

12.5.2 Ziele und Prinzipien der Therapie

Um Verzögerungen in der ToM-Entwicklung entgegenzuwirken und gleichzeitig die pragmatisch-kommunikative Handlungsfähigkeit von Kindern mit peripherer Hörstörung zu verbessern, eignen sich insbesondere solche Förderkontexte, die vielfältige Gelegenheiten bieten, sich vermehrt und intensiv über die eigenen mentalen Zustände und die des Gesprächspartners auszutauschen und sich in die Gedanken, Überzeugungen und Wünsche anderer hineinzuversetzen.

> Zur Förderung der ToM-Fähigkeiten eignen sich insbesondere die Modifikation **familiärer Interaktionsmuster,** die **dialogische Bilderbuchbetrachtung** sowie das **Symbol- und Rollenspiel** (Hoffmann und Hintermair 2019).

■ **Familiäre Interaktionsmuster**

In der Literatur wird darauf hingewiesen, dass die ToM-Entwicklung von interfamiliären Kommunikationsmustern beeinflusst sein kann (Tompkins et al. 2017). Dabei ist die Eltern-Kind-Kommunikation und -Interaktion zum einen durch intuitiv eingesetzte Strategien beim Austausch über mentale Zustände charakterisiert („Wie fühlt sich Dein Bruder wohl, wenn Du ihn ärgerst?"). Zum anderen können gezielte sprachliche Strategien hilfreich sein, um das Verständnis mentaler Zustände zu fördern.

Bereits im vorsprachlichen Entwicklungsstadium kann die kommunikative Funktion von Handlungen, Gesten und sprachlichen Botschaften zur Verdeutlichung mentaler Zustände zielgerichtet gefördert werden. Wesentliche Meilensteine in der frühkindlichen Kommunikationsentwicklung stellen die Fähigkeit zur **geteilten Aufmerksamkeit (Joint Attention)** und der **trianguläre Blickkontakt** dar (▶ Abschn. 7.3.1). Diese Fähigkeiten unterstützen das Kind dabei, die **Handlungsintentionalität** einer anderen Person zu erschließen, dem Blick oder der Zeigegeste einer Person zu folgen oder selbstinitiiert die Aufmerksamkeit einer Person durch Gesten auf bestimmte Objekte oder Handlungen zu lenken. Auch **wechselseitige frühkindliche Dialoge** („Turn-taking") (▶ Abschn. 7.3.1), sowie erste Dialoge zur Verdeutlichung von Intentionen und Emotionen („Da ist der Papa traurig") tragen in der weiteren Entwicklung zur Ausdifferenzierung der sozial-kognitiven Kompetenzen bei (Hoffmann und Hintermair 2019).

Mentalisierende Dialoge beschreiben die eigene oder fremde Gefühlslage mithilfe **kognitiver Begriffe** wie denken, glauben, wissen, erinnern, usw. (Cheung et al. 2009). Dabei müssen sich die Dialoge nicht ausschließlich auf die Gegenwart beziehen, sondern können vermehrt auf vergangene oder zukünftige Ereignisse fokussieren. Im Rahmen sprachlicher Dialoge, die das Denken und die Vorstellungskraft der Kinder anregen, kann die Fähigkeit zur **Perspektivübernahme** verbessert werden. Vor allem in **Konfliktsituationen** ist es hilfreich, die Kinder dazu anzuhalten, sich in den Streitpartner hineinzuversetzen und sich dessen Sichtweise zu erschließen. Durch die Fähigkeit zur empathischen Perspektivübernahme können in der weiteren Entwicklung echte von **versteckten Gefühlen** unterschieden werden (Hoffmann und Hintermair 2019).

> Auch im Alltag unterstützt die Thematisierung der eigenen und fremden emotionalen Zustände und Befindlichkeiten die Kinder dabei, sowohl die sprachliche als auch die konzeptuelle Seite der ToM zu erwerben.

▪ Dialogische Bilderbuchbetrachtung
Geeignete Kinderliteratur bietet ein breites kommunikatives Handlungsfeld, die Gedanken, Vorstellungen und Überzeugungen der unterschiedlichen Protagonisten und ihrer jeweiligen Handlungen zu thematisieren, um mentale Zustände zu verdeutlichen. Die dialogische Bilderbuchbetrachtung geht vielmehr über ein wortgetreues Vorlesen des geschriebenen Textes hinaus, sondern ist darauf ausgerichtet, Dargestelltes zu benennen, Handlungen frei zu erzählen, zu reflektieren und unterschiedliche **Handlungsmöglichkeiten** im Verlauf der jeweiligen Geschichte zu verdeutlichen. Die Bilder unterstützen hierbei das Vorlesen und bieten zusätzlich die Möglichkeit, an die eigene Lebenswelt und den **Erfahrungshintergrund** des Kindes anzuknüpfen. Dabei sammeln Kinder neue Erfahrungen, reflektieren die eigenen und fremden mentalen Zustände und erweitern ihr (Welt-)Wissen. Darüber hinaus bieten Geschichten vielfältige Anlässe, dem Kind **widersprüchliche Erwartungen,** Vorstellungen und falsche, aber dennoch **handlungsleitende Überzeugungen** zu verdeutlichen. Dadurch lernen Kinder, Perspektiven zu übernehmen und das Verhalten der Protagonisten entweder anzunehmen oder abzulehnen (Hoffmann und Hintermair 2019).

Das gemeinsame Betrachten von Bilderbüchern, verbunden mit der zwischenmenschlichen Interaktion und Kommunikation, kann für Kinder mit Hörbeeinträchtigung eine große Herausforderung darstellen, da die literarischen und Schriftsprachkompetenzen bei diesen Kindern häufig eingeschränkt sind. Vor diesem Hintergrund bedarf es einer wohl überlegten Buchauswahl unter Berücksichtigung sowohl der **individuellen Interessen** als auch der **sprachlichen und linguistischen Fähigkeiten** des Kindes.

▪ Symbol- und Rollenspiele
Während das Symbolspiel sich dadurch auszeichnet, **fiktive Objekte** und **Handlungen** mittels bekannter Personen oder Alltagsgegenstände zu konstruieren und ihnen

vorübergehend andere Funktionen (z. B. Bauklotz als Haarbürste) zuzuschreiben, ist das gemeinsame Rollenspiel dadurch geprägt, dass sich Kinder mit unterschiedlichen Verhaltensweisen und **sozialen Rollen** vertraut machen, z. B. Mutter und Kind, Friseurin (Andresen 2005).

> Unabhängig von der Handlung oder dem Thema sollte eine Spielsituation konstruiert werden, in der Objekten vorübergehend andere Funktionen zugeschrieben werden und Rollen eingenommen werden.

Das gemeinsame Rollenspiel eröffnet den Spielpartnern die Möglichkeit, sich vom aktuellen realen Kontext zu lösen und auf ein zeitweiliges Dasein in einer Phantasiewelt zu verständigen. Dabei wird der **fiktive Charakter** der Spielhandlungen durch solche **sprachlichen Marker** wie „wohl", „aus Spaß" oder die Verwendung des Konjunktivs („Du wärst die Mama" als Rollenzuweisung) angezeigt (Andresen 2014). Durch die Fähigkeit zur **Perspektivübernahme** lernen Kinder, sich darüber bewusst zu sein, was das andere Kind weiß oder was es wissen muss, um mitspielen zu können (Astington 2000).

Besonders deutlich werden die komplexen Anforderungen, die im Rollenspiel an die Kinder gestellt werden, in **Konfliktsituationen,** die durch mentale Zustände ausgedrückt werden. Die Möglichkeit, durch **Metakommunikation** über das vollzogene, aktuelle und anstehende Spiel zu sprechen und so beispielsweise neue Handlungssituationen zu entwerfen, Umdeutungen vorzunehmen und auch Konflikte und Missverständnisse zu klären, erleichtert es den Kindern, die mit dem Rollenspiel verbundenen komplexen Anforderungen zu bewältigen (Hoffmann und Hintermair 2019).

Kindern, deren sprachliche Fähigkeiten aufgrund ihrer Hörbeeinträchtigung eingeschränkt sind, kann es schwerer fallen, den fiktiven Charakter ihres Handelns (laut-)sprachlich auszudrücken und von der Realität abzugrenzen. Ferner kann es durchaus hilfreich sein, **thematisches Spielzeug** (z. B. Arztkoffer) unterstützend einzusetzen, um den Einstieg in die fiktive Spielsituation zu erleichtern. Diese bieten dem Kind einen klaren Realitätsbezug und unterstützen das Kind dabei, sich an den mit bestimmten Gegenständen verbundenen Handlungsrollen orientieren. Mit zunehmenden sprachlichen Fertigkeiten können Kinder von den typischen Gebrauchskontexten abweichen und Gegenstände entsprechend ihrer Vorstellung umdeuten. Darüber hinaus kann es hilfreich sein, einen **thematischen Rahmen** über einen längeren Zeitraum festzulegen, in den das Spiel eingebettet ist. Passendes Verkleidungsmaterial (z. B. Krone, Helm, Umhang, Schminke) oder Requisiten dienen dazu, den Inhalt des Spiels zu konkretisieren.

Beginnend bei der Einigung über den Spielgegenstand oder das Spielthema, über die Rollenzuweisung, den Spielverlauf bis hin zum Umgang mit Spielunterbrechungen verdeutlichen strukturelle Vorgaben es den Kindern, dass und wie sie den Spielverlauf aktiv mitgestalten können. Diese aktive Rolle mag für Kinder mit peripherer Hörstörung aufgrund ihrer sprachlichen Einschränkungen u. U. zu Beginn herausfordernd sein. Ferner sollten Änderungen der Spielhandlung, des Spielverlaufs oder der spontane Rollenwechsel im Rahmen der **Metakommunikation** durch einen kompetenteren Spielpartner, wie z. B. Elternteil oder Therapeutin verdeutlicht werden, um das kindliche Bewusstsein für die eigenen mentalen Zustände und die Gedanken, Wünsche und Überzeugungen des Anderen zu stärken.

Einhergehend mit der zunehmenden Erweiterung der sprachlichen Fähigkeiten des Kindes kann durch zunehmende Integration mentaler Verben im Zusammenhang mit syntaktischen Komplementärstrukturen sowie sprachlicher Markierungen wie „in echt" oder das Partikel „wohl" zur Abgrenzung zwischen Realität und Fiktion, die jeweilige Spielsituation schrittweise komplexer gestaltet werden (Andresen 2014).

❯ Aufgrund ihrer ansprechenden und einfachen Gestaltung sowie der sehr schönen Visualisierungen in Form von Bildgeschichten eignen sich die „Sozialen Foto-Geschichten für Kinder mit Autismus" (Baker 2014) nicht nur für Kinder mit Autismus-Spektrum-Störung, sondern auch für hörgeschädigte Kinder.

In dem Buch werden verschiedene Alltagssituationen mit Fotogeschichten gezeigt, in denen verschiedene Reaktionen möglich sind, z. B.
- Begrüßungen
- Zuhören (während eines Gesprächs)
- ein Gespräch beginnen und aufrecht erhalten
- eine Unterhaltung beenden
- sich jemandem vorstellen
- wissen, wann man genug geredet hat (sich kurzfassen)
- jemanden zum Mitspielen auffordern etc.

Die Fotos zeigen ähnlich wie Alternativpläne (▶ Abschn. 13.6) verschiedene Handlungsmöglichkeiten und deren Konsequenzen bzw. Auswirkungen auf andere Menschen.

❯ Als Möglichkeit der Förderung pragmatisch-kommunikativer Kompetenzen im Gruppenkontext eignet sich „GEKO – GEmeinsam KOmmunizieren" – Gruppentherapeutische Förderung der sozialen Kommunikation bei Kindern mit Hörstörung (Pell et al. 2017).

Das Programm enthält Spielanregungen zu folgenden Bausteinen:
- Aufmerksamkeit/Zuhörerhaltung
- Höflichkeitsformen
- Bedürfnisse äußern
- Ausdruck von Emotionen/Empathie
- Erzählkompetenz
- Gesprächsführung
- Nichtverstehen
- Kommunikationsumfeld

Im Programm enthalten sind Frage- und Beobachtungsbögen zur sozialen Kommunikation. Eine Pilotstudie gibt Hinweise auf positive Therapieeffekte bei Durchführung der Therapie nach dem GEKO-Konzept.

In Kürze

Pragmatische Fähigkeiten spielen in der alltäglichen Kommunikation eine besonders wichtige und möglicherweise häufig unterschätzte Rolle. Da die sozial-emotionale Entwicklung stark durch Interaktionssituationen beeinflusst wird und das Erleben negativer Erfahrungen Auswirkungen auf die Persönlichkeitsentwicklung hat, empfiehlt sich eine frühe Berücksichtigung dieser Inhalte in der Sprachtherapie.

Es liegt ein starker Zusammenhang zwischen dem kindlichen Spracherwerb und der Entwicklung der Theory of Mind (ToM) vor. Insbesondere Kinder mit Hörstörung können aufgrund der Verzögerungen in der Sprachentwicklung und der häufig geringeren Sprachkompetenz sowohl in der Laut- als auch Gebärdensprache eine verzögerte ToM-Entwicklung zeigen. Wenn das Verständnis über mentale Zustände von anderen Menschen und die Fähigkeit zur Perspektivübernahme nicht gut gelingt, stellt dies einen Risikofaktor für die Entwicklung von Verhaltensauffälligkeiten dar. Verschiedene Förderkontexte wie familiärere Interaktionsmuster, die dialogische Bilderbuchbetrachtung sowie das Symbol- und Rollenspiel machen die mentalen Strukturen explizit und erfahrbar, sodass Kinder mit Hörstörung ein zunehmend besseres ToM-Verständnis erwerben.

12.6 Therapiebaustein: Funktionsbereiche der Stimme

Eine Hörstörung kann sich auf alle funktionalen Aspekte der Stimmgebung auswirken. Vor allem bei Kindern mit einem hochgradigen oder an Taubheit grenzenden Hörverlust zeigen sich häufig behandlungsbedürftige Auffälligkeiten im Bereich des Atemrhythmus, der Stimmgebung und der Gesamtkörperspannung (Tonus). Diese Auffälligkeiten haben meist keine organischen Ursachen, sondern sind vorrangig auf die fehlende Eigenkontrolle des Gehörs und einen gesteigerten Körpertonus durch die erhöhte Anspannung in der Kommunikationssituation zurückzuführen.

12.6.1 Audiogen bedingte Funktionsstörungen der Stimme

Ein Teil der stimmlichen Parameter wie Intensität, Umfang und Frequenz werden ebenso wie lautsprachliche Artikulationen durch audio-phonatorische Kontrollmechanismem reguliert. Da vielen Kindern mit peripherer Hörstörung diese Kontrollfunktion nicht oder nur in eingeschränktem Maß zur Verfügung steht, versuchen sie die Stimme über die taktil-kinästhetische Wahrnehmung der Stimmgebungsorgane zu kontrollieren. Das wiederum führt zu einer erhöhten Kraftanstrengung und einer gesteigerten Muskelspannung beim Sprechen. Infolgedessen treten Veränderungen in der Stimmgebung und der Prosodie auf (Coelho et al. 2016).

Die erhöhte Konzentration, die hörgeschädigte Kinder in vielen Fällen in der Kommunikationssituation aufbringen müssen, begünstigt eine übermäßige Anspannung und einen **gesteigerter Gesamtkörpertonus** zusätzlich. Die Hyperfunktion (Überfunktion) wirkt sich auf alle Bereiche der Stimmgebung aus. Es treten **Veränderungen des Stimmklanges** und **Einschränkungen der Stimmleistungsfähigkeit** auf.

Die Sprechstimmlage ist bei Kindern mit peripherer Hörstörung in vielen Fällen erhöht, der **Stimmumfang eingeschränkt** und der Stimmklang erscheint **heiser, rau, gepresst und angestrengt** (Baudonck et al. 2011; Mahmoudi et al. 2011).

Infolge einer anhaltenden hyperfunktionellen Stimmstörung können Schmerzen oder Missempfindungen wie Kloßgefühl, Trockenheit und Räusperzwang auftreten. Weitere negative Begleiterscheinungen machen sich in Fehlhaltungen, einer **Störung des Atemrhythmus,** einem erhöhten Sprechtempo und undeutlicher Artikulation bemerkbar (Leonhardt 2019).

Bei einigen Kindern ist zudem ein **offenes Näseln** (Rhinophonia aperta) als kompensatorische oder Folgereaktion auf die erhöhte Muskelanspannung zu beobachten, auch ohne dass eine Lippen-Kiefer-Gaumenspalte vorliegt (Mahmoudi et al. 2011). Bei der Hypernasalität (übermäßige Nasenresonanz) entweicht zu viel Luft durch die Nase, da das Gaumensegel nicht vollständig abdichtet. Dadurch werden insbesondere die oralen Laute (Vokale, besonders /i/ und /u/) mit nasalem Stimmklang gesprochen.

Hauptsymptome audiogen bedingter Stimmstörungen
- Gesteigerter Gesamtkörpertonus
- erhöhte Kraftanstrengung und gesteigerte Muskelspannung beim Sprechen
- Stimmklang erscheint heiser, rau, gepresst, angestrengt
- eingeschränkter Stimmumfang
- erhöhte Sprechstimmlage
- offenes Näseln als kompensatorische oder Folgereaktion auf die erhöhte Muskelanspannung

Buchtipp
- Beushausen U, Haug C. (2011) Kindliche Stimmstörungen. Springer
- Brohammer C, Kämpfer A (2016) Therapie kindlicher Stimmstörungen, 3., durchgesehene Aufl. Reinhardt

12.6.2 Ziele und Prinzipien der Therapie

Zur Behandlung der audiogen bedingten Stimmstörung stehen unterschiedliche Therapieansätze mit vielfältigen kindgerechten Übungen in allen stimmrelevanten Bereichen zur Verfügung. Bei Klein- und Kindergartenkindern steht die Aufklärung, Beratung und ggf. Anleitung der Eltern im Vordergrund. Ist aufgrund der audiogen bedingten Dysphonie eine sprachtherapeutische Behandlung erforderlich, wird unter Einbezug unterschiedlicher spielerischer Methoden vorrangig an der **Verbesserung der auditiven und taktil-kinästhetischen Eigenwahrnehmung und der (Wieder-) Herstellung eines flexiblen, ausgeglichenen Tonus** gearbeitet, um die Grundlage für eine physiologische Stimmgebung zu schaffen. Zur Tonusregulierung werden den Bedürfnissen des Kindes entsprechend **Lockerungs- und Dehnungsübungen** durchgeführt, **muskelentspannende Übungen, Massagen und autogenes Training** angeboten. Liegt zudem eine Atemfehlfunktion vor, müssen Kinder je nach Alter auf sensible, direkte oder indirekte Weise zur Erlangung einer physiologischen Atemfunktion und einer dem Atemrhythmus angepassten Phonation angeleitet werden.

In Kürze

Eine Hörstörung kann sich auf alle funktionalen Aspekte der Stimmgebung auswirken. In Abhängigkeit des Schweregrads des Hörverlusts ist der Stimmumfang eingeschränkt und der Stimmklang erscheint heiser, rau, gepresst und angestrengt. Die kompensatorische Kontrolle der eigenen Stimme über taktil-kinästhetische Mechanismen kann die Tendenz einer Hypernasalität herbeiführen. Zudem fallen die Kinder durch einen gesteigerten Muskeltonus, insbesondere im Bereich der Stimmorgane, sowie einen veränderten Atemrhythmus auf.

12.7 Übergreifende Themen

Im Folgenden werden verschiedene übergreifende Themen angesprochen, die Einfluss auf alle zuvor genannten Bausteine in der Sprachtherapie nehmen können.

12.7.1 Mehrsprachigkeit

Untersuchungen im deutschsprachigen Raum zeigen, dass etwa **50 % aller CI-versorgten Kinder** zu Hause mit einer anderen Lautsprache als Deutsch aufwachsen (Szagun 2010). In sonderpädagogischen Einrichtungen sind Kinder mit **Behinderung und Migrationshintergrund** allgemein häufiger anzutreffen als Kinder ohne Migrationshintergrund (Powell und Wagner 2014).

Konsens herrscht mittlerweile darüber, dass auch Eltern hörgeschädigter Kinder in der hörgerichteten Förderung mit ihren Kindern in ihrer jeweiligen **Muttersprache** kommunizieren sollten (Diller und Martsch 2012; Batliner 2004, ▶ Abschn. 8.3). Dabei ist wichtig zu beachten, dass die Eltern konstant dazu ermutigt und darin bestärkt werden sollten, ihre Muttersprache einzusetzen, da ein einmaliger Hinweis zu Beginn der Sprachtherapie langfristig zu Verunsicherungen der Eltern führen kann, wenn die Muttersprache im weiteren Verlauf der Therapie kein Thema mehr ist und die Förderung des Kindes durch die Therapeutin ausschließlich in deutscher Sprache stattfindet. Ein wichtiger Bestandteil der Sprachtherapie kann daher ggf. in wiederkehrenden Abständen die **Beobachtung der Eltern** in der Kommunikation in der Muttersprache mit dem Kind sein (▶ Abschn. 7.2), um die Bemühungen der Eltern entsprechend zu würdigen und ein wertschätzendes Feedback zur Eltern-Kind-Interaktion zu geben (auch wenn die Therapeutin die Inhalte des Gespräches nicht versteht).

Vorteile des Einsatzes der Muttersprache bei hörgeschädigten Kindern seitens der Eltern, die die Umgebungssprache Deutsch nicht bzw. nur wenig sprechen, sind (Diller und Martsch 2012):

- Prosodische Elemente können häufig besser in der Erstsprache umgesetzt werden und sind wichtig für das Sprachverstehen.
- Die emotional positive und authentische Kommunikation mit dem Kind gelingt in der Erstsprache häufig besser als in der Zweitsprache.
- Ein quantitativ und qualitativ reichhaltiger Sprachinput in einer Sprache, die die Eltern gut beherrschen, ist besser als ein reduziertes Angebot in der Zweitsprache, wenn diese nur unzureichend beherrscht wird.

Ergebnisse zur Hör- und Lautsprachentwicklung mehrsprachiger hörgeschädigter CI-versorgter Kinder wurden in mehreren Studien veröffentlicht. Dabei wurde Unterschiedliches festgestellt.

In einer Studie mit $N = 41$ monolingual Deutsch sprechenden Kindern und 52 Kindern mit einem mehrsprachigen Hintergrund wurde herausgestellt, dass die **einsprachig (d. h. monolingual) aufwachsenden Kinder** in jedem Test zum Sprachverständnis und zur Sprachproduktion **besser abschnitten** als die mehrsprachigen Kinder (Teschendorff et al. 2011). Mögliche **Einflussfaktoren** sind der Bildungshintergrund der Eltern, der sozioökonomische Status, die Integration der Familie in die Mehrheitsgesellschaft, Faktoren der Erziehung und die Motivation und Kapazität, das Kind entsprechend seiner Möglichkeiten zu fördern.

In einer weiteren deutschen Studie mit $N = 20$ CI-versorgten Kindern mit **türkischem Sprachhintergrund** wurde herausgestellt, dass die Eltern sich eine Zweisprachigkeit der Kinder explizit wünschten. Die Hörstörung stellte in der Untersuchung jedoch offenbar einen hemmenden Faktor beim Erlernen der Erst- und Zweitsprache dar, sodass die Kinder im direkten Vergleich auf verschiedenen rezeptiven und expressiven sprachlichen Ebenen schlechter abschnitten als CI-versorgte deutschsprachige Kinder, guthörende deutschsprachige und guthörende türkisch-deutschsprachige Kinder (Diller und Martsch 2012). Die Autoren empfehlen die Beachtung **kulturspezifischer Besonderheiten** bei der Förderung des Kindes und der interkulturell angemessenen Elternberatung, die z. B. das Kommunikationsverhalten der Eltern, das Erziehungsverhalten und die literale Förderung betreffen können. Andere Faktoren wie sozio-ökonomischer Status, persönliche Ressourcen, individuelle Belastungen im Alltag, Integrationsstatus und Prestige der Familiensprache seien hingegen weniger beeinflussbar, sollten aber dennoch sensibel und wertschätzend betrachtet werden. Sinnvoll könne auch eine Sprachstandserfassung in beiden Sprachen sein, wobei hier u. U. Kontakte zu Einrichtungen hergestellt werden müssen, in denen dies möglich ist.

Bei Studien aus anderen Ländern muss berücksichtigt werden, dass hier nicht die deutsche Sprache, sondern in der Regel die jeweilige Landessprache des Studienortes betrachtet wird und zusätzlich Sprachen, die in dem Land gesprochen werden (z. B. aufgrund von Migration, mehrsprachige Länder, Sprachen in Nachbarländern etc.). Die meisten internationalen, nicht-deutschen Studien stellen vergleichbare Ergebnisse hinsichtlich des auditiven Sprachverständnisses und der Sprachproduktion („Outcomes") bei hörgeschädigten multi- und monolingualen Kindern fest (u. a. Deriaz et al. 2014; Waltzmann et al. 2003; Thomas et al. 2008).

> Auch hörgeschädigte Kinder können mit mehreren Sprachen aufwachsen und diese gleichermaßen gut erlernen. Das Niveau der Erstsprache wirkt sich auf die morpho-snytaktische Entwicklung der Zweitsprache aus (Waltzmann et al. 2003).

Familien mit Migrationshintergrund nehmen Unterstützungsangebote insgesamt **seltener** wahr als Familien ohne Migrationshintergrund (BMFSFJ 2010). Dies hängt möglicherweise u. a. mit einem **Informationsdefizit** (Windisch 2014), aber auch mit **Verständigungsschwierigkeiten, Diskriminierungserfahrungen, sozialer Lebenslage, Bildungsvoraussetzungen, traumatischen Fluchterfahrungn und kulturellen Prägungen** zusammen (Halfmann 2014; Tsirigotis 2012; Hegemann 2004; Butterwegge 2010). Darüber hinaus sind Familien mit Migrationshintergrund in deutschsprachigen Ländern häufiger von **Armut** betroffen und daher häufiger belastet als Familien ohne Migrationshintergrund (Tsirigotis 2012).

Die Empfehlungen, die Eltern von Medizinern, Therapeutinnen und Lehrkräften hören, können unterschiedlich und damit verwirrend sein. Sprachtherapeutinnen sollten daher besonderen Wert darauflegen, die Eltern als **gleichberechtigte Partner** in die Förderung ihres Kindes einzubeziehen. Dies bedeutet, dass sie z. B. ihre Wünsche, Hoffnungen und Ängste aktiv äußern dürfen und dass die Elternberatung nicht in Form von Hausaufgaben oder Ratschlägen für die Alltagsförderung erfolgt, sondern in intensiver und transparenter **Zusammenarbeit** mit den Eltern. In diesem Zusammenhang muss auch kritisch hinterfragt werden, ob die Anregung durch die Therapeutin, mit dem Kind zu Hause bestimmte Rollen- oder Gesellschaftsspiele zu spielen, tatsächlich kulturell passend und alltagsorientiert ist, auch wenn es gut gemeint ist.

Stattdessen sind der intensive Austausch und das **Wecken von gegenseitigem Vertrauen** ebenso wie das wertschätzende Interesse für den Alltag der Familie besonders wichtig. Es kann z. B. erörtert werden, wofür das Kind sich interessiert und in welchen Bereich die Eltern Chancen sehen, ihr Kind aktiv und kommunikativ anregend ins Alltagsgeschehen einzubinden „Aktivitäten" (► Abschn. 5.2). Auf diese Weise können Situationen identifiziert und Überlegungen dazu angestellt werden, wie das Kind in diesen Situationen bestmöglich partizipieren kann.

Hörgeschädigte mehrsprachige Kinder zeigen in vielen Fällen zunächst
- einen geringeren Wortschatz in beiden (oder weiteren) Sprachen
- einen langsameren Wortabruf und eine verzögerte Benenngeschwindigkeit
- mehr Schwierigkeiten beim Sprachverstehen im Störlärm
- einen geringeren Sprechfluss
- eine langsamere Bildbenennung als einsprachig aufwachsende Kinder

Auch guthörende mehrsprachige Kinder zeigen z. T. ähnliche Verzögerungen wie die oben genannten (Teschendorff et al. 2011).

Durch die Mehrsprachigkeit ergeben sich langfristig Vorteile hinsichtlich
- Interaktionsfähigkeit in verschiedenen Sprachen und
- Erwerb metalinguistischer Fähigkeiten.

Bei **Verständigungsschwierigkeiten** mit den Eltern sollten **Dolmetscher** zumindest für ein einzelnes, aber dann umso intensiveres Gespräch hinzugezogen werden. Dies bringt häufig mehr als die monatelange Behandlung des Kindes ohne gesicherten Austausch mit den Eltern. Familienmitglieder, die Inhalte dolmetschen, sind zwar hilfreich zur Verständnissicherung, aber keine unbeteiligten Personen, sondern familiär und emotional stark eingebunden. Es besteht außerdem die Gefahr, dass Inhalte durch Familienmitglieder nicht so transportiert werden, wie sie tatsächlich gesagt wurden, da die Familienmitglieder keine ausgebildeten Dolmetscher sind.

Dolmetscherleistungen durch Dritte sind zumeist **kostenpflichtig,** sodass häufig nur eingeschränkte Möglichkeiten existieren, einfach und schnell auf entsprechende Leistungen zurückzugreifen. Vereinzelt gibt es jedoch **soziale Träger**, bei denen der Einsatz von Dolmetschern für die Familien kostenlos ist oder deren Einsatz ehrenamtlich erfolgt. Auch ein Dolmetscher am Telefon stellt eine Möglichkeit dar, um den Austausch mit den Eltern zu fördern.

Im Bereich der Mehrsprachigkeit bleiben noch viele Fragen offen, auch weil die **Heterogenität** der Voraussetzungen und Eigenschaften der mehrsprachigen Kinder und ihrer Familien ebenso groß ist wie die bei hörgeschädigten Kindern im Allgemeinen. Es können daher keine pauschalen Empfehlungen zur Förderung formuliert werden, die tatsächlich für alle Kinder und deren Familien hilfreich und passend sind.

Sprachtherapeutische Interventionen für hörgeschädigte mehrsprachige Kinder, die auf ihre Evidenz hin überprüft wurden, stehen darüber hinaus derzeit nicht zur Verfügung (Guiberson und Crowe 2018).

12.7.2 Mehrfachbehinderung

Etwa **20–40 %** aller hörgeschädigten Kinder sind von einer **zusätzlichen Beeinträchtigung** oder Behinderung betroffen (Meinzen-Derr et al. 2011; DeRamus 2015; Berrettini et al. 2008). Wie viele Kinder tatsächlich von einer (schweren) Mehrfachbehinderung bzw. komplexen Zusatzbeeinträchtigung betroffen sind, ist nicht bekannt.

Es muss beachtet werden, dass Kinder mit einer komplexen Beeinträchtigung eher gefährdet sind als guthörende Kinder, im Laufe ihrer Entwicklung eine **progrediente oder late-onset-Hörstörung** zu erwerben (JCIH 2007), sodass regelmäßige Hörüberprüfungen notwendig sind, sodass auch nach einem unauffälligen Neugeborenenhörscreening regelmäßige Hörüberprüfungen notwendig sind (▶ Abschn. 2.1).

Die Prävalenz von **Autismus-Spektrum-Störungen** ist bei hörgeschädigten Kindern um das Dreifache erhöht (Carr et al. 2014). Beide Störungsbilder treten dann nicht isoliert auf, sondern interagieren dynamisch miteinander (Young et al. 2019).

> **Hörgeschädigte Kinder mit Zusatzbeeinträchtigungen**
> - Hörgeschädigte Kinder mit Zusatzbeeinträchtigungen sind in ihrer Hör- und Lautsprachentwicklung häufig gegenüber hörgeschädigten Kindern ohne weitere Beeinträchtigungen stark verzögert (Boons et al. 2012).
> - Ein offenes Sprachverständnis oder eine Lautsprachentwicklung kann bei hörgeschädigten Kindern mit komplexer Zusatzbeeinträchtigung

in vielen Fällen nicht erreicht werden (Wiley et al. 2012; Baldassari et al. 2009; Forli et al. 2011).
- Obwohl in vielen Fällen die Trageakzeptanz von Hörsystemen (► Abschn. 11.2) (zunächst) erschwert sein kann, beschreiben z. B. Eltern von CI-versorgten Kindern mit Mehrfachbehinderung die Versorgung als hilfreich für die Entwicklung der kommunikativen Fähigkeiten ihrer Kinder (Wiley et al. 2005). Dies gilt auch für Kinder mit Autismus-Spektrum-Störung (Donaldson et al. 2004).

Fehlende Hörreaktionen sind bei Kindern mit komplexer Zusatzbeeinträchtigung nicht unbedingt ein Zeichen dafür, dass das Kind nicht hört – die Reaktionsfähigkeit kann aus anderen Gründen erschwert sein. Sofern die **Suche nach dem „Hörbeweis"** viel Raum in der Förderung einnimmt, besteht die Gefahr, dass andere wichtige kommunikative Ziele gänzlich ausgeblendet werden. Zudem ist die Beobachtung von Hörreaktionen vorwiegend eine Diagnostik- und keine Fördersituation (Schäfer 2019).

Kinder sollten stattdessen (bzw. zusätzlich) die Gelegenheit haben, sich als **selbstwirksam** zu erleben, indem sie selbst kommunikative Impulse setzen, auf die die Bezugspersonen reagieren.

Kinder mit zusätzlicher Beeinträchtigung der körperlichen und motorischen Entwicklung (z. B. bei Infantiler Cerebralparese, ICP) können möglicherweise aufgrund einer **eingeschränkten Willkürmotorik und abnormen Muskelspannung** den Kopf nicht einer Schallquelle zuwenden oder durch Zeigen o. Ä. anzeigen, dass sie ein Hörereignis wahrgenommen haben.

Bereits die Entwicklung eines **Ursache-Wirkungs-Verständnisses** kann bei einer schweren körperlichen Beeinträchtigung beeinträchtigt sein, da die Kinder nicht die Erfahrung machen, motorisch selbstwirksam agieren zu können (Bergeest et al. 2015). Hörereignisse können dann von den Kindern möglicherweise detektiert, aber nur schwerlich angezeigt werden, da ihnen die Erfahrung fehlt, dass sie anderen etwas mitteilen können.

Die Lautsprachentwicklung kann bei vielen Kindern schon aufgrund von Bewegungsstörungen wie Spastik, Athetose und Ataxie beeinträchtigt sein. Es fehlen Möglichkeiten der motorischen Exploration der Umgebung, zudem unterbreiten Bezugspersonen aufgrund der fehlenden oder unsicheren Reaktionen der Kinder weniger kommunikative Angebote (Boenisch und Engel 2001), ebenso wie bei Kindern, die ausschließlich von einer Hörstörung betroffen sind.

Um eine Hörreaktion zeigen zu können, bedarf es eines komplexen Verständnisses von **Ursache-Wirkungs-Zusammenhängen** und der Fähigkeit zur **Joint Attention** (► Abschn. 7.3.1). Wenn dem Kind bewusst ist, dass eine andere Person einen anderen Bezug auf einen Gegenstand oder ein Ereignis haben kann, dann weiß es auch um die Notwendigkeit, die andere Person auf etwas aufmerksam zu machen. Fehlt dieses Verständnis bzw. wurde es noch nicht entwickelt, können häufig nur **Reflexe auf auditive Stimuli** beobachtet werden, aber kein aktives Anzeigen des Hörereignisses (Schäfer 2019).

> Der Erwerb von Joint Attention kann für Kinder mit Beeinträchtigungen der geistigen Entwicklung oder Kindern mit Autismus-Spektrum-Störung herausfordernd sein (Garbe 2015). Eine fehlende Hörreaktion bedeutet jedoch nicht, dass das Kind nicht hört (Schäfer 2019).

Für hörgeschädigte Kinder mit komplexer Zusatzbeeinträchtigung spielt die Förderung mit Maßnahmen aus dem Spektrum der **Unterstützten Kommunikation** (UK)

(▶ Abschn. 13.4) eine essentielle Rolle, um sich anderen Menschen mitteilen zu können. Auch die Förderung der **vorsprachlichen Kommunikation** kann durch UK-Maßnahmen sinnvoll unterstützt und begleitet werden.

Das Erreichen der **Hörlernstufe Detektion** sollte in diesen Fällen keine Voraussetzung dafür sein, dass weitere Angebote erfolgen, da ansonsten wichtige Entwicklungsziele in der vorsprachlichen Kommunikation vernachlässigt werden (Schäfer 2019). Darüber hinaus ist die Beschränkung der Förderung auf die generelle Aufmerksamkeit und das Blickkontaktverhalten nicht sinnvoll, da diese beiden Aspekte eng mit der Fähigkeit des Turn-takings und der Joint Attention zusammenhängen und keinesfalls vorab isoliert erworben wird.

12.7.3 Schriftspracherwerb

Die Schriftsprachkompetenz hörgeschädigter Kinder ist im Allgemeinen häufig gegenüber guthörenden gleichaltrigen Kindern verzögert bzw. sogar deutlich reduziert (Kral und O'Donoghue 2010; Ambrose et al. 2012; Dillon et al. 2012; Vermeulen et al. 2007; Schäfke 2005; Qi und Mitchell 2012; Dammeyer und Marschark 2016).

Darüber hinaus kann eine hohe Heterogenität der Schriftsprachkompetenzen bei den Kindern beobachtet werden, z. T. auch bei ähnlichen Voraussetzungen hinsichtlich Versorgungszeitpunkt und Art der Hörsystemversorgung (Kral und Lenarz 2015; Streicher 2011).

Während einige Kinder das Lese- und Schreibniveau gleichaltriger hörender Kinder erreichen, gelingt dies anderen nicht (Archbold et al. 2008; Diller und Graser 2012).

Entscheidend für den guten Erwerb der Schriftsprache ist bei hörgeschädigten Kindern vermutlich das Erreichen eines spezifischen Levels an **phonologischer Bewusstheit** (▶ Abschn. 12.1) und einer ausreichenden **phonologischen Informationsverarbeitung.**

Modell der phonologischen Informationsverarbeitung

Zu den Leistungsbereichen, die für den Schriftspracherwerb hörgerichteter und lautsprachlich kommunizierender Kinder als notwendig angesehen werden können, gehören (Jansen et al. 2002; Stumpf 2007):

- Phonologische Bewusstheit
  - Einsicht in die phonologische Struktur der Sprache.
  - Analyse und Synthese phonologischer Einheiten.
- Phonologisches Rekodieren (Langzeitgedächtnis)
  - Schneller Abruf von Informationen aus dem semantischen Gedächtnis („Schnelles-Benennen Wissen", „Rapid Automized Naming").
- Phonetisches Rekodieren (Kurzzeitgedächtnis/Arbeitsgedächtnis)
  - Kurzzeitiges Präsenthalten, ggf. Manipulieren und Analysieren von Informationen (z. B. Lautsynthese oder Lautanalyse auf Wortebene, Erlesen eines Wortes durch lautsprachliche Repräsentation der schriftlichen Symbole im Kurzzeitgedächtnis).
  - Entscheidend ist eine ausreichende Kapazität des Kurzzeit- bzw. Arbeitsgedächtnisses (Merkfähigkeit, Merkspanne)
  - die Kapazität des Arbeitsgedächtnisses ist ein besserer Prädiktor für den Schriftspracherwerb als der Hörverlust des Kindes (Trezek et al. 2009).

- Visuelle Aufmerksamkeitssteuerung
  - Verarbeitung von Schrift erfordert aufmerksamkeitskontrollierte Beachtung relevanter Informationen und die aktive Nichtbeachtung irrelevanter Informationen.

Leselernprozesse basieren häufig auf dem Prinzip der **alphabetischen Strategie,** bei in den ersten Phasen des Lernens lautgetreu geschrieben werden soll. Hierfür muss das Kind über die Fähigkeit der **Phonem-Graphem-Korrespondenz** verfügen, die einen Einstieg in die Schriftsprache bietet. Das Modell der phonologischen Informationsverarbeitung bietet einen Überblick über zusätzliche notwendige Kompetenzen.

Während des Lese-Rechtschreiberwerbs werden Schriftsymbole mit den entsprechenden lautsprachlichen Einheiten (Phonem, Graphem) verknüpft, im semantischen Gedächtnis gespeichert und mit zunehmender Kompetenz automatisiert (Nielsen und Luetke-Stahlman 2002). Hörgeschädigten Kindern fällt diese **Automatisierung** häufig schwerer als guthörenden Kindern. Daher erlesen sie unbekannte oder Quatschworte häufig wesentlich langsamer als guthörende Kinder.

Darüber hinaus greifen sie beim Schreiben von Wörtern in vielen Fällen nicht allein auf Höreindrücke zurück, sondern auch auf **taktil-kinästhetische Informationen** bei der eigenen Artikulation (Paul 2003). Dies kann zusätzlich zu Fehlern beim Schreiben führen.

Eine Untersuchung mit 30 CI-versorgten Kindern aus überwiegend deutschsprachigen Elternhäusern zeigte, dass etwa **60 % der Kinder** am Ende der Grundschulzeit im Bereich des Leseverstehens **Ergebnisse im Normbereich** erreichten (Diller und Graser 2012). Bei einigen hörgeschädigten Kindern entwickelt sich Schriftsprachkompetenz mit zunehmendem Alter jedoch nicht weiter, sondern **stagniert** auf einem mehr oder weniger **basalen Level** (Schäfke 2005). Dies kann auch damit zusammenhängen, dass die Kinder **weniger positive Erfahrungen** mit dem Medium Schrift machen und Lesen und Schreiben daher als mühsam und frustrierend empfinden (Becker 2010).

Die Kompetenz, die Kinder mit peripherer Hörstörung nach der Schule erreichen, ist laut früherer Studien häufig auf dem Niveau guthörender Grundschulkinder anzusiedeln (Chamberlain und Mayberry 2000; Kral und O'Donoghue 2010; Karchmer und Mitchell 2003).

Problematisch an vielen Studien zum Lese- und Rechtschreiberwerb hörgeschädigter Kinder ist, dass sie häufig nicht nach **Sprachstatus bzw. Kommunikationsform bzw. -modalität** der Kinder differenzieren, sondern stattdessen den Hörstatus, die Versorgung o. Ä. vergleichend interpretieren. Unterschiede zur Normgruppe guthörender Kinder werden häufig quantitativ betrachtet, sodass viele Studien zeigen, dass hörgeschädigte Kinder einen **Entwicklungsrückstand von sieben bis acht Jahren** gegenüber guthörenden Kindern aufweisen (Kral und O'Donoghue 2010).

Wichtig für das Leseverständnis hörgeschädigter Kinder sind (bezogen auf Wort-, Satz und Textebene) (Klicpera et al. 2007):

Wichtig für das Leseverständnis
- Vorhandensein einer stabilen Erstsprache
- Sprachverständnis und Wortschatzumfang
- Grammatische Kompetenz
- Individuelles Vorwissen, Alltags- und Weltwissen

- Phonologische Bewusstheit
- Gedächtnisprozesse
- Inferenzbildung
- Verständnis für Textinhalte und Fähigkeit zum Diskurs
- Metakognitive Strategien
- Individuelle Motivation

In diesem Zusammenhang spielen auch Bottom-up und Top-down-Prozesse eine Rolle, indem Wort für Wort lesend erschlossen (Bottom-up) und durch aktive Interpretation in den Handlungsrahmen gesetzt, mit Vorwissen abgeglichen und eingeordnet (Top-down) werden muss.

Beim Lesen vergessen hörgeschädigte Kinder häufig die Details (z. B. bei einer vorgelesenen Geschichte) und merken sich nur den **Gesamtrahmen** (Burkholder und Pisoni 2003). In der Förderung empfiehlt es sich, schon bei jungen Kindern z. B. im Rahmen der dialogischen Bilderbuchbetrachtung Haupthandlung und Nebengeschehen gleichermaßen in den Fokus zu rücken, damit die Kinder lernen, beiden Bereichen auf gleiche Weise Aufmerksamkeit zu schenken.

Beim Leseverständnis kommt hinzu, dass es häufig nicht ausreicht, den Inhalt eines Textes zu erfassen. Auch das **individuelle Vorwissen und Weltwissen** (▶ Abschn. 11.3) sind ausgesprochen wichtig, damit sinnentnehmend gelesen werden kann (Oakhill und Cain 2000).

Das sinnentnehmende Lesen von Sätzen und Texten wird durch eine einfache Satzstruktur (Subjekt-Prädikat-Objekt) erleichtert. Sofern Texte komplexe Satzkonstruktionen (z. B. Relativsätze, Passivsätze) enthalten, fällt den Kindern das Verständnis deutlich schwerer (Albertini und Schley 2011). Sie verwenden in ihren eigenen Ausführungen außerdem weniger Adjektive, Adverbien und Konjunktionen, sodass das Geschriebene weniger kohärent ist (Becker 2010). Schwierig fällt häufig auch der Einsatz von Hilfsverben und Flexionen (Albertini und Schley 2011).

▶ Beispiel

Textverständnis und Weltwissen (Becker 2010, S. 19)

- Das Mäuschen hat große Angst. Im Haus lebt auch eine Katze!
  - Frage: Warum hat das Mäuschen Angst vor der Katze?
- Um die Frage beantworten zu können, benötigt die lesende Person die Vorkenntnis, dass Katzen Mäuse fressen. Sofern dieses Wissen nicht vorhanden ist, kann die Frage nicht beantwortet werden. Die Antwort ist im Text nicht enthalten.

Da so häufig Vorwissen Voraussetzung für das Textverständnis ist, wird dies in anderen Fällen von Menschen mit peripherer Hörstörung übergeneralisiert (Louis-Nouverné 2011; zit. nach Becker 2010, S. 20).

- Frau X zieht ihren neuen Mantel nur an, wenn die Sonne scheint. Wenn es regnet, trägt sie ihren alten.
  - Frage 1: Wann trägt Frau X ihren neuen Mantel?
  - Frage 2: Was tut Frau X bei schlechtem Wetter?
- Bei einem Test gaben Jugendliche und Erwachsene mit peripherer Hörstörung Antworten auf die o. g. Fragen, die für sie aufgrund ihres Vorwissens und Weltwissens plausibel erschienen, z. B.
  - Antwort 1: „Frau X trägt ihren neuen Mantel beim Spazierengehen."
  - Antwort 2: „Frau X nimmt bei schlechtem Wetter ihren Regenschirm mit."
  - Auf die im Text enthaltenden Informationen wurde häufig nicht geachtet. ◄

Kinder mit peripherer Hörstörung müssen im Rahmen der Förderung des Leseverständnisses lernen zu erkennen, welche Informationen in Sätzen enthalten sind und welche durch Weltwissen erschlossen werden können bzw. müssen. Dies kann durchaus herausfordernd sein, auch schon bei sehr einfachen Texten.

Sofern die Kinder durch die Hörsystemversorgung einen guten Zugang zur Lautsprache finden, können sie über das Gehör neben phonologischer Bewusstheit zumeist auch Sprach- und Weltwissen über das Gehör erwerben (Becker 2010). Dies gilt allerdings nicht für alle hörgeschädigten Kinder.

Der Erwerb eines **funktionierenden Sprachsystems** ist von entscheidender Bedeutung für das Lesen- und Schreibenlernen (Mayberry et al. 2011). So weisen Kinder, die bimodal-bilingual (▶ Kap. 13) gefördert werden, bessere Ergebnisse als hochgradig hörgeschädigte Kinder, die mit Hörgeräten versorgt sind und monolingual lautsprachlich gefördert werden (Hrastinski und Wilbur 2016). Bei einer bimodal-bilingualen Förderung erreichen diejenigen Kinder, die eine hohe Lautsprachkompetenz haben, die besten Ergebnisse. Generell führen eine hohe Lautsprachkompetenz sowie eine hohe Gebärdensprachkompetenz zu besseren Ergebnissen in der Schriftproduktion (Albertini und Schley 2011; Mayer und Trezek 2019), wobei berücksichtigt werden muss, dass es keine einheitlichen didaktischen Konzepte für gebärdensprachorientierte Kinder gibt. Kinder, die gebärdensprachorientiert sind, finden einen Zugang zur Schriftsprache häufig über die **logographemische und orthographische Strategie,** bei denen eine Orientierung an den Wortbildern vorgenommen wird (Becker 2010).

CI-versorgte Kinder haben beim Lesen- und Schreibenlernen gegenüber HG-versorgten Kindern mit einem vergleichbaren Ursprungshörverlust deutliche Vorteile (Mayer und Trezek 2018; Marschark et al. 2007).

> Die Beschäftigung mit Schriftsprache beginnt nicht erst in der Schule, sondern bereits viele Jahre zuvor, z. B. bei der Beschäftigung mit geschriebenem Material. Sprachtherapeutinnen können Kinder spielerisch an schriftsprachliche Materialien heranführen, indem sie z. B. das Interesse an Geschichten und Bilderbüchern wecken.

Der Lese-Schreibprozess lässt sich bei hörgeschädigten Kindern nicht allein auf den Erwerb phonologischer Bewusstheit und Phonem-Graphem-Kongruenz reduzieren, da viele weitere Fertigkeiten vonnöten sind, um Buchstaben/ Wörter/ Sätze/ Texte zu schreiben bzw. sinnentnehmend zu erlesen.

Dazu gehören insbesondere Prozesse des Langzeit-, Kurzzeit- und Arbeitsgedächtnis, ebenso wie die generelle Sprachkompetenz und das Vor- bzw. Weltwissen.

12.7.4 Erwerb mathematischer Fähigkeiten

Der Erwerb mathematischer Fähigkeiten ist eng mit der Sprachkompetenz und individuellem Vorwissen (insbesondere Weltwissen) verbunden (Kramer und Grote 2009). Andere Faktoren wie Mehrsprachigkeit, Migrationshintergrund oder sozioökonomischer Status haben weniger Einfluss auf die Mathematikleistungen (Prediger und Wessel 2017).

Hörgeschädigte Kinder sind häufiger von Sprachentwicklungsstörungen betroffen als guthörende Kinder und daher mehr gefährdet, Auffälligkeiten beim Erwerb mathematischer Kompetenzen zu erwerben. Neben der generellen Sprachkompetenz nehmen insbesondere der Wortschatz und die Lese- und Schreibkompetenz Einfluss auf das Mathematikverstehen (Prediger 2018).

In Sach- und Textaufgaben sowie mündlichen Aufgaben fällt es hörgeschädigten Kindern schwer, den **Inhalt der Aufgabe und die Aufgabenstellung** zu verstehen. Dies hängt damit zusammen, dass sie kleine Worte (z. B. Adverbien und Konjunktionen wie „mehr", „als", „dazu", „weg", „von" etc.) in Aufgaben übersehen oder missverstehen (Hintermair und Sarimski 2016). Auch werden z. B. Substantive häufig im Verlauf einer Textaufgabe durch die entsprechenden Pronomen ersetzt, sodass hörgeschädigte Kinder den Bezug nicht mehr erkennen (z. B. „es" anstelle von „das Dreieck") (Barbosa 2014).

Bereits vor Beginn der Schulzeit verfügen viele Kinder über mathematische Vorläuferfähigkeiten. Dazu gehören

- Zählen, z. B. von 1–10 zählen, Gegenstände abzählen, eine gesprochene Zahl einer geschriebenen Ziffer zuordnen.
- Mengen erkennen und unterscheiden (mehr als, weniger als), Mengen zusammenzählen (addieren) und einzelne Objekte abziehen (subtrahieren).
- Formen erkennen, unterscheiden und benennen (z. B. Dreieck, Kreis, Quadrat, Rechteck)
- Eigenschaften wie Länge, Größe, Breite, Entfernung einschätzen, vergleichen und benennen (länger als, kleiner als etc.) (Hess 2015).

> Mathematische Vorläuferfähigkeiten sind eng mit der Sprachkompetenz verbunden und werden im Alltag intuitiv und inzidentell (beiläufig), d. h. ohne spezifische Intervention, erworben.

Die Vermittlung mathematischer Kompetenz geschieht im Alltag nicht bewusst und wird von den Bezugspersonen auch nicht explizit als „Mathematik" bezeichnet. Die Bezugspersonen begleiten Kinder spielerisch in natürlichen Interaktionssituationen durch **Modellierungstechniken**, Scaffolding (▶ Abschn. 11.3) und **Ko-Konstruktion**

(Nunes und Moreno 2002; Bitterlich und Schütte 2018), indem sie Kinder auf Mengen, Größen und Formen im Alltag aufmerksam machen, gemeinsam mit den Kindern Vergleiche anstellen und Objekte abzählen. Während Kinder die Zahlenfolge z. B. von 1–10 zunächst häufig auswendig gelernt vortragen, können sie diese später auch auf entsprechende Mengen übertragen. Bis dahin hat sich die Zahlenfolge bereits automatisiert und muss von den Kindern nicht umständlich aus dem Langzeitgedächtnis abgerufen werden.

Hörgeschädigte Kinder machen weniger spielerische **pränumerische und numerische Erfahrungen** im Alltag, da sie u. a. an Gruppenaktivitäten, in denen in sozialer Interaktion z. B. Abzählverse o. Ä. über spielerisches Singen vermittelt werden, eingeschränkter teilhaben oder diese nicht beiläufig mitbekommen (Pospischil 2018). Hinzu kommt, dass der Fokus der Förderung häufig zunächst stark isoliert auf der Verbesserung der sprachlichen Kompetenzen liegt und die Auseinandersetzung mit Mengen und Zahlen in der Umgebung häufig weniger Raum einnimmt als bei guthörenden Kindern (Hintermair und Sarimski 2016).

> Vorschulische mathematische Fähigkeiten sagen den späteren Schulerfolg von Kindern besser voraus als schriftsprachliche Vorläuferfähigkeiten wie z. B. phonologische Bewusstheit oder Buchstabenkenntnis (Claessens und Engel 2013).

Da die Entwicklungsrückstände hörgeschädigter Kinder zumeist ausschließlich **quantitativ** untersucht wurden (Gottardis et al. 2011), fehlen **qualitative Erklärungen** dafür, wie die Kinder bei mathematischen Operationen vorgehen. Bei gebärdensprachorientierten Kindern konnte herausgestellt werden, dass sie bestimmte Aufgaben offenbar anders lösen als guthörende Kinder, z. B. Aufgaben zum Zahlenstrahl. Außerdem stellen sie Beziehungen zwischen verschiedenen Aspekten einer mathematischen Aufgabe anders her als guthörende Kinder (Werner et al. 2018).

Es gibt Hinweise, dass hörgeschädigte Kinder, die mit **Gebärdensprache (DGS)** (► Abschn. 13.1) als Erstsprache im Elternhaus aufgewachsen sind (sogenannte „native signers") weniger Schwierigkeiten beim Erwerb mathematischer Kompetenzen haben (Werner 2010). Dies hängt einerseits mit der stabilen Erstsprache zusammen, aber ggf. auch mit der Eigenschaft der Gebärdensprache, eine visuell-gestische Sprache zu sein, die **mathematische Denkprozesse** erleichtern könnte (Arnold 1996). Insgesamt gibt es jedoch nur wenig Forschung, in der der Einfluss der Kommunikationsmodalität auf das Mathematikverstehen bei hörgeschädigten Kindern untersucht wurde. Die hohe Heterogenität hörgeschädigter Kinder hinsichtlich der Ätiologie, Schwere des Hörverlusts, der Versorgungsart und des -zeitpunktes sowie der Kommunikationsmodalität und deren Erwerb (z. B. als Erst- oder Zweitsprache) erschweren den Vergleich hörgeschädigter Kinder untereinander.

Ausgewählte Forschungsergebnisse über Schwächen in mathematischen Leistungen bei hörgeschädigten Kindern zeigen, dass

- hörgeschädigte Kinder bereits vor dem Schuleintritt häufig gravierende Entwicklungsrückstände im mathematischen Denken aufweisen (Kritzer 2009).
- der Lernrückstand gegenüber guthörenden Kindern im Vorschulalter etwa zwei Jahre beträgt (Pagliaro und Kritzer 2013).
- der Lernrückstand im Schulalter weiterhin zunimmt und schließlich etwa drei bis vier Jahre im Vergleich zu guthörenden Kindern beträgt (Traxler 2000; Edwards et al. 2013; Qi und Mitchell 2012; Bull et al. 2011; Pagliaro 2015).
- der Lernrückstand sich kontinuierlich bis zum 16. Lebensjahr vergrößert (Gottardis et al. 2011).
- bei hörgeschädigten Kindern insbesondere die Fähigkeiten, Messungen vorzunehmen (Kritzer und Pagliaro 2012), das Erfassen von Mengen (Pagliaro und Kritzer 2013), das Zahlenverständnis (Kaul 2018), das Bruchrechnen (Bull 2008) und Fertigkeiten zu Rechenarten sowie die Automatisierung derselben (Kaul 2018) betroffen sind.
- hörgeschädigte Kinder z. B. über ein Vorwissen im Bereich negativer Zahlen haben, schon bevor diese in der Schule behandelt werden, aber dass es für sie offenbar herausfordernder ist, lebensweltliche Kontexte zu dem Thema zu aktivieren (z. B. in Form von Temperatur, Guthaben-Schulden etc.) und dieses Wissen auf neue Kontexte zu übertragen (Schäfer et al. 2019).
- hörgeschädigte Kinder Schwierigkeiten haben, ihre Lösungswege zu argumentieren, sodass die Erläuterungen häufig weniger schlüssig, unvollständig oder falsch sind (Pagliaro und Kritzer 2013).

Die Stärken hörgeschädigter Kinder liegen
- in Rechenoperationen, die von den Kindern häufig korrekt beherrscht werden, aber z. B. bei Darbietung in Form einer Textaufgabe nicht modelliert werden können (Spencer und Marschark 2010).
- in den Bereichen systematisch-methodischer Rechenaufgaben (Swanwick et al. 2013) und Geometrie (Pagliaro und Kritzer 2013), wobei ihre Leistungen hier im Mittel immer noch hinter denen guthörender Kinder liegen.

Die Förderung mathematischer Kompetenzen kann auch in der Hör- und Sprachförderung eine wichtige Rolle spielen, indem z. B. **häufiger Bezüge zu individuellem Vorwissen und zu lebensweltlichen Themen** hergestellt werden. Durch die Einbettung früher mathematischer Fähigkeiten in sprachliche Handlungen auch in der Sprachtherapie können **kognitive Flexibilität und exekutive Funktionen** wie Arbeitsgedächtnisoperationen und Handlungsplanungen (Hintermair und Sarimski 2016) gestärkt werden.

Dies geschieht z. B. durch Interaktionsimpulse wie: „Sollen wir mal schauen, wie viele da sind?", „Guck mal, der Turm ist viel größer als der!", „Ist das nicht genauso wie xy? Oder mehr/ weniger, kleiner/ größer, länger/ kürzer?", „Komm, wir schauen, was dann noch da ist, wenn ich das hier wegnehme!".

Dabei ist die Sicherstellung einer gelingenden Kommunikation von entscheidender Bedeutung, ebenso der Einsatz von Modellierungstechniken (▶ Abschn. 11.3) anstelle eines Abfragens von Informationen, die die Therapeutin selbst schon weiß (z. B. „Wie viele sind das?"). Visualisierungshilfen (▶ Abschn. 13.5) können in der Therapie unterstützend auch in diesem Bereich eingesetzt werden.

12.7.5 Computergestützte Therapieinhalte

Es existieren zahlreiche **computer- oder tabletbasierte Therapieinhalte,** die z. B. Elemente der Förderung phonologischer Bewusstheit, Wortschatzerweiterung und anderer Teilkompetenzen fördern. Eine Auflistung von Computerspielen oder Programmen erscheint an dieser Stelle nicht sinnvoll, da diese sehr zahlreich vorhanden und einem ständigen Wandel unterworfen sind, da z. B. immer wieder neue Spiele entwickelt werden und alte nicht mehr kompatibel sind bzw. viele Spiele nicht für alle Betriebssysteme geeignet sind.

Beispielhaft sei hier daher nur das Hörtrainingsprogramm **Audiolog** genannt. Audiolog hat in sprachtherapeutischen Praxen bereits große Verbreitung gefunden und enthält u. a. Aufgaben zum Erkennen und Zuordnen, zur Merkfähigkeit, zur Lautunterscheidung, zur Wortanalyse und -Synthese, zur Figur-Hintergrundwahrnehmung sowie auditiven Aufmerksamkeit und Vigilanz.

Kostenlose Apps sind in vielen Fällen weniger wertig als kostenpflichtige Apps, wobei viele Spiele als Testversion heruntergeladen und ausprobiert werden können.

Für hörgeschädigte Kinder können Computerprogramme und Apps durchaus geeignet sein, wenn das Kind die Inhalte hörend versteht. Hörsysteme sollten daher beim Einsatz von Computerspielen stets getragen werden. Es muss beachtet werden, dass die Qualität des Stimmklangs bei Computerspielen in der Regel deutlich schlechter ist als reale Stimmen. Es kann daher für ein Kind mit Hörbeeinträchtigung sehr herausfordernd sein, Unterschiede zwischen ähnlichen Phonemen (z. B. /b/ und /p/) bei einem Computer- oder tabletbasierten Spiel festzustellen, selbst wenn es dies in der Therapiesituation schon beherrscht. Ähnliches gilt für Spiele, die mit Hintergrundmusik untermalt sind. Auf der anderen Seite können Spiele, die schwierige Bedingungen abbilden, in der Therapie ganz gezielt eingesetzt werden. Da der Aufforderungscharakter von Computerspielen und Apps in der Regel hoch ist, sind Kinder hier häufig trotz z. T. schwieriger Inhalte motiviert, die Aufgaben zu lösen.

> Spiele, die das Tragen von Kopfhörern erfordern (z. B. mit Aufgaben zum dichotischen Hören), sind für hörgeschädigte Kinder aufgrund der apparativen Versorgung zumeist nicht geeignet, da die Kopfhörer nicht auf die Geräte aufgesetzt werden können.

In Kürze

In der sprachtherapeutischen Behandlung hörgeschädigter Kinder ist eine multidimensionale Vorgehensweise von entscheidender Bedeutung.

Im Vordergrund stehen die Therapiebausteine, die die linguistischen Sprachebenen betreffen und die Besonderheiten bei Kindern mit peripherer Hörstörung berücksichtigen.

Darüber hinaus spielen auch übergreifende Themen wie die Raumakustik, die Trageakzeptanz der Hörsysteme, das Vorhandensein von weiteren (komplexen) Beeinträchtigungen, Mehrsprachigkeit, die Elternberatung und Aspekte des Hörenlernens bei der Förderung bekannt sein und beachtet werden.

Die isolierte Verbesserung einzelner Teilkompetenzen ohne Berücksichtigung des Gesamtrahmens ist in den allermeisten Fällen nicht sinnvoll. Aufgrund der großen Heterogenität der Zielgruppe wurden für die verschiedenen Therapiebausteine und die übergreifenden Themen Anregungen zur Therapiegestaltung formuliert, die sich aus dem derzeitigen Forschungsstand ergeben.

Eine generelle therapeutische Vorgehensweise im Kontext von kindlichen Hörstörungen, die für alle Kinder gleichermaßen geeignet und stets zielführend ist, existiert nicht. Das Ziel der Sprachtherapie sollte daher sein, zunächst wichtige Bereiche zu identifizieren, in denen Schwierigkeiten bestehen. Diese Bereiche sollten nicht nur quantitativ, sondern auch qualitativ betrachtet werden, um z. B. Prioritäten in der Förderung zu setzen.

Für das Kind und sein Umfeld ist diejenige Unterstützung durch die Therapeutin sinnvoll, deren Ziele transparent sind, die sprachlich-kommunikativ weiterführend ist und dazu beiträgt, dass das Kind eine stabile Persönlichkeitsentwicklung erfährt und langfristig aktiv an der Gesellschaft teilhaben kann.

Literatur

Achhammer B, Büttner J, Sllat S, Spreer M (2016) Pragmatische Störungen im Kindes- und Erwachsenenalter. Thieme, Stuttgart

Albertini JA, Schley S (2011) Writing: characteristics, instruction, and assessment. In: Marshark M, Spencer PE (Hrsg) Oxford handbook of deaf studies, language, and education, 2. Aufl. Oxford University Press, Oxford, S 123–135

Ambrose S, Fey M, Eisenberg L (2012) Phonological awareness and print knowledge of preschool children with cochlear implants. J Speech Lang Hear Res 55:811–823

Andresen H (2005) Role play and language development in the preschool years. Cult Psychol 11:387–414

Andresen H (2014) Rollenspiel in Sprachentwicklung und Sprachförderung. Sprache-Stimme-Gehör 38:172–177

Archbold S, Harris M, O'Donoghue G, Nikopoulos T, White A, Richmond HL (2008) Reading abilities after cochlear implantation: the effect of age at implantation on outcomes at 5 and 7 years after implantation. J Pediatr Otorhinolaryngol 72:1471–1478

Arnold P (1996) Deaf children and mathematics. Croat Rev Rehabil Res 32(1):65–72

Astington JW (2000) Wie Kinder das Denken entdecken. Reinhardt, München

Baddeley A, Gatercole S, Papagno C (1998) The phonological loop as a language learning device. Psychol Rev 105(1):158–173

Baker J (2014) Soziale Foto-Geschichten für Kinder mit Autismus – Visuelle Hilfen zur Vermittlung von Spiel, Emotion und Kommunikation. Deutschsprachige Ausgabe. US-amerikanische Originalausgabe: the social skills picture book. Teeaching play, emotion, and communication to children with autism. Kohlhammer, Stuttgart

Baldassari CM, Schmidt C, Schubert CM, Srinivasan P, Dodson KM, Sismanis A (2009) Receptive language outcomes in children after Cochlea implantation. Otolaryngol Head Neck Surg 140(1):114–9

Barbosa HH (2014) Early mathematical concepts and language: a comparative study between deaf and hearing children. Educação e Pesquisa 40(1):163–179

Batliner G (2004) Hörgeschädigte Kinder spielerisch fördern – Ein Elternbuch zur frühen Hörerziehung, 2. Aufl. Reinhardt, München Basel

Baudonck N, D'haeseleer E, Dhooge I, Van Lierde K (2011) Objective vocal quality in children using cochlear implants: a multiparameter approach. J Voice 25:683–91

Becker C (2010) Lesen und Schreiben Lernen mit einer Hörschädigung. Unterstützte Kommun 1(10):17–21

Bergeest H, Boenisch J, Daut V (2015) Körperbehindertenpädagogik. Grundlagen – Förderung – Inklusion. Utb, Bad Heilbrunn

Berrettini S, Forli E, Genovese R, Santarelli E, Arslan A, Chilosi M, Cipriani P (2008) Cochlear implantation in deaf children with associated disabilities: challenges and outcomes. Int J Audiol 47(4):199–208

Bitterlich E, Schütte M (2018) Language use in different situation in the mathematics classroom: everyday academic language and mathematical discourse. In: Planas N, Schütte M (Hrsg) Proceedings of the fourth ERME topic conference "classroom-based research on mathematics and language". Technical University Dresden/ERME, Dresden, S 34–40

BMFSFJ (Bundesministerium für Familie, Senioren, Frauen und Jugend) (Hrsg) (2010) Familien mit Migrationshintergrund. Analysen zur Lebenssituation, Erwerbsbeteiligung und Vereinbarkeit von Familie und Beruf. Berlin. ▶ https://www.bmfsfj.de/blob/93744/3de8fd035218de20885504ea2a6de8ce/familien-mit-migrationshintergrund-data.pdf. Zugegriffen: 28. Febr. 2020

Bobzien J, Richels C, Raver SA, Hester P, Browning E, Morin L (2012) An observational study of social communication skills in eight preschoolers with and without hearing loss during cooperative play. Early Child Educ J 41:339–346

Boenisch J, Engel M (2001) Die Förderung des Spracherwerbs bei körperbehinderten Kindern ohne Lautsprache unter besonderer Berücksichtigung elektronischer Kommunikationshilfen. In: Boenisch J, Bünk C (Hrsg) Forschung und Praxis der Unterstützten Kommunikation. Von Loeper, Karlsruhe, S 48–58

Bolduc J, Lefebvre P (2012) Using nursery rhymes to foster phonological and musical processing skills in kindergarteners. Creat Educ 3(4):495–502

Boons T, Brokx JP, Frijns JH, Peeraer L, Philips B, Vermeulen A, Wouters J, van Wieringen A (2012) Effect of pediatric bilateral cochlear implantation on language development. Arch Pediatr Adolesc Med 166(1):28–34

Briscoe J, Bishop DV, Frazier Norbury C (2001) Phonological processing, language, and literacy: a comparison of children with mild-to moderate sensorineural hearing loss and those with specific language impairment. J Child Psychol Psychiat 42(3):329–340

Bull R (2008) Deafness, numerical cognition, and mathematics. In: Marschark M, Hauser P (Hrsg) Deaf cognition. Foundations and outcomes. Oxford University Press, Oxford, S 170–200

Bull R, Marschark M, Sapere P, Davidson WA, Murphy D, Nordmann E (2011) Numerical estimation in deaf and hearing adults. Learn Individ Differ 21(4):453–457

Burkholder RA, Pisoni DB (2003) Speech timing and working memory in profoundly deaf children after cochlear implantation. J Exp Child Psychol 85:63–88

Butterwegge C (2010) Armut von Kindern mit Migrationshintergrund. Ausmaß, Erscheinungsformen und Ursachen. VS Verlag

Butzkamm W, Butzkamm J (2004) Wie Kinder sprechen lernen, 2. Aufl. Francke, Tübingen

Carr G, Xu D, Yoshinaga-Itano C (2014) Language environment analysis (LENA) language and autism screen (LLAS) and the child development inventory social subscale as a possible autism screen for children who are deaf or hard of hearing. Semin Speech Lang 35(4):266–275

Chamberlain C, Mayberry R (2000) Theorizing about the relationship between American Sign Language and reading. In: Chamberlain C, Morford J, Mayberry R (Hrsg) Language acquisition by eye. Lawrence Erlbaum Ass., Mahwah, S 221–259

Cheung H, Chen HC, Yeung W (2009) Relations between mental verb and false belief understanding in Cantonese-speaking children. J Exp Child Psychol 104:141–155

Ching TYC, Cupples L (2015) Phonological awareness at 5 years of age in children who use hearing aids or cochlear implants. Perspect Hear Disord Child 25(2):48–59

Claessens A, Engel M (2013) How important is where you start? Early mathematics knowledge and later school success. Teach Coll Rec 115(6):1–29

Coelho AC, Brasolotto AG, Bevilacqua MC, Moret ALM, Bahmad Júnior F (2016) Hearing performance and voice acoustics of cochlear implanted children. Braz J Otorhinolaryngol 82:70–75

Courtin C (2000) The impact of sign language on the cognitive development of deaf children: the case of theories of mind. J Deaf Stud Deaf Educ 5(3):266–276

Dammeyer J, Marschark M (2016) Level of educational attainment among deaf adults who attended bilingual-bicultural programs. J Deaf Stud Deaf Educ 21(4):394–402

Delage H, Tuller L (2007) Language development and mild-to-moderate hearing loss: does language normalize with age? JSHR 50:1300–1313

DeRamus M (2015) When it's more than hearing loss – be attuned to signs of autism spectrum disorder in children with hearing loss. ASHA Lead 20: 10–11

Deriaz M, Pelizzone M, Pérez Fornos A (2014) Simultaneous development of 2 oral languages by child cochlear implant recipients. Otol Neurotol 35(9):1541–1544

Diller G, Graser P (2012) Entwicklung der Schriftsprachkompetenzen bei Kindern mit CI (Teil 3). Hörgeschädigtenpädagogik 66(2):50–63

Diller G, Martsch A (2012) Migration und Hörschädigung – Ergebnisse und Perspektiven zur Sprachentwicklung türkischer Kinder mit CI. Median, Heidelberg

Dillon C, de Jong K, Pisoni DB (2012) Phonological awareness, reading skills and vocabulary knowledge in children who use cochlear implants. J Deaf Stud Deaf Educ 17:205–226

Dittmann J (2010) Der Spracherwerb des Kindes. Verlauf und Störungen, 3. Aufl. Beck, München

Donaldson AI, Heavner KS, Zwolan TA (2004) Measuring progress in children with autism spectrum disorder who have Cochlea implants. Arch Otolaryngol Head Neck Surg 130(5):666–671

Duncan LG, Seymour PHK (2000) A small to large unit progression in metaphonological awareness and reading? Q J Exp Psychol 53(4):1081–1104

Edwards A, Edwards L, Langdon D (2013) The mathematical abilities of children with cochlear implants. Child Neuropsychol 19:127–142

Einholz A, Wimmer E, Hennies J, Rothweiler M, Penke M (2015) The acquisition of verbal morphology in German children with hearing impairment – a comparison between children treated with hearing-aids and children with CI. In: Proceedings of the 22nd international congress on the education of the deaf (ICED), Athen

Flipsen PJ (2011) Examining speech sound acquisition for children with cochlear implants using the GFTA-2. Volta Rev 111:25–37

Forli F, Arslan E, Bellelli S, Burdo S, Mancini P, Martini A, Miccoli M, Quaranta N, Berrettini S (2011) Systematic review of the literature on the clinical effectiveness of the Cochlea implant procedure in paediatric patients. Acta Otorhinolaryngol Ital 31(5):281–98

Fox-Boyer A (2016) Kindliche Aussprachestörungen – Erwerb-Differentialdiagnostik-Therapie, 7., überarbeitete Aufl. Schulz-Kirchner, Idstein

Fritz T, Bekermann A, Lang-Roth R, Streicher B (2011) Phonologische Entwicklung hörgeschädigter Kinder mit Cochlea-Implantat im Höralter von 0 bis 9 Jahren. In: Proceedings of 28. Wissenschaftliche Jahrestagung der Deutschen Gesellschaft für Phoniatrie und Pädaudiologie e. V., 2. Dreiländertagung D-A-CH. Medical Science GMS Publishing House, Düsseldorf

Garbe C (2015) Joint attention, please! Unterstützte Kommun 3(15):38–41

Geers AE, Sedey AL (2011) Language and verbal reasoning skills in adolescents with 10 or more years of cochlear implant experience. Ear Hear 32(1):39–48

Geers AE, Nicholas J, Tobey E, Davidson L (2016) Persistent language delay versus late language emergence in children with early cochlear implantation. J Speech Lang Hear Res 59(1):155–170

Goberis C, Beams D, Dalpes M, Abrisch A, Baca R, Yoshinaga-Itano C (2012) The missing link in language development of deaf and hard of hearing children: pragmatic language development. Semin Speech Lang 33(4):297–309

Gombert JE (1992) Metalinguistic development. Harvester Weatsheaf, London

Goswami U, Bryant P (1990) Phonological skills and learning to read. Essays in developmental psychology series. Phonological skills and learning to read. Lawrence Erlbaum Associates, Hillsdale

Gottardis L, Nunes T, Lunt I (2011) A synthesis of research on deaf and hearing children's mathematical achievement. Deaf Educ Int 13(3):131–150

Guiberson M, Crowe K (2018) Interventions for multilingual children with hearing loss – a scoping review. To Lang Disord 38(3):225–241

Häußinger C (2017) Sprachtherapie mit hörgeschädigten Kindern und Jugendlichen. Die Wort-S(ch)atz-Lupe. Elsevier, München

Halfmann J (2014) Migration und Behinderung. Orientierungswissen für die Praxis. Kohlhammer, Stuttgart

Hegemann T (2004) Interkulturelle Kompetenz in Beratung und Therapie. In: Radice von Wogau J, Eimmermacher H, Lanfranchi A (Hrsg) Therapie und Beratung von Migranten. Systemisch-interkulturell denken und handeln. Beltz, Weinheim, S 79–91

Hennies J, Penke M, Rothweiler M, Wimmer E, Hess M (2012) Testing the phonemes relevant for German verb morphology in hard-of-hearing children: the FinKon-test. Logop Phoniatr Vocol 37(2):83–93

Hess L (2015) Early childhood mathematics for children who are deaf or hard-of-hearing: amplifying opportunities to develop foundational math skills. All Grad Plan B Other Rep 482:1–26. ▶ https://digitalcommons.usu.edu/gradreports/482. Zugegriffen: 28. Sept. 2020

Hintermair M, Sarimski K (2016) Entwicklung hörgeschädigter Kinder im Vorschulalter. Stand der Forschung, empirische Analysen und pädagogische Empfehlungen. Median, Heidelberg

Hintermair M, Knoors H, Marschark M (2014) Gehörlose und schwerhörige Kinder unterrichten. Psychologische und entwicklungsbezogene Grundlagen. Median, Heidelberg

Hoffmann V (2018) Entwicklung der Theory of Mind (ToM) bei hörgeschädigten Kindern. Eine Pilotstudie zur Erfassung des Verständnisses falscher Überzeugungen. Forum Logop 32:28–32

Hoffmann V, Hintermair M (2019) Theory of Mind bei hörgeschädigten Kindern: Vorstellung dreier Förderkontexte. HörgeschädigtenPädagogik 73:151–160

Hrastinski I, Wilbur RB (2016) Adademic achievement of deaf and hard-of-hearing students in an ASL/English bilingual program. J Deaf Stud Deaf Educ 21(2):156–170

Izzo A (2002) Phonemic awareness and reading ability: an investigation with young readers who are deaf. Am Ann Deaf 147(4):18–28

James D, Rajput K, Brown T, Sirimanna T, Brinton J, Goswami U (2005) Phonological awareness in deaf children who use Cochlear implants. J Speech Lang Hear Res 48:1511–1528

Jansen, H, Mannhaupt G, Marx H, Skowronek H (2002) Bielefelder Screening zur Früherkennung von Lese-Rechtschreibschwierigkeiten, 2. überarbeitete Aufl. Hogrefe, Göttingen

JCIH (Joint Committee on infant hearing), American Adacemy of Pediatrics (2007) Position statement: principles and guidelines for early hearing detection and intervention programs. Pediatrics 120(4):898–921

Jeanes RC, Nienhuys TGWM, Rickards FW (2000) The pragmatic skills of profoundly deaf childen. J Deaf Stud Deaf Educ 5(3):237–247

Karchmer M, Mitchell R (2003) Demographic and achievement: characteristics of deaf and hard-of-hearing students. In: Marschark M, Spencer PE (Hrsg) Oxford handbook of deaf studies, language and education. Oxford University Press, New York, S 21–37

Kaul T (2018) Mathematikunterricht. In: Leonhardt A (Hrsg) Inklusion im Förderschwerpunkt Hören. Kohlhammer, Stuttgart, S 176–178

Ketelaar L, Rieffe C, Wiefferink CH, Frijns JHM (2012) Does hearing lead to understanding? Theory of mind in toddlers and preschoolers with cochlear implants. J Pediatr Psychol 37:1041–1050

Klicpera D, Schabmann A, Gasteiger-Klicpera B (2007) Legasthenie. Modelle, Diagnose, Therapie und Förderung. Reinhardt, Basel

Kosaner J, Uruk D, Kilinc A, Amann E (2013) An investigation of the first lexicon of Turkish hearing children and children with a cochlear implant. Int J Pediatr Otorhinolaryngol 77:1947–1954

Kral A, Lenarz T (2015) Wie das Gehirn hören lernt – Gehörlosigkeit und das bionische Ohr. Neuroforum 21:22–29

Kral A, O'Donoghue D (2010) Profound deafness in childhood. N Engl J Med 363:1438–1450

Kral K, Streicher B, Junge I, Lang-Roth R (2014) Phonologische Entwicklung bei Kindern mit Cochleaimplantat(en). HNO 62(5):367–373

Kramer F, Grote K (2009) Haben Gehörlose beim Rechnen mehr Schwierigkeiten als Hörende? Z Sprache Kultur Gehörloser 82:276–283

Kritzer KL (2009) Barely started and already left behind: a descriptive analysis of the mathematics ability demonstrated by young deaf children. J Deaf Stud Deaf Educ 14(4):409–421

Kritzer KL, Pagliaro CM (2012) An intervention for early mathematical success: outcomes from the hybrid version of the building math readiness parents as partners (MRPP) project. J Deaf Stud Deaf Educ 18(1):30–46

Küspert P (2018) Neue Strategien gegen Legasthenie: Lese- und Rechtschreibschwäche: Erkennen, Vorbeugen, Behandeln. Oberstebrink, München

Küspert P, Schneider W (2018) Hören, lauschen, lernen. Sprachspiele für Kinder im Vorschulalter. Würzburger Trainingsprogramm zur Vorbereitung auf den Erwerb der Schriftsprache. Hogrefe, Göttingen

Leonhardt A (2019) Grundwissen Hörgeschädigtenpädagogik, 4. Aufl. Reinhardt, München

Ling D (2002) Speech and the hearing impaired child. Theory and practices. Alexander Graham Bell Association for the Deaf and Hard of Hearing, Washington DC

Lingk L, Bartosch R, Sachse SK (2019) UK im Fremdsprachenunterricht. In: Boenisch J, Sachse SK (Hrsg) Kompendium Unterstützte Kommunikation. Kohlhammer, Stuttgart

Lund E (2016) Vocabulary knowledge of children with cochlearimplants: a meta-analysis. J Deaf Stud Deaf Educ 21:107–121

Macauly C, Ford R (2006) Language and theory-of-mind development in prelingually deafened children with cochlear implants. Cochlear Implant Int 7:1–14

Mahmoudi Z, Rahati S, Ghasemi MM, Asadpour V, Tayarani H, Rajati M (2011) Classification of voice disorder in children with cochlear implantation and hearing aid using multiple classifier fusion. BioMed Eng OnLine 10:3

Marschark M, Rhoten C, Fabich M (2007) Effects of cochlea implantats on children's reading and academic achievement. J Deaf Educ 12:269–282

Marx P, Weber J, Schneider W (2005) Langfristige Auswirkungen einer Förderung der phonologischen Bewusstheit bei Kindern mit Defiziten in der Sprachentwicklung. Die Sprachheilarbeit 50(6):280–285

May-Mederake B (2012) Determining early speech development in children with cochlear implants using the ELFRA-2 parental questionnaire. Int J Pediatr Otorhinolaryngol 76(6):797–801

Mayberry RI, del Giudice AA, Lieberman AM (2011) Reading achievement in relation to phonological coding and awareness in deaf readers: a meta-analysis. J Deaf Stud Deaf Educ 16(2):164–188

Mayer C, Trezek BJ (2018) Literacy outcomes in deaf students with cochlear implants: current state of the knowledge. J Deaf Stud Deaf Educ 23(1):1–16

Mayer C, Trezek BJ (2019) Writing and deafness: state of the evidence and implications for research and practice. Educ Sci 9(3):185. ▶ https://www.mdpi.com/2227-7102/9/3/185/htm. Zugegriffen: 28. Febr. 2020

Meinzen-Derr J, Wiley S, Grether S, Choo DI (2011) Children with Cochlea implants and developmental disabilities: a language skills study with developmentally matched hearing peers. Res Dev Disabil 32(2):757–767

Moeller MP, Schick B (2006) Relations between maternal input and theory of mind understanding in deaf children. Child Dev 77:751–766

Most T, Shina-August T, Meilijson S (2010) Pragmatic abilities of children with hearing loss using cochlear implants or hearing aids compared to hearing children. J Deaf Stud Deaf Educ 15(4):422–437

Netten AP, Rieffe C, Soede W, Dirks E, Korver AMH, Konings S, Briaire JJ, Oudesluys-Murphy AM, Dekker FW, Frijns JHM (2017) Can you hear what I think? theory of mind in young children with moderate hearing loss. Ear Hear 38(5):588–597

Nickisch A, Gross M, Schönweiler R, Uttenweiler V, am Zehnhoff-Dinnesen A, Berger R, Radü HJ, Ptok M (2007) Auditive Verarbeitungs- und Wahrnehmungsstörungen. Konsensus-Statement der Deutschen Gesellschaft für Phoniatrie und Pädaudiologie. HNO 55:61–72

Nielsen DC, Luetke-Stahlman B (2002) Phonological awareness: one key to the reading proficiency of deaf children. Am Ann Deaf 147(3):11–19

Nittrouer S, Sansom E, Low K, Rice C, Caldwell-Tarr A (2014) Language structures used by kindergartners with cochlear implants: relationship to phonological awareness, lexical knowledge and hearing loss. Ear Hear 35(5):506–518

Nunes T, Moreno C (2002) An intervention program for promoting deaf pupils' achievement in mathematics. J Deaf Stud Deaf Educ 7(2):120–133

Oakhill J, Cain K (2000) Children's difficulties in text comprehension: assessing causal issues. J Deaf Stud Deaf Educ 5(1):51–59

O'Reilly K, Peterson CC, Wellmann HM (2014) Sarcasm and advance theory of mind understanding in children and adults with prelingual deafness. Dev Psychol 50(7):1862–1877

Pagliaro C (2015) Developing numeracy in individuals who are deaf and hard of hearing. In: Knorrs H, Marschark M (Hrsg) Educating deaf learners. Creating a global evidence perspective. Oxford University Press, Oxford, S 173–195

Pagliaro CM, Kritzer KL (2013) The math gap: a description of the mathematics performance of preschool-aged deaf/hard-of-hearing children. J Deaf Stud Deaf Educ 18(2):139–160

Paul PV (2003) Processes and Components of Reading. In: Marshark M, Spencer PE (Hrsg) Oxford handbook of deaf studies, language and education. Oxford University Press, Oxford, S 97–109

Pell A, Fesel C, Stelzer B, Holzinger P (2017) GEKO – GEmeinsam KOmmunizieren. Gruppentherapeutische Förderung der sozialen Kommunikation bei Kindern mit Hörstörung. Therapiemanual. Barmherzige Brüder Konventhospital, Linz

Penke M, Rothweiler M, Schleussinger F, Westerkamp A (2019) TraFiK – Ein Programm zum Training finaler Konsonanten. Prolog, Köln

Peter K (2011) Studie zur Sprachentwicklung hörgeschädigter Kinder mit unterschiedlicher Versorgung. Schnecke 71:38–39

Peterson C, Wellmann HM, Liu D (2005) Steps in theory-of-mind development for children with deafness or autism. Child Dev 76:502–517

Peterson CC, O'Reilly K, Wellman HM (2016) Deaf and hearing children's development of theory of mind, peer popularity and leadership during middle childhood. J Exp Child Psychol 149:146–158

Pixner S (2012) Das Leseverständnis bei Kindern mit CI. Schnecke 76:25–27

Pospischil M (2018) Inklusiver Unterricht mit hörgeschädigten Schülern. In: Leonhardt A (Hrsg) Inklusion im Förderschwerpunkt Hören. Kohlhammer, Stuttgart, S 154–193

Powell JJW, Wagner SJ (2014) An der Schnittstelle Ethnie und Behinderung benachteiligt. Jugendliche mit Migrationshintergrund an deutschen Sonderschulen weiterhin überrepräsentiert. In: Wansing G, Westphal M (Hrsg) Behinderung und Migration. Inklusion, Diversität, Intersektionalität. Springer, Wiesbaden, S 177–199

Prediger S (2018) Comparing and combining research approaches to empirically inform the design of subject-matter interventions: the case of fostering language learners' strategies for word problems. Res Subj-Matter Teach Learn 1:4–18

Prediger S, Wessel L (2017) Brauchen mehrsprachige Jugendliche eine andere fach- und sprachintegrierte Förderung als einsprachige? Differentielle Analysen zur Wirksamkeit zweier Interventionen in Mathematik. Z Erziehungswiss 21:361–382

Qi S, Mitchell RE (2012) Large-scale academic achievement testing of deaf and hard-of-hearing students: past, present and future. J Deaf Stud Deaf Educ 17(1):1–18

Quittner AL, Cruz I, Barker DH, Tobey E, Eisenberg LS, Niparko JK (2012) Effects of maternal sensitivity and cognitive and linguistic stimulation on cochlear implant users' language development over four years. J Pediatr 162(2):343–8

Rakhshanfadaee A, Salehi M (2016) Phonological awareness in children with hearing loss. Hear J 69(9):32–35

Reeh M, Kiese-Himmel C (2007) Rezeptiver Wortschatzumfang bilateral schallempfindungsgestörter Kinder im Verlauf. Monatsschr Kinderheilkd 155:1065–1076. ► https://link.springer.com/article/10.1007%2Fs00112-007-1506-9. Zugegriffen: 28. Febr. 2020

Remmel E, Peters K (2009) Theory of mind and language in children with cochlear implants. J Deaf Stud Deaf Educ 14:218–236

Rinaldi P, Baruffaldi F, Burdo S, Caselli MC (2013) Linguistic and pragmatic skills in toddlers with cochlear implant. Int J Lang Commun Disord 48:715–725

Sachse S, Boenisch J (2009) Kern- und Randvokabular in der Unterstützten Kommunikation: Grundlagen und Anwendung. In: Gesellschaft für Unterstützte Kommunikation und von Loeper (Hrsg) Handbuch der Unterstützten Kommunikation. von Loeper, Karlsruhe, S 01.26.30–01.26.40

Schäfer K (2019) Hören als Basis für Sprachentwicklung und Lernen von hörgeschädigten Kindern mit (komplexen) zusätzlichen Beeinträchtigungen. Z Audiol 22(4):34–37

Schäfer K, Doderer J, Schindler M (2019) Mathematiklernen im Kontext Hörschädigung – eine Untersuchung am Beispiel der negativen Zahlen. Hörgeschädigtenpädagogik 1(19):8–19

Schäfke I (2005) Untersuchungen zum Erwerb der Textproduktionskompetenz bei hörgeschädigten Schülern. Signum, Hamburg

Scheerer-Neumann G (1996) Der Erwerb der basalen Lese- und Schreibfähigkeiten. In: Steger H, Wiegand HE (Hrsg) Schrift und Schriftlichkeit: ein interdisziplinäres Handbuch internationaler Forschung. de Gruyter, Berlin, S 1153–1169

Schick B, deVilliers P, deVilliers J, Hoffmeister B (2007) Language and theory of mind: a study of deaf children. Child Dev 78:376–396

Schmid-Barkow I (1999) "Phonologische Bewusstheit" als Teil der metasprachlichen Entwicklung im Kontext von Spracherwerbsprozessen und Spracherwerbsstörungen. Die Sprachheilarbeit 44(6):307–317

Schneider W (1997) Rechtschreiben und Rechtschreibschwierigkeiten. In: Weinert FE (Hrsg) Enzyklopädie der Psychologie. Serie Pädagogische Psychologie, Bd 3: Psychologie des Unterrichts und der Schule. Hogrefe, Göttingen, S 327–363

Shoeib K, El-Zahraa F, Kaddah A, Kheir El-Din ST, Saib NM (2016) Study of pragmatic language ability in children with hearing loss. Egypt J Otolaryngol 2016(32):210–218

Silman S, Silverman CA, Emmer MB (2000) Central auditory processing disorders and reduced motivation: three case studies. J Am Acad Audiol 11(2):57–63

Spencer LJ, Guo LY (2013) Consonant development in pediatric cochlear implant users who were implanted before 30 months of age. J Deaf Stud Deaf Educ 18(1):93–109

Spencer PE, Marschark M (2010) Evidence-based practice in educating deaf and hard-of hearing students. Oxford University Press, Oxford

Sprenger-Charolles L, Siegel LS, Béchennec D, Serniclaes W (2003) Development of phonological and orthographic processing in reading aloud, in silent reading, and in spelling: a four-year longitudinal study. J Exp Child Psychol 84(3):194–217

Steffens T (2016) Die „Sprachbanane" repräsentiert nicht die normallaute Sprache. Sprache Stimme Gehör 40:105

Streicher B (2011) Untersuchung der Hör- und Sprachentwicklung bei Schülern mit Cochlea Implantat. Inaugural-Dissertation zur Erlangung der Würde eines doctor rerum medicinalium. ► https://d-nb.info/1012932664/34. Zugegriffen: 28. Febr. 2020

Streicher B (2015) Sprachentwicklung nach Cochlea-Implantation – Status Quo zur Einschulung bei Kindern mit CI. Hörpäd 2:56–61

Streicher B, Kral K, Hahn M, Lang-Roth R (2014) Rezeptive und expressive Sprachentwicklung bei Kindern mit CI-Versorgung. Laryngorhinootologie 94:225–231

Stumpf P (2007) Die phonologische Informationsverarbeitung bei Kindern mit Hörhilfen – eine empirische Untersuchung im Kontext Lesen. Inaugural-Dissertation, Universität zu Köln. ► https://kups.ub.uni-koeln.de/2197/1/Doktorarbeit_PStumpf.pdf. Zugegriffen: 28. Febr. 2020

Sundqvist A, Lyxell B, Jönsson R, Heimann M (2014) Understanding minds: early cochlear implantation and the development of theory of mind in children with profound hearing impairment. Int J Pediatr Otorhinolaryngol 78(3):537–543

Swanwick R, Oddy A, Roper T (2013) Mathematics and deaf children: an exploration of barriers to success. Deaf Educ Int 7(1):1–21

Szagun G (2010) Sprachentwicklung beim Kind: ein Lehrbuch, 3. Aufl. Beltz, Weinheim

Szagun G (2011) Einflüsse auf den Spracherwerb bei Kindern mit Cochlea-Implantat. Soziale Faktoren und Implantationsalter. Hörgeschädigten Pädagogik 65(1):6–11

Teschendorff M, Janeschik S, Bagus H, Lang S, Arweiler-Harbeck D (2011) Speech development after cochlear implantation in children from bilingual homes. Otol Neurotol 32:229–235

Thagard EK, Hilsmier AS, Easterbrooks SR (2011) Pragmatic language in deaf and hard of hearing students: correlation with success in general education. Am Ann Deaf 2011(5):526–534

Thiel M (2000) Logopädie bei kindlichen Hörstörungen: ein mehrdimensionales Konzept für Therapie und Beratung. Springer, Heidelberg

Thomas E, El-Kashlan H, Zwolan TA (2008) Children with cochlear implants who live in monolingual and bilingual homes. Otol Neurotol 29(2):230–234

Toe D, Beattie R, Barr M (2007) The development of pragmatic skills in children who are severely and profoundly deaf. Deaf Educ Int 9(2):101–117

Tomblin JB, Peng SC, Spencer LJ, Lu N (2008) Long-term trajectories of the development of speech sound production in pediatric cochlear implant recipients. J Speech Lang Hear Res 51(5):1353–1368

Tompkins V, Logan JA, Blosser DF, Duffy K (2017) Child language and parent discipline mediate the relation between family income and false belief understanding. J Exp Child Psychol 158:1–18

Tractenberg RE (2002) Exploring hypotheses about phonological awareness, memory, and reading achievement. J Learn Disabil 35(5):407–424

Traxler C (2000) The Stanford Achievement Test, 9th Edition: National norming and performance standards for deaf and hard-of-hearing students. J Deaf Stud Deaf Educ 5(4):337–348

Trezek BJ, Paul PV, Wang Y (2009) Reading and deafness: theory, research, and practice. Cengage Learning, Boston

Tsirigotis C (2012) „All inclusive" heißt nicht „Entweder – Oder", sondern „Sowohl als auch" – Mit welchen professionellen Haltungen in Beratung und Schule gelingen Streifzüge ins Inklusions(träume)land? In: Hintermair M (Hrsg) Inklusion und Hörschädigung – Diskurse über das Dazugehören und Ausgeschlossensein im Kontext besonderer Wahrnehmungsbedingungen. Median, Heidelberg, S 197–220

Vermeulen A, van Bon W, Schreuder R, Knoors H (2007) Reading comprehension of children with cochlear implants. J Deaf Stud Deaf Educ 12:283–300

Vissers CTWM, Hermans D (2019) Social-emotional problems in deaf and hard-of-hearing children from an executive and theory of mind perspective. In: Knoors H, Marschark M (Hrsg) Evidence-based practices in deaf education. Oxford University Press, Oxford, S 303–320

Vogt K (2021) Unterstützungsmaßnahmen und Fördermöglichkeiten bei Kindern mit einer auditiven Verarbeitungs- und Wahrnehmungsstörung (AVWS). In: Leonhardt A, Kaul T (Hrsg) Handlexikon Hörgeschädigtenpädagogik (im Druck)

Wagner RK, Torgesen JK (1987) The nature of phonological processing and its causal role in the acquisition of reading skills. Psychol Bull 101(2):192–212

Waltzmann S, McCondey Robbins A, Green J, Cohen N (2003) Second oral language capabilities in children with Cochlear implants. Otol Neurotol 24:757–763

Werner V (2010) Zum numerischen Zahlenverständnis von gehörlosen Grundschülern. Eine Untersuchung am Beispiel des Größenvergleichs zweier Zahlen auf unterschiedlichen Repräsentationsebenen (Teil II). Das Zeichen 85:276–289

Werner V, Masius M, Ricken G, Hänel-Faulhaber B (2018) Mathematische Konzepte bei gehörlosen Vorschulkindern und Erstklässlern. Lern Lernstörungen 8:1–11

Wiley S, Jahnke M, Meinzen-Derr J, Choo D (2005) Perceived qualitative benefits of Cochlea implants in children with multihandicaps. Int J Pediatr Otorhinolaryngol 69(6):791–798

Wiley S, Meinzen-Derr J, Grether S, Choo DI, Hughes ML (2012) Longitudinal functional performance among children with Cochlea implants and disabilities: a prospective study using the Pediatric Evaluation of Disability Inventory. Int J Pediatr Otorhinolaryngol 76(5):693–697

Windisch M (2014) Lebenslagenforschung im Schnittfeld zwischen Behinderung und Migration. Aktueller Stand und konzeptuelle Perspektiven. In: Wansing G, Westphal M (Hrsg) Behinderung und Migration. Inklusion, Diversität, Intersektionalität. Springer, Wiesbaden, S 119–138

Woolfe T, Want S, Siegal M (2002) Signposts to development: theory of mind in deaf children. Child Dev 73:768–778

Yoshinaga-Itano C (2015) The missing link in language learning of children who are deaf or hard of hearing: pragmatics. Cochlear Implant Int 16(1):53–54

Yoshinaga-Itano C, Baca RL, Sedey AL (2010) Describing the trajectory of language development in the presence of severe-to-profound hearing loss: a closer look at children with cochlear implants versus hearing aids. Otol Neurotol 31:1268–1270

Young A, Ferguson-Coleman E, Wright B, Le Couteur A (2019) Parental conceptualizations of autism and deafness in british deaf children. J Deaf Stud Deaf Educ 24(3):280–288

Gebärdensprache und unterstützende Kommunikationsformen

Inhaltsverzeichnis

© Springer-Verlag GmbH Deutschland, ein Teil von Springer Nature 2020
V. Hoffmann und K. Schäfer, *Kindliche Hörstörungen*, Praxiswissen Logopädie,
https://doi.org/10.1007/978-3-662-61126-5_13

Neben Lautsprache gibt es auch weitere Kommunikationssysteme und –formen bzw. –modalitäten, die im Kontext von Hörstörungen eine große Rolle spielen.

13.1 Einführung

Sprachtherapeutinnen kommen mit **alternativen oder unterstützenden Kommunikationsformen** in Kontakt, wenn sie Kinder begleiten und betreuen, die zusätzlich oder begleitend zur Lautsprache noch auf eine andere Kommunikationsform bzw. modalität angewiesen sind oder sogar ausschließlich in einer anderen Kommunikationsmodalität kommunizieren. Exemplarisch seien hier die **Gebärdensprache** als vollständige Sprache und die **Unterstützte Kommunikation** mit alternativen und unterstützenden Kommunikationsformen genannt, wobei es sich hier nicht um ein und dasselbe Konzept handelt. Möglich ist auch, dass Sprachtherapeutinnen in Kontakt mit gehörlosen Eltern kommen, die gebärdensprachlich kommunizieren und ihr ggf. ebenfalls hörgeschädigtes oder guthörendes Kind in der Sprachtherapeutischen Praxis vorstellen. Obwohl es nicht Inhalt der Sprachtherapeutischen Arbeit ist, Kindern Gebärdensprache zu vermitteln, können Gebärden in der Sprachtherapie durchaus eine wichtige Rolle spielen, sofern hier profunde Kenntnisse aufseiten der Therapeutin bestehen.

Da im Kontext von Gebärden Begriffe z. T. synonym verwendet werden, obwohl Unterschiedliches gemeint ist, erfolgt in diesem Kapitel eine generelle Darstellung der Themenbereiche Gebärdensprache, Lautsprachbegleitende und -unterstützende Gebärden sowie Unterstützte Kommunikation und Visualisierungshilfen.

13.2 Gebärdensprache

Die Deutsche Gebärdensprache (DGS) wurde in Deutschland im Jahr 2002 infolge des Behindertengleichstellungsgesetzes als vollwertige, eigenständige Sprache anerkannt. In Österreich ist die Österreichische Gebärdensprache (ÖGS) in nationalen Gesetzen als Minderheitensprache verankert. In der Deutschschweiz und in Liechtenstein wird die Deutschschweizer Gebärdensprache (DSGS) genutzt. Diese ist neben anderen, in der Schweiz verbreiteten Gebärdensprachen der sogenannten Sprachenfreiheit zugeordnet, welche gewährleistet, dass Personen die Sprache, in der sie kommunizieren möchten, frei wählen können.

> DGS, ÖGS und DSGS sind drei verschiedene Sprachen, die sich deutlich voneinander unterscheiden.

Die Deutsche Gebärdensprache ist ebenso wie alle anderen Landesgebärdensprachen eine **natürlich entstandene, eigenständige, vollwertige, visuell-gestische Sprache** (Boyes Braem 1992). Sie ist die bevorzugte Kommunikationsform gehörloser Menschen in Deutschland und wichtiger, identitätsstiftender Bestandteil der **Gehörlosengemeinschaft und -kultur** (Leonhardt 2019).

Da Gebärdensprachen in den einzelnen Ländern, in denen sie heute genutzt werden, auf natürliche Weise entstanden sind, gibt es auch in deutschsprachigen Ländern unterschiedliche Gebärdensprachen (Deutschland: DGS, Österreich: ÖGS, Deutschschweiz/Liechtenstein: DSGS).

Gebärdensprachen unterscheiden sich je nach Land und Region weltweit ebenso voneinander wie Lautsprachen. Es gibt aber auch innerhalb von Ländern sogenannte regionale Dialekte, ähnlich wie in der Lautsprache. Diese sind ebenfalls gekennzeichnet durch z. T. unterschiedliche Gebärden für ein und dasselbe Wort.

> Gebärdensprache ist keine direkte visualisierte Form der Lautsprache in manuellen Zeichen, sondern verfügt über eine **eigene grammatische bzw. syntaktische Struktur und viele weitere Merkmale,** die sich deutlich von der Struktur gesprochener bzw. geschriebener Sprache unterscheiden.

Auch der Aufbau einer Erzählung bzw. Handlung wird anders strukturiert und organisiert als in der Lautsprache (d. h. dass eine Pointe oder ein Hauptaspekt manchmal direkt zu Beginn eines Gesprächs genannt wird anstatt am Ende).

Gebärden werden im sogenannten **Gebärdenraum** ausgeführt, d. h. im Bereich vor dem Oberkörper und Kopf, sodass der Gesprächspartner die Handaktivität und den Gesichtsausdruck bzw. die Mimik und das Mundbild des Gebärdenden gleichzeitig betrachten kann. Während des Gebärdens wird in der Regel keine Stimme eingesetzt, aber es werden wahrnehmbare Lippenbewegungen sogenannter modifizierter Lehnwörter aus der Lautsprache nachgeahmt, die im Zusammenhang mit der Gebärde stehen (Ebbinghaus und Heßmann 1994, 1995). Das begleitende Mundbild ist auch wichtig, damit Bedeutungsunterscheidung gelingt, damit eine Präzisierung der Gebärde erfolgen kann und zusätzliche Informationen abgebildet werden. Nicht für jedes Wort der Lautsprache existiert eine entsprechende Gebärde.

> Bei Gebärdensprachen wird auf phonologischer Ebene unterschieden zwischen
> - Manuellen Ausdrucksformen
> - Nicht-manuellen Ausdrucksformen

- Manuelle Ausdrucksformen werden mit Fingern, Händen und Armen ausgeführt. Man unterscheidet hier Handform, Handstellung, Ausführungsstelle und Handbewegung (Boyes Braem 1992).

- Nicht-manuelle Komponenten beinhalten den Gesichtsausdruck des Sprechers, den Blick, die Kopfhaltung, das Mundbild und die Haltung des Oberkörpers.

Innerhalb der Gebärdensprache werden mit dem Internationalen Fingeralphabet (FA) z. B. Fremdwörter und Eigennamen buchstabiert. Das Fingeralphabet ist ein **Graphembestimmtes Manualsystem,** bei dem jedem Buchstaben (Graphem) ein Handzeichen zugeordnet wurde, sodass jedes Wort manuell gefingert, d. h. buchstabiert werden kann (Jussen und Krüger 1975; Appelbaum 2016; Leonhardt 2019).

Charakteristisch in der Gebärdensprache ist darüber hinaus die Nutzung sogenannter „Gebärdennamen" als Ergänzung von Eigennamen für Personen. Mit dem Gebärdennamen wird eine Eigenschaft, das Aussehen (z. B. lange/kurze Haare) oder eine mit dem Vor- oder Nachnamen der Person assoziierte Begrifflichkeit (z. B. der Anfangsbuchstabe) ausgedrückt. Der Gebärdenname wird von der Gehörlosengemeinschaft oder der Person selbst bestimmt und als Synonym für den Ruf- oder Nachnamen vergeben und eingesetzt (Steinbach et al. 2007; Appelbaum 2016).

Gebärdensprache nimmt in der Forschung und Lehre eine zunehmend wichtige Rolle ein. Es gibt Bestrebungen, das **Unterrichtsfach „Deutsche Gebärdensprache"** nicht nur in einzelnen Schulen oder Bundesländern, sondern flächendeckend an Förderschulen mit dem Förderschwerpunkt Hören und Kommunikation sowie an schulischen Regeleinrichtungen zu etablieren (Becker 2014). Auf diese Weise könnten auch guthörende Kinder Gebärdensprache als Fremdsprache lernen (Kaul 2018).

> Das Recht auf Gebärdensprache in der Bildung ist in **Artikel 24 der UN-Behindertenrechtskonvention** festgeschrieben.

Diese Konvention wurde im Jahr 2009 von Deutschland ratifiziert. Das Recht auf freie Meinungsäußerung in einer selbst gewählten Kommunikationsform (wie z. B. Gebärdensprache) einschließlich der Freiheit, sich Informationen und Gedankengut in dieser Sprache zu besorgen und weiterzugeben sowie gleichberechtigt mit anderen zu kommunizieren, ist in **Artikel 21** festgehalten.

13.2.1 Gehörlosenkultur

Im Wesentlichen durch die Gebärdensprache, aber auch durch gemeinsame Überzeugungen, Werte, Erfahrungen, Humor und kulturelle Interessen (z. B. Kunst, Theater, Sport) die in Vereinen, Zentren und regelmäßigen Veranstaltungen gepflegt werden, hat sich die sogenannte **Gehörlosenkultur ("Deaf culture")** oder Gehörlosengemeinschaft/Deaf Community entwickelt. Die Zugehörigkeit zur Gehörlosenkultur ist prinzipiell nicht durch den Grad des Hörverlusts definiert, sodass auch guthörende oder schwerhörige Menschen mit Gebärdensprachkompetenz Teil der Gehörlosenkultur sein können (Leven 2003).

Ein gemeinsames Merkmal der Gehörlosenkultur ist es, dass die Gehörlosigkeit von ihren Mitgliedern per se nicht als Behinderung, sondern als sprachliche Minderheit angesehen wird. Beeinträchtigungen entstehen nicht durch die Gehörlosigkeit an sich, sondern durch **fehlende Barrierefreiheit** und andere Umfeldfaktoren. Die Gebärdensprache steht in der Gehörlosenkultur als **zentrale Kommunikationsform** im Vordergrund.

Ertaubte Personen, deren Hörverlust erst im Erwachsenenalter aufgetreten ist, werden in den meisten Fällen nicht mehr Teil der Gehörlosengemeinschaft. Hierfür sind sowohl die unterschiedlichen Kommunikationsformen (Lautsprache bei ertaubten Personen vs. Gebärdensprache bei gehörlos geborenen Menschen) als

auch die unterschiedliche Sozialisation beider Personengruppen verantwortlich. Der psychische Leidensdruck, der von Menschen mit erworbener Hörstörung speziell durch den Verlust des Gehörs beschrieben wird, ist in der Gehörlosengemeinschaft in dieser Form nicht vorhanden.

Gehörlose Menschen machen auch in der heutigen Zeit häufig noch diskriminierende Erfahrungen und erleben aufgrund ihres Hörverlusts und ihrer Kommunikation z. T. Ausgrenzung, Isolierung und Unterschätzung durch andere.

Mit dem Begriff **"Deafhood"** anstelle der defizitorientierten Bezeichnung "deafness" (Taubheit) wird eine Lebenseinstellung beschrieben, die sich von der statischen medizinischen Betrachtung von Hörschädigung/Gehörlosigkeit als Verlust oder Fehlen einer Fähigkeit distanziert und Gehörlosigkeit als ein Merkmal kultureller Zugehörigkeit definiert (Ladd 2008).

13.2.2 Guthörende Kinder gehörloser Eltern (CODAs)

Guthörende Kinder gehörloser Eltern werden auch **CODAs** (children of deaf adults) genannt. CODAs wachsen ab der Geburt in zwei Kulturen und **bimodal-bilingual** mit zwei Sprachen auf, der Gebärdensprache als häuslicher Erstsprache und der Lautsprache, die ggf. in der weiteren Familie (z. B. von Großeltern) und generell im Umfeld (z. B. Kindergarten, Schule) gesprochen wird (Grüner 2004). Gehörlose Kinder gehörloser Eltern werden **DeafCODAs** genannt.

Es gibt keine genauen Angaben darüber, wie viele CODAs und DeafCODAs in Deutschland leben. Während etwa 90 % aller hörgeschädigten Kinder guthörende Eltern haben (Hintermair et al. 2014), sind im umgekehrten Fall etwa 90 % aller Kinder von gehörlosen Eltern guthörend (Buchino 1990). Gehörlose Menschen, die sich der Gehörlosenkultur zugehörig fühlen, heiraten in etwa 90 % der Fälle ebenfalls einen gehörlosen oder schwerhörigen Partner (Ladd 2008), sodass das Familienmodell, bei dem beide Eltern schwerhörig oder gehörlos sind, häufig vorkommt.

Gebärdensprache wird daher in vielen Fällen nicht wie andere Sprachen natürlich von Generation zu Generation weitergegeben. Guthörende Eltern beherrschen Gebärdensprache in aller Regel nicht, wenn sie Eltern eines hörgeschädigten Kindes werden. Es bedarf daher **strukturierter Konzepte und Programme,** um Gebärdensprache von Anfang an z. B. in der Frühförderung hörgeschädigter Kinder zu etablieren (Kaul 2018).

Als Beispiel sei an dieser Stelle stellvertretend für viele weitere Initiativen der Verein „GIB ZEIT e. V." in Nordrhein-Westfalen genannt, der die **bimodale Bilingualität** (Lautsprache und Gebärdensprache) gehörloser und schwerhöriger Kindern fördert.

CODAs durchlaufen grundsätzlich dieselben **Meilensteine in der Sprachentwicklung** wie guthörende Kinder. In der zweiten Lallphase produzieren CODAs jedoch bereits viele Handformen, die Gebärden ähneln (Hofmann 2014). Die ersten bedeutungstragenden Gebärden tauchen bei CODAs um das erste Lebensjahr auf, ähnlich wie bei Kindern guthörender Eltern die ersten Worte. Zweiwortgebärden und weitere Kombinationen werden von CODAs um das zweite Lebensjahr initiativ eingesetzt, ähnlich wie die ersten Mehrwortäußerungen bei Kindern guthörender Eltern.

Ein früher und häufiger **Kontakt zu guthörenden bzw. lautsprachlich kommunizierenden Menschen** ist für CODAs essenziell, damit der Lautspracherwerb störungsfrei gelingt (Grüner 2004). Die lautsprachliche Entwicklung ist bei CODAs in der Regel nicht verzögert, wenn bereits früh ein Zugang zu beiden Sprachen gewährleistet wird.

Vielen CODAs ist gemeinsam, dass sie schon in einem frühen Alter für ihre Eltern eine **Dolmetscherfunktion** übernehmen, wenn diese mit guthörenden Personen kommunizieren (Avemarie und Hintermair 2013). Das Aufwachsen in zwei Kulturen hat Einfluss auf die **Identitätsentwicklung** von CODAs, die sowohl in der Gehörlosenkultur als auch in der guthörenden Umwelt zu Hause sind.

13.2.3 Bimodal-bilinguale Förderung

Der Begriff der **bimodalen Bilingualität** bedeutet die Kompetenz eines Individuums, in mindestens einer Lautsprache und zusätzlich mindestens einer Gebärdensprache kommunizieren zu können. Die Fähigkeit, zwischen beiden Sprachen wechseln zu können, wird auch als **Codeswitching** bezeichnet. Da beide Sprachen auf unterschiedlichen Modalitäten beruhen, ist es grundsätzlich auch möglich, beide zumindest teilweise simultan zu nutzen, was als **Codeblending** bezeichnet wird (Emmorey et al. 2005).

Unter bimodal-bilingualer Förderung wird die **frühe zweisprachige Förderung** hörgeschädigter Kinder in Laut- und Gebärdensprache verstanden. Bimodal-bilingual bedeutet dagegen nicht, dass parallel zur Lautsprache Gebärden begleitend oder unterstützend verwandt werden, sondern dass tatsächlich beide Sprachen als vollwertige Systeme unabhängig voneinander vermittelt werden.

Forschungsergebnisse in diesem Bereich sind vielversprechend. Die Studienlage spricht dafür, dass eine bimodal-bilinguale Förderung **positive Auswirkungen auf die Sprachentwicklung** hörgeschädigter Kinder in beiden Sprachen hat (Hänel-Faulhaber 2016; Hennies 2016).

Dennoch ist die **Implementierung entsprechender Konzepte** insbesondere zur Vermittlung von Gebärdensprache durch pädagogisch ausgebildete, gebärdensprachkompetente Personen im Bereich der Frühförderung aus personellen, organisatorischen und infrastrukturellen Gründen herausfordernd. Des Weiteren müssen in sonderpädagogischen und inklusiven Einrichtungen wie z. B. Kindergärten und Tagesstätten viele **gebärdensprachkompetente Fachkräfte** verfügbar sein. Die Vermittlung einzelner Gebärden im Rahmen der Tagesbetreuung oder während der wöchentlichen Therapiesitzung durch eine Therapeutin sind nicht ausreichend, um von einer zweisprachigen Förderung des Kindes auszugehen.

Um eine Sprache zu erwerben, müssen Kinder rund um die Uhr die Gelegenheit haben, in die Sprache einzutauchen. Durch guthörende Eltern ohne oder mit rudimentären Gebärdensprachkenntnissen ist das kaum zu leisten. Um den Zugang zur Gebärdensprache zu eröffnen, müsste ein Gebärdensprachangebot um die Kinder und die Familie aufgebaut werden. Es bedarf daher weiterführender Überlegungen und Anstrengungen, den Gedanken der bimodal-bilingualen Förderung voranzutreiben, da hierdurch **Barrierefreiheit und Chancengleichheit** für alle hörgeschädigten Kinder ermöglicht wird.

> **In Kürze**
>
> Bei der Gebärdensprache handelt es sich um eine eigenständige und vollwertige Sprache, die sich von der gesprochenen Lautsprache in ihrem Lexikon und ihrer syntaktischen Struktur stark unterscheidet. Sie wird von gehörlosen Menschen zur Kommunikation eingesetzt und ist gleichzeitig ein zentrales Merkmal der Gehörlosenkultur.
> Guthörende Kinder gehörloser Eltern werden auch CODAs genannt. Sie wachsen in der Regel bimodal-bilingual sowohl mit Gebärden- als auch mit Lautsprache auf.
> Bimodal-bilinguale Förderung sollte auch im Kontext der Förderung von hörgeschädigten Kindern mit guthörenden Eltern eine sehr wichtige Rolle spielen.

13.3 Lautsprachbegleitende/-unterstützende Gebärden (LBG, LUG)

Gebärden können auch lautsprachbegleitend oder lautsprachunterstützend eingesetzt werden, wobei es sich in beiden Fällen nicht um Gebärdensprache und auch nicht um ein eigenständiges Sprachsystem handelt. Die Bezugssprache von Lautsprachbegleitenden und Lautsprachunterstützenden Gebärden ist die Lautsprache.

> **Lautsprachbegleitende Gebärden (LBG)**
> Bei **Lautsprachbegleitenden Gebärden (LBG)** wird jedes Wort von der sprechenden Person simultan zur Lautsprache in eine Gebärde unter Berücksichtigung grammatischer Regeln übersetzt, sodass im Prinzip eine gebärdete Lautsprache entsteht (Boyes Braem 1992).

Dabei werden die Regeln der Lautsprache komplett berücksichtigt, d. h. dass bei grammatischen Markern wie Wortendungen, Konjugationen oder Deklinationen oft das Fingeralphabet genutzt wird (Rammel 1990). Die gesprochene Sprache wird durch den parallelen Einsatz von LBG zumeist deutlich verlangsamt und verzerrt (Boyes Braem 1992).

Bei LBG werden zwar in den meisten Fällen die Gebärden aus dem Vokabular der Landesgebärdensprache (z. B. DGS, ÖGS, DSGS o. a.) entnommen, es entsteht dabei aber keine natürliche Sprache, sondern lediglich eine Visualisierung der Lautsprache. Als Kommunikationsform sind LBG daher ungeeignet. Sie können aber im Schulunterricht eingesetzt werden, um die Grammatik von Lautsprache kontrastiv zur Gebärdensprache zu verdeutlichen und den Schriftspracherwerb zu unterstützen (Appelbaum 2016). Personen, die LBG verwenden, haben einen individuell hohen Freiheitsgrad, diese zu realisieren. Es gibt, anders als in anglo-amerikanischen Ländern, kein abgestimmtes Regelsystem. Dementsprechend breit sind auch die Unterschiede in der Nutzung und der Übergang zu LUG fließend.

> **Lautsprachunterstützenden Gebärden (LUG)**

Bei **Lautsprachunterstützenden Gebärden (LUG)** wird ebenfalls parallel zur Lautsprache gebärdet, allerdings werden hier ausschließlich bedeutungstragende oder Schlüsselwörter visualisiert, also diejenigen Begriffe, die im Kontext der Mitteilung von Bedeutung erscheinen (Appelbaum 2016).

Häufig handelt es sich hier um gegenstandsbezogene, bildproduzierende Gebärden wie Substantive, Verben und Adjektive (Krause 2007) (◘ Abb. 13.1 und 13.2). Grammatische Strukturen der Lautsprache werden mittels LUG nicht dargestellt, sodass z. B. Verbkonjugationen, Partizipformen und Wortendungen nicht übermittelt werden (Appelbaum et al. 2017).

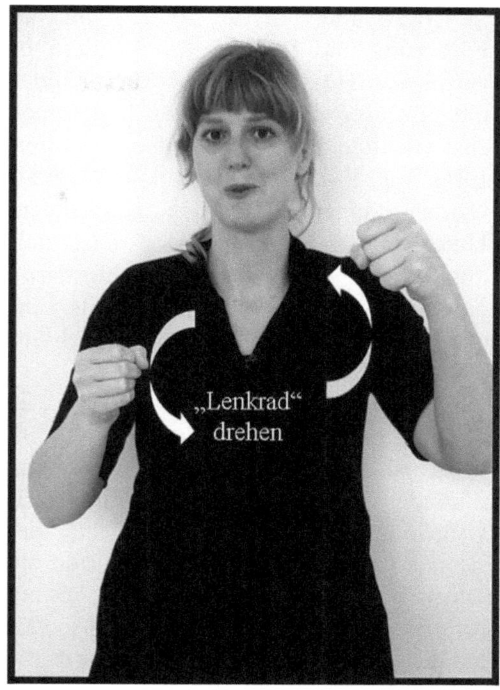

◘ **Abb. 13.1** Gegenstandsbezogene Gebärde für „Auto" aus „Zeig's mir mit Gebärden". (Mit freundl. Genehmigung von AK-UK) (Arbeitskreis Unterstützte Kommunikation der Förderschulen GG in Düsseldorf und dem Kreis Mettmann)

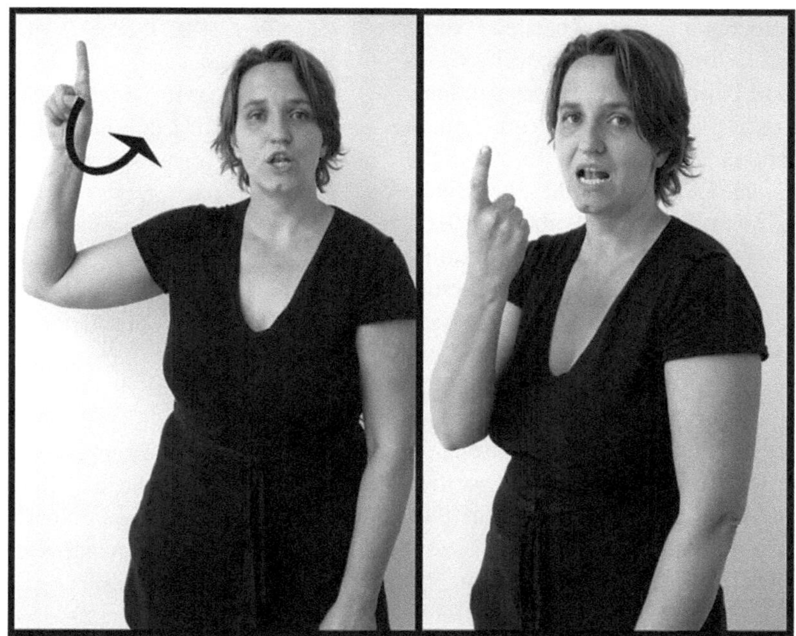

◘ **Abb. 13.2** Kernvokabularbezogene Gebärde „noch mal" aus „Zeig's mir mit Gebärden". (Mit freundl. Genehmigung von AK-UK) (Arbeitskreis Unterstützte Kommunikation der Förderschulen GG in Düsseldorf und dem Kreis Mettmann)

LBG und LUG können in der Förderung und Bildung von Kindern mit peripherer Hörstörung oder bei Kindern mit erschwertem Zugang zur Lautsprache eine wichtige Rolle übernehmen. Während LBG zur Kommunikation kaum genutzt werden, können LUG durchaus im Bereich Unterstützter Kommunikation als sprachanbahnende sowie sprachfördernde Kommunikationsform, ggf. auch als **Übergang in die Lautsprache** dienen (Appelbaum 2016; Toth 2009).

Durch den Einsatz von LUG wird sowohl bei hörgeschädigten, mit Hörsystemen versorgten, als auch bei guthörenden Kindern durch den Einsatz der visuellen Modalität gewährleistet, dass sie das Gesagte besser verstehen und sich selbst auch besser ausdrücken können, sofern dies lautsprachlich (noch) nicht möglich ist (Nonn 2011).

Für gehörlose Kinder ohne apparative Versorgung und ohne zusätzlichen UK-Bedarf stellen LUG keine passende Kommunikationsform dar, da für die Kinder ohne die lautsprachliche Information nur eine Aneinanderreihung einzelner Wortgebärden ohne grammatische Informationen wahrnehmbar ist. Auch bei hörgeschädigten Kindern, die langfristig keinen oder nur einen unzureichenden Zugang zur Lautsprache finden, sollten LUG maximal als **Brücke in die Gebärdensprache** (Appelbaum 2016), aber nicht als dauerhafte Kommunikationsform eingesetzt werden. Der Erwerb eines vollwertigen Sprachsystems ist essenziell für die kognitive, sozial-emotionale und allgemeine Persönlichkeitsentwicklung.

Es ist grundsätzlich nicht festgelegt, welche und wie viele Worte innerhalb eines Satzes mittels LUG visualisiert werden sollen. Die Anzahl der Gebärden im Satz ist bei LUG nicht nur abhängig vom Sprachentwicklungsstand der Person mit UK-Bedarf, sondern u. a. auch von den Kenntnissen der Bezugsperson, die die Gebärden vermittelt.

Die gebärdeten Wörter bei LUG können die bedeutungstragenden und bildproduzierenden **Schlüsselwörter (key words)** eines Satzes sein, sollten aber auch oder zunächst sogar überwiegend Wörter aus dem **Kernvokabular (core words)** berücksichtigen (Appelbaum et al. 2017), d. h. situationsunspezifische Funktionswörter („kleine Wörter"), die in der Alltagssprache besonders häufig genutzt werden (z. B. Adverbien) und daher eine hohe Relevanz für den (Laut-)Spracherwerb haben (Sachse und Boenisch 2009; Boenisch 2017). Schlüsselwörter und Kernvokabular können, müssen aber nicht identisch sein (Appelbaum et al. 2017).

In Kürze

Lautsprachbegleitende (LBG) und Lautsprachunterstützende Gebärden (LUG) nutzen die Lautsprache als Bezugssystem, indem entweder simultan möglichst jedes einzelne gesprochene Wort mit Gebärden und grammatikalischen Informationen visualisiert (LBG) oder Schlüsselwörter, z. B. Kernvokabular, parallel zur Lautsprache gebärdet werden (LUG). Die Gebärden für LBG und LUG werden häufig aus dem Vokabularkorpus der Landesgebärdensprache übernommen, jedoch sind beide Kommunikationsformen nicht mit der Gebärdensprache als eigenständige Sprache zu verwechseln.

LBG können verwendet werden, um grammatische Strukturen der Lautsprache oder Schriftsprache zu visualisieren. LUG dienen häufig zur Sprachanbahnung und können eine Brücke in die Lautsprache darstellen. Sie werden häufig in der Sprachförderung oder Sprachtherapie, besonders auch bei Kindern ohne Hörbeeinträchtigung eingesetzt.

13.4 Taktile Gebärden

❯ Taktile Gebärden werden in der Regel von Menschen mit Taubblindheit bzw. Hörsehbehinderung zur Kommunikation verwendet.

In Deutschland sind etwa 6000 Menschen von einer kongenitalen **Taubblindheit** betroffen, welche als eigene Behinderungsform anerkannt ist. In den Bereichen **Kommunikation, Orientierung und Mobilität** haben Menschen mit einer Taubblindheit in der Regel einen erheblichen und z. T. lebenslangen Unterstützungs- und Assistenzbedarf.

Die Personengruppe der Menschen mit Taubblindheit bzw. Hörsehbehinderung ist gekennzeichnet durch eine große **Heterogenität hinsichtlich des Erwerbszeitpunktes** der Schädigung eines oder beider Fernsinne Sehen und Hören.

Menschen mit Taubblindheit/Hörsehbehinderung sind häufig nicht Teil der Gehörlosencommunity. Dies hängt v. a. mit der Kommunikationsform der Gebärdensprache zusammen, die von hochgradig sehgeschädigten oder Menschen mit vollständigem Verlust des Gesichtsfelds nicht (mehr) ausreichend wahrgenommen und genutzt werden kann.

Menschen mit Taubblindheit oder Hörsehbehinderung verfolgen Gebärden daher häufig nicht mit den Augen, sondern erfühlen oder ertasten diese mit den Händen (Trissia et al. 2019; Appelbaum 2016). Neben hörsehbeeinträchtigten Menschen können aber auch guthörende Kinder mit erschwertem Zugang zur Lautsprache, die von motorischen **Dyspraxien oder Wahrnehmungsbeeinträchtigungen** betroffen sind, von Taktilen Gebärden profitieren.

Es sind etwa 70 verschiedene Ursachen für Taubblindheit bzw. Hörsehbehinderung bekannt. Zu den bekanntesten medizinischen Ursachen gehört das Usher-Syndrom (Horsch und Wanka 2012). Betroffene erleben zusätzlich zu einer oft schon ab der Geburt vorhandenen hochgradigen oder an Taubheit grenzenden Schwerhörigkeit im späteren Verlauf ihrer Entwicklung einen progredienten Verlust der Sehfähigkeit (insbesondere des Sichtfelds).

Taktile Gebärden
Man unterscheidet bei Taktilen Gebärden im Wesentlichen zwischen

- Gebärden unter der Hand, bei der sich die Gesprächspartner gegenübersitzen und der Empfänger der Nachricht die Hände auf die Hände des Sprechers legt, während dieser die Mitteilung gebärdet.
- Geführten Gebärden, bei denen der Sprecher gemeinsam mit dem Empfänger Gebärden ausführt.
- Body signs/touch clues (nach Sandy Joint), bei denen der Sprecher die Gebärden auf dem Körper des Empfängers ausführt.
- On body signs (nach Mary Lee), bei denen die beiden Kommunikationspartner hintereinander sitzen und der Sprecher von hinten die Gebärden unter den Händen des Empfängers und an dessen Körper ausführt (Appelbaum 2016; Appelbaum et al. 2017).

Sprecherwechsel finden bei Taktilen Gebärden durch den Wechsel der Handpositionen statt. Die Hände des Empfängers sind zumeist oben, die des Sprechers unten.

Neben Taktilen Gebärden gehört auch das sogenannte **Lormen** zu den häufig eingesetzten Kommunikationsformen für Menschen mit Taubblindheit oder Hörsehbehinderung. Beim Lormen ist jedem Graphem der deutschen Schriftsprache ein feststehender Ort bzw. eine Streichbewegung in der Handfläche zugeordnet, z. B. Buchstabe A: Tippen auf die Daumenspitze, Buchstabe B: Kurzes Herunterstreichen entlang der Zeigefingerinnenseite. Der Sprecher einer Mitteilung tippt und streicht diese schriftsprachlich in die Handinnenfläche des Empfängers. Die Worte „Ja" und „Nein" werden ebenso wie Wortenden und Fragezeichen durch eigene Zeichen in die Handinnenfläche des Empfängers gelormt. Bei Fehlern (z. B. Verschreiben) wird eine Korrektur in Form einer Wischbewegung vorgenommen. Lormen setzt entweder profunde Schriftsprachkenntnisse aufseiten des Sprechers und des Empfängers voraus oder die Fähigkeit, Kommunikation und Schriftsprache über diese Ausdrucksform zu erwerben.

Die Kommunikationsform **Tadoma** bezeichnet das Ertasten von Lippen- und Artikulationsbewegungen des Sprechers durch Betasten des Mundes durch den Empfänger. Dabei erfasst der Daumen des Empfängers die Lippenbewegungen des Sprechers und die übrigen Finger berühren Wange und Hals. Tadoma wird in deutschsprachigen Ländern eher selten als Kommunikationsform eingesetzt.

Weitere Kommunikationsformen im Kontext von Taubblindheit bzw. Hörsehbehinderung sind sogenannte **taktile 3D-Symbole,** bei denen einem Wort ein 3D-Symbol oder Miniaturobjekt zugeordnet wird, das von der taubblinden oder hörsehbehinderten Person ertastet werden kann. Taktile Symbole werden häufig auch als **Bezugsobjekte** oder **Ankündigungsobjekte** eingesetzt, um einer Person mitzuteilen und sie darauf einzustimmen, was als nächstes passiert. Außerdem können sie als Namenszeichen verwendet werden (Appelbaum 2016).

In Kürze

Taktile Gebärden werden in den meisten Fällen unter der Hand des Empfängers, durch Handführung oder auf dem Körper des Empfängers einer Mitteilung ausgeführt. Neben Menschen mit einer Taubblindheit/Hörsehbehinderung können auch Personen mit einer motorischen Dyspraxie oder Wahrnehmungsbeeinträchtigungen vom Einsatz Taktiler Gebärden profitieren. Zu den weiteren taktilen Kommunikationsformen gehören Lormen, Tadoma und taktile 3D-Symbole.

13.5 Unterstützte Kommunikation (UK)

Das Konzept der Unterstützten Kommunikation (UK), abgeleitet aus dem Englischen Begriff AAC (Augmentative and Alternative Communication), entwickelte sich, inspiriert aus den Ideen und Erfahrungen aus Amerika, ab den 1970er und 1980er Jahren in Deutschland. Die deutschsprachige Sektion der International Society for Augmentative and Alternative Communication (ISAAC) heißt heute Gesellschaft für Unterstützte Kommunikation (GesUK).

Das Kapitel bietet einen Überblick über Unterstützte Kommunikation, Zielgruppen, Maßnahmen und Methoden der UK.

> **Unterstützte Kommunikation (UK)**
> UK bezeichnet alle pädagogischen Maßnahmen, die zur **Erweiterung der kommunikativen Möglichkeiten von nicht- oder wenig sprechenden Menschen** beitragen (Lüke und Vock 2019). Gehörlose Menschen ohne zusätzliche Förderbedarfe sind hiermit nicht gemeint. UK spielt hingegen eine wichtige Rolle

in der Sprach- und Kommunikationsförderung hörgeschädigter Kinder mit Mehrfachbehinderung.

Kennzeichnend für die UK ist die sogenannte **Multimodalität,** d. h., dass grundsätzlich alle passenden Maßnahmen und Modalitäten zur Kommunikation angeboten und genutzt werden sollen, die der Person mit UK-Bedarf helfen, sich mitzuteilen. Multimodalität heißt jedoch nicht, dass der Einsatz von UK-Maßnahmen beliebig ist (Schäfer und Schellen 2017) oder dass Kommunikation im Sinne einer **Total Communication** erfolgen soll, sodass alle kommunikativen Mittel, die zur Verfügung stehen, z. T. gleichzeitig oder wechselnd eingesetzt werden.

Unterstützte Kommunikation (UK) ist zudem nicht zu verwechseln mit **Gestützter Kommunikation (FC, Faciliated Communication),** bei der eine Bezugsperson die nicht-sprechende Person stützt (z. B. am Unterarm, an der Hand etc.), damit diese Eingaben auf einer Kommunikationshilfe tätigen oder auf gewünschte Symbole oder Buchstaben zeigen kann. Das Konzept der Gestützten Kommunikation wird in der Fachliteratur kontrovers diskutiert (Lüke und Vock 2019).

Zu den am häufigsten eingesetzten Kommunikationsformen in der UK gehören **Lautsprachunterstützende Gebärden (LUG),** die den Vorteil haben, als körpereigene Kommunikationsform grundsätzlich immer zur Verfügung zu stehen (Braun 2000). LUG haben ihren Weg ausgehend von der Hörgeschädigtenpädagogik hin zur Unterstützten Kommunikation gefunden und sich dort weitgehend verselbstständigt. Der Einsatz von LUG erfolgt in der UK in den meisten Fällen bei guthörenden Kindern mit erschwertem Zugang zur Lautsprache, wobei Lautsprache das zentrale Bezugssystem bleibt.

Die Konzepte mit Lautsprachunterstützenden Gebärden haben sich in den letzten Jahren unabhängig von der Hörgeschädigtenpädagogik entwickelt, sodass in der UK **eigene Gebärdensammlungen** (Vokabulare) entstanden sind, die zwar ursprünglich der Gebärdensprache nachempfunden, aber für eine Zielgruppe von Menschen mit UK-Bedarf modifiziert und motorisch vereinfacht wurden.

Zu den bekanntesten Gebärdensammlungen gehört die **„Gebärden unterstützte Kommunikation" (GuK)** (Wilken 2014). Die Gebärden aus GuK sind dem Vokabular der Deutschen Gebärdensprache nachempfunden und für die Zielgruppe nicht- oder wenig sprechender Kinder mit Down-Syndrom z. T. angepasst, d. h. motorisch vereinfacht worden. Neben Gebärdenbildern bietet GuK auch Symbolkarten sowie Schriftbilder an.

Unterstützte Kommunikation (UK)

Im Bereich der Unterstützten Kommunikation existieren darüber hinaus u. a. folgende Gebärdensammlungen (Bücher oder CDs/Apps mit Fotos, Zeichnungen und/oder Videos), die **spezifisch für den UK-Einsatz** entwickelt bzw. modifiziert wurden:

- Schau doch meine Hände an (SdmHa) (BEB 2007),
- Makaton (Siegel 1995),
- Zeig's mir mit Gebärden (AK UK Düsseldorf und Kreis Mettmann 2005–2013),
- UK-Gebärden (Lebenshilfe Münster, App für Android und iOS),
- PORTA-Gebärden (Schweiz) (Baur 2018).

Gebärden werden in Deutschland für den UK-Einsatz ebenfalls häufig aus den folgenden **DGS-Sammlungen** entnommen:

- Das große Wörterbuch der Deutschen Gebärdensprache (DGS) (Kestner 2017)
- Gebärden-Lexika, Band 1–4 („blaue Bücher") (Maisch und Wisch 2006) (Appelbaum et al. 2017).

Die Entstehung der vielen verschiedenen Gebärdensammlungen lässt sich insofern erklären, als dass Unterstützte Kommunikation **weitgehend in der Praxis** entstanden ist. Professionelle Bezugspersonen gingen häufig davon aus, dass die Gebärden durch die motorische Vereinfachung von Kindern mit Beeinträchtigung leichter zu erlernen seien, wobei die Vereinfachung eher zu sehr vielen Gebärden-Variationen (Appelbaum et al. 2017) sowie zu einer Entstellung einzelner Gebärden geführt hat, die in der Folge für unterstützt Kommunizierende z. T. schwieriger zu entschlüsseln und auszuführen sind als die ursprünglichen DGS-Gebärde (Bober 1994).

Die Nutzung von Gebärden der jeweiligen Landesgebärdensprache (DGS, ÖGS, DSGS) hat im Kontext von UK den Vorteil, dass ein **beliebig erweiterbares Vokabular** zur Verfügung steht, während andere Vokabularsammlungen z. T. deutlich begrenzt sind (Appelbaum 2016).

Wissenschaftliche Studien über den Einsatz von LUG existieren vor allem für die Zielgruppen der Kinder mit Down-Syndrom (u. a. Clibbens 2001, 2002; Wright et al. 2013; Remington und Clare 1996), aber auch für Kinder mit Autismus-Spektrum-Störung, Kinder mit Entwicklungsbeeinträchtigungen und Erwachsene mit geistiger Behinderung (u. a. Tan et al. 2014; Meuris et al. 2014a, b; Gevarter et al. 2013).

Im deutschsprachigen Raum wurden vor allem **Beobachtungsstudien und Praxiserfahrungen** publiziert (Nonn 2011; Kaiser-Mantel 2012; Appelbaum 2016). Aufgrund der vielen geschilderten Vorteile erfreuen sich LUG zunehmend auch in der Sprachtherapie bei Kindern mit einer **umschriebenen Sprachentwicklungsstörung (USES)** großer Beliebtheit (Appelbaum 2016).

Die wenigen deutschsprachigen Studien, die sich mit der Wirksamkeit von LUG als Kommunikationsform im Kontext von UK beschäftigt haben, belegen u. a. eine **verbesserte Sprachverständnisleistung** in einer diagnostischen Situation bei Kindern mit geistiger Behinderung (Rudolph 2018) sowie eine **Erweiterung des expressiven Wortschatzes** bei Kindern mit Down-Syndrom laut Meinung der Eltern (Wagner und Sarimski 2012;

Krause-Burmester 2012). Um LUG in Einrichtungen der Behindertenhilfe flächendeckend und langfristig zu etablieren, sind nicht alleine die Motivation und Bereitschaft der professionellen Bezugspersonen zu Beginn einer Maßnahme ausschlaggebend, sondern auch **häufige und wiederkehrende Schulungen und Begleitung** notwendig (Ruffert et al. 2019).

Neben Gebärden als niedrigschwelliger, **körpereigener Kommunikationsform** existieren im Bereich der UK auch **körperexterne Kommunikationsformen,** d. h. nicht-elektronische (z. B. Kommunikationstafeln, -bücher, Piktogramme o. Ä.) und elektronische Kommunikationshilfen (z. B. einfache statische Kommunikationshilfen wie sprechende Taster oder komplexe dynamische Kommunikationshilfen mit synthetischer Sprachausgabe etc.).

Mit der Forschung rund um den Bereich des **Kern- und Randvokabulars** in der Unterstützten Kommunikation (Sachse und Boenisch 2009) haben sich neue und vielversprechende Perspektiven in der **Vokabulargestaltung – und vermittlung** in der Unterstützten Kommunikation ergeben. Dies betrifft auch den Bereich der Förderung von Kindern mit lautsprachunterstützenden Gebärden.

Die Verwendung unterstützender Kommunikationsformen wie z. B. LUG zur Kommunikationsförderung, die ausschließlich einmal wöchentlich im Rahmen einer Sprachtherapie erfolgt, wird mit großer Wahrscheinlichkeit nicht dazu beitragen, dass das Kind die Kommunikationsform langfristig selbst nutzen kann. Die **Einbindung des Umfelds** des Kindes (Eltern, weitere Bezugspersonen in der Familie und professionelle Bezugspersonen in Kindergarten, Schule etc.) ist ausgesprochen wichtig für die **langfristige Implementierung im Alltag.**

Unterstützte Kommunikation wird zunehmend **Teil der Ausbildung** von Sprachtherapeutinnen, Lehramtsanwärterinnen und Fachkräften aus dem Bereich der Frühpädagogik.

In Kürze

Maßnahmen aus dem Spektrum der Unterstützten Kommunikation (UK) dienen der Erweiterung der kommunikativen Fähigkeiten von Menschen, die nicht oder wenig sprechen.

Im Rahmen der sprachtherapeutischen Förderung und Behandlung von Kindern mit peripherer Hörstörung kommt UK häufig dann zum Einsatz, wenn das Kind von einer (komplexen) zusätzlichen Beeinträchtigung betroffen ist. Bei Kindern mit hochgradigem oder an Taubheit grenzenden Hörverlust ohne apparative Versorgung, die keine zusätzlichen Beeinträchtigungen haben, spielt UK üblicherweise keine Rolle.

Gebärdensprache ist keine Kommunikationsform der Unterstützten Kommunikation. Lautsprachunterstützende Gebärden werden in der UK jedoch sehr häufig eingesetzt, auch bei guthörenden Kindern mit Beeinträchtigungen, die einen erschwerten Zugang zur Lautsprache haben.

13.6 Visualisierungshilfen in der Therapie

> **Visualisierungshilfen**
> Visualisierungshilfen sind bildliche, symbolische, haptische oder schriftliche Hervorhebungen gesprochener Inhalte bzw. Aufgabenstellungen, die der Verständnissicherung dienen.

Sie werden häufig im Unterricht und in der Förderung hörgeschädigter Kinder eingesetzt, um wichtige Aspekte zu betonen und zu sichern, dass die Kinder den wesentlichen Inhalt einer Aussage oder ggf. mehrschrittigen Aufgabenstellung verstanden haben (Kaul und Leonhardt 2016).

Visualisierungshilfen (v. a. in Form von Handlungsplänen, aber auch Arbeitsaufträgen) stellen auch im Kontext anderer Förderschwerpunkte (z. B. bei Kindern mit Autismus-Spektrum-Störung und generell bei Kindern mit UK-Bedarf) eine große Rolle. Sie erleichtern die Merkfähigkeit und entlasten das auditive Arbeitsgedächtnis.

Das Kapitel zeigt verschiedene Möglichkeiten der Visualisierung, die auch in der Sprachtherapie sinnvoll eingesetzt werden können.

Man unterscheidet zwischen **temporären und persistierenden Visualisierungshilfen.** Während das Mundbild oder Lautsprachunterstützende Gebärden (LUG) einen gesprochenen Inhalt temporär visualisieren, sind bildliche, symbolische oder vergleichbare schriftliche Visualisierungshilfen grundsätzlich bleibend.

Während Visualisierungshilfen in der **therapeutischen Arbeit** sehr wichtig sein können, sollte eine Diagnostiksituation in aller Regel nicht durch eine Visualisierungshilfe unterstützt werden, da dies die Ergebnisse der Testung durch Abweichung von der Standardisierung verfälschen könnte. Um eine Aufgabenstellung zu verdeutlichen, kann eine Visualisierungshilfe jedoch sehr sinnvoll sein. Erfolgt diese rein auditiv, ist es für das Kind u. U. schwierig, die Aufgabenstellung zu verstehen oder sich mehrere Schritte einer Aufgabenstellung bzw. deren Reihenfolge zu merken.

Visualisierungshilfen sind u. a. Lautsprachbegleitende und -unterstützende Gebärden, Lautgebärden, Schriftsprache, Bilder, Symbole, Fotos, Videos und andere Medien.

Möglichkeiten der Visualisierung
- Nutzung von (interaktiven) Whiteboards und Beamern, Overhead-Projektoren, Tafeln z. B. im Schulunterricht
- Verschriftlichung von unbekannten Wörtern/Fremdwörtern
- Verschriftlichung und Bebilderung von Arbeitsaufträgen oder wichtigen Ergebnissen

- Mind Maps
- Farbliche Gestaltung von Wörtern zur Visualisierung der Wortart (z. B. Wortarten nach Maria Montessori: Substantive schwarz, Verben rot, Adjektive blau etc.)
- Bildliche/symbolische Darstellung wiederkehrender Handlungsabläufe/Handlungspläne (z. B. Hände waschen, Zähne putzen, Tisch decken o. Ä.)
- Bildliche/symbolische Darstellung von „Dienstplänen" (z. B. Aufgabenverteilung im Haushalt)
- Symbolgestützte Wochenpläne, Stundenpläne
- Alternativpläne
- Beschriftung von Türen/Schränken mit Symbolen (z. B. Räume wie Küche, Schrankinhalte wie Tassen, Teller etc.)

Außerdem sind im Bereich der Unterstützten Kommunikation bei hörgeschädigten Kindern mit (komplexen) Zusatzbeeinträchtigungen die folgenden Visualisierungshilfen sinnvoll:

- Stirntaschenlampen bei präintentional kommunizierenden, hörgeschädigten Kindern mit schwerer körperlicher und motorischer Beeinträchtigung
  - Der Lichtkegel der Taschenlampe zeigt an, wohin das Kind seinen Blick gerichtet hat, d. h. die Blickrichtung wird „visualisiert". Bezugspersonen deuten dies als Zeigeblick und reichen dem Kind Gegenstände an, auf denen der Blick länger ruht. Auf diese Weise sollen das Ursache-Wirkungs-Verständnis des Kindes sowie die Fähigkeit zur Triangulierung gefördert werden. Das Kind lernt, durch die Stirntaschenlampe bewusst die Aufmerksamkeit der Bezugspersonen auf Gegenstände oder Personen in der Umgebung zu lenken (Schäfer 2017) (Joint Attention, ▶ Abschn. 7.3.1)

- Bei Kommunikationshilfen: Signalleuchten oder Einfärbung der Textleiste auf komplexen elektronischen Kommunikationshilfen während der Sprachausgabe.

13.6.1 Verwendung unterstützender Kommunikationsformen und Visualisierungshilfen in der Sprachtherapie

Das **auditive Sprachverständnis, die auditive Merkfähigkeit und die Kapazität des auditiven Arbeitsgedächtnisses** sind bei hörgeschädigten Kindern häufig eingeschränkt, sodass rein verbale Informationen und Anweisungen schlechter verstanden werden (Nittrouer et al. 2017). Dies gilt umso mehr für mehrschrittige, verbale Handlungsaufträge, die für viele Kinder zunächst überfordernd sind. Auditive Informationen haben zudem den Nachteil, dass sie nicht dauerhaft bleiben (wie z. B. bildliche Darstellungen o. Ä.).

In der Therapie können sprachliche Inhalte daher sinnvoll **visuell unterstützt und begleitet** werden, um das Aufgabenverständnis zu sichern. Die bewusste Beschränkung auf die Sinnesmodalität Hören, indem die Therapeutin z. B. dauerhaft das Mundbild verdeckt oder andere visuelle Informationen vorenthält, trägt nicht dazu bei, dem Kind Hören, Sprache und Kommunikation nahezubringen bzw. langfristig zu ermöglichen. Das Kind sollte ganz im Gegenteil **Strategien** entwickeln dürfen, sich Inhalte auch bei unzureichender auditiver Information durch andere Sinnesmodalitäten oder Kontextinformationen zu erschließen.

Sofern temporäre Visualisierungshilfen wie z. B. Lautsprachunterstützende Gebärden in der Sprachtherapie eingesetzt werden sollen, muss berücksichtigt werden, dass es sich hier nicht um eine Gebärdensprachförderung handelt, sondern dass die Lautsprache durch LUG nur visuell unterstützt wird.

Die Therapeutin kann z. B. im Rahmen der Sprachtherapie den **wiederkehrenden Ablauf der Therapie** oder andere **Handlungsabläufe, Rituale, Regeln oder Aufgabenstellungen** durch entsprechende Materialien visualisieren oder begleiten. In der Artikulationstherapie sind bildliche oder symbolische Darstellungen sinnvoll, wie z. B. einzelne Laute gebildet werden.

Auch der Einsatz von **Lautgebärden bzw. Handzeichen** gehört zu den Visualisierungshilfen. Lautgebärden stammen ursprünglich aus dem sonderpädagogischen Bereich und haben ihren Weg in die Regelschulen gefunden, indem sie dort häufig für den Einstieg in die Schriftsprache genutzt werden. Kinder sollen mithilfe der Lautgebärden lernen, Laute (Phoneme) den entsprechenden Buchstaben (Grapheme) zuzuordnen.

Im Hörgeschädigtenbereich werden hierzu die sogenannten **Phonembestimmten Manualsysteme (PMS)** genutzt, bei denen jeweils einem Phonem der Deutschen Sprache eine entsprechende Gebärde zugeteilt ist, die die Artikulationsstelle mit Lippen-, Kiefer- und Zungenstellung visualisiert und ggf. auch die Luftstromlenkung sowie Informationen über Stimmhaftigkeit oder Stimmlosigkeit des Lautes anzeigt. Über PMS werden Laute visualisiert und taktil-kinästhetisch spürbar gemacht. Aussprachetherapie und Lautanbahnung können bei hörgeschädigten

Kindern durch PMS unterstützt werden. Lautgebärden stellen jedoch keine eigene Kommunikationsform dar.

Darüber hinaus kann auch ein **Erzählbuch** gemeinsam mit dem Kind angelegt werden, in dem die Ereignisse der Therapie aufgeschrieben oder bildlich dargestellt werden. Dies soll es dem Kind erleichtern, anderen Personen von der Therapie zu berichten, sofern das sprachlich (noch) nicht gelingt. Erzählbücher dienen darüber hinaus der Schaffung von Kommunikationsanlässen und häufig auch der Identitäts- und Biographiearbeit, indem für das Kind wichtige Anlässe festgehalten und visualisiert werden (Schäfer und Schellen 2014).

13.6.2 Handlungspläne

Bei einem **Handlungsplan** (◘ Abb. 13.3) werden die aufeinanderfolgenden Handlungsschritte einer Tätigkeit visualisiert, um dem Kind die Ausführung derselben zu erleichtern (z. B. Hände waschen, Tisch decken o. Ä.). Handlungspläne können auch einen Tagesablauf visualisieren und auf diese Weise ankündigen, was als nächstes passiert bzw. was gerade war.

13.6.3 PECS, TEACCH

PECS (Picture Exchange Communication System) ist ein verhaltenstherapeutisch

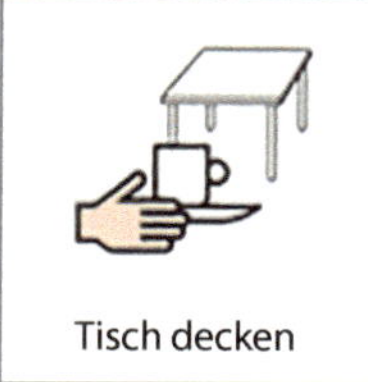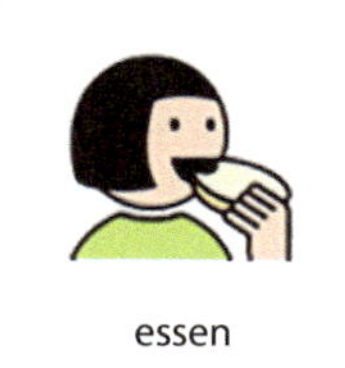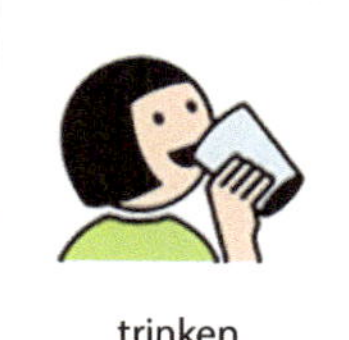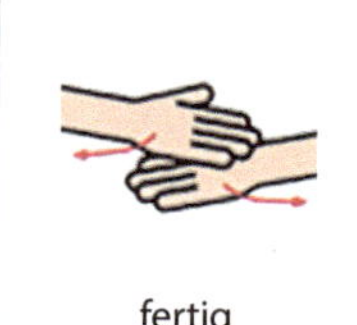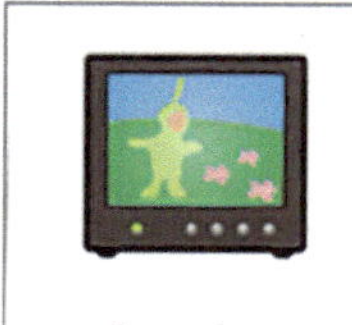

◘ **Abb. 13.3** Handlungsplan Mit freundl. Genehmigung von Sabine Liermann-Campschroer (Gestalterin des Handlungsplans) sowie Annette Kitzinger (METACOM® Symbole)

orientiertes Konzept bzw. Trainingsprogramm, das in den 1980er Jahren in den USA von Lori Frost und Andy Bondy für Kinder mit **Autismus-Spektrum-Störung** entwickelt wurde, damit diese lernen, Kommunikation von sich aus zu initiieren und eigene Wünsche und Bedürfnisse auszudrücken (Schütterle 2005). Mit PECS wird der sprachliche Vorgang des Austauschens verbaler Mitteilungen durch den Austausch von Bildkarten visualisiert (Braun und Kristen 2004). Auf diese Weise soll das Grundprinzip der Kommunikation plastisch dargestellt werden.

Für hörgeschädigte Kinder, die zusätzlich von einer Autismus-Spektrum-Störung betroffen sind oder bei denen eine vergleichbare Störung vermutet wird, die den Einstieg in die Kommunikation erheblich erschwert, kann der Einsatz von PECS sinnvoll sein.

Sechs Phasen des PECS

1. Phase: Physischer Austausch: Das Kind lernt, eine Bildkarte an die Bezugsperson zu übergeben, um sich die darauf abgebildete Tätigkeit zu wünschen oder einen gewünschten Gegenstand zu erhalten. Ggf. wird die Hand des Kindes bei der Übergabe der Karte gestützt oder geführt.
2. Phase: Spontaneität wird geweckt: Das Kind nimmt die Karte selbst und überreicht diese eigeninitiativ.
3. Phase: Differenzierung: Das Kind lernt, zwischen mehreren Karten mit unterschiedlichen Abbildungen bzw. Optionen zu unterscheiden und die passende Karte auszuwählen.
4. Phase: Satzstruktur: Das Kind wird dazu angehalten, eine Satzstruktur mit aufeinanderfolgenden Karten zu bilden, z. B. „Ich möchte" plus gewünschte Tätigkeit/gewünschter Gegenstand. Die Bildkarten werden nun nicht mehr zwangsläufig übergeben, sondern z. B. auf einen Satzstreifen geklettet (Visualisierung der Satzstruktur).
5. Phase: Fragen beantworten: Das Kind lernt, Fragen wie „Was möchtest Du?" spontan zu beantworten.
6. Phase: Kommentare: Das Kind lernt, verschiedene Fragen wie „Was ist das?" zu beantworten. Es folgt der Ausbau eines spontanen, eigeninitiativen Einsatzes der Bildkarten.

TEACCH ist ein Ansatz zur Diagnostik, Förderung, Beratung, Ausbildung und Forschung im Kontext von **Autismus-Spektrum-Störungen,** der ebenfalls in den USA in den 19070er Jahren in North Carolina entstanden ist (Häußler 2003). TEACCH ist die Abkürzung für **„Treatment and Education of Autistic and related Communication handicapped Children"** und sieht u. a. eine visuelle Strukturierung der Umgebung vor. Dazu gehören z. B. die räumliche Strukturierung, die zeitliche Strukturierung und strukturiertes Material bzw. Visualisierung von Handlungsinstruktionen.

TEACCH zeigt,

- was passiert (bezogen auf Inhalt, Material, z. B. durch Arbeitspläne und getrennte Behälter für Materialien)
- wo etwas passiert (bezogen auf Raum, z. B. durch Abtrennung von Aktivitäts- und Ruhebereichen, Bebilderung von Räumen)
- wann etwas passiert (bezogen auf Zeit, z. B. durch Visualisierung von Anfang, Dauer und Ende einer Aktivität)
- warum etwas passiert (bezogen auf Kausalzusammenhänge, z. B. in Form von Alternativplänen)
- wie etwas passiert (bezogen auf Handlung und Struktur, z. B. in Form von Handlungsplänen und Arbeitsschritten) (Häußler 2003).

TEACCH-Materialien sind z. B. individuelle Pläne, Darstellungen zeitlicher Bezüge und

Handlungsabläufe. Auf diese Weise sollen **Verständnis, Vorhersagbarkeit und Sicherheit** für das Kind geschaffen werden.

Elemente aus TEACCH können auch in der sprachtherapeutischen Arbeit mit hörgeschädigten Kindern sinnvoll sein, indem sie z. B. dazu dienen können, verbale Anweisungen visuell zu unterstützen, Aufgaben zu strukturieren oder einen Ort so zu gestalten, dass eine visuelle Orientierung gut gelingt.

> **In Kürze**
>
> Visualisierungshilfen bieten die Möglichkeit, lautsprachliche Informationen, Arbeitsaufträge oder andere Situationen temporär oder persistierend abzubilden. Sie dienen der Verständnissicherung und finden ihren Einsatz ursprünglich insbesondere bei Kindern mit zusätzlichem Förderbedarf.
>
> Hörgeschädigte Kinder profitieren von Visualisierungshilfen, da das gesprochene Wort im Gegensatz zu bildlichen Darstellungen nicht bleibend ist und in vielen Fällen nicht optimal aufgenommen und verarbeitet werden kann. Die zusätzlichen visuellen Hilfestellungen unterstützen das auditive Sprachverstehen und entlasten das auditive Gedächtnis.
>
> Zu den Visualisierungshilfen gehören auch Handlungspläne, bei denen einzelne Arbeitsschritte einer Handlung visualisiert werden. PECS oder TEACCH arbeiten ebenfalls mit Visualisierungshilfen und finden ihren Einsatz ursprünglich vor allem bei Kindern mit Autismus-Spektrum-Störung. Bei Bedarf können einzelne Elemente für die Therapie bei hörgeschädigten Kindern übernommen werden, insbesondere bei Kindern mit komplexen Zusatzbeeinträchtigungen bzw. Mehrfachbehinderung.

Literatur

AK UK Düsseldorf, Kreis Mettmann (2005–2013) Zeig's mir mit Gebärden. Eigenverlag, Düsseldorf

Appelbaum B (2016) Gebärden in der Sprach- und Kommunikationsförderung. Schulz-Kirchner, Idstein

Appelbaum B, Schäfer K, Braun U (2017) Gebärden in der Unterstützten Kommunikation (UK) – eine Bestandsaufnahme und mögliche Perspektiven für die Forschung. uk & forschung 7. Loeper, Karlsruhe, S 4–17

Avemarie L, Hintermair M (2013) Zur Persönlichkeitsentwicklung von hörenden Kindern gehörloser Eltern (CODAs). Das Zeichen 94:206–211

Baur M (2018) Die Gebärdensammlung PORTA: eine Antwort auf kommunikative Partizipationsbarrieren. Schweiz Z Heilpädago 24(10):44–48

BEB (Bundesverband evangelischer Behindertenhilfe e. V.) (2007) Schau doch meine Hände an. Diakonie, Reutlingen

Becker C (2014) Stand und Perspektiven bilingualer Bildung in der Schule – haben hörgeschädigte Kinder und ihre Eltern heute eine echte Wahl? In: Deutscher Fachverband für Gehörlosen- und Schwerhörigenpädagogik e. V. (Hrsg) 20 Jahre DFGS – 20 Jahre bilinguale Pädagogik. DFGS, Berlin, S 8–14

Bober A (1994) Schau doch meine H/Bände an – zur Schwierigkeit von Handzeichen (1). Isaac's Zeitung 8:3–9

Boenisch J (2017) Kernvokabular – schlüssel zur gelingenden Kommunikation bei Kindern mit komplexer Behinderung. Sprachförderung Sprachtherapie 4(17):208–216

Boyes Braem P (1992) Einführung in die Gebärdensprache und ihre Erforschung. Internationale Arbeiten zur Gebärdensprache und Kommunikation Gehörloser, Bd. 11, 2. korrigierte Aufl. Signum, Hamburg. ▶ http://www.fzgresearch.org/PDF_Refs/Boyes%20Braem%20%201995.pdf. Zugegriffen: 28. Febr. 2020

Braun U (2000) Keine Angst vor Gebärden. Unterstüt Kommunik 4:6–11

Braun U, Kristen U (2004) PECS und TEACCH – zwei alltagstaugliche Konzepte zum Einsatz von grafischen Symbolen. Unterstützte Kommunikation 2(04):12–16

Buchino MA (1990) Hearing children of deaf parents: a counselling challenge. Elem Sch Guid Couns 24:207–212

Clibbens J (2001) Signing and lexical development in children with Down syndrome. Down Synd Res Pract 7(3):101–105

Clibbens J (2002) Strategies for achieving joint attention when signing to children with Down's syndrome. Int J Lang Commun Disord 37(3):309–323

Ebbinghaus H, Heßmann J (1994) Formen und Funktionen von Ablesewörtern in gebärdensprachlichen Äußerungen (Teil I). Das Zeichen 8(30):480–487

Ebbinghaus H, Heßmann J (1995) Formen und Funktionen von Ablesewörtern in gebärdensprachlichen Äußerungen (Teil II). Das Zeichen 9(31):50–61

Emmorey K, Borinstein HB, Thompson R (2005) Bimodal bilingualism: code-blending between spoken English and American Sign Language. In: Cohen J, McAlister KT, Rolstad K, MacSwan J (Hrsg) ISB 4: Proceedings of the 4th International Symposium on Bilingualism. MA: Cascadilla Press: 663–673. ▶ http://www.lingref.com/isb/4/051ISB4.PDF. Zugegriffen: 28. Febr. 2020

Gevarter C, O'Reilly MF, Rojeski L, Sammarco N, Lang R, Lancioni GE, Sigafoos J (2013) Comparing communication systems for individuals with developmental disabilities: a review of single-case research studies. Res Dev Disabil 34:4415–4432

Grüner B (2004) Die Sprachentwicklung hörender (Vorschul-) Kinder hochgradig hörgeschädigter bzw. gehörloser Eltern. Kovac, München

Hänel-Faulhaber B (2016) Bimodal-bilinguale Sprachförderung: Sprachenwahl und die Rolle des sprachlichen Vorbildes. In: Deutscher Gehörlosen Bund e. V. (Hrsg) Sprachen bilden. Bilinguale Förderung mit Gebärdensprache – anregungen für die Praxis, 28–35. ▶ https://www.google.com/url?sa=t&rct=j&q=&esrc=s&source=web&cd=3&ved=2ahUKEwiHnrWEopTkAhW GEVAKHU7KCWEQFjACegQIABAC&url=http%3A%2F%2Fwww.gehoerlosen-bund.de%2Fbrowser%2F523%2Fdgb_brosch_sprachenbilden2016.pdf&usg=AOvVaw2_0UpNN3KmD7 VQH7zYn-2U. Zugegriffen: 28. Febr. 2020

Häußler A (2003) Der TEACCH-Ansatz – ein umfassendes Konzept zur Förderung von Menschen mit Autismus und ähnlichen Kommunikationsbehinderungen. In: Gesellschaft für Unterstützte Kommunikation und von Loeper (Hrsg.) Handbuch der Unterstützten Kommunikation. von Loeper, Karlsruhe, 03.021.001–03.023.001

Hennies J (2016) Sprachstandserhebungen und Sprachentwicklung in Deutscher Gebärdensprache. In: Deutscher Gehörlosen Bund e. V. (Hrsg) Sprachen bilden. Bilinguale Förderung mit Gebärdensprache – anregungen für die Praxis, 41–47. ▶ https://www.google.com/url?sa=t&rct=j&q=&esrc=s&source=web&cd=3&ved=2ahUKEwiHnrWEopTkAhWGE VAKHU7KCWEQFjACegQIABAC&url=

http%3A%2F%2Fwww.gehoerlosen-bund.de%2Fbrowser%2F523%2Fdgb_brosch_sprachenbilden2016.pdf&usg=AOvVaw2_0UpNN3KmD7 VQH7zYn-2U. Zugegriffen: 28. Febr. 2020

Hintermair M, Knoors H, Marschark M (2014) Was wir über Lernprozesse gehörloser und schwerhöriger Kinder wissen: überlegungen auf der Grundlage evidenzbasierter Forschungsergebnisse. Hörgeschädigtenpädagogik 68(1):6–16

Hofmann K (2014) Laut- und Gebärdenspracherwerb von hörenden Kindern gehörloser Eltern (Codas) – frühförderung. In: Chilla S, Haberzettl S (Hrsg) Handbuch Spracherwerb und Sprachentwicklungsstörungen – mehrsprachigkeit. Urban & Fischer, München, S 241–249

Jussen H, Krüger M (1975) Manuelle Kommunikationshilfen bei Gehörlosen. Marhold, Berlin

Horsch U, Wanka A (Hrsg) (2012) Das Usher-Syndrom – eine erworbene Hörsehbehinderung: Grundlagen – Ursachen – Hilfen. reinhardt, München

Kaiser-Mantel H (2012) Unterstützte Kommunikation in der Sprachtherapie. Reinhardt, München

Kaul T (2018) Gebärdenspracherwerb. In: Leonhard A (Hrsg) Inklusion im Förderschwerpunkt Hören. Kohlhammer, Stuttgart, S 76–82

Kaul T, Leonhardt A (2016) Förderschwerpunkt Hören und Kommunikation. In: Ministerium für Schule und Weiterbildung des Landes Nordrhein-Westfalen (Hrsg) Sonderpädagogische Förderschwerpunkte in NRW – ein Blick aus der Wissenschaft in die Praxis, 65–70. ▶ http://broschüren.nrw/Sonderpaedagogische-Foerderschwerpunkte/home/#!/Hoeren-und-Kommunikation. Zugegriffen: 28. Febr. 2020

Kestner K (2017) Das große Wörterbuch der Deutschen Gebärdensprache (DVD-ROM), 3. Aufl. Karin Kestner, Guxhagen

Krause J (2007) Die Bedeutung der Gebärdensprache für gehörlose Kinder. Eine Untersuchung an einer Schule für Hörgeschädigte in Hessen. VDM Verlag Dr. Müller, Saarbrücken

Krause-Burmester M (2012) Umgang und Einsatz von Gebärden bei Kindern mit Down-Syndrom – gibt es einen Einfluss auf die Sprachentwicklung? uk&forschung 2:23–26

Ladd P (2008) Was ist Deafhood? Gehörlosenkultur im Aufbruch. Signum, Hamburg

Leonhard A (2019) Grundwissen Hörgeschädigtenpädagogik, 4. vollständig überarbeitete Aufl. utb, München

Leven R (2003) Gehörlose und schwerhörige Menschen mit psychischen Störungen. Verlag hörgeschädigte Kinder, Hamburg

Lüke C, Vock S (2019) Unterstützte Kommunikation bei Kindern und Erwachsenen. Springer, Berlin

Maisch G, Wisch FH (2006) Gebärdenlexikon, Bd 1: Grundgebärden, 9. Aufl. Verlag hörgeschädigte Kinder, Hamburg

Meuris K, Maes B, De Meyer AM, Zink I (2014a) Manual signing in adults with intellectual disabilities: influence of sign characteristics on functional sign vocabulary. J Speech Lang Hear Res 57(3):990–1010

Meuris K, Maes B, Zink I (2014b) Key word signing usage in residential and day care programs for adults with intellectual disability. J Policy Pract Intellect Disabil 4:255–267

Nittrouer S, Caldwell-Tarr A, Low KE, Lowenstein JH (2017) Verbal working memory in children with cochlear implants. In: J Speech Lang Hearing Res Nov 9; 60(11):3342–3364. ► https://doi.org/10.1044/2017_jslhr-h-16-0474

Nonn K (2011) Unterstützte Kommunikation in der Logopädie. Thieme, Stuttgart

Rammel G (Hrsg) (1990) Lautsprachbegleitende Gebärden (LBG) in der pädagogischen Praxis, 2. Aufl. Verlag hörgeschädigte Kinder, Hamburg

Remington B, Clarke S (1996) Alternative and augmentative systems of communication for children with Down syndrome. In: Rondal J, Perera J, Nadel L (Hrsg) Down Syndrome: psychological, psychobiological and socio-educational perspectives. Whurr, London, S 129–143

Rudolph A (2018) Der Einfluss von lautsprachunterstützenden Gebärden auf das Sprachverständnis von Kindern mit Intelligenzminderung. uk&forschung 8:13–22

Ruffert M, Schäfer K, Röhler A (2019) Was passiert bei der Implementierung von Lautsprachunterstützenden Gebärden (LUG) in einer Wohngruppe für erwachsene Menschen mit geistiger Behinderung? – ergebnisse einer explorativen Fallstudie. uk&forschung 9:21–29

Sachse S, Boenisch J (2009) Kern- und Randvokabular in der Unterstützten Kommunikation: Grundlagen und Anwendung. In: Gesellschaft für Unterstützte Kommunikation und von Loeper (Hrsg.) Handbuch der Unterstützten Kommunikation. Loeper, Karlsruhe, 01.26.30–01.26.40

Schäfer K (2017) Hören, Zuhören, Verstehen – voraussetzungen und Gestaltung einer UK-Förderung bei Menschen mit Hörbeeinträchtigung. In: Blechschmidt A, Schräpler U (Hrsg) Unterstützend erzählen – erzählen unterstützen. Schwabe, Basel, S 117–128

Schäfer K, Schellen J (2014) Über sich erzählen – ich-Bücher und (Erzähl-) Tagebücher in der Unterstützten Kommunikation. Das Band. Zeitschrift des BVKM e. V. 5(14):16–18

Schäfer K, Schellen J (2017) „UK funktioniert bei uns nicht!" – woran kann es liegen? Sprachförderung und Sprachtherapie in Schule und Praxis 4/17. Themenheft Sprachtherapie bei komplexen Behinderungen 6: 217–224

Schütterle P (2005) Ein lukratives Tauschgeschäft – das Picture Exchange Communication System (PECS). In: Wegenke M, Castañeda C (Hrsg) Gemeinsamkeit herstellen: wege der Kommunikation zwischen Menschen mit und ohne Autismus. Loeper, Karlsruhe, S 112–125

Siegel G (1995) Wissenschaftliche Erklärungsansätze zum Einsatz von Gebärden und Symbolen bei der Kommunikations- und Sprachförderung nichtsprechender Menschen. MAKATON-Deutschland, Mainz. ► http://www.makaton-deutschland.de/downloads/Wiisenschaftl ErklaerungsansaetzE.pdf. Zugegriffen: 28. Febr. 2020

Steinbach M, Albert R, Girnth H, Hohenberger A, Kümmerling-Meibauer B, Meibauer J, Rothweiler M, Schwarz-Friesel M (2007) Schnittstellen der germanistischen Linguistik. Springer, Heidelberg

Tan XY, Trembath D, Bloomberg K, Iacono T, Caithness T (2014) Acquisition and generalization of key word signing by three children with autism. Dev Neurorehabil 17(2):1–12

Toth A (2009) Bridge of signs: can sign language empower non-deaf children to triumph over their communication disabilities? Am Ann Deaf 154(2):85–95

Trissia B, Geck T, Tüscher K (2019) Kommunikation mit hörsehbehinderten/taubblinden Menschen. In: Boenisch J, Sachse SK (Hrsg) Kompendium Unterstützte Kommunikation. Kohlhammer, Stuttgart, S 125–132

Wagner S, Sarimski K (2012) Entwicklung des Wortschatzes für Gebärden und Worte bei Kindern mit Down-Syndrom im Verlauf. uk&forschung 2:19–22

Wilken E (2014) Sprachförderung bei Kindern mit Down-Syndrom. Mit ausführlicher Darstellung des GuK-Systems. Kohlhammer, Stuttgart

Wright CA, Kaiser AP, Reikowsky DI, Roberts MY (2013) Effects of a naturalistic sign intervention on expressive language of toddlers with Down syndrome. J Speech Lang Hearing Res 56:994–1008

Maßnahmen zur Qualitätssicherung

Inhaltsverzeichnis

© Springer-Verlag GmbH Deutschland, ein Teil von Springer Nature 2020
V. Hoffmann und K. Schäfer, *Kindliche Hörstörungen*, Praxiswissen Logopädie,
https://doi.org/10.1007/978-3-662-61126-5_14

Die Festlegung von Qualitätsstandards in der Sprachtherapie dient dazu, die medizinisch-therapeutische Leistung zu verbessern, Ressourcen optimal einzusetzen und dem Patienten die bestmögliche Behandlung, Versorgung und Förderung anbieten zu können.

14.1 Qualitätssicherung im sprachtherapeutischen Behandlungsprozess

Im Handlungsfeld der Sprachtherapie existieren verschiedene Möglichkeiten, die **Qualität** einer therapeutischen Maßnahme oder eines spezifischen Therapieansatzes zu überprüfen und damit langfristig zu sichern. Dazu gehört vor allem die **Evaluation** von Therapieergebnissen mit dem Ziel, sie auf ihre Wirksamkeit zu überprüfen. Denn laut Sozialgesetzbuch IX werden „nur diejenigen Therapien (…) bezahlt, die nachweislich effektiv oder wirksam sind" (Beushausen und Grötzbach 2018).

In der Regel werden zur Evaluation **wissenschaftliche Studien** durchgeführt, welche die **Evidenz** (Wirksamkeit) einer bestimmten Therapiemethode bei einer spezifischen Patientengruppe überprüfen oder sich z. B. mit den **Gütekriterien** verschiedener Screening- und Testverfahren beschäftigen. Zwar ist die Anzahl von Forschungsarbeiten, die sich mit der Evaluation von sprachtherapeutischen Diagnostik- und Therapieverfahren und dem Nachweis ihrer Evidenz beschäftigt haben, in den letzten Jahren deutlich angestiegen. Dennoch sind weitere methodisch abgesicherte und aussagekräftige Studien zu konzipieren, für die vielfältige Ressourcen (zeitlich, personell, finanziell, organisatorisch) benötigt werden.

Bisher beziehen sich Evaluationen in der Sprachtherapie bei kindlichen Hörstörungen hauptsächlich auf den Nachweis von **Funktionsverbesserungen** (z. B. Erweiterung des rezeptiven Wortschatzes, Verbesserung des auditiven Sprachverstehens auf Satzebene). Der Erfolg einer Therapie beschränkt sich allerdings nicht nur auf die messbaren Ergebnisse, wie z. B. Prozentzahl korrekter Items in der Sprachaudiometrie. Vielmehr sind auch nicht-messbare Faktoren bedeutend, wie z. B. der therapeutische Einfluss auf die psychosoziale Situation von Betroffenen. So ist es ein wesentliches **Ziel** der Hör- und Sprachtherapie, die **Aktivität, Partizipation und Teilhabe** von Patienten mit einer peripheren Hörstörung zu verbessern (▶ Kap. 5).

Verbesserungen auf der Funktionsebene müssen jedoch nicht zwingend mit Aktivitätsfortschritten verbunden sein (z. B. Besuch einer Regelschule, Mitgliedschaft in einem Sportverein). Dadurch sind viele Funktions-Wirksamkeitsnachweise nur eingeschränkt gültig: Sie enthalten keine Informationen darüber, in welchem Ausmaß ein Kind als Folge der Funktionsverbesserungen gewünschte Alltagsaktivitäten durchführen kann. Funktionsverbesserungen machen jedoch nur dann Sinn, wenn sie zu **Aktivitätsfortschritten** beitragen.

Im Rahmen der praktischen, therapeutischen Intervention bildet zudem die **Dokumentation** von Testergebnissen und Therapieverläufen einen weiteren wichtigen Bestandteil der Qualitätssicherung. „Sie beschränkt sich nicht auf das schriftliche Fixieren von Handlungsschritten, sondern beinhaltet auch das Reflektieren, Systematisieren, Darstellen und Präsentieren (…)" (dbl 2012) der sprachtherapeutischen Arbeit. Die differenzierte Dokumentation bietet damit eine notwendige Grundlage zum Nachweis der Effektivität sprachtherapeutischen Handelns.

Maßnahmen zur Qualitätssicherung in der Sprachtherapie umfassen beispielsweise:

- Durchführung von störungsspezifischer Anamnese und standardisierter Diagnostik
- Dokumentation von Befundergebnissen
- Aufstellung einer sprachtherapeutischen Diagnose
- Formulierung überprüfbarer Therapieziele
- Rückmeldung der sprachtherapeutischen Diagnose an den behandelnden Arzt bzw. an das interdisziplinäre Team
- Aufklärungs- bzw. Beratungsgespräch mit den Eltern/Bezugspersonen
- Klärung des weiteren therapeutischen Vorgehens und ggf. weiterführende Diagnostik
- Transparentes Vorgehen in Therapie und Beratung
- Systematische Erfassung von Therapieeffekten

In Kürze

Zwar sind es in erster Linie die beeinträchtigten Aktivitäten, die Patienten in die Sprachtherapie führen, doch werden sie im Vergleich zu den Funktionen sehr viel seltener evaluiert (Dallmeier und Thies 2009). Ferner geben Evaluationen von Therapieergebnissen keine Antwort auf die Frage, ob neben den funktionellen Verbesserungen auch Fortschritte in den Aktivitäten erreicht worden sind. Entsprechend dem gesetzlichen Auftrag (§ 1 SGB IX 2001) liegt es in der Verantwortung der Sprachtherapeutin, der Forderung nach fachlicher Qualität in der Therapie nachzukommen.

14.2 Evidenzlage zur Hör- und Sprachtherapie bei kindlichen Hörstörungen

Die Sprachtherapie verfolgt das Ziel, effiziente und effektive Therapien durchzuführen. Die Effizienz als Maß spiegelt dabei die wirtschaftlichen Aspekte einer therapeutischen Maßnahme wider. Innerhalb der Therapie wird versucht, mit vorgegebenen materiellen Ressourcen einen maximalen Nutzen zu erreichen. Die Effektivität hingegen bezieht sich als Maß auf die Wirksamkeit einer Therapie und wird überprüft, indem Therapieziel und -ergebnis miteinander verglichen werden (Beushausen und Grötzbach 2018).

> Je größer die Übereinstimmung zwischen dem Therapieziel und dem Therapieergebnis, desto effektiver wird die Therapie bewertet (Beushausen und Grötzbach 2018).

Für die **Sprachtherapie kindlicher Hörstörungen** existiert nicht nur ein einziges therapeutisches Vorgehen, sondern es gibt mehrere, nach unterschiedlichen Schwerpunkten ausgerichtete Therapieansätze (Hoffmann und Grötzbach 2019). Die Entscheidung für oder gegen eine Therapiemethode, einen Therapieansatz oder ein bestimmtes therapeutisches Vorgehen sollte immer begründet sein. Als wissenschaftlich begründet gilt eine Entscheidung, wenn das therapeutische Vorgehen durch **wissenschaftliche Evidenzen und Belege** als effektiv gilt.

Wirksamkeitsnachweise für (sprach)therapeutische Interventionen ergeben sich insbesondere aus der **klinischen Expertise** der Therapeuten und als Ergebnisse **wissen-**

schaftlicher **Untersuchungen** (Beushausen 2005, 2014; Beushausen und Grötzbach 2018; Dollaghan 2007). Sie finden sich außerdem in **medizinisch-therapeutischen Leitlinien** (▶ Kap. 4) (Wieck et al. 2005).

Im Bereich der Hör- und Sprachtherapie wurde insbesondere die in (▶ Abschn. 10.1.1) näher beschriebene **Auditiv-verbale Therapie (AVT)** auf ihre Wirksamkeit hin untersucht. Obwohl es zahlreiche Studien gibt, die sich mit dem Erfolg von AVT auseinandersetzen, weisen die in den Studien vorhandenen Designs und Überprüfungsmethoden ein hohes **Risiko für Verzerrungen** auf.

Derzeit liegen keine Studien über AVT vor, die die Kriterien eines gesicherten Evidenznachweises erfüllen. Dies wurde in verschiedenen systematischen Reviews festgestellt (Brennan-Jones et al. 2014; Kaipa und Danser 2016). Es fehlen insbesondere randomisiert-kontrollierte Studien, die aufgrund der vergleichsweise **selten auftretenden Behinderung** einer kindlichen Hörstörung und der **hohen Heterogenität** der Voraussetzungen der Kinder sowie der **Vielzahl an Umfeldfaktoren,** die Einfluss auf die Hör- und Sprachentwicklung hörgeschädigter Kinder nehmen, schwer zu realisieren sind (Hoffmann und Grötzbach 2019). Auch **ethische Gründe** spielen bei der Durchführung randomisiert-kontrollierter Studien eine wichtige Rolle, da es kaum vertretbar ist, Kindern der Kontrollgruppe eine entsprechende Maßnahme (und damit ggf. auch andere Therapie/Förderung) vorzuenthalten bzw. erst zu einem späteren Zeitpunkt mit der Therapie zu beginnen. Viele Studien setzen daher retrospektiv an, indem sie ausgewählte Fälle beschreiben, die schon länger eine Therapie oder Förderung erhalten.

Derzeit kann keine sichere Aussage darüber getroffen werden, ob AVT tatsächlich wirksam ist, obwohl positive Beobachtungen und Erfahrungen zur Hör- und Sprachentwicklung hörgeschädigter Kinder in der Praxis offenbar zahlreich sind.

In Kürze

Verschiedene Faktoren können Einfluss auf die Hör- und Sprachentwicklung hörgeschädigter Kinder nehmen, wie z. B. die Schwere des Hörverlusts, der Zeitpunkt des Eintritts der Hörstörung, der Versorgungszeitpunkt und die Art der Versorgung. Einen ebenso großen Einfluss auf die Entwicklung üben Umfeldfaktoren aus, sodass die Population hörgeschädigter Kinder durch eine große Heterogenität geprägt ist. Dieser Heterogenität im Rahmen randomisiert-kontrollierter Studien (RCT) gerecht zu werden, stellt eine große Herausforderung dar und lässt sich nur schwer realisieren.

Die sprachtherapeutische Begleitung hörgeschädigter Kinder sollte nicht willkürlich oder aus dem Bauch heraus erfolgen, sondern evidenzbasiert sein. Studien, die die Wirksamkeit therapeutischer Verfahren systematisch untersucht haben, existieren lediglich für die Auditiv-verbale Therapie (AVT). Jedoch erfüllen all diese Studien derzeit nicht die Kriterien, die für einen Evidenznachweis notwendig wären (z. B. randomisiert-kontrollierte Studien).

Das Fehlen von Evidenzen bedeutet jedoch nicht, dass die therapeutischen Ansätze weniger wirksam wären. Es existieren zahlreiche Praxisbeobachtungen und Erfahrungen, die auf den Erfolg von Verfahren im Bereich der Hör- und Sprachtherapie bzw. -förderung hörgeschädigter Kinder hindeuten.

14.3 Evidenzbasierte Praxis in der Therapie kindlicher Hörstörungen

Im Kontext der Qualitätssicherung müssen sprachtherapeutische Entscheidungen in der Diagnostik und Therapie auf der Grundlage von wissenschaftlichen Begründungen und Wirksamkeitsnachweisen getroffen werden. Die Evidenzbasierte Praxis (EbP) stellt ein systematisches Konzept dar, das sowohl die klinische Expertise der Therapeutinnen als auch wissenschaftliche Belege und Patientenerwartungen und – bedürfnisse mit dem Ziel verknüpft, eine bestmögliche Therapie anzubieten. Die drei Wissensquellen der evidenzbasierten Entscheidungsfindung werden im Folgenden vorgestellt.

Die große Heterogenität der Patientengruppe hörgeschädigter Kinder in der Sprachtherapie führt dazu, dass nicht nur ein einziges therapeutisches Vorgehen für die Behandlung einer bestimmten Störung existiert, sondern mehrere, die auf die unterschiedlichen Bedürfnisse der Patienten ausgerichtet sind. Die Wahl eines spezifischen Vorgehens in der Therapie kann dabei durch ein evidenzbasiertes Vorgehen gestützt werden.

Im Kontext der evidenzbasierten Praxis (EbP) werden wissenschaftlich gesicherte Erkenntnisse zur Wirksamkeit von Diagnostik- und Therapieverfahren systematisch erfasst, mit dem individuellen Fach- und Erfahrungswissen der Therapeutin abgeglichen und führen unter Einbezug der Patientenpräferenzen und – bedürfnisse zur klinischen Entscheidungsfindung (Hoffmann und Grötzbach 2019). Diese drei Wissensquellen dienen dazu, klinische Entscheidungen nicht allein auf Grundlage der beruflichen Expertise zu treffen, sondern vielmehr externe Evidenzen einzubinden und dadurch Wissenschaft und Praxis miteinander zu verbinden.

Wirksamkeitsnachweise für sprachtherapeutische Interventionen fußen auf drei Wissensquellen (Beushausen und Grötzbach 2018; Dollaghan 2007):

- die **klinische Expertise** der Therapeutin
- die Ergebnisse **wissenschaftlicher Untersuchungen**
- die **Bedürfnisse und Präferenzen** der Patienten

14.3.1 Klinische Expertise

Die klinische Expertise umfasst das Wissen und die Kompetenzen, welche die Therapeutin innerhalb der Ausbildung sowie in Fort- und Weiterbildungen erworben hat. Darunter werden außerdem die Erfahrungen gefasst, die im Verlauf der Berufsausübung in der therapeutischen Praxis gesammelt werden.

Die klinische Expertise wird durch einen weiteren wichtigen Schritt ergänzt. Durch die **Evaluation** des eigenen therapeutischen Handelns werden die individuellen Erfahrungen systematisch erfasst und dokumentiert. Dabei wendet die Therapeutin wissenschaftliche Methoden an, um die eigenen Beobachtungen zu objektivieren. Sie lässt sich eben nicht allein von der eigenen subjektiven Wahrnehmung leiten. Der Einbezug der eigenen klinischen Erfahrung stützt sich im Sinne der EbP auf systematisch erhobene Daten und die permanente Reflektion der eigenen therapeutischen Expertise, die mit den externen Evidenzen und den Patientenbedürfnissen in Einklang gebracht werden müssen.

Die klinische Expertise im Bereich der Hör- und Sprachtherapie bei kindlichen Hörstörungen umfasst jedoch nicht nur die fachlichen Kompetenzen, sondern auch die Fähigkeit, mit hörgeschädigten Kindern angemessen umzugehen. Dadurch ist sichergestellt, dass die **individuellen Bedürfnisse** der Kinder berücksichtigt werden.

> Da die Festlegung auf eine rein wissenschaftlich begründete Therapiemethode die hohe Gefahr birgt, dass die individuellen Bedürfnisse des hörgeschädigten Kindes nicht wahrgenommen werden oder verloren gehen, stellt die therapeutische Erfahrung und Kompetenz ein notwendiges Gegengewicht gegenüber standardisierten Therapieabläufen („clinical pathways") dar (Grötzbach et al. 2014).

14.3.2 Wissenschaftlich ermittelte Evidenzen

Wissenschaftlich ermittelte Evidenzen und Literaturbelege ermöglichen es, therapeutische Entscheidungen auf der Grundlage von Daten zu treffen. Dazu wird in der EbP ein problemorientiertes Vorgehen vorgeschlagen (Beushausen und Grötzbach 2018; Dollaghan 2007):

Es beginnt damit, dass ein Problem oder eine Unsicherheit mit einer möglichst exakt formulierten Fragestellung (PICO-Frage) erfasst wird (z. B. Welche Therapie (I) führt bei einem fünfjährigen, beidseits mit Cochlea-Implantaten versorgten Kind (P) zu einer signifikanten Verbesserung des Wortschatzes und des auditiven Sprachverstehens (0)?).

Im nächsten Schritt wird mithilfe der exakten Frage eine Literaturrecherche zum Auffinden wissenschaftlich belegter Evidenzen durchgeführt (Beushausen 2016). Dazu eignen sich **medizinische Suchmaschinen,** wie PUBMED/MEDLINE, EMBASE oder die Cochrane Library und **elektronische Datenbanken,** wie die der American Speech-Language-Hearing Association, der Cochrane Collaboration oder des Deutschen Cochrane Zentrums. Die gefunden Evidenzen werden bewertet und fließen in den weiteren Prozess der Entscheidungsfindung mit ein.

> Das Vorhandensein von Evidenzen für einen bestimmten Therapieansatz bedeutet nicht, dass alternative Ansätze, für die keine oder weniger Nachweise existieren, weniger wirkungsvoll sind! Über ihre Wirksamkeit ist allerdings (noch) nichts bekannt.

14.3.3 Patientenpräferenzen

Die subjektiven Patientenpräferenzen oder die Präferenzen der Eltern des Kindes sind häufig schwer zu erfassen und entziehen sich nicht selten der Beobachtung durch die Therapeutin. Dabei kann die Entscheidung der Eltern für oder gegen eine sprachtherapeutische Intervention durch verschiedene Informationsgrundlagen geprägt sein. Dies können bisherige Erfahrungen, jedoch auch die aktuelle Situation und Informationen aus dem Umfeld und den Medien sein. Die Erfahrung und Kompetenz der Therapeutin erfordern es auch, die Bedürfnisse und Abneigungen der Eltern bzw. Bezugspersonen zu erfassen und das Leistungsniveau des hörgeschädigten Kindes richtig einzuschätzen.

Im Idealfall stimmen die wissenschaftlichen Evidenzen mit den internen Evidenzen der klinischen Expertise überein. Bei widersprüchlichen Evidenzen hingegen, beispielsweise wenn die Wirksamkeit einer Therapiemethode zwar in Studien nachgewiesen wurde, diese Methode aber von der oder dem zu Behandelnden abgelehnt wird, muss abgewogen werden, ob eine alternative Methode unter den individuellen Bedingungen zu einem gleichermaßen **optimalen Therapieergebnis** führen könnte (Beushausen und Grötzbach 2018).

In der evidenzbasierten Praxis sollen die klinische Expertise, die wissenschaftlich ermittelten Evidenzen und die Patientenpräferenzen gleichermaßen berücksichtigt und in die therapeutische Entscheidungsfindung einbezogen werden (Beushausen und Grötzbach 2018; Dollaghan 2007).

> In der praktischen Tätigkeit hat der Wille eines Patienten oder der Eltern jedoch immer Vorrang vor den internen und externen Evidenzen.

Buchtipp

- Beushausen U, Grötzbach H (2018) Evidenzbasierte Sprachtherapie, 2. Aufl. Schulz-Kirchner Verlag

In Kürze

Für die Mehrzahl der sprachtherapeutischen Ansätze und Methoden fehlen bislang Wirksamkeitsnachweise. Fehlende Nachweise bedeuten jedoch nicht, dass eine bestimmte Therapiemethode nicht effektiv ist. Sollte sich allerdings bei der Prüfung einer Therapiemethode ihre Unwirksamkeit herausstellen, darf sie nicht mehr durchgeführt werden. Denn nach dem Sozialgesetzbuch IX werden nur diejenigen Therapien finanziert, für die Effektivitätsnachweise vorliegen (Welti und Raspe 2004).

14.4 Therapeutische Entscheidungsfindung (Clinical Reasoning)

Clinical Reasoning beschreibt den kognitiven Prozess, den Therapeutinnen bei der Planung, Durchführung und Evaluation klinischer Interventionen durchlaufen. Im Folgenden werden die Strategien und Formen des Clinical Reasonings beschrieben und anhand von Praxisbeispielen veranschaulicht.

> **Clinical Reasoning**
> Der englische Begriff bedeutet wörtlich übersetzt „klinisches Begründen, Entscheiden, Beurteilen". Gemeint sind damit Denk-, Handlungs- und Entscheidungsprozesse, die Sprachtherapeutinnen oder andere klinisch tätige Berufsgruppen (Ärzte, Pädagoginnen u. a.) während der Planung, Durchführung und Evaluation von Diagnostik, Therapie und Beratung treffen.

Das vorrangige Ziel des Clinical Reasonings besteht darin, das für den spezifischen Patienten bzw. das

hörgeschädigte Kind „**bestmögliche Vorgehen** im Rahmen der Erkennung und Benennung einer zugrunde liegenden Krankheit, ihrer Behandlung und ihrer Begleitung auch während eines länger andauernden Rehabilitations- und Nachsorgeprozesses, zur Verfügung zu stellen" (Beushausen 2009, S. 1).

Die Grundelemente des Clinical Reasoning sind die **Metakognition,** die **Kognition** und das **Wissen**. Diese ermöglichen es Therapeutinnen, problemlösend zu denken und zur Problemlösung bzw. Entscheidungsfindung zu gelangen.

14.4.1 Strategien des Clinical Reasonings

Um eine therapeutische Entscheidung treffen zu können, kann die Therapeutin **hypothetisch-deduktiv** vorgehen oder die **Mustererkennung** als Strategien nutzen (Klemme und Siegmann 2006).

Beim hypothetisch-deduktiven Reasoning stellt die Therapeutin aufgrund von Informationen und **Schlüsselinformationen (Cues)** Vermutungen (Hypothesen) zur Diagnose und zum weiteren Vorgehen auf. Sie versucht, diese mit Fragen oder Tests zu verwerfen oder zu bekräftigen. Durch die Anwendung weiterer Diagnostikverfahren und daraus gewonnener Befunde wird die **Richtigkeit der Hypothese** überprüft und schließlich eine individuell passende Intervention abgeleitet.

> ▶ **Beispiel: Hypothetisch-deduktives Reasoning**

Eine Sprachtherapeutin hat während ihrer bisherigen Arbeit zahlreiche Kinder mit Hörstörungen unterschiedlicher Schweregrade behandelt. Es meldet sich eine Mutter, die ihre 7-jährige Tochter zur Sprachtherapie anmelden möchte. Sie berichtet, dass die Tochter beidseits mit Hörgeräten versorgt sei, die Verständlichkeit der Spontansprache jedoch noch eingeschränkt und die Aussprache verwaschen sei. Ansonsten verstehe ihre Tochter viele Wörter und könne auch gut mit anderen Kindern kommunizieren.

Diese Informationen führen die Therapeutin dazu, die Hypothese abzuleiten, dass die Tochter von einer mittelgradigen Schwerhörigkeit betroffen sein könnte. Mittels der sprachtherapeutischen Anamnese und Diagnostik erhebt die Therapeutin daraufhin die individuelle medizinische Vorgeschichte und den sprachlichen Status und kann nun eine individuelle Diagnose ableiten, um dadurch die Hypothese zu bestätigen oder zu verwerfen. ◄

Die Mustererkennung **(Pattern Recognition)** hingegen basiert auf der Expertise und den Erfahrungen der Therapeutin (Elstein und Schwarz 2008). Dabei gleicht die Therapeutin die während der Anamnese und Diagnostik gesammelten Informationen mit Fällen ab, die sie bereits behandelt hat und überträgt die therapeutische Entscheidung auf den neuen Fall. Das Erkennen weniger Schlüsselhinweise (Cues) beruht auf dem **Vorhandensein von Mustern,** die mit zunehmender Berufserfahrung entstehen. Wenn ein bestimmtes Muster erkannt wird, kann die Diagnose zugeordnet werden. Diese Strategie wird eher selten von Berufsanfängern verwendet.

> ▶ **Beispiel: Mustererkennung**

Die Sprachtherapeutin in einem CI-Zentrum tritt in den Erstkontakt mit einem 3-jährigen Jungen, der beidseits mit Cochlea-Implantaten versorgt wurde. Seit der letzten Folgeanpassung fällt auf, dass der Junge zusammenzuckt, wenn sie ihn anspricht oder einen Gegenstand geräuschvoll auf dem Tisch ablegt.

Die Sprachtherapeutin gleicht das Verhalten des Kindes mit den ihr bekannten Mustern ab, die sie bei anderen Kindern mit CI nach der Audioprozessoranpassung beobachtet hat. Aufgrund der übereinstimmenden prägnanten Merkmale und Symptome stellt sie die Hypothese auf, dass die CIs zu laut eingestellt sein könnten. ◄

14.4.2 Formen des Clinical Reasonings

Im Folgenden werden sieben wesentliche Clinical Reasoning-Formen vorgestellt und näher erläutert. In der praktischen Arbeit wenden Therapeutinnen, je nach Komplexität der Situation und des vorliegenden Störungsbildes, viele dieser Denkformen weitestgehend gleichzeitig an. Dabei können einzelne Formen mehr in den Vordergrund rücken als andere. Zum besseren Verständnis ist eine Trennung der einzelnen Reasoning-Formen allerdings hilfreich.

14.4.2.1 Prozedurales Reasoning

Das prozedurale Reasoning (Scientific Reasoning) beschreibt das Denken von Therapeutinnen, das durch die Anwendung von Fachwissen und beruflichem Erfahrungswissen unter Einbezug von Studien, Leitlinien und Standards bestimmt ist. Bei diesem systematischen Vorgehen steht die Funktionsebene des Patienten im Vordergrund. Auf Grundlage der gesammelten Informationen stellt die Therapeutin Hypothesen für das weitere Vorgehen auf und überprüft diese im Prozess (Klemme und Siegmann 2006).

> ▶ **Beispiel: Prozedurales Reasoning**

Ein 4,6-jähriger Junge mit einer Hörstörung und einer verzögerten Sprachentwicklung wird in einer sprachtherapeutischen Praxis vorgestellt. Die Therapeutin wählt einen standardisierten Test, um vor dem Hintergrund einer Norm entscheiden zu können, wie der Schweregrad der SES einzuschätzen ist. Zusätzlich erhebt sie qualitative Daten und beobachtet angrenzende Entwicklungsbereiche (Motorik, Sensorik), bevor sie die Diagnose audiogene Sprachentwicklungsstörung stellt. ◄

14.4.2.2 Interaktives Reasoning

Beim interaktiven Reasoning werden die Interaktion und Beziehung zwischen Patient und Therapeutin oder zwischen dem Patienten und seiner Umwelt, insbesondere Werte, Gefühle, Motivation sowie die individuelle Einstellung zur Erkrankung, stärker berücksichtigt. Der gezielte Einsatz von Gesprächsführungstechniken dient dazu, einen vertrauensvollen Kontakt zum Patienten herzustellen und die Sichtweise des Patienten auf das jeweilige Problem einnehmen zu können. Dabei spielen die Beobachtungen, Gedanken und Wahrnehmung des Problems und die damit verbundenen Gefühle eine zentrale Rolle. Die Wahrnehmung und Reflexion dieser Aspekte im interaktiven Reasoning werden vor allem durch eine positive Gestaltung der Patient-Therapeut-Beziehung realisiert (Feiler 2007).

> ▶ **Beispiel: Interaktive Reasoning**

Helena, 12 Jahre alt und beidseits mit Cochlea-Implantaten versorgt, kommt seit der Erstanpassung der Audioprozessoren immer gerne und wöchentlich zur Hör- und Sprachtherapie. Die CIs trägt sie schon immer gerne und regelmäßig. Seit sie vor zwei Wochen einen Jungen aus der Parallelklasse kennengelernt hat, versucht sie die CIs unter Ihren Haaren zu verstecken.

Die Therapeutin nimmt dies zum Anlass, mit Helena Gespräche über das Thema „Hörstörung" und „Umgang mit der Hörschädigung" sowie „Identität" (▶ Abschn. 11.6.2 und 11.6.6) zu führen. ◄

14.4.2.3 Prognostisches Reasoning

Das prognostische Reasoning (konditionale Reasoning) (Beushausen 2009; Feiler 2007) wird angewendet, um den Verlauf einer Erkrankung oder Beeinträchtigung vorherzusagen und basierend darauf eine Prognose für das Therapieziel zu entwickeln. Im sprachtherapeutischen Kontext meint es zum einen die Prognose der Störung bzw. das zu erwartende Behandlungsergebnis, zum anderen jedoch auch die Möglichkeiten zur Behandlung des klinischen Problems. Unter Berücksichtigung aller den Klienten betreffenden Informationen und der Vorstellungskraft, Interpretation und der Erfahrung der Therapeutin bestimmt sie gemeinsam mit dem Patienten das mögliche Behandlungsergebnis.

Diese aktive Einbeziehung und Teilhabe von Betroffenen und deren Bezugspersonen in das Therapiegeschehen fördert und fordert gleichzeitig die Motivation und Eigeninitiative der Patienten, die maßgeblich am Fortschritt und Erfolg der Therapie beteiligt sind (Beushausen 2009).

> ▶ **Beispiel: Prognostisches Reasoning**

Die Mutter eines hörgeschädigten Kindes fragt die behandelnde Sprachtherapeutin nach ihrer prognostischen Einschätzung zum weiteren Therapieverlauf. Die Sprachtherapeutin wägt unter Einbeziehung der Dauer, Qualität und Quantität der bisherigen Therapiefortschritte, der bisher gezeigten Motivation und Mitarbeit des Kindes, ihrer Erfahrungen bei der Behandlung des Störungsbildes und ihres Fachwissens über kindliche Hörstörungen ab, bevor sie antwortet. ◄

14.4.2.4 Ethisches Reasoning

Das ethische Reasoning berücksichtigt allgemeingültige ethische Prinzipien. Zudem werden auch individuelle Werte, Normen und Einstellungen der Therapeutin und des Patienten innerhalb der Diagnostik, Therapie oder Beratung einbezogen. Diese können durch die Erfahrung der Therapeutin und des Patienten, jedoch auch durch die Kultur geprägt sein. Vor allem die Therapeutin muss immer wieder reflektieren, ob ihre innere Haltung eine ethisch angemessene Behandlung gewährleistet. Das Bewusstsein darüber, dass die Patienten ebenfalls auf der Grundlage der eigenen Werte und Normen entscheiden und sich verhalten, ist dabei entscheidend. Eine richtige oder falsche Entscheidung im ethischen Reasoning gibt es folglich nicht – die Entscheidung ist vielmehr von subjektiver Natur und daher geprägt von individuellen Werten, Normen, Ansichten und Haltungen (Beushausen 2009).

> ▶ **Beispiel: Ethisches Reasoning**

Die Eltern des kleinen Jonas melden ihren 3-jährigen Sohn in der pädaudiologischen Ambulanz an. Der Arzt führt eine umfassende objektive und subjektive pädaudiologische Diagnostik durch und diagnostiziert eine an Taubheit grenzende, beidseitige Hörstörung. Nach erfolglosem Hörgerätetrageversuch empfiehlt der Arzt die Cochlea-Implantation. Diese wird von den Eltern jedoch strikt abgelehnt. Somit befindet sich der Arzt in einem ethischen Dilemma: Auf der einen Seite ist das CI medizinisch indiziert, auf der anderen Seite gilt es die Wünsche der Eltern und des Kindes zu berücksichtigen und die Entscheidung zu akzeptieren. ◀

14.4.2.5 Pragmatisches Reasoning

Beim pragmatischen Reasoning erwägt die Therapeutin praktische Aspekte, etwa Ressourcen, Kontextfaktoren oder Umstände, die den Diagnostik- und Therapieprozess unterstützen oder einschränken können. Zu diesen Faktoren zählen z. B. Rahmenbedingungen (Räumlichkeiten, Ausstattung, zeitliche Ressourcen), persönliche Ressourcen der Beteiligten (Motivation, Persönlichkeit, Erfahrung) sowie politische und soziale institutionelle Rahmenbedingungen (Verantwortlichkeiten, Unterstützungsmöglichkeiten) (Feiler 2007).

> ▶ **Beispiel: Pragmatisches Reasoning**

Fritz ist 8 Jahre alt und beidseits mit Hörgeräten versorgt. Zur Therapiestunde bringt er seinen besten Freund Moritz mit, da dieser im Anschluss den Nachmittag bei ihm verbringt und neugierig ist, was in der Sprachtherapie gemacht wird. Die Therapeutin bezieht Moritz aktiv in die Therapiestunde ein und richtet ihr Vorgehen auf Gruppenspiele aus. ◀

14.4.2.6 Didaktisches Reasoning

Das didaktische Reasoning beschäftigt sich mit der Reflexion von Lehr- und Lernsituationen mit Patienten, Kolleginnen, Seminarteilnehmern, Schülern usw. im Kontext von Kommunikationsstörungen. Dabei wird zwischen behavioralem, kognitivem (Wissen) und emotionalem Lernen unterschieden. Die Therapeutin wendet bei der Vermittlung von Therapieinhalten verschiedene Methoden an, um den Patienten beispielsweise zu Veränderungen von Verhaltensweisen anzuleiten. Daher ist auch die Reflexion über Vermittlungsmethoden, Lernstrategien, einzusetzende Materialien, Feedbackformen (Lob, Tadel, Korrektur etc.) ein Teil des Clinical Reasoning Prozesses bei Sprachtherapeutinnen (Beushausen 2009).

> ▶ **Beispiel: Didaktisches Reasoning**

Im Telefontraining mit einem Jugendlichen mit Cochlea-Implantaten macht eine Therapeutin verschiedene Vorschläge zur Umsetzung des offenen Sprachverstehens (▶ Abschn. 11.5), um die bereits erarbeiteten Fähigkeiten in unbekannten Sprechsituationen auszuprobieren. Der Jugendliche reagiert bei jedem Vorschlag sehr ablehnend und erklärt, warum diese für ihn nicht zu schaffen seien. Die Therapeutin bittet den Jugendlichen, für ihn passende Übungen vorzuschlagen und in einer Schwierigkeitshierarchie zu ordnen. Der Jugendliche schlägt einige Übungen vor, die für ihn relevant sind. ◄

14.4.2.7 Narratives Reasoning

Das narrative Reasoning beschreibt die Denk- und Entscheidungsprozesse, die sich im weitesten Sinne mit Erzählungen und Krankenberichte des Patienten in Form ihrer Berichte, Mitteilungen und Erzählungen oder von Fachkollegen oder Angehörigen befassen. Das Eingehen und Nachvollziehen der individuellen Krankengeschichte im Zusammenhang mit dem gezeigten Störungsbild machen eine alltagsorientierte Therapieplanung erst möglich (Beushausen 2009).

> **► Beispiel: Narratives Reasoning**
>
> Maria, 4 Jahre alt, ist seit kurzem mit Cochlea-Implantaten versorgt. Die Eltern erscheinen regelmäßig zu den Therapieterminen, es fällt jedoch auf, dass sie zu jeder Therapiestunde einen Bericht über die Fortschritte ihrer Tochter erhalten möchten und dass sie die Planung der Therapieinhalte nur schwer der Therapeutin überlassen können. Die Therapeutin führt mit den Eltern ein Gespräch und erfährt, dass die Eltern sich vorwerfen, die Hörstörung ihrer Tochter nicht früher erkannt zu haben und daher unter dem Druck stehen, dass sich bei Maria nun schnell eine altersgemäße Sprachentwicklung zeigen soll. Die Therapeutin versucht, die Sorgen der Eltern zu verstehen, ihre Ängste zu thematisieren. ◄

> **In Kürze**
>
> Clinical Reasoning beschreibt jene Denk- und Entscheidungsprozesse, die Therapeutinnen bei der Planung, Durchführung und Evaluation klinischer Interventionen durchlaufen. Die drei Grundelemente des Clinical Reasoning sind die Metakognition, die Kognition und das Wissen. Sie ermöglichen es, zur Problemlösung bzw. Entscheidungsfindung zu gelangen. Es werden zwei Hauptstrategien des Clinical Reasonings unterschieden: das hypothetisch-deduktive Vorgehen und die Mustererkennung. Zudem werden sieben Formen des Clinical Resonings unterschieden.

14.5 Interdisziplinäre Fallbesprechung

Wegen ihrer multifaktoriellen Symptomatik und der weitreichenden Folgen für die kindliche Entwicklung erfordern kindliche Hörstörungen eine gemeinsame Betrachtung und Behandlung von unterschiedlichen Fachdisziplinen.

Eine interdisziplinäre Herangehensweise ermöglicht es, eine **optimale Behandlungs- und Therapiestrategie** für das individuelle Kind zu entwickeln. Zudem können nur mithilfe der interdisziplinären Zusammenarbeit gleiche Therapie- und Behandlungsziele erreicht werden (Hoffmann 2019). Schließlich vereinfacht der interdisziplinäre Austausch der verschiedenen Berufsgruppen und Professionen die **Abstimmung** untereinander und ermöglicht damit eine umfassende Betreuung des Kindes und seiner Familie. Auf diesem Weg kann Sorgen, Nöte und Ängste von Familien in Bezug auf diagnostische, medizinische und apparative Maßnahmen und im Hinblick auf die **Gesamtentwicklung** des Kindes adäquat begegnet und die Eltern können im Rahmen des interdisziplinären Frühförder- und Therapieprozesses bestärkt werden.

Interdisziplinäre Fallbesprechungen bieten Raum für einen **interkollegialen Austausch.** Damit gelingt es, **individuelle Problemstellungen** und **spezifische Beobachtungen** im Team zu besprechen und **individuelle Fördermaßnahmen** zum Wohle des Kindes abzuleiten. Ein gelungener interdisziplinärer Austausch ermöglicht es außerdem, auf Veränderungen flexibel und schnell zu reagieren.

> **In Kürze**
>
> Interdisziplinarität stellt ein zentrales Arbeitsprinzip in der Behandlung hörgeschädigter Kinder dar und zeichnet sich durch die gleichzeitige Zusammenarbeit unterschiedlicher Disziplinen in der individuellen Therapie und Beratung eines Kindes und seiner Familie aus. Zur Entwicklung einer optimalen Behandlungs- und Therapiestrategie für ein Kind und seine Familie bedarf es unterschiedlicher fachlicher Blickwinkel, die in einer fachübergreifenden Teamarbeit realisiert werden müssen.

14.6 Kollegiale Beratung, Fachberatung und Supervision

In der Hör- und Sprachtherapie bei kindlichen Hörstörungen werden Sprachtherapeutinnen mit komplexen Diagnostik-, Therapie- und Beratungssituationen sowie mit Ansprüchen von verschiedenen Seiten konfrontiert. Dies bedingt eine permanente und differenzierte Reflexion des eigenen Handelns.

Die störungsspezifische Diagnostik, Intervention und Beratung bilden die Schwerpunkte in der sprachtherapeutischen Arbeit. Damit diese Aufgaben zielführend und erfolgreich erfüllt werden können, gilt es, das therapeutische Handeln während des gesamten Therapieprozesses zu reflektieren. Durch die Reflexion der beruflichen Arbeit können vergangene Erfahrungen verarbeitet, neue Perspektiven gewonnen und kritisch hinterfragt werden. Die Reflektion bietet eine gute Möglichkeit, Anteilnahme, Unterstützung sowie Entlastung im Austausch mit anderen zu erfahren und dadurch das persönliche Handlungswissen für die eigene Praxis weiter zu entwickeln.

Die **Supervision** beschreibt die professionelle Begleitung und Beratung der Sprachtherapeutin (Supervisandin) durch eine dafür qualifizierte Fachperson (Supervisor). Das Ziel liegt in der Erhaltung und Förderung der persönlichen und fachlichen Handlungssicherheit der Sprachtherapeutin in ihrem Arbeitsfeld. Supervision kann als Einzelsupervision, Gruppensupervision (Teilnehmende aus unterschiedlichen Organisationen) und als Team-Supervision (Teilnehmende der gleichen Organisation) angeboten werden (Belardi 2018).

Bei der **kollegialen Beratung** trifft sich eine Gruppe ohne externe Leitung und berät sich im Rahmen eines berufsbezogenen, strukturierten Reflexionsgesprächs wechselseitig zu beruflichen Fragen und Schlüsselthemen, um gemeinsam Lösungen zu entwickeln (Jenni 2006). Das primäre Ziel besteht darin, die eigene Sichtweise durch das Nutzen vorhandener Ressourcen in der Gruppe zu erweitern (Tietze 2003).

In Abgrenzung zu diesen beiden Beratungsformen ist im sprachtherapeutischen Kontext die **Fachberatung** als eigene Form zu erwähnen. In diesem Setting wird die Fachberatung durch eine Fachperson mit spezifischen Fachkenntnissen (zur Therapie kindlicher Hörstörungen) und zusätzlichen Kompetenzen in der Beratung geführt. Die Fachperson setzt ihr Fachwissen sowie Denk- und

Handlungsmodelle mit dem Ziel ein, dass die Beratenen das erworbene Wissen selbstständig auf ähnliche Fragestellungen übertragen können (Schraner-Schmid 2009).

In Kürze

Verschiedene Formen des Austausches mit anderen Fachpersonen unterstützen Sprachtherapeutinnen dabei, das eigene Handeln kritisch zu reflektieren. Die kollegiale Beratung, die Fachberatung und die Supervision sind hilfreiche Möglichkeiten für Sprachtherapeutinnen, um sich sowohl fachlich als auch persönlich weiterzuentwickeln, die eigenen Ressourcen auszuschöpfen und die Qualität der eigenen Arbeit zu verbessern.

Literatur

Belardi N (2018) Supervision. Grundlagen, Techniken, Perspektiven, 5. Aufl. Beck, München

Beushausen U (2005) Evidenz-basierte Praxis in der Logopädie. Mythos Realität Forum Logopädie 3:2–7

Beushausen U (2009) Therapeutische Entscheidungsfindung in der Sprachtherapie Grundlagen und 14 Fallbeispiele, 1. Aufl. Elsevier, München

Beushausen U (2014) Chancen und Risiken einer evidenz-basierten Sprachtherapie. Logos 2:15–21

Beushausen U (2016) Evidenz-basiert arbeiten in der Sprachtherapie. Sprachtherapie aktuell: Schwerpunktthema: Sprachtherapie und Inklusion 3(1):e2016-06.   ► https://doi.org/10.14620/stadbs160906

Beushausen U, Grötzbach H (2018) Evidenzbasierte Sprachtherapie. Grundlagen und Praxis. Schulz-Kirchner, Idstein

Brennan-Jones CG, White J und Law RJ (2014) Auditory-verbal therapy for promoting spoken language development in children with permanent hearing impairments. Cochrane Database Syst Rev 12(3):CD010100

Dallmeier P, Thies C (2009) Logopädische Berichte in der Aphasietherapie – einbindung alltagsrelevanter, klientenzentrierter Ziele. Bachelorarbeit, HAWK Hildesheim

Deutscher Bundesverband Logopädie (2012) Dokumentationsleitlinien. ► https://www.dbl-ev.de/der-dbl/qualitaetsmanagement/qualitaetssicherung-in-diagnostik-und-therapie/dokumentationsleitlinien.html. Zugegriffen: 28. Febr. 2020

Dollaghan CA (2007) The handbook for evidence-based practice in communication disorders. Paul H. Brookes Publishing Co, Baltimore

Elstein A, Schwarz A (2008) Clinical Reasoning in medicine. In: Higgs J, Jones M, Loftus S, Christensen N (Hrsg) Clinical reasoning in the health professions, 3. Aufl. Butterworth Heinemann, Oxford, S 223–234

Feiler M (2007) Klinisches Reasoning: Fundament für die ergotherapeutische Praxis. In: Scheepers C, Steding-Albrecht U, Jehn P (Hrsg) Ergotherapie. Vom Behandeln zum Handeln: Lehrbuch für Ausbildung und Praxis, 3. Aufl. Thieme, Stuttgart

Grötzbach H, Hollenweger Haskell J, Iven C (2014) Einführung in die ICF. In: Grötzbach H, Hollenweger Haskell J, Iven C (Hrsg) ICF und ICF-CY in der Sprachtherapie. Schulz-Kirchner, Idstein, S 11–25

Hoffmann V (2019) Die Bedeutung der interdisziplinären Zusammenarbeit in der hörgerichteten Frühförderung. Praxis Sprache 1:15–22

Hoffmann V, Grötzbach H (2019) Evidenzbasierte Entscheidungsprozesse am Beispiel kindlicher Hörstörungen. Praxis Sprache 3:137–146

Jenni R (2006) Kollegialer Austausch unter Fachleuten in heilpädagogischen und therapeutischen Berufen. Eine praxisorientierte Anleitung für die berufliche Reflexion in Gruppen, 3. Aufl. Edition SHZ/SPC, Luzern

Kaipa R, Danser M (2016) Efficacy of auditory-verbal therapy in children with hearing impairement: a systematic review from 1993 to 2015. Int J Pediat Otorhino 86:124–34

Klemme B, Siegmann G (2006) Clinical reasoning. Therapeutische Denkprozesse lernen. Thieme, Stuttgart

Schraner-Schmid J (2009) Kollegiale Beratung und Supervision im logopädischen Umfeld, zwei Möglichkeiten der beruflichen Reflexion. SAL 131:21–29

SGB IX (2001) Neuntes Buch Sozialgesetzbuch – rehabilitation und Teilhabe behinderter Menschen – (Artikel 1 des Gesetzes v. 19.6.2001, BGBl. I S. 1046, 1047), zuletzt geändert durch Artikel 3 Absatz 12 des Gesetzes vom 26. Juli 2015 (BGBl. I S. 1824).   ► https://www.gesetze-im-internet.de/sgb_9_2018/BJNR323410016.html. Zugegriffen: 28. Febr. 2020

Tietze KO (2003) Kollegiale Beratung. Problemlösungen gemeinsam entwickeln. Rowohlt Taschenbuch, Reinbeck bei Hamburg

Welti F, Raspe H (2004) Rehabilitation und Teilhabe behinderter Menschen – welche Möglichkeiten bietet das neue SGB IX? Neur Rehabil 6:320–322

Wieck M, Beushausen U, Cramer RE (2005) Leitlinien in der Logopädie. Forum Logopädie 19:28–35

Weitere sprachtherapeutische Diagnostik

Inhaltsverzeichnis

© Springer-Verlag GmbH Deutschland, ein Teil von Springer Nature 2020
V. Hoffmann und K. Schäfer, *Kindliche Hörstörungen*, Praxiswissen Logopädie,
https://doi.org/10.1007/978-3-662-61126-5_15

Im Folgenden werden verschiedene sprachtherapeutische Diagnostikverfahren ausführlich beschrieben, die zwar nicht spezifisch für hörgeschädigte Kinder entwickelt wurden, aber in der Praxis eingesetzt werden können bzw. zu denen bereits spezifische Erfahrungen bei hörgeschädigten Kindern vorliegen. Weitere Empfehlungen zur Nutzung einzelner Diagnostikverfahren finden sich zudem in der interdisziplinären Leitlinie „Diagnostik von Sprachentwicklungsstörungen (SES), unter Berücksichtigung umschriebener Sprachentwicklungsstörungen (USES)" (de Langen-Müller et al. 2016).

15.1 Fragebögen

- **ELAN-R**

Der ELAN-R (Elternfragebogen zur Wortschatzentwicklung im frühen Kindesalter – Eltern Antworten-Revision) (Bockmann und Kiese-Himmel 2012) überprüft den frühen expressiven Wortschatz von Kindern im Alter von 18–26 Monaten, der sich in der klinischen Entwicklungspsychologie als prädiktiver Marker für Sprachentwicklungsstörungen herausgestellt hat. Auf diese Weise soll der Elternfragebogen die Frühidentifikation von Risikokindern gewährleisten. Der Elternfragebogen beinhaltet einen ausführlichen Anamneseteil sowie eine Checkliste mit 319 Wörtern und Fragen zu Mehrwortäußerungen. Ergänzungen zum individuellen Sprachgebrauch des Kindes können von den Eltern vorgenommen werden. Für Kinder mit peripherer Hörstörung liegen keine spezifischen Erfahrungen mit dem Verfahren vor.

- **ELFRA 1 und ELFRA 2**

ELFRA 1 und ELFRA 2 (Elternfragebögen 1 und 2) (Grimm et al. 2019) sind Elternfragebögen, die für guthörende Kinder entwickelt wurden und möglichst früh Störungen und Verzögerungen in der Sprachentwicklung und Sprachentwicklungsverzögerungen erkennen sollen.

Die Fragebögen können bei einjährigen (ELFRA 1) bzw. zweijährigen Kindern (ELFRA 2) eingesetzt werden. Sie erfassen die Bereiche Sprachproduktion, Sprachverständnis, gestisches Verhalten und Feinmotorik (ELFRA 1) und produktiven Wortschatz sowie frühe Grammatikentwicklung (ELFRA 2) aus Sicht der Eltern. Beide Verfahren enthalten darüber hinaus Hinweise für Eltern von Kindern mit Sprachentwicklungsverzögerung.

Für den Einsatz in Kinderarztpraxen bei den Früherkennungsuntersuchungen U6 und U7 liegen Kurzformen beider Fragebögen vor, die als Screeninginstrument für die Erfassung von Risikokindern für den Erwerb einer Sprachentwicklungsstörung dienen können (Grimm et al. 2019). Die prognostische Validität für den ELFRA 1 als Screeninginstrument für Kinder mit Sprachentwicklungsstörungen erwies sich in einer Untersuchung von Sachse et al. aufgrund einer zu geringen Sensitivität und Spezifität des Verfahrens als unbefriedigend (2007a). Dies bedeutet, dass zu viele Kinder durch das Screening entweder übersehen oder fälschlicherweise als Risikokinder eingestuft wurden. Der ELFRA 2 hingegen eignet sich als Screeninginstrument bei Kindern im Rahmen der Früherkennungsuntersuchung U7 (Sachse et al. 2007b). Das Alter, in welchem der ELFRA 2 eingesetzt werden kann, ist auf den 24. Lebensmonat begrenzt, da nur für dieses Alter Normwerte vorliegen. Das Ausfüllen beider Bögen nimmt jeweils etwa 10 min in Anspruch. Für die einzelnen Entwicklungsskalen liegen kritische Werte vor. Über den Einsatz beider Fragebögen bei hörgeschädigten Kindern liegen keine spezifischen Ergebnisse vor, sie erscheinen aber bei z. B. wiederholter Durchführung für das Monitoring der Sprachentwicklung gut geeignet.

- **FRAKIS und FRAKIS-K**

FRAKIS und FRAKIS-K (Fragebogen zur frühkindlichen Sprachentwicklung: FRAKIS (Standardform) und FRAKIS-K (Kurzform)) (Szagun et al. 2009) sind ebenfalls Elternfragebögen, mit deren Hilfe der Sprachentwicklungsstand bei Kindern zwischen 1;6–2;6 Jahren erfasst werden soll. Durch den Einsatz der Fragebögen sollen sogenannte „LateTalker" identifiziert werden. Als möglicher Einsatzort werden die kinderärztliche Praxis und die Früherkennungsuntersuchungen (U-Untersuchungen) angegeben.

Der FRAKIS besteht aus einem Wortschatz- und einem Grammatikteil und umfasst eine Wortschatzliste mit 600 Wörtern aus dem Sprachumfeld von Kindern der beschriebenen Altersgruppe. Im Grammatikteil werden anhand von Beispielsätzen Fragen zum Satzbau gestellt, z. B. ob das Kind schon die Verbzweitstellung verwendet. Der FRAKIS-K ist die Kurzform des zuvor genannten FRAKIS und umfasst eine Wortschatzliste von 102 Wörtern sowie drei weitere Fragen zur Grammatikentwicklung (Szagun et al. 2009).

Mit beiden Fragebögen soll ein individuelles Sprachentwicklungsprofil der Kinder erstellt werden. Die Bearbeitungszeit des FRAKIS nimmt für die Bezugsperson des Kindes etwa 15–45 min in Anspruch, während die Kurzform des FRAKIS-K innerhalb von 5–10 min ausgefüllt werden kann. Beide Fragebögen wurden an einer Stichprobe von jeweils über 1000 Kindern normiert. Es liegen Altersnormen für jedes Alter in Monaten von 18–30 Monate vor. Die Fragebögen eignen sich bei hörgeschädigten Kindern insbesondere als Monitoring-Instrumente.

- **SBE-2-KT**

Der SBE-2-KT (Sprachbeurteilung durch Eltern – Kurztest für die U7) (v. Suchodoletz und Sachse 2009) ist ein Screeningverfahren zur Früherkennung von Sprachentwicklungsverzögerungen und eignet sich für den Einsatz bei Kindern zwischen dem 21. und 24. Lebensmonat, den Zeitraum der Vorsorgeuntersuchung U7. Das Verfahren überprüft den produktiven Wortschatz sowie erste syntaktische Strukturen und besteht aus einer Liste mit 57 Lexemen und einer Frage zu Mehrwortäußerungen. Eltern bzw. Bezugspersonen werden schriftlich angeleitet, die vom Kind bereits mehrfach produzierten Wörter bzw. Mehrwortäußerungen anzukreuzen. Die berechneten kritischen Werte werden in zwei Altersstufen kategorisiert (Sachse und v. Suchodoletz 2008). Produziert das Kind ein Wort nicht aktiv, sondern spricht es nach Vorgabe nur nach, wird dieses Wort nicht als erworben gewertet. Phonetische oder phonologische Abweichungen der Aussprache werden nicht berücksichtigt.

Die Auswertung erfolgt durch Addition aller angekreuzten Items. Aus den 57 Einzelwörtern und einer mit „ja" beantworteten Frage zu Mehrwortäußerungen ergibt sich eine maximale Gesamtzahl von 58 Punkten. Liegt der Gesamtwert unter dem kritischen Wert, ist laut der Autoren eine Sprachentwicklungsverzögerung anzunehmen. Für Kinder zwischen 21–24 Monaten liegen Normdaten vor. Der SBE-2-KT wurde in über zwanzig Sprachen übertragen und ist online verfügbar.

Der SBE-2-KT erlaubt eine schnelle erste Einschätzung der sprachproduktiven Fähigkeiten und kann für den Einsatz bei Kindern mit peripherer Hörstörung empfohlen werden. Der Fragebogen zeichnet sich zudem durch eine sehr kurze Durchführungsdauer (ca. 5 min) aus und kann damit bereits im Wartezimmer der Sprachtherapeutin von den Eltern ausgefüllt werden.

- **SBE-3-KT**

Der SBE-3-KT (Sprachbeurteilung durch Eltern – Kurztest für die U7a) (Sachse und v. Suchodoletz 2008) wird als Kurztest zur Früherkennung von Kindern mit Sprachentwicklungsstörungen im Alter vom 32.–40. Lebensmonat eingesetzt. Der SBE-3-KT besteht aus einer Liste mit 82 Wörtern und 15 Fragen zu grammatischen Fähigkeiten. Wie beim SBE-2-KT erfolgt die Sprachbeurteilung durch die Eltern; diese sind aufgefordert anzukreuzen, welche Wörter und grammatische Fertigkeiten das Kind bereits beherrscht (Beispiel: „Verwendet Ihr Kind die Wörter mein/meine richtig?" oder „Benutzt Ihr Kind das Fragewort Wie?").

Für die Auswertung werden die markierten Items für den Wortschatz- und den Grammatikteil getrennt voneinander addiert. Normwerte liegen für die Altersbereiche 32.–34., 35.–37. und 38.–40. Lebensmonat vor. Liegt der Gesamtwert unter dem kritischen Wert, stufen die Autoren das Kind als sprachauffällig ein und legen die weitere diagnostische Abklärung nahe. Die Bearbeitungszeit beträgt laut der Autoren 5–10 min. Der SBE-3-KT ist ebenfalls in zahlreichen Sprachen online verfügbar.

15.2 Testverfahren

■ **AWST-R 3–5**

Der AWST- R (Aktiver Wortschatztest für drei- bis fünfjährige Kinder-Revision) (Kiese-Himmel 2005) stellt die Weiterentwicklung des klassischen AWST dar und richtet sich an Kinder zwischen 3;0 und 5;5 Jahren. Das Testverfahren ist standardisiert und normiert und misst den Wortschatzumfang von Nomen, Verben und Farbbezeichnungen. Er enthält Fotografien von 51 Substantiven und 24 Verben und ist als Bildbenenntest konzipiert. Die Items sind nach Schwierigkeitsgrad gegliedert. Neben der quantitativen Auswertung des expressiven Wortschatzes ist eine

qualitative Auswertung unter Einschluss der Wissensbestände, d. h. Sprachkenntnis und Alltagswissen, vorgesehen. Diese erfordert im Vergleich zur quantitativen Auswertung zwar einen höheren Zeit- und Arbeitsaufwand, erweitert die quantitative Beurteilung allerdings als nützliches Instrument zur Therapieplanung und – gestaltung für Kinder mit peripherer Hörstörung. Normtabellen liegen in Halbjahresschritten vor. Die Bearbeitungszeit beträgt ca. 15 min.

■ **BAKO 1–4**

Der BAKO 1–4 (Basiskompetenzen für Lese-Rechtschreibschwächen) ist ein Einzeltestverfahren zur Erfassung der phonologischen Bewusstheit von Kindern des ersten bis einschließlich vierten Schuljahres. Mit dem Verfahren sollen Kinder mit Auffälligkeiten im Lese-Rechtschreiberwerb erkannt werden (Stock et al. 2017). Der BAKO 1–4 ist CD-basiert und besteht aus insgesamt 74 Aufgaben, bestehend aus sieben Subtests zu den Themen Pseudowort-Segmentierung, Restwortbestimmung, Vokalersetzung, Lautkategorisierung, Vokallängenbestimmung, Phonemvertauschung und Wortumkehr. Für Aufgaben mit höherem Schwierigkeitsgrad benötigen Kinder Kenntnisse und Einblicke in die orthographische Struktur.

Mit dem BAKO 1–4 können Schwierigkeiten in einzelnen Teilbereichen festgestellt werden. Es existieren T-Werte und Prozentrangnormen für jede Klassenstufe. Die Durchführung des Verfahrens dauert etwa 30 min. Für hörgeschädigte Kinder liegen keine expliziten Erfahrungen mit dem Testverfahren vor. Es muss zusätzlich beachtet werden, dass die gesprochene Stimme mit Testinstruktionen und Aufgaben aus einem CD-Player spricht und dass Verständnisschwierigkeiten auftreten können. Dennoch handelt es sich um ein in der Praxis gut einsetzbares Verfahren für Kinder, die den Test hörend absolvieren können.

Zu dem BAKO 1–4 steht das Trainingsprogramm „PHONIT" zur Verbesserung der phonologischen Bewusstheit und Rechtschreibleistung im Grundschulalter zur Verfügung (Stock und Schneider 2011).

▪ **BISC**

Das BISC (Bielefelder Screening zur Früherkennung von Lese-Rechtschreibschwierigkeiten) wird bei Kindern im letzten Kindergarten- bzw. Vorschuljahr eingesetzt. Mithilfe des Verfahrens sollen Kinder mit einem Risiko für den Erwerb einer Lese-Rechtschreibschwäche herausgefiltert und speziell gefördert werden, noch bevor sie eingeschult werden (Jansen et al. 2002).

Die Durchführung des BISC dauert etwa 20–25 min.

Im Bereich der phonologischen Bewusstheit werden Fähigkeiten im weiteren Sinne (Reime, Silbenklatschen) und im engeren Sinne (Anlaute hören, Lautsynthese) überprüft.

Besonders interessant an dem Verfahren für hörgeschädigte Kinder sind die Aufgaben zum schnellen Wortabruf aus dem Langzeitgedächtnis („Benenngeschwindigkeit", „Schnelles-Benennen-Wissen"), bei denen die Zeit erfasst wird, in der ein Kind vier Farben korrekt nennen soll, zunächst in einer einfachen Übung und später mit Ablenkung durch „falsche" Farben.

Der Bereich des Pseudowörter-Nachsprechens überprüft die Fähigkeit des phonetischen Rekodierens, wobei die Ergebnisse durch eine Hörbeeinträchtigung verfälscht werden kann.

Bei der visuellen Aufmerksamkeitssteuerung wird das Kind aufgefordert, ein geschriebenes Wort in einer Auswahl von vier Wörtern wiederzuerkennen – wohlgemerkt in einem Alter, in dem es in der Regel selbst noch nicht schriftsprachkompetent ist. Diese Aufgabe beinhaltet ausschließlich einen visuellen Abgleich und

wird daher nicht durch das Vorhandensein einer Hörstörung beeinflusst.

▪ **ELFE II**

Der ELFE II (Ein Leseverständnistest für Erst- bis Siebtklässler – Version II) (Lenhard et al. 2018a) ist ein Leseverständnistest für Schulkinder vom Ende der ersten Schulklasse bis zum Beginn des siebten Schuljahrs. Der Test stellt die Weiterentwicklung des ELFE 1–6 dar und umfasst u. a. zwei neue Kurzversionen für die Klassenstufen 1–3 bzw. 4–7. Des Weiteren enthält der ELFE II mehr Items als sein Vorgänger. Er kann zu einem beliebigen Zeitpunkt innerhalb der genannten Klassenstufen durchgeführt werden. Obwohl z. B. Mehrsprachigkeit im ELFE II nicht explizit berücksichtigt wird, existieren Normen für mehrsprachige Kinder.

Der ELFE II steht sowohl für die Verwendung auf dem Computer als Einzeltest sowie auch als Papierversion zur Verfügung. Erfasst werden soll ausschließlich das Leseverständnis, sodass mögliche Auffälligkeiten in der Artikulationsfähigkeit und Defizite im orthographischen Vorwissen explizit ausgeblendet werden.

Der Test fokussiert auf die Ebenen Leseverständnisleistung, -flüssigkeit und -genauigkeit auf Wort-, Satz- und Textebene. Alle Ergebnisse aus den Subtests werden zu einem Gesamtergebnis zusammengerechnet, wobei auch die differenzierte Auswertung einzelner Teilbereiche möglich ist.

Die Durchführung des ELFE 1–6 dauert je nach Alter und Klassenstufe des Kindes ca. 20–30 min (Standardversion) bzw. 15–25 min (Kurversion). Eine Schwellenmessung der Worterkennung ist nur in der Computerversion enthalten und nimmt zusätzlich etwa 3–4 min in Anspruch.

Kinder können mit der Papierversion des ELFE II in der Gruppensituation (z. B. im Schulunterricht) getestet werden. Die Normierung des Verfahrens (Computer- und Papierversion) erfolgte an fast 3000 Kindern in neun verschiedenen deutschen Bundesländern.

An den ELFE II schließt das computerbasierte Förderprogramm „Lesespiele mit Elfe und Mathis" an (Lenhard et al. 2018b). Für Kinder mit peripherer Hörstörung erscheint das Verfahren aufgrund seines hohen Aufforderungscharakters gut geeignet.

- **H-LAD**

Der H-LAD (Heidelberger Lautdifferenzierungstest) wird ebenso wie der BAKO 1–4 in den ersten vier Klassenstufen eingesetzt. Er eignet sich für lautsprachlich orientierte Kinder mit peripherer Hörstörung. Der Test besteht aus zwei Untertests, Lautdifferenzierung und Lautanalyse. Im ersten Untertest soll das Kind reale und Pseudowort-Minimalpaare als gleich oder ungleich erkennen und nachsprechen. Im zweiten Untertest müssen die ersten beiden Laute von Wörtern mit Konsonantenhäufungen zu Beginn genannt werden (Brunner et al. 1998).

Der H-LAD ist als CD-oder PC-basierte Version erhältlich. Die Durchführung der CD-Version dauert etwa 25 min, die PC-Version etwa 15 min. Die Auswertung der PC-basierten Version geschieht automatisch, bei der CD-Version muss die Therapeutin die Antworten protokollieren und anschließend händisch auswerten.

- **HSET**

Der HSET (Heidelberger Sprachentwicklungstest) (Grimm und Schöler 1991) ist den speziellen Entwicklungstests zuzuordnen und erfasst die sprachlichen Fähigkeiten von Kindern zwischen dem dritten und neunten Lebensjahr. In insgesamt 13 Untertests werden die Bereiche Wortbedeutung, Satzbedeutung, Satzstruktur, morphologische Struktur, interaktive Bedeutung und Text überprüft. Der Test enthält mehrere Bildkartensets und Spielmaterialien. Normen wurden für den Altersbereich von 3;0–9;11 Jahren ermittelt. In Abhängigkeit des jeweiligen Sprachentwicklungsstandes erscheinen einzelne Untertests zu Semantik und Syntax auch für ältere hörgeschädigte Kinder geeignet. Für die Durchführung werden etwa 60 min, für die Auswertung 20–30 min veranschlagt.

Je nach Alter und Entwicklungsstand des Kindes sollten, sofern sie die Anforderungen des Kindes nicht übersteigen, nur die beiden aussagefähigsten Untertests (IS; VS) ausgewählt werden. Dies verkürzt zudem die Durchführungsdauer erheblich (etwa 20 min) (v. Suchodoletz 2013).

- **HSP 1–10**

Die HSP 1–10 bezeichnet die Hamburger Schreibprobe, die von der Mitte der ersten bis zum Ende der 10. Schulklasse eingesetzt werden kann. Es liegen verschiedene Testhefte für die unterschiedlichen Klassenstufen vor. Erfasst werden die Rechtschreibkompetenz, d. h. das orthographische Wissen und grundlegende Strategien des Rechtschreibens (alphabetische, orthographische, morphematische und wortübergreifende Strategie) (May et al. 2018).

Die Auswertung eines Testergebnisses ist online und manuell möglich. Anhand des Ergebnisses in Form eines Prozentrangs und T-Wertes, der einen Vergleich mit der Normstichprobe ermöglicht, können individuelle Interventionen für das Kind abgleitet werden. Die Normierung der HSP 1–10 erfolgte bundesweit in den Jahren 2012 und 2015 und differenzierte auch zwischen Ballungsgebieten und Flächenländern. Die Bearbeitungszeit beträgt bis zu 30 min pro Testheft.

Die Version HSP 5–10 B bezeichnet Basisanforderungen des Schreibens und ist laut Autoren auch im sonderpädagogischen Handlungsfeld (d. h. auch bei hörgeschädigten Kindern) einsetzbar.

■ **Mottier-Test**

Der Mottier-Test ist ein Verfahren zur Erfassung der auditiven Lautdifferenzierungsfähigkeit und Kapazität des auditiven Kurzzeitgedächtnisses (Welte 1981). Er eignet sich zur Durchführung bei Kindern ab dem vierten Lebensjahr. Es werden 30 Pseudowörter vorgesprochen, die von dem Kind wiederholt werden sollen. Die mehrsilbigen Pseudowörter werden zum Ende des Tests hin immer länger und schwieriger zu merken.

Die Ergebnisse des Mottier-Tests können verfälscht werden durch eine Aussprachestörung des Kindes, das die Silben zwar gehört und verstanden hat, aber nicht korrekt reproduzieren kann. Über Validität und Reliabilität des Tests ist nur wenig bekannt (Risse und Kiese-Himmel 2009). Neuere Untersuchungen zeigen, dass die veralteten Referenzwerte aus 1981, die an kleineren Stichproben erhoben wurden, heutzutage nicht mehr aktuell sind und Kinder daher (auch ohne Hörstörungen) mehr Schwierigkeiten haben, den Test erfolgreich zu absolvieren (Wild und Fleck 2013).

Für den Mottier-Test liegen keine spezifischen Ergebnisse bei hörgeschädigten Kindern vor. In der Praxis wird er dennoch sehr häufig eingesetzt. Mehrsprachige guthörende Kinder schneiden im Mottier-Test ebenso gut ab wie monolingual deutsch sprechende Kinder, sodass er auch für hörgeschädigte mehrsprachige Kinder gut geeignet erscheint.

■ **MSVK**

Der MSVK (Marburger Sprachverständnistest für Kinder) (Elben und Lohaus 2000) erfasst die rezeptiven Sprachleistungen von Kindern im Alter von fünf bis sieben Jahren in den Bereichen Semantik, Syntax und Pragmatik mit jeweils zwei Untertests. Im Bereich Semantik werden der passive Wortschatz und das Verständnis von Wortbedeutungen überprüft. Aufgaben zum Satz- und Instruktionsverständnis testen die syntaktischen Fähigkeiten, personen- und situationsbezogene Sprachzuordnungen überprüfen sodann das pragmatische Verständnis. Die Autoren geben eine Bearbeitungsdauer von ca. 30–45 min an. Für Kindergartenkinder ab fünf Jahren und Kinder der ersten Klasse liegen geschlechtsspezifische Normwerte vor.

■ **NRDLS**

Die NRDLS (New Reynell Developmental Language Scales) (Edwards et al. 2011) (deutsche Bearbeitung: Reynell Sprachentwicklungsskalen, Sarimski 1985) überprüfen die Sprachproduktion und das Sprachverständnis jeweils in den Bereichen Wortschatz und Grammatik und eignen sich insbesondere für die detaillierte Erfassung des Sprachverständnisses.

Zur Beurteilung des Sprachverständnisses werden die Kinder aufgefordert, Objekte auszuwählen oder Aufforderungen zu befolgen, die mehrere Objekte betreffen. Weiter wird die Reaktion auf Fragen nach Funktionen und das Verständnis für syntaktische Regeln innerhalb komplexerer Sätze überprüft. Es liegen Normdaten für englischsprachige Kinder für die Altersstufen 3;0–7;6 Jahre vor (Edwards et al. 2011). Normwerte für die deutsche Sprache liegen zum gegenwärtigen Zeitpunkt nicht vor. Folglich sind die Einsatzmöglichkeiten des NRDLS bei deutschsprachigen Kindern mit peripherer Hörstörung begrenzt.

■ **PDSS**

Die standardisierte Auflage der PDSS (Patholinguistische Diagnostik bei Sprachentwicklungsstörungen) (Kauschke und

Siegmüller 2009) dient der Erfassung von Sprachentwicklungsstörungen und eignet sich für Kinder im Alter zwischen 2;0–6;11. Das sprachsystematische Verfahren überprüft die Bereiche **Phonologie, Lexikon/ Semantik** und **Grammatik** und umfasst insgesamt 23 Untertests. Die zweite Auflage aus dem Jahr 2010 liegt in standardisierter und normierter Form vor.

PDSS versus SETK-2

In der Praxis zeigt sich, dass die gewählten Items der Kategorien Wortproduktion und Wortverständnis Nomen in der PDSS im Vergleich zum SETK-2 erkennbar schwieriger sind, wobei zu erwähnen ist, dass der SETK-2 lediglich die Wortkategorie Nomen erfasst.

Insbesondere die Untertests zu syntaktischen Strukturen stellen häufig bereits guthörende Kinder vor eine Herausforderung. Für Kinder mit einer Hörstörung können die Tests aufgrund ihrer Länge/Komplexität möglicherweise sehr schwierig sein. Positiv ist aber anzumerken, dass es sich um eine entwicklungsorientierte Diagnostik handelt und morpho-syntaktische Strukturen erst am Ende erfragt werden.

▪ PET

Bei dem PET (Psycholinguistischer Entwicklungstest) (Angermaier 1977) handelt es sich um die deutsche Bearbeitung des Illinois Test of Psycholinguistic Abilities. Der Test dient der Ermittlung spezifischer Fertigkeiten und Störungen in den kommunikativen Prozessen lernbehinderter Kinder zwischen 3;0–9;11 Jahren. Der PET gliedert sich in zwölf Untertests. Es können sprachliche Kommunikationsschwierigkeiten und die allgemeine sprachliche Leistungsfähigkeit ermittelt werden. Der Vollständigkeit halber sei der PET an dieser Stelle genannt, obwohl es sich um ein älteres Verfahren handelt – zur Erfassung sprachlicher Leistungen bei Kindern mit Hörstörung eignen sich einzelne Untertests, wie z. B. Wortverständnis, Grammatik-Test, Wörter ergänzen, Laute verbinden, Zahlenfolgen-Gedächtnis und Symbolfolgen-Gedächtnis. Altersnormen werden in Form von Prozenträngen, T-Werten und T-Wert-Bändern, jeweils für Jahresdrittel angegeben.

▪ PLAKSS II: Psycholinguistische Analyse kindlicher Aussprachestörungen

Die PLAKSS II (Psycholinguistische Analyse kindlicher Aussprachestörungen) (Fox-Boyer 2014) ist ein standardisiertes Diagnostikinstrument für Aussprachestörungen zur quantitativen und qualitativen Analyse des phonetischen und phonologischen Entwicklungsstandes von Kindern zwischen 2;6 und 8;0 Jahren. Das Verfahren kann als umfassender Einzeltest zur Diagnose von Aussprachestörungen und zur ursachenorientierten Therapieplanung sowie als Screening zur Früherkennung eines Risikos für Aussprachestörungen eingesetzt werden. Der Test ist als Benenntest mit 99 Bildern konzipiert und überprüft sämtliche Laute und wesentliche Lautverbindungen des Deutschen in allen Wortpositionen. Der Test besteht aus einem Haupttest mit 96 Items und einem 25-Wörtertest, welcher auch als Screeningmaterial eingesetzt werden kann.

Die Antworten des Kindes werden auf Protokollbögen dokumentiert und phonetisch transkribiert. Es existieren Normwerte (N = 646) für die Altersgruppen 2;6–6 Jahre. Für die Durchführung der PLAKSS II veranschlagt die Autorin eine Dauer von 10–20 min. Aus den Testergebnissen werden detaillierte Therapieempfehlungen abgeleitet. Diese können auch auf hörgeschädigte Kinder übertragen werden.

▪ PPVT-4

Der PPVT-4 (Peabody Picture Vocabulary Test) liegt in der vierten Ausgabe vor und eignet sich zur Anwendung bei Kindern von 3;0–16;11 Jahren. Das Verfahren prüft den rezeptiven Wortschatz bzw. das Hörverständnis des Kindes und besteht aus 228 Items. Der Test wurde aus dem Englischen adaptiert und liegt seit 2015 in deutscher Sprache vor (Lenhard et al. 2015).

In der Testung muss das Kind einen Begriff in einer Auswahl von vier Bildern zeigen, den die Therapeutin zuvor genannt hat. Die Durchführung dauert etwa 10–20 min.

Es existieren Erfahrungen mit dem Verfahren bei Menschen mit Hörstörungen und Gehörlosigkeit, allerdings nicht im deutschsprachigen Raum. Da bei der Übersetzung großer Wert darauf gelegt wurde, sich nah an der englischen Originalversion zu orientieren, könnten diese Ergebnisse in der deutschen Testversion vergleichbar sein. Die deutschsprachige Version wurde an über 3000 Kindern in sieben deutschen Bundesländern normiert.

Der PPVT-4 ist international sehr bekannt und ein im englischsprachigen Raum weit verbreitetes diagnostisches Verfahren.

- **Rundgang durch Hörhausen**

Der Rundgang durch Hörhausen ist ein Testverfahren zur Erfassung von Schwierigkeiten im frühen Lese-Rechtschreib-Erwerb und in der phonologischen Bewusstheit bei Schulanfängern. Für Kinder mit Hörstörung kann die Durchführung sehr sinnvoll sein, da verschiedene relevante Kompetenzen aus dem Bereich phonologische Bewusstheit erfasst werden. Das Verfahren ist als spielerischer Rundgang durch eine Stadt mit dem Namen „Hörhausen" gestaltet und umfasst Aufgaben zu Silbensegmentierung, Silbenzusammensetzung, Reimerkennung, Phonemanalyse, Lautsynthese mit Umkehraufgabe sowie An- und Endlauterkennung (Frank et al. 2016). Das Verfahren kann als Einzel- oder Gruppentest eingesetzt werden. Die Durchführung dauert etwa 45 min.

Zusätzlich werden individuelle Vorkenntnisse der Kinder erfasst, die nicht gewertet werden, aber weitere Hinweise liefern, wie die Buchstabenkenntnis, das Schreiben des eigenen Namens sowie das Schreiben weiterer bereits bekannter Wörter.

Zu dem Rundgang durch Hörhausen gehört das Förderprogramm „Leichter Lesen und Schreiben lernen mit der Hexe Susi" (Forster und Martschinke 2008).

- **SETK-2**

Der standardisierte und normierte SETK-2 (Sprachentwicklungstest für 2-jährige Kinder) (Grimm 2016a) beurteilt die expressiven und rezeptiven Sprachleitungen auf Wort – und Satzebene von Kindern im Alter von 24–35 Monaten. Er besteht aus den zwei Bereichen Verstehen und Produktion). Die Durchführung basiert auf vorgegebenen Instruktionen mittels Bildkarten und Realgegenständen und nimmt laut Handbuch (Grimm 2016a) 25–30 min in Anspruch. Der Untertest „Verstehen I" überprüft das Verstehen von Wörtern, der Untertest „Verstehen II" das Verstehen von Sätzen jeweils anhand von Bildkarten. Der Untertest „Produktion I" erfordert die Benennung von Wörtern anhand von Realgegenständen und Bildvorlagen und Untertest „Produktion II" die Produktion von Sätzen nach Bildvorlagen.

Die Auswertung basiert auf Normwerten für die beiden Altersgruppen von 24–29 Monaten sowie 30–35 Monaten. Damit kann der Entwicklungsstand separat für jeden Untertest erhoben werden.

Der Vorteil des SETK-2 liegt in der genauen Erfassung der rezeptiven Leistungen im dritten Lebensjahr. Im Hinblick auf die Verlaufsdiagnostik ist kritisch anzumerken, dass die teils quantitative Erhebung basierend auf richtig vs. falsch die spätere Wiederholung des Testes und die Möglichkeit eines Vergleichs erschwert. Die Durchführungsdauer kann für zweijährige Kinder, insbesondere Kinder mit einer Hörstörung, und je nach Aufmerksamkeitsleistung und Konzentrationsvermögen möglicherweise herausfordernd sein. Nichtsdestotrotz handelt es sich um ein bekanntes Verfahren, das für den Einsatz bei hörgeschädigten Kindern grundsätzlich geeignet ist.

■ **SETK 3–5**

Der SETK 3–5 (Sprachentwicklungstest für 3–5-jährige Kinder) (Grimm 2016b) ist ein Sprachentwicklungstest zur Ermittlung der rezeptiven und produktiven Sprachverarbeitungsfähigkeiten und auditiven Gedächtnisleistungen von Vorschulkindern zwischen 3;0–5;11 Jahren. Der SETK 3–5 umfasst vier Untertests für die dreijährigen Kinder und fünf Untertests für Vier- bis Fünfjährige. Aus Teilen des SETK 3–5 wurde ein Screeninginstrument (SSV – Sprachscreening für das Vorschulalter) (Grimm 2017) entwickelt, mit dem Risikokinder für Sprachentwicklungsstörungen identifiziert werden können.

Der Testbereich **Sprachverstehen** überprüft das „Verstehen von Sätzen" mithilfe von Bildauswahlaufgaben und Manipulationsaufgaben. Bei dreijährigen Kindern werden neun Bildauswahlaufgaben und zehn Manipulationsaufgaben angeboten, bei denen das Kind auf entsprechende, den Inhalt wiedergebende Bilder zeigen oder Instruktionen durchführen soll, die durch den grammatikalischen Aufbau unterschiedliche Schwierigkeitsstufen haben. Bei Kindern zwischen vier und fünf Jahren werden ausschließlich 15 Manipulationsaufgaben verwendet.

Der Testbereich **Sprachproduktion** enthält die Untertests „Morphologische Regelbildung" für alle Kinder jeden Alters und den Untertest „Enkodierung semantischer Relationen" für die dreijährigen Kinder. Dieser Testbereich überprüft, wie vollständig und genau ein Kind die auf einer Bildkarte präsentierten Inhalte verbal beschreiben kann. Bei der morphologischen Regelbildung wird die korrekte Anwendung der Pluralbildung getestet. Das vier- bis fünfjährige Kind wird aufgefordert, den Plural von vorgegeben Wörtern und Neologismen zu bilden.

Der Testbereich **Sprachgedächtnis** beinhaltet die Überprüfung des „Phonologischen Arbeitsgedächtnisses für Nichtwörter", bei dem das Kind aufgefordert wird, phonologische Lautmuster nachzusprechen. Die Untertests „Satzgedächtnis" und „Gedächtnisspanne für Wortfolgen" werden zusätzlich bei vier- bis fünfjährigen Kindern durchgeführt. Die Kinder sprechen bei dieser Aufgabe Wörter und Sätze unterschiedlicher Länge und Bedeutung nach.

Der SETK 3–5 bildet die altersspezifischen Sprachleistungen ab. Es existieren Normen (T-Werte; Prozentränge) für die Altersstufen 3;00–3;05, 3;06–3;11, 4;00–4;05, 4;06–4;11 sowie 5;0–5;11 Jahre. (N = 495 insges.). Für den Untertest „Gedächtnisspanne für Wortfolgen" hingegen liegen kritische Werte vor, mit denen die Leistung des Kindes verglichen werden kann.

Die Verfahren SETK 2 und SETK 3–5 finden in der sprachtherapeutischen Praxis große Verbreitung. Der Einsatz bei Kindern mit Hörstörung erscheint daher sehr sinnvoll, um den Vergleich mit guthörenden gleichaltrigen Kindern zu gestalten.

■ **SET 5–10**

Der SET 5–10 (Sprachstandserhebungstest für Kinder im Alter zwischen 5 und 10 Jahren) (Petermann 2018) wurde für Kinder mit Sprachentwicklungsverzögerungen und -störungen, Lernbehinderungen, Hirnschädigungen z. B. sowie für mehrsprachige Kinder entwickelt und nimmt eine an den Entwicklungsstand angepasste, umfassende Beurteilung des Sprachstands vor. Für Kinder mit Hörstörung kann der Test ebenfalls eingesetzt werden. Er besteht aus 10 Untertests und überprüft die Bereiche

Wortschatz, semantische Relationen, Verarbeitungsgeschwindigkeit, Sprachverständnis, Sprachproduktion, Grammatik und Morphologie und auditive Merkfähigkeit.

■ **TROG-D**

Der TROG-D (Test zur Überprüfung des Grammatikverständnisses) ist ein deutschsprachiger rezeptiver Sprachtest für Kinder im Alter von 3;0–10;11 Jahren, der explizit auch für den Einsatz bei älteren Kindern und Jugendlichen mit Hörstörung und Erwachsenen mit Aphasie empfohlen wird (Fox 2016). Das Verfahren wurde an 870 monolingual deutschsprachig aufwachsenden Kindern standardisiert. Eine Anwendung bei mehrsprachig aufwachsenden, sukzessiv bilingualen Kindern sollte laut Autorin nur mit großer Vorsicht erfolgen. Zur Sicherung des Verständnisses wird der Einsatz von Wortschatzkarten empfohlen, die im TROG-D vorhanden sind und mit deren Hilfe überprüft werden kann, ob das Kind das im Test verwendete Vokabular schon kennt.

Erfasst werden das Verständnis für grammatische Strukturen des Deutschen (Verbflexion, Funktionswörter, Satzbau). Das Besondere ist, dass der Test nicht allein abbildet, wie groß eine mögliche Abweichung der getesteten Person zur Normstichprobe ausfällt (quantitative Analyse) sondern auch, in welchen Bereichen besondere Auffälligkeiten bestehen und welche Ausprägung diese haben (qualitative Analyse).

Die Durchführung der 87 Testitems dauert nur etwa 10–20 min. Dabei muss das Kind zu einem auditiv vorgegebenen Testsatz auf ein passendes Bild aus einer Auswahl von je vier Bildkarten zeigen.

■ **WWT**

Der WWT (Wortschatz- und Wortfindungstest für 6–10-jährige Kinder) (Glück 2011) ist ein diagnostisches Verfahren, mit dem die semantisch-lexikalischen Fähigkeiten von Kindern zwischen 5;6–10;11 Jahren erfasst und Aussagen zu Wortschatz- und Abrufstörungen getroffen werden können. Erfasst wird die Wortschatzleistung für Nomen, Verben, kategoriale Nomen (Oberbegriffe), Adjektive und Adverbien. Der WWT 6–10 umfasst einen obligatorischen Untertest (WWT-expressiv) und drei optionale Untertests (WWT-expressiv-Wiederholung, WWT-expressiv-Abrufhilfen und WWT-rezeptiv).

Bei dem Untertest WWT-expressiv handelt es sich um einen Bildbenenntest. In die Auswertung dieses Untertests gehen die Antwortgenauigkeit, die Antwortzeit der korrekt benannten Items, die qualitative Analyse der Falschantworten und die Antwortgenauigkeit in Bezug auf die verschiedenen Wortarten ein. Der zweite Untertest WWT-expressiv-Wiederholung ist eine Wiederholung des ersten Teils WWT-expressiv. Er dient der Überprüfung der Abrufstabilität und wird somit nur dann eingesetzt, wenn eine Abklärung von Wortfindungsstörungen vorgenommen werden soll. Der dritte Untertest WWT-expressiv-Abrufhilfen dient der differenzierten Diagnostik durch Überprüfung der Wirksamkeit von allgemeinen, semantischen und phonologischen Abrufhilfen. Im vierten Untertest WWT-rezeptiv sollen nicht korrekt benannte Items nach verbaler Vorgabe in einer Bildauswahlaufgabe erkannt werden. Das Kind soll aus einer Bildauswahl das Zielitem von unspezifischen, semantischen und phonologischen Ablenkern unterscheiden und benennen.

Es liegt eine Langform mit 95 Testitems vor sowie drei altersspezifische Kurzformen mit je 40 Items. Die Testdauer wird mit 20 min bei der Kurzform und 45 min bei der Langform angegeben. Es liegen Normwerte für unterschiedliche Altersbereiche vor, außerdem ist eine PC-Version vorhanden.

> **In Kürze**
>
> Die dargestellten sprachtherapeutischen Diagnostikverfahren können einen Eindruck darüber vermitteln, wie sich das hörgeschädigte Kind im Vergleich zur guthörenden Normstichprobe entwickelt. Nicht für alle Verfahren liegen Erfahrungen mit Kindern mit peripherer Hörstörung vor. Nichtsdestotrotz wurden in dieser Übersicht unterschiedliche Verfahren dargestellt, die in vielen Fällen zum Einsatz kommen können bzw. geeignet erscheinen, ohne einen Anspruch auf Vollständigkeit zu erheben.

Literatur

Angermaier M (1977) Psycholinguistischer Entwicklungstest (PET), 2. Aufl. Hogrefe, Göttingen

Bockmann A-K, Kiese-Himmel C (2012) ELAN-R (Eltern Antworten – revision) – elternfragebogen zur Wortschatzentwicklung im frühen Kindesalter, 1. Aufl. Beltz, Göttingen

Brunner M, Dierks A, Seibert A (1998) H-LAD – Heidelberger Lautdifferenzierungstest. Westra, Binswangen

De Langen-Müller U, Kauschke C, Kiese-Himmel C, Neumann K, Noterdaeme M (2016) Diagnostik von Sprachentwicklungsstörungen (SES), unter Berücksichtigung umschriebener Sprachentwicklungsstörungen (USES) – interdisziplinäre S. 2k-Leitlinie. ► https://www.awmf.org/uploads/tx_szleitlinien/049-0061_S2k_Sprachentwicklungsstoerungen_Diagnostik_2013-06-abgelaufen_01.pdf. Zugegriffen: 28. Febr. 2020

Edwards S, Letts C, Sinka I (2011) New Reynell developmental language scales -NRDLS. Hogrefe, Göttingen Testzentrale

Elben C, Lohaus A (2000) Marburger Sprachverständnistest für Kinder (MSVK). Hogrefe, Göttingen

Forster M, Martschinke S (2008) Leichter lesen und schreiben lernen mit der Hexe Susi, 11. Aufl. Auer, Augsburg

Fox AV (2016) (Hrsg) TROG-D – est zur Überprüfung des Grammatikverständnisses, 7. Aufl. Schulz-Kirchner, Idstein

Fox-Boyer AV (2014) Psycholinguistische Analyse kindlicher Aussprachestörungen: PLAKSS-II. Pearson Assessment, Frankfurt a. M.

Frank A, Kirschhock E-M, Martschinke S (2016) Der Rundgang durch Hörhausen – diagnose und Förderung im Schriftspracherwerb, 9. Aufl. Auer, Augsburg

Glück CW (2011) Wortschatz- und Wortschatztest für 6- bis 10-Jährige (WWT 6–10). Elsevier, München

Grimm H (2016a) Sprachentwicklungstests für zweijährige Kinder (SETK-2), 3. Aufl. Hogrefe, Göttingen

Grimm H (2016b) Sprachentwicklungstest für 3- bis 5-jährige Kinder (SETK 3–5). Diagnose von Sprachverarbeitungsfähigkeiten und auditiven Gedächtnisleistungen, 3. Aufl. Hogrefe, Göttingen

Grimm H (2017) SSV – sprachscreening für das Vorschulalter. Kurzform des SETK 3–5, 2. überarbeitete und neu normierte Aufl. Hogrefe, Göttingen

Grimm H, Schöler H (1991) HSET – Heidelberger Sprachentwicklungstest, 2. Aufl. Hogrefe, Göttingen

Grimm H, Doil H, Aktas M, Frevert S (2019) ELFRA. Elternfragebögen für die Früherkennung von Risikokindern, 3. überarbeitete Aufl. Hogrefe, Göttingen

Jansen H, Mannhaupt G, Marx H, Skowronek H (2002) BISC – Bielefelder Screening zur Früherkennung von Lese-Rechtschreibschwierigkeiten. Hogrefe, Göttingen

Kauschke C, Siegmüller J (2009) Patholinguistische Diagnostik bei Sprachentwicklungsstörungen (PDSS). Elsevier, München

Kiese-Himmel C (2005) Aktiver Wortschatztest für 3- bis 5-jährige Kinder (AWST-R). Beltz, Göttingen

Lenhard A, Lenhard W, Segerer R, Suggate SP (2015) Peabody picture vocabulary test, 4. Ausgabe. Pearson, Frankfurt

Lenhard W, Lenhard A, Schneider W (2018a) ELFE II – Ein Leseverständnistest für Erst- bis Siebtklässler – Version II, 3. korrigierte Aufl. Hogrefe, Göttingen

Lenhard A, Lenhard W, Küspert P (2018b) Lesespiele mit Elfe und Mathis. Computerbasierte Leseförderung für die erste bis vierte Klasse, 2. überarbeitete Aufl. Hogrefe, Göttingen

May P, Malitzky V, Vieluf U (2018) HSP 1–10. Hamburger Schreib-Probe 1–10. pm, Stuttgart

Petermann F (2018) Sprachstandserhebungstest für Kinder im Alter zwischen 5 und 10 Jahren. SET 5–10, 3. aktualisierte und teilw. neu normierte Aufl. Hogrefe, Göttingen

Risse T, Kiese-Himmel C (2009) Der Mottier-Test – teststatistische Überprüfung an 4–6-jährigen Kindern. HNO 57:523–528

Sachse S, von Suchodoletz W (2008) Early identification of language delay by direct language assessment or parent report. J Dev Behav Pediatr 29:34–41

Sachse S, Saracino M, von Suchodoletz W (2007a) Prognostische Validität des ELFRA-1 bei der Früherkennung von Sprachentwicklungsstörungen. Klein Pädiatr 219:17–22

Sachse S, Pecha A, von Suchodoletz W (2007b) Früherkennung von Sprachentwicklungsstörungen. Ist der ELFRA-2 für einen generellen Einsatz bei der U7 zu empfehlen? Monats Kinderheil 155:140–145

Sarimski K (1985) Sprachentwicklungsskalen nach Joan K. Reynell. Hogrefe, Göttingen

Stock C, Schneider W (2011) PHONIT – ein Trainingsprogramm zur Verbesserung der phonologischen Bewusstheit und Rechtschreibleistung im Grundschulalter. Hogrefe, Göttingen

Stock C, Marx P, Schneider W (2017) BAKO 1–4 – basiskompetenzen für Lese-Rechtschreibleistungen. Ein Test zur Erfassung der phonologischen Bewusstheit vom ersten bis vierten Grundschuljahr, 2. Aufl. Hogrefe, Göttingen

Szagun G, Stumper B, Schramm SA (2009) Fragebogen zur frühkindlichen Sprachentwicklung im Altersbereich von 1 bis 2 Jahren. Pearson, Frankfurt a. M.

von Suchodoletz W (2013) Sprech- und Sprachstörungen. Hogrefe, Göttingen

von Suchodoletz W, Sachse S (2009) SBE-2-KT: Sprachbeurteilung durch Eltern – kurztest für die U7. Klinik und Poliklinik für Kinder- und Jugendpsychiatrie, Psychotherapie und Psychosomatik, Ludwig-Maximilians-Universität München. ► https://www.kjp.med.uni-muenchen.de/download/SBE-2-KT.pdf. Zugegriffen: 28. Febr. 2020

Welte V (1981) Der Mottier-Test – ein Prüfmittel für die Lautdifferenzierungsfähigkeit und die auditive Merkfähigkeit. Sprache-Stimme-Gehör 5:121–125

Wild N, Fleck C (2013) Neunormierung des Mottier-Tests für 5-17-jährige Kinder mit Deutsch als Erst- oder als Zweitsprache. Praxis Sprache 3:152–157

Serviceteil

© Springer-Verlag GmbH Deutschland, ein Teil von Springer Nature 2020
V. Hoffmann und K. Schäfer, *Kindliche Hörstörungen*, Praxiswissen Logopädie,
https://doi.org/10.1007/978-3-662-61126-5

Fachzeitschriften und Adressen

A.1 Fachzeitschriften

Bei den folgenden genannten Zeitschriften handelt es sich um eine Auswahl relevanter deutschsprachiger Zeitschriften, die sich auf das Thema Hören ausgerichtet haben.

Schnecke – Leben mit CI und Hörgerät (DCIG)

Die Schnecke ist eine unabhängige Fachzeitschrift, die von der Deutschen Cochlea Implantat Gesellschaft (DCIG) herausgegeben wird. Thematischer Schwerpunkt ist das Leben mit Hörsystemen, wie Cochlea-Implantaten (CI) und Hörgeräten. Darüber hinaus informiert die Schnecke über Schwerhörigkeit, Taubheit, Tinnitus, CI-Prozessoren, Hörgeräte und Hör-Hilfsmittel. Zudem bietet die Zeitschrift ein Forum und vielfältige Kontaktmöglichkeiten. Die Zielgruppe sind hörgeschädigte Menschen und ihre Angehörigen sowie Fachleute aus den Bereichen HNO, Hörgeräteakustik, Pädagogik und Logopädie. Zum Leserkreis zählen auch Mitglieder verschiedener Selbsthilfeorganisationen auf nationaler so wie regionaler Ebene.

Spektrum Hören (Median Verlag)

In Zusammenarbeit mit dem Median-Verlag in Heidelberg gibt der DSB die Zeitschrift Spektrum-Hören heraus. Die Zeitschrift richtet sich an Menschen mit Hörbeeinträchtigungen, an Eltern von Kindern mit Hörproblemen, sowie interessierte Pädagoginnen und Therapeutinnen. Die „Spektrum Hören" bietet Reportagen, wissenschaftliche Fachbeiträge, Interviews und beinhaltet einen großen Serviceteil mit Buchempfehlungen und Veranstaltungshinweisen.

HörgeschädigtenPädagogik (Median Verlag)

Die Zeitschrift „HörgeschädigtenPädagogik" richtet sich besonders an Pädagoginnen in Förder- und Regelschulen, in den Kindergärten, der Erwachsenenbildung und weiteren Fördereinrichtungen sowie an den Universitäten. Die Zeitschrift umfasst aktuelle Berichte aus nationaler und internationaler Wissenschaft und Forschung mit Bezug zur pädagogischen Praxis, aktuelle Mitteilungen des Berufsverbands, Nachrichten aus den Institutionen und praktische Tipps zur Hörgerätetechnik, Tagungsberichte und Rezensionen zu relevanter Literatur.

Sprache – Stimme – Gehör (Thieme)

Die Fachzeitschrift „Sprache · Stimme · Gehör" richtet sich an alle Berufsgruppen, die sich mit Sprach-, Stimm- und Hörstörungen beschäftigen – von Logopäden über Phoniater/Pädaudiologen bis hin zu Sprachheilpädagogen oder Hörgeschädigtenpädagogen. Im Rahmen von Fachbeiträgen und Schwerpunktthemen werden medizinisch-therapeutische Studien angeführt, Erkenntnisse für die Praxis abgeleitet. Zudem stehen die Aktualität sowie die Interdisziplinarität im Vordergrund. Zudem werden Patienteninformationen zu häufigen Fragen des Praxisalltags leicht verständlich, kurz und knapp zusammmengefasst.

A.2 Adressen

Es folgt eine Liste von deutschen Hals-, Nasen-, Ohren-Kliniken, die nach aktueller Kenntnis eine Cochlea-Implantat-Versorgung anbieten, sowie CI-Zentren, die eine therapeutische und audiologische Nachsorge (Reha) anbieten.

Zudem finden sich hier die Adressen der Hersteller von Mittelohr-, Knochenleitungs- und Cochlea-Implantat-Systemen und die von Selbsthilfegruppen und im Bereich Hören engagierter Verbände. Alle hier wiedergegebenen Daten werden regelmäßig aktualisiert und beruhen auf Angaben der jeweiligen Institution.

A.2.1 CI-Kliniken

Inzwischen bieten mehr als 70 Kliniken in Deutschland CI-Operationen an. Die Deutsche Cochlea Implantat Gesellschaft (DCIG) bietet auf ihrer Homepage (www. dcig.de) einen aktuellen Überblick über Kliniken und CI-Zentren.

A.2.2 CI-Zentren (CIC)

Die Rehabilitation nach uni- bzw. bilateraler Implantation von Cochlea-Implantaten stellt einen unverzichtbaren Bestandteil dieser Versorgung dar und wird in der Regel in den CI-Zentren gewährleistet. Aufgrund der hohen Anzahl an CI-Zentren in Deutschland werden im Folgenden jene Zentren gelistet, welche durch die Arbeitsgemeinschaft Cochlear Implant (Re)Habilitation e. V. (ACIR) zertifiziert sind.

CIC Berlin-Brandenburg
Paster-Behrens-Str. 81
12359 Berlin
Tel.: 030/609 71 60
Fax: 030/609 71 622
▶ www.cic-berlin-brandenburg.de

Sächsisches Cochlear Implant Centrum
„Carl Gustav Carus" der TU Dresden
Klinik für HNO Krankheiten/Haus 11
Fetscherstraße 74
01307 Dresden
Tel.: 0351/458 23 08
Fax: 0351/458 57 32
▶ www.uniklinikum-dresden.de/scic

CIC Mecklenburg Vorpommern
Thünenweg 31
18273 Güstrow
Tel.: 03843/855 153
Fax: 03843/855 154
▶ http://www.cicmv.de/

Cochlear Implant Centrum Schleswig-Kiel
Landesförderzentrum Hören, Schleswig
Lutherstr. 14
24837 Schleswig
Tel.: 04621/807 260
Fax: 04621/807 111

Cochlear Implant Centrum Schleswig-Kiel
CIC Wilhelm Hirte Hannover
Gehägestr. 28-30
30655 Hannover
Tel.: 0511/909 59 0
Fax: 0511/909 59 – 33
▶ http://www.cic-hannover.de/

CI Rehabilitationszentrum Sachsen-Anhalt
Am Cecilienstift 1
38820 Halberstadt
Tel.: 03941/681 462
Fax: 03941/681 472
▶ http://www.cir-hbs.de/

CIC Ruhr (Essen)
Plümers Kamp 10
45276 Essen
Tel.: 0201/851 65 50
Fax: 0201/851 65 52
▶ http://www.bagus-gmbh.de/

Cochlear Implant Centrum Köln (CIK)
Uniklinik Köln, HNO-Klinik, Gebäude 23
Kerpenerstr. 62
50924 Köln
Tel.: 0221/478 877 56
Fax: 0221/478 877 59
▶ https://hno.uk-koeln.de/klinik/cochlear-implant-zentrum-koeln-cik/

CIC Rhein-Main
Grüner Weg 9

61169 Friedberg/Hessen
Tel.: 06031/73 05 0
Fax: 06031/73 05 20
► http://www.cic-rheinmain.de/

CI-Rehabilitationszentrum Heidelberg
Im Neuenheimer Feld 400
69120 Heidelberg
Tel.: 06221/56 34 707
Fax: 06221/56 53 68
► www.klinikum-uni-heidelberg.de/hno

CI-Reha-Centrum Tübingen
Hoppe-Seyler-Str. 6
72076 Tübingen
Tel.: 07071/298 8385 oder 07071/298 8310
► www.ci-reha-centrum.hno-heilkunde-
tuebingen.de

Implant Centrum Freiburg (ICF)
Universitäts-HNO-Klinik
Elsässer Str. 2n
79110 Freiburg i. Br.
Tel.: 0761/270 72 710
Fax: 0761/270 72 780
► https://www.uniklinik-freiburg.de/icf.
html

CICERO Erlangen
Universitäts-HNO-Klinik Erlangen
Waldstraße 1
91054 Erlangen
Tel.: 09131/85 32 980
Fax: 09131/85 32 982
► www.cicero-erlangen.de

Bayerisches CICentrum Straubing (BCIC)
Auf der Platte 11
94315 Straubing
Tel.: 09421/54 22 90
Fax: 09421/54 21 00
► www.ci-centrum.de

CIC Süd Würzburg
Berner Str. 16
97084 Würzburg

Tel.: 0931/600 60 901
Fax: 0931/600 60 77 901
► http://www.hoer-sprachfoerderung.de/

CIRehabilitationszentrum Thüringen (CIT)
Eislebener Str. 10
99086 Erfurt
Bahnhofstraße 18
07545 Gera
Tel.: 0361/346 17 73
Fax: 0361/346 17 74
► http://www.cic-thueringen.de/

Cochlea-Implantat-Zentrum Leipzig
Liebstraße. 10
04103 Leipzig
Tel.: 0341/9721801
Fax: 0341/9721719
► www.cizl.uniklinikum-leipzig.de

Hörzentrum Düsseldorf (HZD)
Moorenstraße 5
40225 Düsseldorf
Tel.: 0211/81 17 576
Fax: 0211/81 04 583
► www.uniklinik-duesseldorf.de

A.2.3 Verbände

ACIR Arbeitsgemeinschaft CI Rehabilitation
e. V.
Kerpenerstr. 62
50937 Köln

Allianz Chronischer Seltener Erkrankungen
e. V. – ACHSE
Spandauer Damm 130
14050 Berlin
Tel: 030/33007080
Fax: 0180/5898904

Badischer Wohlfahrtsverband für Hör-
geschädigte e. V.
Quinckestr. 72
69120 Heidelberg
Tel: 06221/412166
Fax: 06221/475214

BAG Selbsthilfe – Bundesarbeitsgemeinschaft Selbsthilfe von Menschen mit Behinderung und chronischer Erkrankung und ihren Angehörigen e. V.
Kirchfeldstraße 149
40215 Düsseldorf
Tel: 0211/31006-0
Fax: 0211/31006-48

Bayerischer Cochlea Implantat Verband e. V.
Arberweg 28
85748 Garching

Berlin-Brandenburgische Cochlear Implant Gesellschaft e. V.
CIC „Werner-Otto-Haus"
Paster-Behrens-Straße 81
12359 Berlin
Tel: 030/609716-11
Fax: 030/609716-22

Berufsverband deutscher Hörgeschädigtenpädagogen
Mainzer-Tor-Weg 13
61169 Friedberg
Telefon: 06031–736685

Bundesgemeinschaft für Eltern und Freunde hörgeschädigten Kinder e. V.
Pirolkamp 18
22397 Hamburg
Telefon: 040–6070344

Bundesinnung der Hörgeräteakustiker KdöR
Wallstr. 5
55122 Mainz
Tel: 06131/96560-0
Fax: 06131/96560-40

bundesjugend – Verband junger Menschen mit Hörbehinderung e. V.
In der Olk 23
54290 Trier
Tel: 0651/9129944
Fax: 0651/9129945

BKB Bundeskompetenzzentrum Barrierefreiheit e. V.
Marienstraße 30
10117 Berlin
Tel: 030/300231010
Fax: 030/300231011

Bundesverband der Hörgeräte-Industrie
Lyoner Str. 9
60528 Frankfurt am Main
Tel: 069/6302206
Fax: 069/6302390

Cochlea Implant Verband Nordrhein-Westfalen e. V.
Herrenstraße 18
58119 Hagen

Cochlea Implantat Austria – Österreichische Gesellschaft für implantierbare Hörhilfen
Helferstorferstraße 4
1010 Wien, Österreich
Tel: 0043(0)699/18888235

Cochlea Implantat Interessengemeinschaft Schweiz
Feldeggstraße 69, 8032 Zürich
Tel: 0041(0)44/3631200, Fax: 0041(0)44/3631303

Cochlear Implant Verband Baden-Württemberg
Wiesenäckerstraße 34
70619 Stuttgart
Tel: 0711/2538655
Fax: 0711/2538656

Cochlear Implant Verband Hessen-Rhein-Main
Hügelstr. 6
61231 Bad Nauheim

Cochlear Implant Verband Mitteldeutschland e. V.
Postfach 110712
06021 Halle

Cochlear Implant Verband Nord e. V.
Glitzaweg 8
22117 Hamburg
Tel: 040/69 20 66 13

Cogan-I-Syndrom Selbsthilfe Deutschland
Wilhelmstraße 45
56584 Anhausen
Tel: 02639/323
Fax: 02639/961734

Deutsche Cochlear Implant Gesellschaft
e. V.
Rosenstrasse 6
89257 Illertissen
Telefon: 07303–9284313
E-Mail: dcig@dcig.de

Deutsche Gesellschaft der Hörgeschädigten –
Selbsthilfe und Fachverbände e. V.
Hollesenstraße 14
24768 Rendsburg
Tel: 04331/5897-50
Fax: 04331/5897-51

Deutsche Gesellschaft für Audiologie e. V.
Marie-Curie-Straße 2, c/o Haus des Hörens
26129 Oldenburg
Tel: 0441/2172-500
Fax: 0441/2172-550

Deutscher Gehörlosen-Sportverband
Tenderweg 9
45141 Essen
Tel: 0201/814170
Fax: 0201/8141729

Deutscher Schwerhörigenbund e. V.
Breite Straße 23
13187 Berlin
Telefon: 030–47541114
E-Mail: dsb@schwerhoerigen-netz.de

European Association of Cochlear Implant
Users a.s.b.l. – EURO-CIU
Rue Emile Lavandier 16
1924 Luxembourg
Fax: 00352 44 2225

Förderverein für hörgeschädigte Kinder
und Jugendliche
Am Lehester Deich 97c
28357 Bremen
Tel: 0421-275483

Hannoversche Cochlea-Implant Gesell-
schaft e. V. (HCIG)
Karl-Wiechert-Allee 3
30625 Hannover
Tel: 0511/532-6603
Fax: 0511/532-6833
E-Mail: info@hcig.de
Internet: www.hcig.de

Hören ohne Barriere – HoB e. V.
Hohenwedeler Weg 33
21682 Stade
Tel: 04141/800453
Fax: 04141/800455

Kleine Lauscher – Elterninitiative zur laut-
sprachlichen Förderung hörgeschädigter
Kinder e. V.
Am Hellersberg 2a
35428 Langgöns
Tel: 06403/7759767

LACI asbl
16, Rue Emile Lavandier
1924 Luxembourg
Tel: (00)352/441746
Fax: (00)352/442225

Lebenshilfe ONLUS – Landesverband
Via Galilei-Straße 4c
39100 Bozen
Tel: 0039(0)471/062501
Fax: 0039(0)471/062510

Offene Ohren, Verein der Hörgeschädigten
in Aschaffenburg und Umgebung e. V.
Im Tal 18b
63864 Glattbach

ONICI
Waardstraat 9, 3520 Zonhoven
Tel: 0032(0)11/816854, Fax: 0032(0)11/816854

ÖSB Österreichischer Schwerhörigenbund –
Dachverband
Gasometergasse 4A
9020 Klagenfurt
Tel: 0043(0)463/310380-5
Fax: 0043(0)463/310380-4

Österreichische Cochlear-Implant Gesell-
schaft e. V.
Müllner Hauptstraße 48
5020 Salzburg
Tel: 0043/(0)662/44842000
Fax: 0043/(0)662/44824003

Österreichische Schwerhörigen Selbsthilfe –
ÖSSH
Preinsdorf 20
4812 Pinsdorf
pro audito schweiz
Feldeggstraße 69
8032 Zürich
Tel: 0041(0)44/3631200
Fax: 0041(0)44/3631303

sonos – Schweizerischer Verband für Gehör-
losen- und Hörgeschädigten-Organisationen
Feldeggstraße 69
8032 Zürich
Tel: 0041(0)44/42140-10
Fax: 0041(0)44/42140-12

Stiftung taubblind leben
Turnhallenweg 7
65529 Waldems Esch

Verein der Eltern und Freunde hör-
behinderter Kinder in Südniedersachsen e. V.
An der Thomaskirche 2
37081 Göttingen
Tel: 05563/6886
Fax: 05563/705546

A.2.4 Selbsthilfegruppen

Für Eltern und weitere Angehörige
existieren vor allem Selbsthilfegruppen im
Kontext von CI. Diese können im Internet über Suchmasken auf den Seiten der
Deutschen Cochlea-Implantat-Gesellschaft
(DCIG) durch Eingabe der eigenen Post-
leitzahl in einem selbstgewählten Umkreis
(Angabe der Entfernung in km) gefunden
werden. Eine schriftliche Übersicht findet
sich z. B. in jeder Ausgabe der Zeitschrift
„Schnecke – Leben mit Cochlea Implantat
& Hörgerät". Hier wird auch speziell
angegeben, ob es sich um eine Selbst-
hilfegruppe für erwachsene CI-Träger,
für Eltern CI-versorgter Kinder oder für
jugendliche CI-Träger handelt.

A.2.5 CI-Firmen

Derzeit existieren 4 Hersteller von Mittel-
ohr-, Knochenleitungs- und Cochlea-
Implantat-Systemen. Bei Fragen zur
Funktionsweise der jeweiligen Implantat-
systeme können sich Therapeutinnen direkt
an die Firmen wenden.

Advanced Bionics GmbH
Max-Eyth-Str. 20
70736 Fellbach-Oeffingen
Telefon: 0711/51070-570
Fax: 0711/51070-571
E-Mail: info.dach@AdvancedBionics.com
Internet: ▶ www.advancedbionics.com/de

Cochlear Deutschland GmbH & Co. KG
Karl-Wiechert-Allee 76 A
30625 Hannover
Telefon: 0511–542770
Fax: 0511–5427770
E-Mail: info@cochlear.de
Internet: ▶ www.cochlear.de

MED-EL Elektromedizinische Geräte Deutschland GmbH
Moosstr. 7
82319 Starnberg
Telefon: 08151/77 03-30
Fax: 08151–770383
E-Mail: office@medel.com
Internet: ► www.medel.com/de

Oticon Medical Neurelec
Hellgrundweg 101
22525 Hamburg
Tel: 040/848884-0
E-Mail: info@oticonmedical.com
Internet: ► www.neurelec.com/de

Stichwortverzeichnis

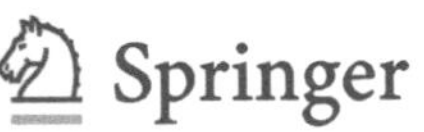

springer.com

Die Reihe Praxiswissen Logopädie – für Praktiker, Studierende und Auszubildende

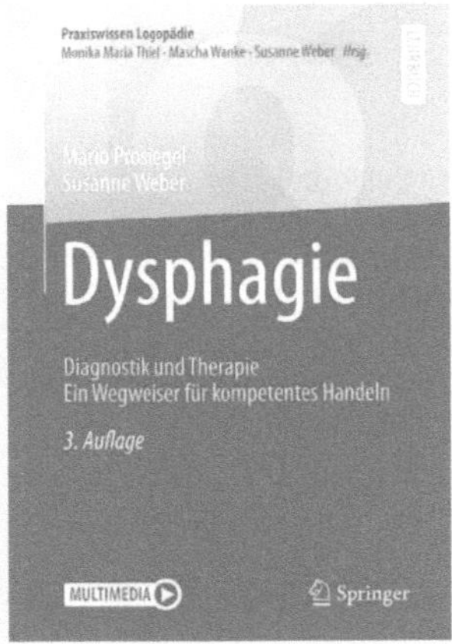

Mario Prosiegel, Susanne Weber
Dysphagie
Diagnostik und Therapie.
Ein Wegweiser für kompetentes Handeln
3. Aufl. 2018, XXX, 250 S.
Mit Online-Extras/Springer Multimedia App.
32,99 € (D) | 33,92 € (A) | *CHF 34,00
ISBN 978-3-662-56131-7

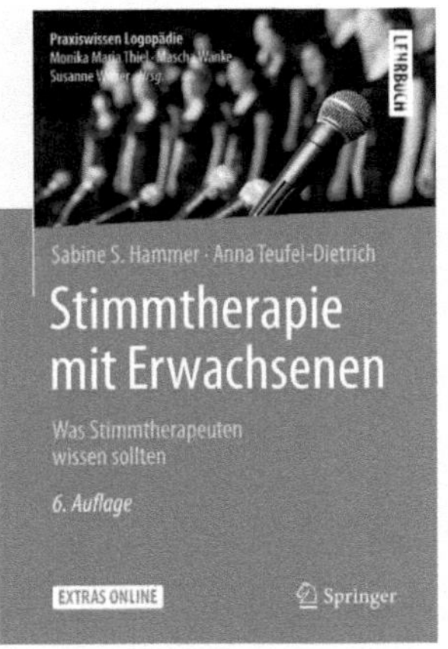

Sabine S. Hammer, Anna Teufel-Dietrich
Stimmtherapie mit Erwachsenen
Was Stimmtherapeuten wissen sollten
6. Aufl. 2017, XVII, 324 S. 51 Abb., 41 Abb. in Farbe.
Mit Online-Extras.
37,99 € (D) | 39,05 € (A) | *CHF 39,50
ISBN 978-3-662-53976-7

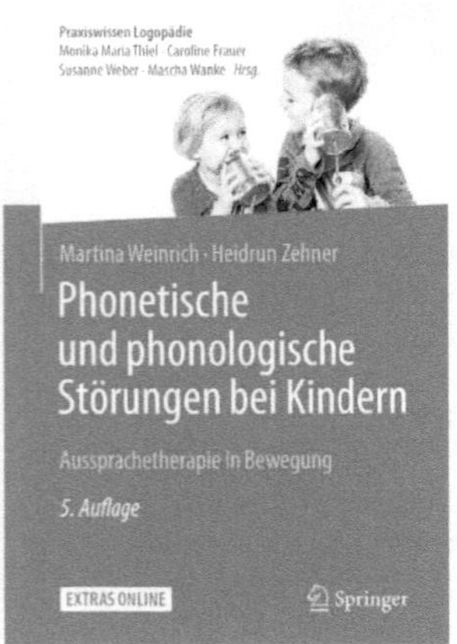

Martina Weinrich, Heidrun Zehner
Phonetische und phonologische Störungen bei Kindern
Aussprachetherapie in Bewegung
5. Aufl. 2017, XVII, 263 S. 55 Abb., 25 Abb. in Farbe.
Mit Online-Extras.
34,99 € (D) | 35,97 € (A) | *CHF 36,00
ISBN 978-3-662-52772-6

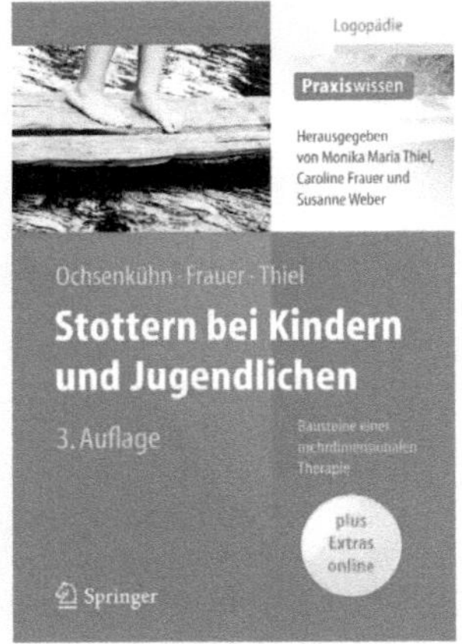

Claudia Ochsenkühn, Caroline Frauer, Monika M. Thiel
Stottern bei Kindern und Jugendlichen
Bausteine einer mehrdimensionalen Therapie
3. Aufl. 2015, XIX, 324 S. 93 Abb., 43 Abb. in Farbe.
Mit Online-Extras.
34,99 € (D) | 35,97 € (A) | *CHF 44,04
ISBN 978-3-662-43649-3

€ (D) sind gebundene Ladenpreise in Deutschland und enthalten 7 % MwSt. € (A) sind gebundene Ladenpreise in Österreich und enthalten 10 % MwSt.
Die mit * gekennzeichneten Preise sind unverbindliche Preisempfehlungen und enthalten die landesübliche MwSt. Preisänderungen und Irrtümer vorbehalten.

Jetzt bestellen: springer.com/shop